萦绕不安的自我

人格结构解离与长期心理创伤治疗

〔荷〕夏安诺（Onno van der Hart）
〔荷〕聂艾乐（Ellert R. S. Nijenhuis）　著
〔美〕史嘉思（Kathy Steele）

龙迪　译

马绮文 罗瑞芬 尤卓慧 萧丽霞　校

THE HAUNTED SELF
Structural Dissociation
and the Treatment of
Chronic Traumatization

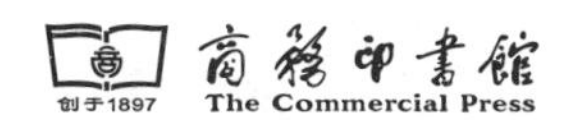

作者简介

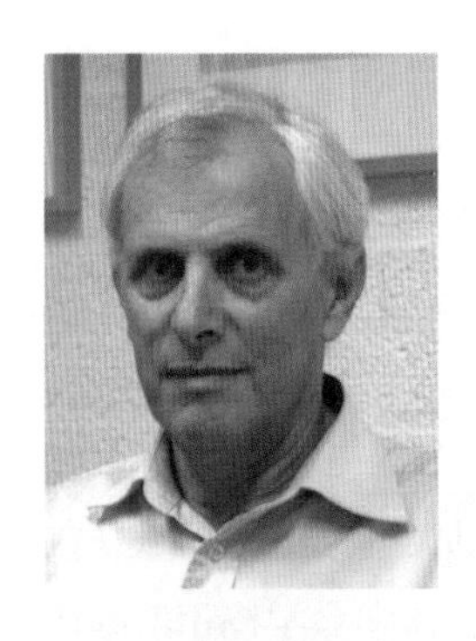

夏安诺（Onno van der Hart），哲学博士，荷兰乌特勒支大学（Utrecht University）临床及健康心理学系长期心理创伤精神病理学荣休教授。他也是一位私人执业的心理治疗师，曾任国际创伤压力研究协会（International Society for Traumatic Stress Studies，ISTSS）会长。他擅长治疗复杂心理创伤，在全球多个国家和地区主持心理创伤及人格解离专业培训和治疗工作。他的临床工作和专业著作为他赢得众多奖项。

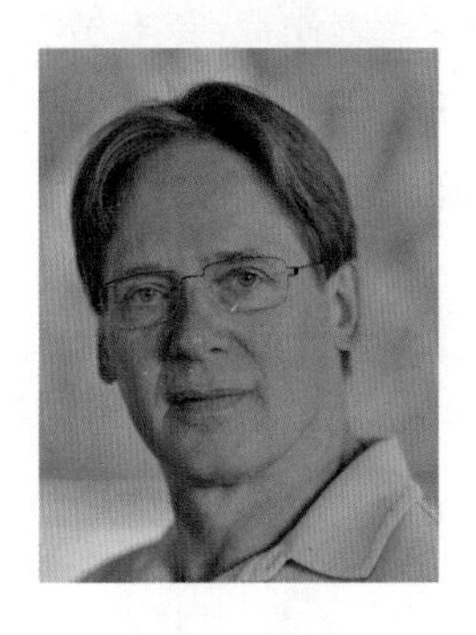

聂艾乐（Ellert R. S. Nijenhuis），哲学博士，荷兰心理学家、心理治疗师、研究员和专业顾问。他投身诊断、治疗和研究严重心理受创患者已有三十多年，在创伤相关的人格解离和人格解离障碍方面有广泛的教学和写作经验。因心理创伤治疗的工作成就，多次受到国际创伤及解离研究学会（International Society for the Study of Trauma and Dissociation, ISSTD）的嘉奖，包括终生成就奖。

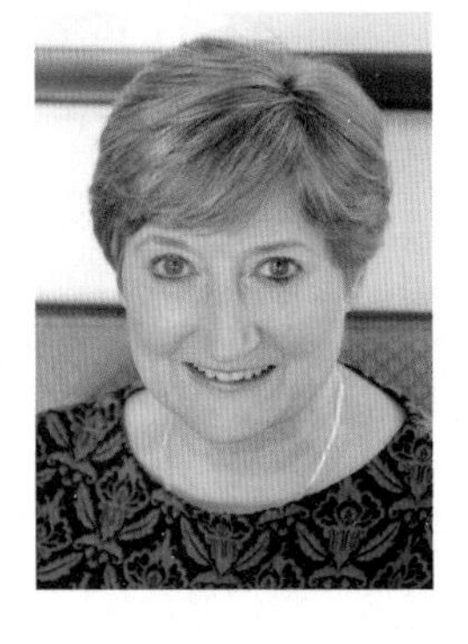

史嘉思（Kathy Steele），MN，CS，私人执业的心理治疗师，美国乔治亚州亚特兰大埃默里大学（Emory University）兼任教授。她曾任国际创伤及解离研究学会（International Society for the Study of Trauma and Dissociation, ISSTD）会长，现在是该会的院士。她的临床工作和著作为她赢得众多奖项。她在心理创伤及人格解离领域中著作等身，也经常在不同国家讲学并提供专业顾问服务。

译者简介

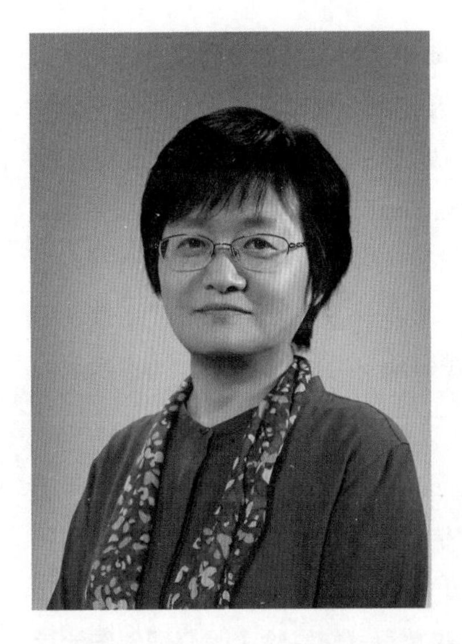

龙迪，中国科学院心理研究所 / 中国科学院心理健康重点实验室教授、保护儿童及家庭研究服务中心主任。中国医科大学医学学士（1986）、神经心理学硕士（1989），香港中文大学社会工作学系哲学博士（2005）。中国心理学会首批注册督导师（D-O6-51）/ 危机干预工作委员会委员，中国心理卫生协会心理治疗与咨询专业委员会委员 / 家庭治疗学组理事，中国社会工作学会学校和家庭社会工作专业委员会专家委员。代表作:《综合防治儿童性侵犯专业指南》《性之耻，还是伤之痛——中国家外儿童性侵犯家庭经验探索性研究》《回家之路——灾后家庭心理支持自助问答手册》《学会保护自己：远离儿童性侵犯行动指南》《我们的青春，我们的身体》。译著:《打开“家”锁——中国家庭治疗与厌食症的临床研究》（马丽庄著）、《生活之道——一个完形治疗师的悟与思》（梁玉麒著）。荣获全国女科技工作者社会服务奖（2016）、香港中文大学杰出校友奖（2013）、香港中文大学青年学术奖（2007）。

目　录

中文版序

看到本书中文版得以面世，我们三位作者感到非常欣慰。中国人世世代代对身心合一有着深刻的理解。中医治疗强调身心不可分割的整体观已有悠久的历史。近年来，随着东方身心疗愈的理念和实践在西方深入人心（例如 Agger, 2015; Bu et al., 2010），西方人对心灵和身体的理解也逐渐引起中国心理健康领域的兴趣。中国人越来越关注逆境事件造成的精神后果和身心影响给成年人、青少年和儿童带来的痛苦。而有更多的研究对创伤给东方人和西方人造成的负面影响进行比较（例如 Dong, & Li, 2014; Li et al., 2015; Xiao et al., 2006; Yip et al., 2011; Yu et al., 2010; Zhang, 2014; Zhou et al., 2015）。这些逆境事件包括童年遭受性侵犯（Sun et al., 2008），以及童年遭受身体虐待、情绪虐待、情绪被忽视（emotional neglect）和儿童目睹父母或照顾者的暴力行为（Fang et al., 2015）。这些生活逆境让人们付出巨大的代价（Fang et al., 2015）。

许多中国人曾经历过极端艰难的困境，他们需要心理支援。例如，一项研究显示，那些教育程度低的人、那些缺乏人际支持的人、那些没有采取预防措施的人、那些与六岁以下儿童生活在一起的人，以及那些经历过多重创伤事件的人，特别是老年人，都会体验到比较严重的创伤后压力症（Posttraumatic Stress Disorder, PTSD）的症状（Chen et al., 2014，第 39 页）。

研究显示，中国人对创伤的反应与西方人对创伤的反应，两者之间既存在许多共通之处（例如 Wong et al., 2010），也存在一定的差异。例如，遭受创伤的中国人比遭受创伤的英国人较少酗酒，却更容易做出自毁行为（Yip et al., 2014）。

治疗师更多意识到，艰难事件及其对心理健康的负面影响是紧密联系在一起的，这必定会进一步提高他们对创伤理论、创伤评估和创伤治疗的兴趣，而公众越来越多寻求专业帮助也会激发临床工作的兴趣。正如在西方社会已经并继续出现的现象一样，加强创伤研究和广传有关心理创伤及其对心理健康和身体健康造成的后果的知识，导致对创伤治疗的需求急剧上升（Chen et al., 2014）。人群迁徙也促进了创伤治疗的发展。近几十年来，中国非凡的经济发展使很多人从村落迁徙到城市。传统的支持系统消失，意味着他们可能失去人际支持。而在这些群体中，心理受创者自然而然开始更多寻求专业帮助。

正如本书书名所示，本书的着重点是治疗长期心理创伤，特别是源自童年情绪严重被忽视，以及情绪虐待、身体虐待和性侵犯造成的心理创伤。这些主题也十分适用于华人社会（例如 Fang et al., 2015; Li et al., 2014; Zhang et al., 2013）。不仅如此，本书还为读者进一步揭示了其他创伤经验的本质。

我们在本书中强调的概念之一是，人格解离（分离）是创伤一个主要及必然的特征。对于诊断和治疗长期心理受创的个案和因创伤引致的复杂精神病症，这个认知尤为重要。

本书有何新知？

自原作于 2006 年出版后，我们在中文版做了一些更改并增加了一些临床案例，以便更能阐明我们的理论及临床实践。我们还更新了文献引证，并将原作中所有根据《精神疾病诊断与统计手册》（第四版）（DSM-IV, APA, 1994）的诊断描述，变更为根据第五版（DSM-5, APA, 2013）的诊断描述。这种改动的重大结果是：我们重写了第六章“人格结构解离与创伤有关的病症谱系”。我们还在第六章中对 DSM-5 以令人困惑的方式处理解离在 PTSD 中的角色进行了评论。

我们在此引进了一个比喻性概念。当我们谈到心理创伤时，会多次用到这个概念，就是“崩溃点”（breaking-points），即人格解离出现在这种无法整合的经验中。我们从一位美国精神科医生所写的一本小书中发现了这个词，以取代心理创伤的比喻。他根据自己对第一次世界大战中心理受创的士兵进行临床观察写道：“我们所有人都有自己的崩溃点，有些人的崩溃点比其他人来得更快”（Ross, 1941，第 66 页）。这个比喻与创伤幸存者主观描述他们的经验极为接近：“它把我打碎了”，

"我感到自己破碎了"，"我觉得自己崩溃了"，"我情绪失控了"，"我觉得被砸碎了"。童年（及随后）长期心理受创的幸存者都经历过很多以这种比喻表达的崩溃点，与一个一生只经历一个崩溃点的成年人相比，他们的解离情况变得更为复杂。临床上的重要问题是：当达到这些崩溃点时，会牵涉什么因素？有什么事会发生在幸存者身上？本书尝试回答这个问题，并详述人格在生理–心理–社交方面的分离。因此，本书第一章包含了对人格（结构）解离更细致的定义，用以总结我们对这一概念的理解。

最后，本书原作于2006年出版后，我们继续写作和出版，既有三人合著的，也有各自进行的。这本中文版包含着我们在这些新作中提出的一个主要新概念，即患者的各解离部分仍活在创伤时空（trauma time）[①]（Van der Hart, Nijenhuis, & Solomon, 2010）。这些解离部分就是本书中的人格情绪部分（Emotional Part of the Personality，EP）。当这些情绪部分被重新激活时，它们会继续把过往的创伤当成当下的经验，并继续经历那些创伤引致的情绪、信念、感觉等。如果你有兴趣了解更多这方面的著作，请参照我们三位作者的个人网页：www.onnovdhart.nl; www.enijenhuis.nl; www.kathy-steele.com。

自2006年至今，我们已出版了另外几本著作。第一本《处理与心理创伤相关的解离：给病人和治疗师的技能训练》（*Coping with Trauma-related Dissociation: Skills Training for Patients and Their Therapists*），由Suzette Boon、Kathy Steele和Onno van der Hart合著，并于2011年出版。第二本《心理创伤的三位一体：无知、脆弱、控制》（*The Trinity of Trauma: Ignorance, Fragility, and Control*），这是一套三册的最新著作，由Ellert Nijenhuis撰写。其中《第一册：演化中的心理创伤概念》（Vol. 1, *The Evolving Concepts of Trauma*）和《第二册：心理创伤中的解离概念与事实》（Vol. II, *The Concepts and Facts of Dissociation in Trauma*）已于2015年出版。他近期正在准备撰写《第三册：长期受创者的心理治疗》（*Psychotherapy with Chronically Traumatized Individuals*）。我们三位作者还在合写一本非常实用的书，

---

① 按照字面意思，trauma time应直译为"创伤时间"。不过，在原著者长期心理创伤治疗的理论中，trauma time同时也有空间的含义，因此，译作"创伤时空"。——译注

即《治疗与心理创伤有关的解离：一套实用的整合方法》(*Treating Trauma-related Dissociation: A Practical, Integrative Approach*)。这本书已到出版的最后阶段。本书中的一些概念和想法也在上述这些著作中得到进一步的完善和改进。我们期盼本书能对中国心理健康/精神卫生界有所助益。

致谢中文版翻译团队

作为本书作者，我们首先非常感谢中国同行、中国科学院心理研究所教授龙迪博士翻译本书，使本书的中文版得以面世。我们获知她的翻译工作非常出色！此外，我们非常感谢商务印书馆极有远见地决定出版本书的中文版。我们特别感谢几位香港同行：马绮文博士、罗瑞芬女士、尤卓慧女士和萧丽霞女士。她们不但承担本书审校，还协助勘误本书原文的纰漏之处，并通过互联网与我们商讨、厘清一些较细微的观点。这得益于她们熟悉本书所描述的理论和临床方法，也基于她们扎实的专业训练和与我们其中的夏安诺教授和所罗门博士的持续讨论。

前　言

生活，对于那些长期心理受创者来说，简直就是没完没了的搏斗。他们一般会有一大堆名目繁多的症状，常被归类到不同的病症组合，增加心理治疗师进行评估和治疗的复杂程度，并造成混乱。许多患者在日常生活和人际关系方面遭遇数不清的困难，包括严重的内在冲突和不适切的应对策略。他们的困苦多因被可怕、痛苦的过去所缠绕。这些幸存者千方百计地以外表正常的状态去掩饰内心的悲苦——这也是他们常用的生存策略，而心理治疗师则常常对患者所背负的繁多症状和强烈痛楚感到束手无策。难怪许多长期遭受心理创伤的幸存者见过许多心理治疗师却收效甚微，少数人甚至被贴上“无法治愈”或“阻抗”的标签。

在本书中，我们分享 65 年来我们从治疗和研究长期心理受创者所积累的集体经验。我们一直以来仔细聆听我们的患者，努力理解他们那些错综复杂、有时甚至是骇人听闻的内在经验。他们常常为此感到恐惧，很难用语言表达出来。我们通过临床实务反思、理论反思和科学研究反思来学习有关心理创伤的知识，并从十九世纪以来大量丰富的心理创伤文献中得到启发。我们探索治疗长期心理创伤的方法，特别得益于众多心理学理论，包括学习理论、系统理论、认知理论、情感理论、依附理论、精神动力学理论和客体关系理论。近年来，进化心理学和心理生物学的发展，特别是情感神经科学和创伤心理生物学研究的发展令人鼓舞。这些不同来源的知识帮助我们明白：心理创伤的本质就是人格结构解离（structural dissociation of the personality）。

我们借用“人格结构解离”这一概念重新界定“解离”（dissociation）这一术语的本来含义。这个术语是由法国哲学家、精神科医生皮埃尔·让内（Pierre Janet, 1859–1947）提出的。他是公认的“过去两个世纪最具影响力的精神科医生和思想家之一”（Nemiah, 1989, 第 1527 页）。他的著作对于理解和治疗与心理创伤有关的病症至关重要。人格结构解离是一种特定的（心理）组织结构，其特征是人格中各个心理生理子系统过分僵化，彼此封闭。这些特征导致幸存者的人格整体缺乏一致性和协调性。

我们迫切需要提出"（人格）结构解离"这一术语。当前，"解离"的定义繁多，词义混淆，并且常常相互矛盾，以致问题百出。例如，"解离"一词可以代表症状，也可以代表一种意识或潜意识的"心理活动"或"过程"，还可以代表防御机制，如此等等。目前被描述为"解离"的症状范围变得非常广泛，以至于这一类别已经失去其独特性。除了人格结构解离的种种表现之外，解离症状还被说成是包括一系列常见的、病态的意识转换。正如我们将在本书中讨论的那样，我们认为，这种词义延伸是严重的错误分类。

在本书中，我们结合让内行动心理学（Janetian psychology of action），提出人格结构解离理论。行动心理学以让内的开创性研究为基础，把适切以至于整合的行动本质定义为：作为人类，我们必定要尽力去达致自己的最佳功能。不仅是我们的患者需要提升适切和整合的行动，我们作为心理治疗师也需要如此。实际上，我们已经明白：行动心理学非常适用于每一个人。我们会在本书讨论：心理受创者的人格是如何组织的？为什么他 / 她会做出许多不适切的心理活动和行为活动？本书中的人格结构解离理论和让内行动心理学还将详细论述：幸存者必须采取哪些整合了的行动，才能安顿那些萦绕不休的过去，让自己成功地活在当下。

本书主要是为心理治疗师而写的。不过，也适用于临床心理学和精神病学的学生以及研究人员。那些为童年长期遭受虐待和疏忽照顾的成年幸存者提供心理治疗的治疗师，将会从本书中发现很多有用的真知灼见和治疗工具，使治疗变得更有效果、更有效率，也使治疗师更能承载患者的伤痛和困苦。相信他们会像我们一样，重新发现那个道理：实用才是好理论。我们相信，本书中的理论和治疗方法也能使在以下相关领域工作的同行受益，包括：治疗心理受创的难民、酷刑受害者和退伍军人，以及遭遇单一事件造成心理创伤的成年人，诸如强奸、恐怖袭击、交通事故和自然灾害。

本书还可以帮助临床心理学和精神病学专业的学生为评估、治疗和研究那些

ix 遭受严重心理创伤的患者做准备。研究人员可以了解到：人格结构解离理论具有强

大的综合功能，即可以从中发展出很多可验证、可证伪的研究假设。例如，这一理论表明，幸存者的心理活动和行为活动如何随着不同的解离部分执行控制功能而转变。而创伤压力（traumatic stress）的研究却长期忽视这一事实。

短期治疗方法一直被推荐用于治疗单一事件造成的心理创伤和PTSD（APA, 1994, 2013），例如，认知行为疗法（Cognitive Behavioral Therapy, CBT）和眼动疗法（Eye Movement Desensitization and Reprocessing, EMDR）（Foa, Keane, Friedman, & Cohen, 2009; Leeds, 2009; Foa, & Rothbaum, 1998; Follette, Ruzek, & Abueg, 1998; Resick, & Schnicke, 1993; Shapiro, 2001）。到目前为止，尚无研究显示，上述治疗方法如果不在"阶段导向治疗方法"框架——如本书所提出的那种——中运用，也足以治疗长期心理创伤。实际上，幸存者若出现其他严重的心理病症（创伤幸存者常有的特征之一），有关PTSD的疗效研究就会把他们排除在外（Spinazzola, Blaustein, & Van der Kolk, 2005）。此外，成年时遭遇单一创伤事件也经常会挑起他们早年未曾处理的创伤经验。有些长期遭受心理创伤的幸存者虽然整合能力受损，但仍可以步履维艰地勉强度日。不过，当他们面对的生活考验超出自己的整合能力时，就会在后来的生命中出现与创伤有关的病症。对于这些患者来说，直接针对创伤事件进行短期心理治疗常常是不够的。那些有累积心理创伤的患者一般需要接受比较复杂的长期心理治疗。而本书的重点就是聚焦于为那些长期遭受心理创伤的幸存者提供心理治疗。

我们以人格结构解离理论为基础，结合让内行动心理学，发展出"阶段导向治疗方法"（phase-oriented treatment）。该方法的重点是，识别和治疗人格结构解离及其相关的、不适切的心理活动和行为活动。这个治疗方法的基础是：支持患者学会运用更有效的心理活动和行为活动。这样会使他们更有能力适应生活，从而处理他们的人格结构解离。这个原则表示，治疗的总体目标是提升整合能力，或称作患者的心智水平（mental level），以便应对日常生活的要求，然后再处理那些缠绕他们的过去残余及"未完结之事"，特别是创伤记忆。

本书的"导论"简明扼要地概述"解离"和"阶段导向治疗方法"的概念，以及有关让内行动心理学的基本概念。全书将逐一对这些概念做更深入的讨论。

本书第一篇的前五章介绍各种人格结构解离的临床表现，并阐释人格结构解离的理论。

x

第一章描述人格结构解离的最基本形式，即一级结构解离（primary structural dissociation）。创伤幸存者的人格被分离成一个主要的解离部分，专用于应对日常生活并回避创伤记忆。还有一个不太复杂的解离部分，停滞在抵御威胁。这一章还会描述个人叙事记忆与创伤记忆之间的分别。

第二章深入分析存在于这两个解离部分的基本原型之间的差异。

第三章阐释二级人格结构解离（secondary structural dissociation），也就是创伤幸存者除了有一个应对日常生活的解离部分外，还有一个以上的解离部分去抵御威胁。二级人格结构解离使长期心理受创者出现与创伤有关的复杂病症。

第四章描述三级人格结构解离（tertiary structural dissociation），主要指患者有多于一个的解离部分用于应对日常生活，并且有多于一个的解离部分用于抵御威胁。我们提出，这是身份解离障碍（dissociative identity disorder, DID）独有的范畴。

第五章提出一些解决办法来处理创伤领域的迷思，即哪些症状是解离症状，哪些不是。

最后，第六章[①]分析人格结构解离理论如何与各种与创伤症状有关的病症联系起来，包括 DSM-IV（APA, 1994）、DSM-5（APA, 2013）和 ICD-10（WHO, 1992）中的解离障碍，以及普遍存在于长期心理创伤幸存者同时发病的病症。人格结构解离理论可以为治疗上述病症提供治疗要点。

第二篇是关于让内行动心理学，因为它与人格结构解离有关。在这一部分，我们将分析长期心理受创者采取的各种不适切的心理活动和行为活动，或缺乏适切的行动。人格结构解离一旦形成，这些不适切的心理活动和行为活动就会维持着人格结构解离，并表现出各种症状，成为治疗目标。我们还将讨论更适切的整合行动。

第七章概述特定的心理活动和行为活动，这对发展并维持整合的人格以及引导最佳生活是必不可少的。这一章特别关注综合，它是整合的最基本层次。

第八章论述觉知（realization）。觉知包含两个要素：个人历验（personification）和身处现在（presentification）的体会，是精细、复杂层次的人格整合，要求更高

---

① 本书第六章是作者为中文版重写的，替代了原英文版的第六章。——译注

水平的心理功能。这一章还会讨论幸存者在感知现实方面遇到的各种困难。例如，他们没有觉知到：过去不是现在，未来也并非重复过去的灾难，他们的行动只是反映自己的困扰。扭曲现实导致适应问题，同时也反映了幸存者使用相对较低的心智水平去面对生活的挑战。

第九章阐述行动倾向架构（hierarchy of action tendencies），即级别越来越复杂的行动，对于充分面对日常生活挑战必不可少，不过，也是创伤幸存者很难做到的。行动倾向架构是一个有用的工具，可以根据心理活动和行为活动，评估患者当前适应生活的能力。这一章还将讨论，当患者的心智水平不足以支持适切的行动和带来健康改变的行动时，他们如何采取不适切的行动。 *xi*

第十章概述各种恐惧，这既是长期心理受创者的特点，也是维持人格结构解离的因素。这一章还会广泛讨论有关维持人格结构解离的学习原则。

第三篇阐述如何有系统地运用人格结构解离理论和行动心理学。第十一章阐释如何评估患者功能运作的水平。后续几章将介绍阶段导向治疗方法。其中第十二章将论述贯穿整个治疗过程的一般治疗原则。心理治疗师采取行动的总体目标是提升患者的心智水平，并且改善他 / 她的心理技能和人际关系技巧。后面几章将处理三个治疗阶段的目标，主要是克服那些维持人格结构解离、阻碍适应生活能力的恐惧。

第十三章处理第一治疗阶段三个治疗目标之一，即如何克服依附治疗师的恐惧以及失去依附的恐惧。因此，这一章的重点是，与那些同时有趋避依附矛盾的幸存者建立治疗关系。第十四章介绍如何克服由创伤引致的心理活动所带来的恐惧（例如思维、感受、记忆、愿望）。第十五章是关于克服对各解离部分的恐惧。第十六章介绍第二治疗阶段，主要是克服对于创伤记忆的恐惧及相关事项。第十七章是关于第三治疗阶段，讨论克服对于正常生活的恐惧以及相关的恐惧。最后，本书以后记结尾。

致　谢

有很多人值得我们在此衷心感谢！他们对于本书所表达的思想曾做出直接或间接的贡献，或者在写作期间用其他方式给我们帮助。我们衷心感谢先哲们给予我们深刻的学术影响，特别是皮埃尔·让内和查尔斯·迈尔斯（Charles S. Myers）。我们感谢师长们三十多年来给予我们极其宝贵的教导，指导我们治疗长期心理受创者、逐渐理解受创者的痛苦，并建立我们的研究。他们是 Bennett Braun、Catherine Fine、Erika Fromm、Richard P. Kluft、Richard J. Loewenstein、Steven Porges、Frank W. Putnam、Colin M. Ross、Roberta Sachs、David Spiegel、and Bessel A. van der Kolk。我们非常感谢 Martin Dorahy、Pat Ogden 和 Yvonne Tauber，他们曾和我们讨论很多本书的主题，并协助我们重写其中一些章节。我们特别感谢 Pat Ogden 在本书整个写作过程中在内容上和心理上给予我们持续、非凡的支持。

我们感谢法国巴黎皮埃尔·让内研究所（the Institute of Pierre Janet）所长 Isabelle Saillot 曾与我们对让内的理论展开多方面富有成果的讨论。我们感谢很多同事，他们的工作强烈地影响着我们的学术思想和临床治疗方法，又或与我们进行过颇有启发的讨论。他们是 Jon Allen、Peter Barach、Ruth Blizard、Elizabeth Bowman、Steven Braude、Chris Brewin、John Briere、Danny Brom、Dan Brown、Paul Brown、Richard Chefetz、James Chu、Marylene Cloytre、Philip Coons、Christine Courtois、Louis Crocq、Constance Dalenberg、Erik de Soir、Paul Dell、Hans den Boer、Nel Draijer、Janina Fisher、Julian Ford、Elizabeth Howell、George Fraser、Ursula Gast、Marko van Gerven、Jean Goodwin、Arne Hoffman、Olaf Holm、Michaela Huber、Rolf Kleber、Sarah Krakauer、Ruth Lanius、Anssi Leikola、Helga Matthess、Francisco Orengo-Garcia、Laurie Pearlman、John Raftery、Luise Reddemann、Colin Ross、Barbara Rothbaum、Päivi Saarinen、Vedat Şar、Allan

Schore、Daniel Siegel、Eli Somer、Anne Suokas-Cunliffe、Maarten van Son、Johan Vanderlinden、Eric Vermetten 和 Eliezer Witztum。毫无疑问，我们所表达的感谢会挂一漏万。

我们特别感激与我们联系最紧密的同事们，他们亲切、踏实地支持我们开展 *xiv* 日常临床工作。平时的合作令我们从他们的临床专长和生命智慧中获益良多，在困难时刻得到他们的情绪支持。他们是 Suzette Boon（曾在荷兰与夏安诺开展开创性工作），还有 Berry Cazemier、Sandra Hale、Steve Harris、Myles Hassler、Vera Mierop、Lisa Angert Morris、Janny Mulder、Kathie Thodeson、Herry Vos 和 Marty Wakeland。

我们感谢诺顿出版社（Norton）本书编辑 Deborah Malmud, Michael McGandy, and Kristen Holt-Browning，以及丛书编辑 Daniel Siegel。他们在出版方面提供专业指导，使得这个出版计划得以完成。本书得以成书，Casey Ruble 的工作功不可没。

最后，我们感谢我们的求诊者，我们从他们那里获得真知。与他们同行一段他们生命中的艰难旅程，是我们的荣幸。他们教给我们许多极为宝贵的人生功课，令我们终生难忘！感恩他们！

1

导　论

> 我没有意识到，原来我在奋力让自己的两个世界彼此隔离。我甚至不知道为了什么，但只要可以的话，我敢保证没有什么东西可以穿越我在白天的孩童（部分）和夜晚的孩童（部分）之间所制造的分隔。
>
> ——玛丽莲·范德堡（Marilyn Van Derbur, 2004，第 26 页）

长期心理受创者陷入了可怕的两难境地。他们缺乏足够的整合能力和心理技能去完全**觉知**自己的恐怖经历和记忆。不过，他们必须过日子，有时还要继续面对那些虐待和疏忽照顾自己的人。他们的权宜之计就是在心理上回避自己未曾解决并且痛苦的过去和现在，还要尽可能保持外表正常。然而，他们看似正常的外表，即在意识表层的生活（Appelfeld, 1994）是非常脆弱的。那些令人恐惧的记忆被一些强烈的提示物唤醒，缠绕着幸存者，特别是当他们耗尽了自己的身心资源的时候。而不幸的是，很多幸存者活在精疲力竭的状态中，因而更容易受到创伤记忆的入侵。幸存者发现，他们没有能力接受痛苦的生活现实。于是，他们陷入忧虑、无望和恐惧之中。他们经常由于缺乏技能而挣扎，以至于无法调节承受不了的内心体验和人际关系。他们的照顾者没有帮助过他们发展这些技能，而缺乏这些技能严重地限制着他们的心智水平（mental level）（整合能力）。他们似乎无法平衡自己的心理能量（mental energy），也没有能力把这种能量用于适切的心理活动和行为活动。我们称这种平衡为**心理效能**（mental efficiency）。他们被重复的无效行动和反应所困扰。这些行动和反应不能支持他们变得成熟，也不能支持他们有能力充分应对变化莫测的复杂生活。

与创伤有关的解离

2

我们相信，解离是理解心理创伤的关键概念，这是本书的基本前提。但是，我们获得这个理解并不容易，主要是因为在心理创伤领域中有许多概念需要进一步澄清，而解离就是其中最需要澄清的概念。实际上，在心理创伤领域中，每个人都以不同的方式使用解离这一词语，而且有关解离的成因、基本特征及其对心理受创者产生心理病症所起的作用，都有不一致的论述。单独讨论解离这一术语时，解离经常被用来代表一种过程、一种心理结构、一种心理防御、一种缺陷，以及一大堆症状。而且那些被认为是解离的症状在不同的文献中也大相径庭，所用的测量工具极为不同。例如，有一些现象，如极度入神状态（intense absorption）和在想象中参与（imaginative involvement），在起初是与解离有所分别的，但这些现象现在都归属于解离这一概念。因此，解离这个概念多被误解、混淆，有时甚至被中伤。甚至有人提议：干脆废弃这个词。我们在本书将会深入地讨论这些问题。

人格结构解离

解离，最初是指人格或意识的分离（Janet, 1887/2005, 1907; McDougall, 1926; Moreau de Tours, 1845; 参见 Van der Hart, & Dorahy, 2009）。具体而言，皮埃尔·让内曾指出，解离涉及“构成人格的思想体系和功能系统”之间的分离（Janet, 1907, 第 332 页）。他明确指出，人格是一个由多个系统组成的结构，而比较现代的定义也如此主张。系统，是集合相互关联的要素构成的整体，因此，每个要素在一定程度上都是那个整体的组成部分。也就是说，每个要素是与系统的其他要素或整个系统相互关联。人格，作为一个系统，可以被理解为由多个心理生理状态或子系统组成的；这些心理生理状态或子系统以协调一致的方式运作。例如，奥尔波特曾主张，人格是“个人内部一个动态组织，包含那些决定他独特的行为和思想的心理生理系统”（Allport, 1961, 第 28 页）。与此类似，系统理论（例如，Benyakar, Kutz, Dasberg, & Stern, 1989）把人格概念化成一个有组织或有结构的系统，由不同的心理生理子系统构成。对健康的人来说，这些系统或多或少地保持协调一致，并一起整体运作。结构，一直被定义为“由不同部件组成，是一个复杂的整体组织……各组成部分在定位和功能上相互依存”（Drever, 1952, 第 285 页）。的确，根据进化心理学，人类是由众多经过自然选择进化并执行不同功能的心理生理（子）系统构成的；也就是说，容让人类在特定的环境中尽力发挥最佳功能（Buss, 2004, 2005; Metzinger, 2003; Pank-sepp, 1998）。

正如十九世纪许多法国精神科医生指出的那样，解离涉及构成人格的多个心理生理系统所组成的一种特定的组织结构。在我们看来，这个组织结构并不是随意的，也不是偶然的，而是在个人遭受心理创伤时，在人格结构中清晰的“断层”（进化论术语比喻）中形成的。我们根据这种对人格的理解，开始使用**人格结构解离**这一术语（Nijenhuis, Van der Hart,& Steele, 2002, 2004; Steele, Van der Hart, & Nijenhuis, 2005; Van der Hart, Nijenhuis, Steele, & Brown, 2004）。解离并不只是发生在各种心理活动之间，例如体验不同的感觉或情感，而是主要发生在构成人格的两类重要的心理生理系统（Carver, Sutton, & Scheier, 2000; Gilbert, 2001; Lang, Bradley, & Cuthbert, 1998）。第一类系统主要负责趋近日常生活中吸引人的事物，例如食物、有人相伴。第二类系统包括回避或逃离令人厌恶的提示物，例如各种威胁。这两类系统的目的是帮助我们区分有益的经验和有害的经验，并对当前的生活情境做出最适切的反应。这些情境包括我们内在感知的世界（interoceptive world）和外在感知的世界（exteroceptive world）、我们感知到的内在环境和外在环境。我们称这些心理生理系统为**行动系统**（action systems），因为每个系统包含特定的天生倾向，是以目标为主导去采取行动（Arnold, 1960; Frijda, 1986）。

不同的行动系统可以共有一些行动倾向（例如，说话、走路），不过，它们也会有各自的行动倾向及其相关目标（例如，依附自己的母亲、吃饭、饮水、逃跑、反抗、与朋友玩、做爱）。在本书中，行动倾向的概念扮演着重要角色，它跟“行动”这一概念是不同的。我们容易以为，行动就是做出或执行一些行为。（然而），**行动倾向不只是倾向去做出某种方式的行动，而是涉及一个完整的行动循环，包括**：**蕴酿**（latency），**准备**（readiness）、**启动**（initiation）、**执行**（execution）和**完成**（completion）（Janet, 1934）。行动倾向涉及适应环境的挑战。尽管很多行动倾向都是经过漫长的进化历程发展出来并借由基因传递，但是，大多数行动倾向仍然需要达致成熟，并有充分的环境刺激才能充分发展。每个行动倾向都包括复杂程度不同的心理活动和行为活动。行动系统帮助我们以特定的方式感知、感受、思考、决定和采取行动，即进行某些对我们有益的行动倾向。因此，当我们饿了，我们感知、感受、思考、决定和反应，与我们对某个朋友的经历感到好奇，或者我们遇到 4 工作冲突的感知和行为是截然不同的。

构成人格的第一类行动系统包括支持个人努力适应日常生活的行动系统；第二类行动系统属于防御重大威胁并修复的行动系统。尽管进化已经为我们做好准备，可以面对日常生活的挑战并在威胁中活下去，但是，我们还不能轻而易举地同时运作这两类行动系统。因此，如果有的人必须同时启动这两类行动系统，特别是要持续一段很长时间，他们的人格就发展出僵化的分隔，以便处理那些极其不同的目标及其相关行动。例如，玛丽莲·范德堡（2004）是前美国小姐，她在童年曾受到性侵犯，她描述她的人格被分隔为“白天的孩童”和“夜晚的孩童”。“白天的孩童”会回避、麻木、抽离、遗忘并只关注正常生活，而“夜晚的孩童”会承受性侵犯并集中在防御功能。

人格缺乏协调和整合，显而易见于这两类行动系统同时存在但又交替出现，一个行动系统再次体验创伤事件（例如，“夜晚的孩童”），另一个则通过集中在日常生活运作（例如，“白天的孩童”）去回避那些挑起创伤经历的提示。这个“双”阶段模式是 PTSD 的标志（APA, 1994），而且也会在其他与创伤有关的病症中观察得到。它涉及两个系统的分离，一个是指引我们回避或逃离威胁的防御行动系统，另一个是有助于日常生活运作的行动系统，后者主要是在寻找生活中吸引我们的事情，让我们能够活下去并有好的感受。这种分离就是人格结构解离的基本形式。因此，与创伤有关的人格结构解离就是人格结构缺乏协调性和灵活性（Resch, 2004）。这种缺乏并不意味着人格完全被分裂成不同的“思想体系和功能系统”，而是构成幸存者人格的这些系统之间缺乏相互协调及合作。

我们用人格解离部分一词来描述人格的分离。选择这一词语是强调以下事实：人格的不同解离部分共同构成一个人格整体，但又各自都有自我意识，至少各有一个基本的自我感，一般比单个心理生理状态更复杂。这些解离部分受各行动系统的调节。此外，心理受创者一般会发现，“人格的部分”或“部分的我（自己）”可以更贴切地描述他们的主观经验。

人格的“外表正常”部分和“情绪”部分

为了理解这些典型的人格解离部分的概念，让我们从第一次世界大战时期英国心理学家和精神科医生查尔斯·塞缪尔·迈尔斯（Charles Samuel Myers, 1916a, 1916b, 1940）的重要工作开始吧。他描述了参加第一次世界大战的士兵受到急性创伤（“炮弹休克症”, shell-shocked）时出现的一种人格结构解离的基本形式（参见 Van der Hart, Van Dijke, Van Son, & Steele, 2000）。这种解离包括两个同时存在且交替出现的人格部分，一个是所谓的人格外表正常部分（Apparently Normal Part of the Personality, ANP），另一个是所谓的人格情绪部分（Emotional Part of the Personality, EP）。我们将在全书通篇把这两个典型部分称为 ANP 和 EP。幸存者的 ANP 停滞于努力维持正常生活，因此，被日常生活的行动系统引领（例如，探索、照顾、依附），同时回避创伤记忆。幸存者的 EP 停滞于遭受心理创伤时所启动的行动系统（例如，防御、性）或子系统（例如，过高警觉 [hypervigilance]、逃跑 [flight]、反抗 [fight]）。

ANP 和 EP 通常过度僵化且彼此封闭，因为它们在一定程度上受到那些调节它们的特定行动系统和它们能够达到的行动倾向级别所限制。也就是说，幸存者的 ANP 和 EP 各自表现出相对不灵活的行动倾向模式，至少其中有些模式是不适切的。

迈尔斯并不是暗示只有 EP 才能体验情绪。他只是强调，EP 的创伤情绪比 ANP 更具有难以承受或猛烈的特点。猛烈的情绪（vehement emotion）不同于强烈的情绪（intense emotion），前者是不适切的，是个人承受不了的，而其表达也是毫无益处的。实际上，表达猛烈的情绪越多，幸存者就越变得功能失调和承受不了。例如，经常见到“边缘人格”患者表达暴怒：他们越表达，就变得越失控。

人格结构解离出现在特定的情绪或信念中，这些情绪或信念或许与某个特定的行动系统或行动系统的组合没有那么明显的联系。例如，某个部分或许会承载着悲伤、内疚、绝望或羞耻等心理活动，而其他部分则可能认为这些情绪是无法忍受的。然而，这些情绪很容易连系到那些有助于调节我们的依附和人际关系位置（social positions）的行动系统。正如吉尔伯特（Gilbert, 2002）曾经指出，当人害怕别人会因为自己做出某些行动而拒绝或鄙视自己时，他们就会对这些行动感到羞耻。如果他们的行动伤害到别人（例如在不适当的时候放弃照顾别人的角色，或因离婚而伤害孩子），他们会感到内疚。他们可能会因此而避开那些行动，以便维持当前的依附状态和人际关系位置。因此，这些实现日常生活目标的行动系统和防御重大威胁的行动系统不能充分地协调一致。

人格结构解离包括从非常简单的人格分离到极端复杂的人格分离，不同的分离复杂程度对治疗有不同的影响。这些不同的分离复杂程度也代表不同层面的解离，而且只是解离结构的不同原型。我们预计，人格结构解离变得越复杂，就越会偏离这些原型。因此，如何表达解离就存在无限的个人差异。 6

一级人格结构解离　这是与创伤有关的最简单、最基本的人格分离，即包含一个 ANP 和一个 EP。我们称之为一级人格结构解离。正如乱伦幸存者西尔维娅·弗雷泽所说的那样，ANP 是人格的“大股东”，而 EP 的范畴、功能和自我感通常是非常有限的（Sylvia Fraser, 1987）。也就是说，幸存者的 EP 在日常生活中仍没有丰富的细节，而且不是很自主。形式更复杂的人格结构解离包含多种多样的解离部分，都是从一级人格结构解离演变出来的。

二级人格结构解离　当创伤事件逐渐变得难以承受或长期存在时，EP 就会出现进一步分离，而那个 ANP 仍保持完整。二级人格结构解离可能是基于不同防御系统的整合失败，而这些系统各有不同的心理生理构造，包括情感、认知、知觉和肢体动作之间的不同组合，从而出现各种状态，例如僵住不动、反抗、逃跑和完全屈从。

玛莎是一位被诊断患有复杂 PTSD（Complex PTSD）和边缘人格障碍（Borderline Personality Disorder, BPD）的求诊者。她童年时遭受过严重的身体虐待和疏忽照顾。就算她人格中的一个部分（EP）感受到很轻微的冷落，也会暴跳如雷。而当她被挑动时，另一个（EP）会在惊恐中僵住不动，第三个（EP）则一直警觉地留意着危险出现，第四个（EP）则总是找人照看她，而第五个（ANP），只要人际关系不让她感到受威胁，就会在工作方面运作良好。

三级人格结构解离（tertiary structural dissociation） 最后，除了EP出现分离，ANP也会出现分离。当日常生活中必须面对的情况与过去的创伤有关联时，就会出现三级人格结构解离。也就是说，这些触发创伤记忆的人、事、物通过广泛化学习的过程，再次挑起创伤记忆。另外，当ANP的运作功能太差，以至于正常生活本身都令人承受不了时，就会新发展出多个ANP。在严重的二级人格结构解离和所有三级人格结构解离的情况下，是可以不只一个人格部分出现明显的细节增加（elaboration）（例如，姓名、年龄、性别、偏好）和解离而生（emancipation）（让内的用语[Janet, 1907]，指真正的或认为是从其他解离部分分离出来，拥有自主，不受其他解离部分影响）。这种情况在一级人格结构解离和很多二级人格结构解离的个案中并不常见。

7 **人格结构解离的级别和DSM-5的诊断** 为了理解人格结构解离，我们有必要基本了解各级别的人格结构解离如何配合当前的诊断分类。我们的基本前提是，所有与创伤有关的病症都涉及一定程度的人格结构解离，而急性压力症（Acute Stress Disorder, ASD）和单一创伤后压力症（simple PTSD）是最基本的人格结构解离，身份解离障碍则是最复杂的人格结构解离。长期心理受创的幸存者一般有多个精神病症同时发病，这与心理创伤及其神经生理的影响有关。解离范围越广泛，病症就越复杂。许多幸存者的人格结构解离程度并没有像某些DID患者中的解离部分那样，出现细节增加和解离而生。表I.1呈现人格结构解离级别和与创伤有关的病症之间的关系。

人格结构解离的发展路径

在一级人格结构解离中，我们假定，患者在遭受心理创伤之前，他们的人格是一个相对整合的心智系统。然而，心理受创的儿童并不是这样。整合的人格是成长发展的一项成就。那些童年长期心理受创的成年人缺乏健康成年人所具有的协调一致的正常人格发展，因而发展出级别比较复杂的人格结构解离。儿童也缺乏应对情绪困扰和困难处境所需的技能，因而需要更多的支持才能做到人格整合。大多数长期心理受创者从来没有得到机会去接受别人教导他们学会那些技能。他们遇到压力时也得不到情绪支持（参阅 Gold, 2000）。

人格结构解离涉及人格心理生理系统整合的自然进程受到阻碍或破坏，这种情况被称为独立的行为状态（Putnam, 1997）。这涉及长期存在整合的缺陷，主要是由于儿童大脑结构的整合能力和功能尚未成熟（综述参阅 Glaser, 2000; Van der Kolk, 2003），再加上照顾者给予的心理生理调节不足所导致的，例如不足够的安抚、镇静和调节（Siegel，1999）。

人格结构解离与整合行动的对比

行动塑造着我们生活的好与坏。但是，行动并不单指行为，也包括必不可少的心智努力（mental endeavors）。差不多所有的本能反应（反射行为，reflexive behavior）都是由大量的心理活动引导的，例如规划、预测、决策、思维、感受、幻想或愿望。

8

表 I.1　诊断和人格结构解离

一级人格结构解离
一个主要的 ANP 和一个 EP；后者通常没有细节丰富或自主的特点
单一急性压力症
单一创伤后压力症
DSM-5 单一解离障碍
ICD-10 单一动作感觉解离障碍
二级人格结构解离
一个主要的 ANP 和一个以上的 EP；后者的细节增加和自主比一级人格结构解离多，但比三级人格结构解离少

续表

复杂创伤后压力症
未特定的极端压力精神病症（Disorders of Extreme Stress Not Otherwise Specified, DESNOS）
其他特定的解离障碍 模例 1（Other Specified Dissociative Disorder，OSDD, example 1）
与创伤有关的边缘人格障碍
ICD-10 复杂动作感觉解离障碍
三级人格结构解离
一个以上的 ANP 和一个以上的 EP；通常有几个 ANP，而且相比二级人格结构解离，此级别的 EP 有更丰富的细节和更多自主（包括使用不同的姓名及身体特征）
身份解离障碍（DID）

行为活动涉及心理活动和肢体动作（motor action）的综合。心理活动和行为活动可能是适切的，也可能是不适切的。我们对幸存者的关怀体现在支持他们有能力提升他们行动的适切水平。

行动倾向架构

让内提出不同级别的行动倾向，包括低级别、中级别和高级别，称之为行动倾向架构（Janet, 1926a, 1938）。这个架构适用于临床工作，因为能够帮助患者和治疗师理解哪些行动需要改善，哪些行动已经达到高级别。

9 较低级别的行动倾向是自动化的，相对简单，通常涉及反射行动（reflexive actions），就是那些未经思考而做出的自动化反应。在某些情况下，反射行动是必要的，因为反射动作是有用的（例如，驾车或穿衣）。但是，这些行动并不能充分替代那些较高级别的行动（例如，经过深思熟虑才决定当自己感到受伤害时要怎么做）。现代生活经常涉及复杂的情况，要求我们做出复杂且灵活的回应。因此，遇到这些情况时，较高级别的行动倾向通常是最适切的。

艾莉森是有严重受虐经历的求诊者。只要她感受到猛烈的情绪，就会用头撞墙或以拳击墙，无法让自己感受或思考那些情绪。较高级别的行动倾向是有创意的，也常常是复杂的，要求有许多心理活动。在治疗过程中，艾莉森逐渐能够在她想要打墙的时候让自己停下来，她有时会用打枕头替代，并容让自己去感受。终于，她能够谈论自己的种种感受，并且用更适切、更复杂、更有创意的行动去处理这些感受，而不是撞击墙壁。

无论行动倾向的级别如何复杂，它们都有各自不同的活跃阶段，从蕴酿、规划、启动、执行，直到完成。幸存者常常在启动或完成心理活动或行为活动方面遇到困难。他们能够规划，但不能开始；或者他们能够开始，但不能完成；或者他们的行动缺乏足够的质量。这些问题表明，当事人还没有足够的心理能量，或者还没有足够的能力把心理能量集中在成功地完成不同的心理活动和行为活动。

心智水平

个人在某一时刻所能达到的最高级别的行动倾向，被称为他/她的心智水平（Janet, 1903, 1928b）。人并不总能达到最高级别的行动倾向，例如人在疲劳、有压力或患病时就无法达到。一个人的心智水平涉及两个相互影响的因素：可用的心理（及生理）能量和心理效能（让内把后者称为心理张力〔psychological tension〕，这个用语可能容易被误解，因为我们会把“张力”（tension）与“压力”（stress）联系起来，但这并不是让内使用这个词的本意）。因此，心智水平一词是指有能力高效、专注地利用那一时刻可用的心理能量。心理效能包含整合能力这一概念。因此，能够达到高级别心智水平，是一个人有能力整合个人经验的基础。许多幸存者无论有多少心理能量，都难以达到并保持较高级别的心智水平。心理创伤涉及停滞在或倒退到过低级别的行动倾向，也就是心智水平低，至少人格的某些部分是如此的。

与心理能量和心理效能有关的三个主要难题包括：（1）心理能量低；（2）心理效能不足；（3）心理能量和心理效能不平衡。 10

适切的行动一般需要消耗大量的生理能量或心理能量。许多幸存者把自己弄得精疲力竭，以至于心理能量较少，因为他们试图做得太多而疲劳，或是他们过于抑郁以至于什么都不做。许多幸存者还会有身体疾病，这也会降低心理能量。在这些情况下，人的心理能量就会不足，尽管原则上每个人都有足够的心理效能去完成多种行动。

第二个难题与心理效能不足有关。尽管一个人可能有足够完成某个任务或行动的心理能量，但对于有解离症状的人来说，每个解离部分具有不同程度的心智水平。

与适切行动相关的第三个难题，不仅是由于缺乏特定的情绪调节技巧和人际关系技巧所致，而且还涉及比较广泛的障碍，通常在治疗中没有被留意或者没有被明确处理。这个难题就是，可用的心理能量和在当下运用心理能量进行适切行动的能力，这两者之间存在着不平衡。心理能量和心理效能有不同的组合（详见本书第九章）。

治疗师常常试图凭借直觉，这样无法清晰地帮助患者提升他们的心理效能以便尽量善用心理能量。在本书中，我们将尽力关注如何有系统地评估患者的心智水平，以及如何改善和调节他们的心理效能和心理能量，从而帮助他们做出更适切的心理活动和行为活动。为此，治疗师鼓励患者逐渐在较高级别上规划、启动、参与并完成各种心理活动和行为活动。

替代行动

不适切的心理活动和行为活动隐含在情感失调、处理冲动失效、依附问题，以及其他折磨着幸存者的困难中。不够格的心理活动也隐含在持续的解离中。这些行动被称为替代行动（substitute action）。当生活的挑战超过患者的心智水平时，这些替代行动就不太适切，因为不能达到面对挑战的要求。例如，当强烈的感受被激发时，患者可能使用割腕或暴食等低级别的替代行动取代那些比较适切的行动，诸如写日记、仔细思考、自我安抚，或其他能够实际处理这些感受的行动，而不是让强烈的感受继续存在。人们不仅在未能采取更高级别的适切行动时，而且还在无法整合时，依赖替代行动。

不同的替代行动可能有不同的适切级别，有些会比另一些达到更适切、更复杂的级别。有些替代行动是行为活动，诸如躁动行为、强迫行为和自伤行为。不过，11 许多替代行动本质上是心理活动。有时，情绪变得难以承受或忍受不了。这些就是我们在前面提到的猛烈的情绪，而这些情绪本身就是替代行动，用来取代针对某种情况的其他应对方法。容易产生猛烈情绪的人可能会使用不适切的心理应对策略，例如坚决否认、拒绝、投射和分裂。

整合行动

整合（integration），是心理创伤领域中一个耳详能熟的用语，其含义是，患者需要在一定程度上透彻地理解和接受创伤经验（和人格的解离部分），以便继续生活下去。不过，整合也是一个适应日常生活必不可少的组成部分。整合行动要求有最高级别的心理能量和心理效能。

整合是一个适切的过程，涉及在灵活并稳定的人格中持续进行不同的心理活动，去分辨和连结日积月累的人生经验，从而使人在现在时空中发挥最佳功能（Jackson, 1931/1932; Janet, 1889; Meares, 1999; Nijenhuis, Van der Hart, & Steele, 2004）。有能力保持开放和灵活，允许我们在需要的时候做出改变；而有能力保持闭关会使我们保持稳定，并经过深思熟虑再去行动。有强大能力去整合内在经验和外在经验，是一个心理健康者的特征（Janet, 1889）。

整合过程涉及哪些特定的心理活动？怎样才能完成这些心理活动？为了有效地治疗心理受创者，有必要理解以下两大类整合的心理活动，即综合和觉知。

综合（synthesis），是一个具有整合功能的主要心理活动。通过它，我们可以连接并区分在某一时刻或不同时刻的各种内在经验和外在经验。综合，包括连接和区分感官知觉、动作、思维、情感以及自我感。例如，我们知道，某个人如何像另一个人（连接），但在某些方面又是不同的（区分）；而且我们现在所处的情境如何与我们过去的处境相似，但也有不同之处。我们还知道，感到气得发疯和表现得发疯有一定的相似之处，但它们之间也有明显的不同。综合多是在没有被觉察到的情况下自动发生的。我们的综合能力会随着自己的心智水平而波动。例如，某个人综合的质素在完全醒觉时会高于他 / 她在疲劳时。综合为个人提供了意识与经历的常态结合。当综合不能完成时，就会出现意识转换和解离症状。

12 觉知（realization），是一个与整合相关，但要求有更高整合水平的心理活动。觉知的心理活动包括对现实保持醒觉，接受现实，并以反思和创意的态度去适应现实。觉知意味着某个经验已达到完结的程度（Janet, 1935a; Van der Hart, Steele, Boon, & Brown, 1993）。构成觉知的两种心理活动让我们对自己的看法、对别人的看法和对世界的看法变得成熟（Jant, 1903, 1928a, 1935a）。第一种心理活动涉及以明确的个人拥有感（personal sense of ownership）去整合某个经验："那件事发生在我身上。因此，我会这么想并有这样的感受。"第二种心理活动是能够稳定地立足于现在，进而整合自己的过去、现在和未来。这个做法代表着以最适切、最醒觉的方式在现在时空中采取行动。

ANP 和 EP 都不能完全地觉知现在，不能完全地活在当下。它们还会对自己所遭受的心理创伤缺乏完整的觉知。也就是说，没有觉知到事情已经过去了，还经常未能觉知很多其他经验，以至于留下许多未完结的事情。关于心理受创，ANP 缺乏对这些创伤经历及其影响的完全觉知。因此，ANP 可能会否认，或者不同程度地遗忘创伤事件。ANP 或许承认创伤经历，但却坚持认为，"感觉好像不是发生在我身上"。而 EP 并没有体验到心理创伤的经历已经结束，仍缠绕于过去，因而缺乏全然活在当下的能力。ANP 和 EP 受到其各自的行动系统和不足的应对技巧的限制，都会选择性地注意有限的提示，例如那些与照顾别人或防御有关的提示。这进一步削弱个人完全觉知和整合创伤记忆的能力，而且也削弱个人全然活在当下的能力。

人格结构解离的维持

对在那些患有与创伤有关病症的患者来说，人格结构解离是一种长期状态。很多交织在一起的因素汇集起来，维持着人格结构解离（本书第十章将深入讨论）。

人的心智水平越低，就越要依赖一些替代行动，这或许可以抵御那些承受不了的情绪和想法，但是，那些替代行动与整合创伤记忆及其相关的解离部分背道而驰。当幸存者明显缺乏技巧去处理人际关系和情绪时，他们的心智水平就会停滞在较低水平。在很多案例中，这些不足主要是由于缺乏由照顾者提供的良好榜样和训练：许多幸存者在其成长环境中从来没有用过这些技巧。社交和人际关系 13 的支持能够补足低级或中级的心智水平，并为幸存者整合创伤经验提供关键的帮助。然而，许多幸存者得到的支持有限，有些甚至得不到支持。他们独自面对巨大的整合任务，就会感到不堪重负。而且，与创伤有关的神经生理方面的改变也会阻碍整合（Krystal, Bannett, Bremner, Southwick, & Charney, 1996; Krystal, Bremner, Southwick, & Charney, 1998; Nijenhuis, Van der Hart, & Steele, 2002; Perry, & Pate, 1994; Vermetten, & Bremner, 2002）。

在这些背景下，各种与创伤有关的条件反射效应也是维持人格结构解离的重要原因。也就是说，当幸存者学会把内在提示和外在提示（条件化刺激）与当初的创伤事件（非条件化刺激）联系起来时，就会对这些提示产生条件化恐惧，并且会在心理上和行为上回避这些提示。当 EP 带着创伤记忆和令人嫌恶的情绪和想法，而 ANP 学会长期带着恐惧去回避这些 EP 入侵时，尤其会维持着人格结构解离。处理这些恐惧，是一个治疗重点。下面将简要说明。

维持着人格结构解离的恐惧

传统上，恐惧一直被归入焦虑症的范畴，并被理解为以外在提示为主（例如，蜘蛛、高空、细菌、社交恐惧），并有精神动力学的涵义。然而，恐惧也可以属于内在现象，例如特定的思维、感受、幻想、感觉和记忆等心理活动（例如，Janet, 1903; McCullough et al., 2003; Nijenhuis, 1994）。那些为长期心理受创者提供心理治疗的治疗师很容易觉察到，这类患者常常十分恐惧那些让他们想起创伤经历的心理活动和外在刺激。

根据让内的理论，在与创伤有关的人格结构解离中，患者的核心恐惧包括回避综合、回避全然觉知创伤经验及其对自己生活的影响，即对创伤记忆的恐惧（Janet, 1904/1983b, 1935a）。行为上和心理上的回避策略维持着人格结构解离，以阻止自己感知到无法忍受的现实，包括感知到自我、过往经历和意义。其后果是，对创伤记忆的恐惧产生出其他恐惧。让内指出（Janet, 1903, 1909b, 1922），所有的恐惧都是对（某些）行动的恐惧。因此，要以特定的次序处理与创伤有关的恐惧。这样，患者就会体验到以循序渐进的方式培养能力去进行有目标、高素质的适切行动，包括心理活动和行为活动，即达到较高水平的心理效能。渐渐地，患者就能够容忍和整合较复杂、较困难的（过去和现在的）经验，从而改善日常生活的状况。

14

当幸存者通过提示物广泛化，把越来越多的事物与创伤经历和创伤记忆联系起来时，他们或许开始恐惧并回避越来越多的内在生活和外在生活。例如，当幸存者的 ANP 出现创伤记忆入侵，并把这些讨厌的入侵与 EP 建立联系时，就会恐惧这个解离部分。当 ANP 被 EP 视为会忽视或伤害（即疏忽照顾或虐待）EP 时，幸存者的 EP 可能对 ANP 感到恐惧。实际上，幸存者可能会对任何清晰或无意识地与原初的创伤经历联系起来的心理活动产生焦虑和回避。这些心理活动的例子包括某些特定的感受、感觉和想法。于是，大多数幸存者都会在一定程度上恐惧由创伤引致的心理活动（我们以前称之为对心理活动内容的恐惧，例如 Nijenhuis, Van der Hart, & Steele, 2002; Van der Hart, & Steele, 1999）。恐惧由创伤引致的心理活动，是从对创伤记忆的核心恐惧演变而来的，它包括对那些让幸存者联想到创伤记忆的心理活动感到害怕、厌恶或羞耻。只要患者害怕自己的内在生活，他们就不能整合自己的内在经验，因此，人格结构解离就会持续存在。

容易出现对依附的恐惧和对失去依附的恐惧，是因为长期心理受创者一直受到别人的伤害，特别是来自照顾者的伤害。因此，他们经历过的依附是危险的，当然，对他们来说，依附也是必不可少的。矛盾的是，对依附的恐惧常常与同样强度的对失去依附的恐惧同时出现。幸存者会出现极端的感受和行为，驱使他们不计代价地与另一个人建立连系。一般来说，人格的不同部分分别体验着这两种截然相反的恐惧。这两种恐惧相互激发，形成一个恶性循环；当个人感知到人际关系中远近亲疏的改变时，就会产生著名的“边缘”模式：“我恨你，但别离开我”，这个模式近来被称为“紊乱依附”（disorganized/disoriented attachment）（D 型依附，例如，Liotti, 1999a）。

把恐惧广泛化的另一种表现就是对正常生活的恐惧。由于正常生活至少涉及一定程度的健康冒险行动和改变，因此，幸存者也会竭力回避许多正常的生活经验。最后，由于大多数恐惧都与依附和创伤引致的心理活动有关，而这些心理活动已经变成条件化刺激，因此，幸存者最终也回避成熟的依附，例如亲密关系，因为大多数长期心理创伤都含有人际关系的因素。

对长期心理创伤的阶段导向治疗方法

15

人格结构解离理论对于评估和治疗长期心理受创的幸存者有着重大影响（例如，Steele et al., 2001, 2005）。对治疗师有帮助的是：要理解结构解离就是人格过度分离，即这一现象有何意义，如何表现出来，以及必须如何治疗。治疗师不仅应该努力去理解精神动力学治疗、人际关系治疗和行为治疗的重要性，还应该精通评估以及处理患者的心理能量和心智水平。治疗师需要分析幸存者的心理活动和行为活动，以便帮助他们提升适应生活的能力。如果治疗师不囿于某个理论模型，而是运用不同的治疗方法，就能够在治疗过程中大大帮助患者提升人格每个部分的行动倾向级别。

阶段导向治疗方法，是当前治疗复杂 PTSD 和人格结构解离的标准治疗方法。它包括以下三个阶段:（1）稳定和缓解症状;（2）治疗创伤记忆;（3）人格整合与康复。尽管我们在本书依序介绍这三个治疗阶段，但在实际运用时，这些治疗阶段的次序是灵活、重复进行的，需要定期回到前面的阶段（Courtois, 1999; Steele et al., 2005）。

每个治疗阶段都涉及在较广阔的关系取向背景下，去解决问题和培养技能（D. Brown, Scheflin, & Hammond, 1998）。当患者能够达致更高水平的心理效能时，就会出现相互影响的良性循环，他 / 她便因此能够逐渐整合以前无法忍受的解离内容，并处理更广泛的功能失调。对于相对简单的心理创伤案例，使用阶段导向治疗方法也相对简单。然而，当需要处理长期存在的多层面的问题时，治疗可能变得相当复杂，需要在不同阶段之间进行更多的切换。

评估

长期心理受创者经常在有危机时寻求帮助。尽管他们可能需要即时援助，但是，治疗师一定不要放弃常规的评估程序，包括：全面的诊断，心理测评，以及详细收集病史（包括可能的创伤经历和以往的治疗经历）。这些患者可能会有多种精神病症同时发病。他们可能符合多种诊断分类的标准，以至于根本不可能对他们种种不同的精神病症做出一致的解释。

虽然有系统地评估解离症状和解离障碍不一定是常规工作的一部分，但那些患有多种精神病症及复杂症状的求诊者，或那些自述遭受过心理创伤的人，或那些有“治疗失败”经历的患者，都需要进行这些评估。我们的提醒是：患者内在 16 可能有一个人格解离架构，而这个架构并不能在 DSM-5 的某个解离障碍中反映出来。例如，一位被诊断为边缘人格障碍的患者可能非常符合二级人格结构解离。同样地，一位患有身心症（somatoform disorder）的求诊者也可视为是 ICD-10 中动作感觉解离障碍（dissociative disorders of movement and sensation）的诊断分类（WHO, 1992）。然而，治疗师唯有假以时日，并配合谨慎、全面的观察，才能对患者人格结构解离的复杂程度形成清晰的认识。

在制定恰当的治疗疗程时，评估患者特有的长处和短处是十分重要的，例如，患者心智水平的运作（即，患者以可用的心理能量能够达到行动倾向架构最高级别的程度）。有些患者可能会在日常生活中以高水平运作，并能够从事要求较高的职业；他们的心智水平只有在唤起创伤记忆或尚未掌握所需技巧的情境下才会偶尔降低。另外，患者或许在行动倾向架构和可用的心理能量两方面都在低水平运作。全面评估患者的心智水平及其波动应该包括不同的范畴，例如：工作、人际关系、照顾能力、玩耍、睡眠—清醒以及进食习惯、患者感知到潜在威胁的情境，以及做出心理活动和行为活动的熟练程度。当一位患者被评估为不能适切地处理某个特定的问题或情境时，治疗师便应该识别他 / 她所用的较低级别的替代行动，并以此作为可能的治疗目标。

如果人格结构解离是明显的，那么，在制定治疗方案时，区分各种 ANP 和 EP 以及两者心智水平的差异，是有帮助的。ANP 的心智运作水平一般比 EP 高。不过，它们有时也承受不了 EP 的入侵。解离部分的数目和类型，以及各自的心理效能和心理能量，只有假以时日才能清晰浮现。而全面评估则能为制定初步治疗方案提供充分的资料。在本章，我们只做如下的简要介绍（更多内容详见本书第十一章）。

第一治疗阶段：稳定及缓解症状

第一阶段的主要工作是提升 ANP 和占主导地位的 EP 的心智水平和适切行动，使它们在日常生活中更有效地运作。这个治疗阶段的方向是，根据患者现有的心理能量和心理效能，帮助他们成功地采取平衡心理活动和行为活动的措施。治疗的重点是提升 ANP 的心智水平，也要提升那些入侵并干扰治疗和安全感的关键 EP 的心智水平。这意味着，幸存者必须提升心理活动和行为活动的反思素质，有时还要增加这些活动的数量。一级人格结构解离患者接受短期心理治疗时，这些做法是比较简单直接的（Van der Hart, Van der Kolk, & Boon, 1998）。然而，对于有二级和三级人格结构解离的患者来说，治疗一般非常费力，必须付出努力进行长期心理治疗。 17

患者需要学会在此时此刻现有的心理能量和生理能量范围内运作，要了解什么能够增加或减少自己的能量，并减少无效的能量消耗。这是非常重要的！除此之外，他们还必须开始了解并体验，完整的心理活动和行为活动能够提升自己的心智水平。有些患者做事太多，或者逼迫自己做事超出了可用的心理能量水平。他们需要学会简单生活，多加休息。消减塞得满满的时间表，给自己腾出空间和时间，转向一直以通过太多的行为活动来回避的心理活动。另有一些患者严重封闭自己，而且什么事都做不到，他们则需要做出更多的心理活动和行为活动，而不是减少这些活动。而另一些患者则纠缠于没完没了的强迫思维和过多思考，他们需要的是简化心理活动，以便做出更适应生活的行为活动。所有患者都需要进行更高级别的心理活动，包括深思熟虑和精心计划。另外，改善或稳定心理能量和心理效能也是十分重要的。

心理效能低，会促使患者采取替代行动，表现出严重的困扰症状，例如自我伤害行为。改善 ANP 在日常生活中的运作，涉及减轻或消除那些降低个人能力的症状，以及抑郁、焦虑和 PTSD 症状。最重要的是，患者要能够承载创伤记忆。患者或许需要学习并反复练习许多情绪管理技巧和人际关系技巧，以便提升心智水平。

为了有系统地培养适切的行动，第一阶段的治疗方向是，克服特定的、与创伤有关的恐惧：不仅要与治疗师一起处理对依附的恐惧和失去依附的恐惧，而且还要处理由创伤引致的心理活动的恐惧，包括对人格各解离部分的恐惧。这个阶段还可以开始处理患者对改变和日常生活的恐惧，并在整个治疗过程中持续处理更复杂的恐惧。出现这些恐惧意味着患者有"未完结之事"，正在消耗能量去回避或承载他们尚未解决的问题。幸存者在回应这些恐惧时，一般会采取较低级别的替代行动，从而进一步降低或阻止心智水平的提升，因而使整合变得遥不可及。在治疗中，应该节省心理能量来处理这些严重的问题。患者必须逐渐建立对人格各个部分的理解及同理心，并且增强各部分之间的合作，但不需要分享创伤记忆。这样，从治疗的初始阶段，就开始培育更一致、稳定且灵活的人格。

18

第二治疗阶段：治疗创伤记忆

第二治疗阶段的主要目标是，处理人格不同部分对创伤记忆的恐惧，这样，人格就不再需要结构解离。这个阶段的治疗一般要求患者能够保持其心智水平比刚开始接受治疗时有更高级别。治疗成功的关键在于谨慎安排治疗节奏，包括调节过高反应（hyperarousal）和过低反应（hypoarousal）。解决创伤记忆及其相关的情绪和信念是治疗中极其复杂、极有难度的部分（详见本书第十六章）。

这个阶段还要处理另外一些恐惧，包括对加害者不安全依附的相关恐惧。患者对加害者既有强烈的依附，又渴望回避他们。一定要解决这种趋避矛盾的核心困境。人格的不同部分可能会对加害者有两极的看法，而且这些看法常常是不现实的（例如，"他知道我在想什么，他会惩罚我的"；"他不可能做错事"）。在治疗过程中，治疗师一定要缓缓地弄清这些不现实的看法。幸存者最终都要哀悼失去他/她心目中理想的家庭，并且学会欣赏自己成为一个独立的成年人去生活。

偶尔，即使创伤记忆未得到解决，也会进入第三治疗阶段的工作。然而，一般来说，第二阶段的工作是必需的，因为解决创伤中未完结之事有助于提升个人整体的心智水平，并能解决创伤重演和再次挑起创伤反应所造成的长期阻碍。一般来说，治疗会自然地在第二治疗阶段和第一治疗阶段之间来回进行，也会在第二阶段和第三阶段之间来回进行。

第三治疗阶段：人格整合与康复

第三治疗阶段还包含一些最艰难的治疗工作（Van der Hart, Steele et al., 1993），包括痛苦的哀伤治疗。但这是必需的。它能加深患者对现实的觉知，帮助患者放弃固守的替代信念，并为患者在生活中挣扎于使用新的适应技能时提供支持。这些挣扎都需要患者保持高水平的心理效能和心理能量。在第三治疗阶段，治疗师一定要持续处理患者对改变和正常生活的恐惧，尽管这个工作在治疗初期就已经开始了。最终，患者能克服对亲密关系的恐惧，这或许是成功治疗的巅峰，而且这对患者迈向高质素的生活是必不可少的。那些不能成功地完成第三治疗阶段的患者常常继续在正常生活方面遇到困难，尽管他/她已经不再受创伤记忆入侵的困扰。然而，对那些在第三治疗阶段做得好的患者来说，他们的生活质素明显地改善很多。 19

本章小结

本章概要地说明本书涵盖的主要内容，包括如何理解和治疗长期心理创伤和人格结构解离。

第一篇

人格结构解离理论

第一章　人格结构解离基础

23

有另一个我……被泪水浸透……我把它藏在内心深处，好似久不愈合的伤口。

——米歇尔·特纳（Michel Tournier, 1972，第 21 页）

究竟哪类事件、哪些个人特征可能与解离有关？心理受创者有什么东西会被解离？这类问题常常令人感到迷惑不解。本章将探讨这些问题，因其对了解人格结构解离十分重要。

人格结构解离源于心理创伤

“创伤”（trauma）一词经常被轻率地使用。因此，我们首先要定义“心理受创”（traumatized）一词的范围，特别是指与人格结构解离有关的内容。创伤的实质含义是“伤口”（wound）和“损伤”（injury）（Winnik, 1969）或“休克”（shock）。一位德国神经病学家在介绍“心灵创伤”（psychic trauma）时，最先使用“创伤”一词来说明压力事件对心理的影响（Eulenburg, 1878; Van der Hart, & Brown, 1990）。“创伤事件”（traumatic event）一词普遍出现在临床文献和科学文献中。而“创伤”一词则经常被作为“创伤事件”的同义词加以使用（Kardiner, & Spiegel, 1947）。然而，事件本身并不会造成心理创伤，而是有可能对个人造成创伤性影响。因此，并不是每一个经历极端压力事件的人都会心理受创。所以，本书用 24 “创伤”一词时并不是指事件本身，而是指人的情绪“伤口”，即指个人出现一定程度的人格结构解离，也就是与创伤有关的病症。

一个人会遭受多大程度的心理创伤，取决于两组相互影响的因素：事件的客观特征和决定个人心理能量和心理效能的主观特征。心理能量和心理效能是整合能力的关键。在这里，我们集中阐述成年人和儿童都有可能出现的一般性脆弱因素。

潜在创伤事件的特征

有些事件会使人产生强烈的、突如其来的、无法控制的、不能预测的、极端负面的体验。这类事件比其他事件更容易造成心理创伤（Brewin, Andrews, & Valentine, 2000; Carlson, 1997; Carlson, & Dalenberg, 2000; Foa, Zinbarg, & Rothbaum, 1992; Ogawa, Sroufe, Weinfeld, Carlson, & Egeland, 1997）。人际暴力和涉及身体伤害或威胁生命的事件，比自然灾害等极端压力事件更容易引致心理创伤（例如，APA, 1994; Breslau, Chilcoat, Kessler, Peterson, & Lucia, 1999; Darves-Bornoz, Lépine, Choquet, Berger, & Degiovanni et al., 1998; Holbrook, Hoyt, Stein, & Sieber, 2002）。有些事件似乎并不威胁生命，但却关涉失去依附（Waelde, Koopman, Rierdon, & Spiegel, 2001）以及被所依附的对象背叛（Freyd, 1996），这些也会增加心理受创的风险。虐待儿童通常包括上述所有这些事件因素。

对儿童而言，人际暴力通常与疏忽照顾同时存在（Draijer, 1990; Nijenhuis, Van der Hart, Kruger, & Steele, 2004）。不过，疏忽照顾也会发生在成年人关系中。疏忽照顾也是一种心理创伤。这种心理创伤是由于缺乏重要他人提供必不可少的身体照顾或情绪关怀、心灵抚慰和康复的经验。而这些经验都是儿童身心发展必不可少的条件。成年人在某些情况下也需要这些经验，比如在经历了可能引致创伤的事件之后。

长期反复遭遇重大压力事件，例如虐待儿童，显然会给幸存者造成极为有害的影响。长期心理受创会增加出现与创伤有关病症的风险，也会出现比较严重的多样化症状，包括服用违禁药品（Dube, Anda et al., 2003）和企图自杀（Dube, & Felitti et al., 2001）。由于大脑发育和神经内分泌功能受损，受创者不仅会出现精神症状，还会出现身体症状（Anda et al., 2006; Dube et al., 2003; Breslau, Davis, & Andresk,

1995; Draijer, & Langeland, 1999; Glaser, 2000; Hillis et al., 2004; Nijenhuis, Van der Hart, & Steele, 2004; Ozer, Best, Lipsey, & Weiss, 2003; B. D. Perry, 1994; Schore, 2003a, 2003b）。长期心理受创是产生比较复杂的人格结构解离的主要因素。 25

缺乏人际支持也是产生与创伤有关病症的另一重大风险因素（例如，Brewin et al., 2000; Ozer et al., 2003），对于儿童来说尤为如此，因为儿童需要完全依赖成年人的帮助，才能整合各种困难的经验。安慰、支持和照顾对于维持和改善个人的心理效能十分重要（例如，Runtz, & Schallow, 1997），部分原因是因为这些因素能够平静生理反应（Schore, 1994; 2003b），还能对免疫系统的运作产生正面影响（Uchino, Cacioppi, & Kieclot-Glaser, 1996）。表达支持的身体接触不仅能够明显地舒缓压力，而且有助于调适强烈的情绪反应（Kramer, 1990; Nijenhuis, & Den Boer, 2007; Weze, Leathard, Grange, Tiplady, & Stevens, 2005）。

个人特征

许多成年人在经历过难以承受的创伤事件之后，都会出现急性困扰和入侵症状，不过，这些现象通常在数周或数月后就会消失，而且不会出现与创伤有关的病症（Kleber, & Brom, 1992）。我们可以把这些创伤时刻入侵的症状视为没有彻底整合压力经验时所出现的短暂、轻微的人格分离。但是，有些人会持续出现与创伤有关的病症。例如，研究显示，大约10%—25%经历过极端压力事件的成年人会出现ASD（APA, 1994）和PTSD（Breslau, 2001; Kessler, Sonnega, Bromet, Hughes, & Nelson, 1995; Yehuda, 2002）。

综合分析显示，能够预测成年人出现PTSD的主要指标包括：以往（累积）的心理创伤，特别是童年长期遭受虐待，之前的心理调适能力，心理病理家族史，受虐期间认为生命受到威胁，创伤时刻的情绪反应，创伤时刻的人格解离，缺乏人际支持，以及性别（Brewin et al., 2000; Emily, Best, Lipsey, & Weiss, 2003; Holbrook, Hoyt, Stein, & Sieber, 2002; Lensveld-Mulder et al., 2008; Ozer et al., 2003）。基本上，受虐儿童通常会有上述所有的风险因素。

基因与环境之间的相互作用

生活环境与遗传结构的相互作用，在一定程度上决定了我们的“人格”。遗传因素可能会促使个人在压力处境中容易受到伤害，也可能促使形成某些人格特征，使人容易陷入有潜在危险的处境（Jang et al., 2003）。然而，遗传与心理创伤之间的直接关联仍不明晰（Brewin et sal., 2000; Emily et al., 2003; McNally, 2003）。

26 心理效能与心理能量

人在经历极端压力事件之后，要有高水平的心理效能，才能让人格保持相对一致。当一个人的心理效能和心理能量（本书第十二章将深入讨论）不足以支持整合时，就会出现人格结构解离。心理效能因人而异，并随着年龄的增长而提升（但一般会随着年老而降低），也会随多种因素而改变，例如生理能量水平和心理能量水平、身体健康和心理健康、心情和情绪、所面对的压力。心理健康的人其心理效能和心理能量是平衡的（即高心智水平），他们可以根据自己的身心发展阶段，整合所经历的事件（Jackson, 1931–1932; Janet, 1889; Meares, 1999; Nijenhuis, Van der Hart, & Steele, 2002）。

当一个人回避创伤记忆，压抑有关创伤经验的想法，负面解释入侵的创伤记忆，或者筋疲力尽时，其整合就会受到阻碍。这些心理反应能预测儿童（Ehlers, Mayou, & Bryant, 2003）和成年人（Laposa, & Alden, 2003; Marmar et al., 1996）出现PTSD。我们认为，当个人的心理效能低时，就容易陷入回避、压抑或负面认知等一系列心理活动。ANP，即回避创伤记忆的人格解离部分，尤为如此。不过，EP停滞在创伤记忆中，不仅回避当下的现实，也会回避ANP。

年龄

出现与创伤有关的病症与个人遭受心理创伤时的年龄有关。心理受创时年龄越小，越容易产生与创伤有关的病症。支持这一结论的研究领域包括：PTSD、复杂PTSD、与创伤有关的边缘人格障碍、未特定的解离障碍（Dissociative Disorder Not Otherwise Specified, DDNOS; 在DSM-5中被称为“其他特定的解离障碍”[Other Specified Dissociative Disorder, OSDD]），和身份解离障碍（APA, 1994, 2013）（例如，Boon, & Draijer, 1993; Brewin et al., 2000; Herman, Perry, & Van der Kolk, 1989; Liotti, & Pasquini, 2000; Nijenhuis, Spinhoven, Van Dyck, Van der Hart, & Vanderlinden, 1998b; Ogawa et al., 1997; Roth, Newman, Pelcovitz, Van der Kolk, & Mandel, 1997）。始于童年的长期心理创伤不同于其他类别的心理创伤，因为儿童的心理效能和身心发展尚未成熟，特别需要得到支持和照顾（详见本书第五章）。

创伤时刻的解离

27

在创伤事件发生期间及之后出现解离症状，表示个人没有足够的能力去整合创伤事件发生时的部分经验。出现这些症状和创伤时刻的其他症状，例如严重的意识转换，与最终演变成与心理创伤有关的严重病症呈现高度相关性（Ozer et al., 2003; Lensvelt-Mulders et al., 2008; Van der Hart, Van Engen, Van Son, Steele, & Lensvelt-Mulders, 2008）。

猛烈的情绪和过高反应

人在发生难以承受的压力事件期间及之后，会出现诸如惊恐和情绪紊乱等“猛烈的”情绪，这些猛烈的情绪与心理创伤有关（Bryant, & Panasetis, 2001; Conlon, Fahy, & Conroy, 1999; Janet, 1889, 1909a; Resnick, Falsetti, Kilpatrick, & Foy, 1994; Van der Hart, & Brown, 1992）。这种过高反应可能表现为：在发生难以承受的事件之后，个人立即心率加快（Shalev et al., 1998），并有夸张的惊吓反应（Rothbaum, & Davis, 2003）。这两个指标都可以预测PTSD的出现。猛烈的情绪还涉及使用不适切的替代行动取代适切的行动（Janet, 1909a; Van der Kolk, & Van der Hart, 1989）。也就是说，不是经过反思后小心谨慎地采取行动，而是不假思索地做出反应。

过低反应

尽管文献一直强调，出现过高反应是心理创伤的一个主要诊断标准，但近来的文献却指出，过低反应也是一个重要的问题（例如，Lanius, Hopper, & Menon, 2003; Nijenhuis, & Den Boer, in press）。并非所有人在经历难以承受的事件时都出现过高反应。他们可能一开始时会出现过高反应，然后就会经历严重的、不由自主的意识水平下降。当人们处于极度过低反应状态时，可能会无法接收到正在发生的事情的信息，可能会感到所经历的事件不是真的，也可能体验到情绪漠然和身体麻木。虽然他们能一定程度上回忆所经历过的事件，但以上经验使他们很难最终达致完全整合创伤经历。

意义

个人对事件赋予的意义（例如，神的旨意、惩罚、自己的错），是产生 PTSD 的重要因素（例如，Ehlers et al., 2003; Koss, Figueredo, & Prince, 2002）。儿童通常相信，自己受到虐待和被疏忽照顾是自己的错，因为儿童经常受到施虐者及其他人的责怪，也因为儿童不知道否则该怎样理解照顾者要伤害自己（Salter, 1995）。认为所经历的事件会威胁自己的人身安全的信念，与出现解离有关联（Marmar, Weiss, Schlenger et al., 1994; Marmar, Weiss, Metzler, Ronfeldt, & Forean, 1996）。

28

以前的训练

人们回应事件的方式，在一定程度上取决于他们对类似经验的心理准备（例如 Janet, 1928b; Morgan et al., 2001）。虽然很难想象如何让儿童为长期遭受虐待做好心理准备，不过，抗逆力研究可以帮助我们更深入地洞察儿童如何学会适切地应对负面经历（Berk, 1998; Caffo, & Belaise, 2003; Henry, 2001; Kellerman, 2001; McGloin, & Widom, 2001）。这类知识可能最终会帮助那些整合能力较低的儿童。

总而言之，某个事件是否会造成心理创伤，只能通过事件本身对个人的影响来推断，因此，只能在事件发生之后才能确定。以上讨论的心理因素和生理因素被公认为可以增加心理受创的风险。也就是说，容易演变成人格结构解离。

人格的解离部分

“人格是可以被解离的”，这个想法肯定不是新观点。在十九世纪，解离最初的含义是“人格的分离”（a division of the personality）（Azam, 1876; Beaunis, 1887; Binet, 1892–1896/1997; Breuer, & Freud, 1893–1895/1955a,b; Ferenczi, 1932/1988; Janet, 1887/2005; Prince, 1905; Ribot, 1885; Taine, 1878; 参阅 Crabtree, 1993; Van der Hart, & Dorahy, 2009）。

解离：人格的分离

更具体地说，解离，就是“构成人格的思想体系和功能系统之间出现相互分离”（Janet, 1907, 第 332 页）。让内所说的“思想”（ideas），不仅是指想法，还指心理生理的复杂体系（系统），包括想法、情感、感知、行为、记忆，我们称之为心理活动。他还指出，这些思想体系和功能系统有各自的自我感，即使这些自我感的发展非常不成熟。例如，即使情感或感觉被解离，它们仍然在“我”的情境中：“我非常害怕”、“我觉得腹痛”。这个“我”的感觉可能与另一个同时存在的“我”的感觉大相径庭：“我不害怕；我不觉得痛；我没感觉”。这些自我感的视野非常有限，仅限于觉察到一小部分个人经验。 29

“解离”的原初意思是指人格分离。这个观点一直沿用至今。例如，帕特南（Putnam, 1997，第 157 页）曾指出，解离牵涉到“单个行为状态”彼此分离。在正常情况下，它们连接在一起，构成“行为架构”（behavioral architecture）。这个“架构”或“结构”“含有各种行为状态以及过往经验的总和，后者形成个人独特且稳定的精神状态”，从而形成“个人的人格”。

解离，被视为人格分离状态，一直可见于急性心理受创的成年人。例如，在第一次世界大战中，人格解离就用作解释交替出现入侵和回避的原因（例如 W. Brown, 1919; Ferenczi, 1919; Horowitz, 1986; McDougall, 1926; Myers, 1940; Simmel, 1919; 参阅 Van der Hart, Van Dijke et al., 2000）。交替出现入侵和回避这一现象现在被称为 PTSD，或单一的动作感觉解离障碍（转化症）（WHO, 1992）。治疗师们注意到，在这些病症中，解离了的心理活动，例如创伤记忆，并非存在于真空里。这些心理活动通常是“某些人格”的组成部分（Mitchell, 1922，第 113 页），“而不是……能够被描述为一个或一堆或一连串的想法，而是人格的一个（部分）有自己的意识和目标的思维”（McDougall, 1926，第 543 页）。因此，解离的心理活动涉及幸存者在特定的人格解离部分中所运用的认知和其他行动。这个特定的人格解离部分把他 / 她当成是这些行动的主导者，也把与此相关的经验当成是他 / 她自己的经验（Braude, 1995）。例如，当幸存者再次经历创伤事件时，人格中的 EP 相信：“我逃跑（EP 作为逃跑的主导者），因为我害怕（EP 视害怕是属于自己的）。”主导权（agency）和拥有权（ownership）这两个标准可用于区分（人格）结构解离和其他整合不足的现象，这包括惊恐症（panic disorder）中的入侵性惊恐发作（intruding panic attacks），或抑郁症中负面认知入侵。

人格的解离部分

尽管米切尔（Mitchel）和麦克杜格尔（McDougall）都谈到“人格”，然而，仔细了解他们的著作就会发现，他们心里实际所指的是单个人格中的解离部分。他们的主要贡献是提出以下观点：人在患有 PTSD 及其他与创伤有关的病症时，解离的“思想体系和功能系统”是有自我意识的，而且包括其各自的自我感。

30 解离部分，是人格中的不同部分，就算某个人格部分只含有很少的经历，也有其稳定的特征。从这个意义上说，所有的解离部分都各自对外在环境和（内在）自我感有“持续感知、思考并建立关系的模式”。这是 DSM-IV 解离的身份（dissociative identity）或人格状态（personality state）的诊断标准（APA, 1994，第 487 页），也是人格特质的定义（APA, 1994，第 630 页）。但是，DSM-5 对这些现象有不同的看法，提出“身份紊乱包含明显中断的自我感和主导感，并且还有情感、行为、意识、记忆、感知、思想和 / 或感觉动作功能方面相关的转换”（APA,

2013，第 292 页）。DSM-5 把人格特征定义为“在不同的时间和环境中以较为一致的方式去感受、感知、行动和思考的倾向”（APA, 2013，第 772 页）。[①] 当前文献尚未有实质的准则去区分 DID 中的人格解离部分和其他与创伤有关病症的人格解离部分，比如 PTSD。我们主张，（两者的）根本差异在于人格部分的复杂程度和解离而生的程度。有几位精神分析取向的学者（Ferenczi, 1926; Joseph, 1975; Rosenfeld, 1987）也一直采用人格的各个部分（parts of the personality）这一称谓来描述（人格）结构解离，但却未具体地详细说明其本质。[②]

即使人格的解离部分各自有其自我感，但无论这自我感有多么原始，它们都不是各自独立的实体，而是各不相同、却或多或少分离自同一个人格的心理生理系统。这些系统存在于同一人格中，但没有充分融合或协调一致。我们从查尔斯・迈尔斯的工作中得到启示，选用“人格外表正常部分”（ANP）和“人格情绪部分”（EP）来表示这些不同类别的心理生理系统（Charles Myers, 1940）。这些系统是个人的组成部分。当个人由其中一个未整合的系统主导时，我们就用 ANP 和 EP 这两个词指称他 / 她整个人。因此，我们会说“幸存者的 ANP”或“幸存者的 EP”。当我们谈到 ANP 或 EP 时，我们心里就是这么想的。

人格的 ANP 和 EP

很多学者一直用不同的术语来形容人格的这些组成部分（例如，Brewin, 2003; Figley, 1978; Howell, 2005; Kluft, 1984; Laufer, 1988; Putnam, 1989; Tauber, 1996; Wang, Wilson, & Mason, 1996）。例如，菲格利（Figley）及其他学者把解离的“幸存者模式”（就是 EP），即心理受创者陷于创伤记忆，和“执行正常人格功能”模式（就是 ANP）做对比。针对心理受创的越战退伍军人，劳弗提出“战争自我”（a

---

① 以上两句是作者根据 DSM-5 为中文版增补的内容。——译注

② 在临床文献中，很多不同的理论概念被用作表达我们习惯称之为人格的解离部分，例如自我状态（ego states）、解离的或被解离的状态（dissociative or dissociated states）、已解离的自我状态（dissociated self-states）、身份解离状态（dissociative identity states）、人格解离状态（dissociative personality states）、人格改变（alter personalities or alters）、解离的或被解离的自我（dissociative or dissociated selves）、解离的身份（dissociative identities）。

war self）和“适应生活的自我”（an adaptive self）（Laufer, 1988）。面对集中营大31屠杀的儿童幸存者时，陶伯提出把“孩童部分（或自我）”和“与年龄相符的成年人部分（或自我）”做对比（Tauber, 1996）。

指向人格结构解离的定义[①]

基于对上述关于解离论述的反思，我们发展出以下植根于创伤的人格结构解离定义。

我们把人格结构解离定义为：人格的分离。人格是一个整全的动态生理-心理-社交系统，而这个系统决定了人的心理活动和行为活动的特征。人格分离构成了创伤的核心特征。当个人缺乏能力整合部分或全部的负面经验时，就会出现人格分离。人格分离能够支持个人在整合能力不足的情况下适应不利环境；不过，这也同样意味着应对日常生活出现局限。

人格分离涉及两个或更多整合不足的、动态但过于稳定的子系统。这些子系统进行功能运作，并且包含多种不同的心理活动、行为活动及其所隐含的存在状态。这些子系统及其存在状态可能是潜伏的，也可以同时或先后依次被激活。每一个解离的子系统，即人格的解离部分，至少拥有它自己第一身的角度，即使是十分粗略的。原则上，个人的每一个解离部分都能够与其他解离部分及其他人交往。各个解离部分保持特定的心理生理界限，彼此分离，但这些界限原则上是能够消除的（Nijenhuis, & Van der Hart, 2011，第148页）。[②]

从现象学的角度来看，人格分离会通过各种解离症状呈现出来。这些症状可以分类为负性症状（诸如失音、失忆和瘫痪等功能丧失，）或正性症状（诸如创伤记忆入侵或声音入侵等入侵症状），以及心理症状（诸如失忆、幻听，一些思想被

---

① 按照作者建议，中文版把原英文版中“导论”结尾处“重印本作者的话”（Author addition upon reprint）（英文原书第19页）的内容移到此处。——译注

② Nijenhuis E. R. S., & Van der Hart, O.（2011）. Dissociation in trauma: A new definition and comparison with previous formulation. *Joutnal of Trauma, & Dissociation, 12 (4)*, 416-445.

“塞”进自己脑袋等症状）或身体症状（诸如麻痹、肌肉痉挛，以及与创伤有关的身体感觉症状）。

行动系统：解离部分的中介因素

众多的临床观察一致显示，幸存者的人格并非在创伤中随意分离，而是有一个稳定一致的基本结构，从中可衍生出无数不同的模式。心理创伤中最简单的人格分离称为“一级人格结构解离”，包括一个 ANP 和一个 EP。

我们在导论中曾指出，人格结构解离是由幸存者的人格分离而成，包含两个（一级人格结构解离）或两个以上（二级和三级人格结构解离）有自我意识的心理生理系统。究竟哪些较低级别的心理生理系统可以调节 ANP 和 EP 呢？这些调节系统应该至少符合如下五个标准：

第一，必须在内在平衡状态、时间和空间范畴内有自我组织和自我稳定的能力，以便控制和整合所有由 ANP 和 EP 展现出颇为协调一致的心理生理现象。

第二，应该是在进化过程中发展出来的功能系统，而且类似于哺乳动物的生理系统。临床观察显示，幸存者的 ANP 一般会执行日常生活任务，诸如繁殖、依附、照顾别人和其他社交行动倾向，同时回避创伤记忆，以便把注意力放在日常生活的事务上。相反地，幸存者的 EP 主要表现从进化而来的防御反应和情绪反应，以便面对它认为存在的、自身已固着于其上的威胁。

第三，幸存者十分受经典条件反射的影响，因为 EP 和 ANP 对未被条件化和已被条件化的威胁提示均有强烈的反应。我们将在下文讨论这个话题。

第四，由于 ANP 和 EP 既有不变之处，又有其独特的变异性，因此，这些系统应该包含稳定的特征，同时也要容许因应不同情况而出现的变异。

最后，这些系统应该出现在生命早期，因为解离障碍可以从很小年纪就显现出来。

行动系统就是符合上述所有的要求：它们有组织，源于进化，具有功能，在有限的范畴内保持弹性，并且是与生俱来但又是逐渐形成的。

在导论中，我们曾简要地介绍了不同类别的行动系统，其中包括两大类：趋近日常生活中得到的奖励并承担责任，以及回避并逃离人身威胁（Carver, Sutton, & Scheier, 2000; Lang, 1995）。有时，这些心理生理系统也被称为动机运作系统（motivational operating systems，例如，Gould, 1982; Toates, 1986）、行为运作系统（behavioral operating systems，例如，Bowlby, 1969/1982; Cassidy, 1999）或情绪运作系统（emotional operating systems，Panksepp, 1998）。我们统称为**行动系统**（action systems），因为这些系统通过心理活动和行为活动来帮助我们适应挑战。对心理健康的成年人来说，负责日常生活的行动系统和防御的行动系统是协调一致的。例如，大多数人如常生活，但同时也会留意潜在的危险：他们会小心开车，避免单独走夜路，在暴风雨中寻找避雨的地方。

32

行动系统的正常功能

行动系统是塑造人格的基本要素，人皆有之。在理想情况下，行动系统之内和之间会出现整合，这是身心发展的结果，好让我们尽可能以最佳方式去适应生活。行动系统会调节并指导行动倾向（Bowlby, 1969/1982; Cassidy, 1999; Damasio, 1999; Gilbert, 2001; Gould, 1982; Lang, 1995; Lang, Davis, & Öhman, 2000; Panksepp, 1998; 2003; Timberlake, 1994; Toates, 1986）。在进化过程中，这些原始的行动系统开始与更高级的大脑皮层功能连结起来，使我们能够做出复杂的行动倾向，包括处理各种复杂的人际关系。

行动系统在很大程度上为我们界定什么是吸引我们的，什么使我们感到厌恶，然后，产生相应的趋近倾向或回避倾向（Timberlake, 1994）。每个行动系统允许我们根据与该行动系统相关的生理-社交-目标，过滤出入的刺激信息。这些行动系统指引我们学习适应生活的行动（Timberlake, & Lucas, 1989），而这些学习又会反过来纠正这些行动系统（Timberlake, 1994）。

举个例子，防御行动系统及其相关的害怕感觉有助于我们知道危险的存在，促使我们采取自我防御行动。性的行动系统和依附行动系统联合起来，有助于我们建立依附并繁殖下一代，两者都能为我们的生命提供意义、支持和愉悦，对于人类延续是必不可少的。有关社交活动的行动系统，例如依附、照顾别人、繁殖等，可以包含羞耻、内疚和尴尬等自我觉察到的情绪，导致我们规避他人，避免受到拒绝或批评。然而，这些行动系统及其相关情绪也会促使我们遵守社会规范，保证我们被群体接受。探索的行动系统会激发我们的好奇心，想去更多了解世界。在这个过程中，我们变得更善于驾驭周遭环境，而这些都能帮助我们更有效地生存下去。能量调节系统促使我们对疲劳和饥饿的体验做出回应，这是生存和维持内在稳定状态的必要行动。

在日常生活中，个人一定要实现生理-社交-目标（例如，照顾孩子、社交、与人竞争、与朋友嬉戏，以及探索自己的外在世界和内在世界）。为了实现这些复杂的目标，个人一定要整合多个行动系统。这是一个枯燥的任务，因为联合多个行动系统比执行单个行动系统更有挑战性。的确，许多常见的心理冲突都关涉难以平衡不同的旨趣。例如，所有的时间都在工作，相比要平衡工作、人际关系和娱乐来得没那么复杂。但如能平衡所有这些活动，人就能更好地适应生活，并且活得更健康。平衡多个行动系统比执行单个行动需要更高水平的心理效能。当一个人出现人格结构解离时，推动某个解离部分的行动系统的特定目标会引导那个解离部分，并会抑制或回避属于其他解离部分行动系统的相关目标。例如，一个解离部分集中于保持安全，因此，会倾向于回避别人和社交场合，不敢畅所欲言；而这个人的另一部分却觉得，人是有刺激的、有情趣的，感到与别人在一起是安全的，并想花时间与朋友在一起。 33

行动系统的组成部分

行动系统是颇为复杂的，每个行动系统至少包含两个层面的组成部分，每个层面各有自己的目标、动机和相关的行动倾向（Fanselow, & Lester, 1988; Timberlake, 1994）。我们区分了不同的行动子系统，以及这些子系统模式或动机状态。例如，能量调节行动系统包括不同的子系统，例如进食和睡眠；它们各自包含不同的目标，但最终同样都能保持能量。

行动子系统引导个人留意特定的刺激并对它产生兴趣，而且塑造个人会采取这些行动倾向。在很大程度上，子系统以这种方式决定个人会整合哪些经验。饥饿的人会设法找到食物进食；困乏的人会设法找到安静的地方入睡；害怕的人会设法回避有威胁的处境并寻求安全；愤怒的人会争辩或打架。换句话说，子系统将个人的意识场局限于相关的刺激（例如，进食、安全、人际关系和工作等特定方面），并提升某些行动倾向，同时抑制其他行动倾向。个人如要适应生活，就必须整合并平衡这些子系统。

每个子系统都是由一系列模式或动机状态组成。这些状态或动机旨在帮助个人通过各种行动倾向去实现特定的目标。例如，能量调节系统包括进食子系统，但它不只关涉进食，还包括购买食物或外出吃饭、准备食物、进食以及消化食物。照顾别人的行动系统包括保护、抚育、教导、管教和爱惜孩子的子系统。在保护孩子的子系统中，如果母亲在商场中丢了孩子，她可以采取不同的行动。她可能会疯狂地寻找，请别人帮助，大声呼喊，想想孩子最可能到哪里，同时抑制其他行动倾向，例如她不会因受惊吓而僵住不动，或者因为累了一整天而坐下来休息。她会尽量收窄自己的意识场，只去关注那些能尽快找到孩子的相关刺激。

34

行动子系统、模式及解离部分 区分不同级别的行动系统，包括子系统和模式，与我们理解人格解离部分的功能及功能失调有密切关系。在导论中，我们曾指出，这些解离部分主要是由特定的行动系统所界定，但它们更有可能受特定的子系统或状态所限制，从而进一步限制这些解离部分为适应生活而做出改变的能力。如果解离部分停滞于特定的行动系统或子系统，就不能准确地感知并应对它们的处境，因为它们的感知受到这些系统目标的影响。解离部分的意识场也会只注意到与那个特定子系统相关的刺激。

例如，米丽娅姆的 ANP 一直十分害怕把孩子丢了，她过分保护。当她和儿子一起去商场时，她不能专注于需要买的东西，而只是盯着儿子。她认为，每个靠近他们的陌生人都是威胁。所以，她始终紧紧抓着儿子的手，尽管儿子已 9 岁，并对妈妈的行为感到极为难堪。在米丽娅姆的心目中，最迫切的需要就是不惜一切代价保护儿子，除此之外再没有其他需要。

应该注意，大多数行动倾向并不是只限于某个行动系统或它的组成部分，而是可以被改变和“被合并”，从而去实现多种目标。例如，一个人可以跑到安全的地方（防御）去逃离威胁；也可以参加赛跑，跑步冲向终点（游戏）；还可以跑向所爱的人（依附）。同样地，性行为也可以实现不同的目标。一个人做出性行为，可以是为了娱乐、欢愉、生儿育女，或是有益的亲密关系。在某些情况下，性也可以用来保护自己免受威胁（为了保命屈从强奸），或作为物品用来交换（以性来交换基本需要得到满足，例如食物、住处和关爱）。性，还可以作为替代的行动倾向，逃避感受或创伤记忆。

对于解离的人来说，这意味着同样的行动倾向可以带有相互矛盾的目标。当ANP把奔跑当作是运动时，EP体验到的奔跑却只不过是逃离威胁。当ANP体验到的性是亲密和快乐时，EP所体验到的性却是胁迫和惊吓。于是，ANP的行动（例如奔跑、性）是有机会再次挑起EP的创伤记忆及相关行动（例如逃离危险，或为了避免被毒打而不得不屈从发生性行为），而这些创伤记忆及其相关的行动可以是非常不适切用于当下的情况。

行动系统的解离性分离

35

与创伤有关的人格结构解离似乎干扰行动系统的协调一致。各行动系统之间一般都是既不完全开放，也不完全封闭；否则，完全开放会产生混乱，而完全封闭会引致僵化不变（Siegel, 1999）。各行动系统彼此之间需要相互依存，才能执行功能。在某个时刻，某个行动系统占主导地位，凌驾于其他行动系统之上。因此，行动系统包含界限，例如过滤刺激和相互抑制的程度（比如依附和防御的相互抑制）。但是，在人格结构解离的情况下，各行动系统之间的界限会变得过于僵化不变，彼此封闭。人格中的每个解离部分在很大程度上都会受到大量行动系统（或子系统）的限制，同时这些行动系统也调节着解离部分。因此，主要由防御来调节的人格部分很难参与到与别人建立密切连系的行动（社交参与行动系统），因为连系的目标与防御的目标无法并存。这样的解离部分容易把太多的体验视为威胁，因为防御系统过滤刺激的准则是它认为的威胁，而不是可能有的回报。

在一级结构解离中，人格的分离似乎最常发生在两个主要的行动系统之间，即日常生活的行动系统和防御的行动系统。在因童年长期心理受创而变得比较复杂的解离案例中，这两类行动系统在人格各个部分中以不适切的方式混合在一起是有因由的。

调节 ANP 的行动系统

引导日常生活功能的行动系统一般属于 ANP，尤其在一级人格结构解离的情况下更是如此。这些行动系统主要是接触有吸引力的事物，尽管有时需要延迟满足或似乎要间接地得到满足。这些行动系统包括探索环境（包括工作和学习）、玩耍和能量调节（睡眠和进食）、依附、繁殖 / 性，以及照顾别人——特别是养育孩子（参见 Cassidy, 1999; Panksepp, 1999）。依附，是其他所有行动系统成熟所必需的重要背景。如果依附在生命早期受到干扰，可能会导致个人在生活各个方面出现适应不良，因为最基本的行动系统不能很好地运作。依附关系可以协助个人调节情绪和生理状况，提供基本的内在稳定和人际关系稳定。

人格在日常生活中有良好的运作还要求能够觉察潜在的威胁。但是，在比较复杂的层面上，我们也必须在日常生活中处理对社交的威胁和对人际关系的威胁，并处理对完整自我感的内在威胁。ANP 会执行这类防御。这类防御在心理受创之后变得更加明显和持久。

36

社交防御（social defense） 我们很容易在社交和人际关系中受到遗弃、孤独和拒绝的伤害。对于那些童年时长期遭受虐待因而没有多少安全依附和安全社交经验的人来说，这些经验代表着无法忍受的威胁。长期受到威胁导致恐惧依附，恐惧参与不同类型的社交活动，并在社交行动系统中表现出特定的防御方式。当某个重要人物或社交群体表现出拒绝、敌意，或意外地没有出现时，心理受创者就会采取行动，保护自己以免感到被遗弃或被拒绝（Gilbert, & Gerlsma, 1999; Sloman, & Gilbert, 2000）。这些行动包括被他们视为关系远近程度的一般管理，也涉及他们对关系有威胁时的具体回应。

社交防御行动倾向与身体防御有关联，并可能从身体防御的行动倾向演化出来（Gilbert, 1989, 2001）。许多社交防御行动倾向包含诸多心理生理条件，与身体防御的行动倾向极为相似，就好像过高警觉、逃跑、反抗、僵住不动和屈从。举个例子，关涉羞愧和内疚的行动，例如回避目光、实际躲起来，或隐藏情绪，都与屈从和逃跑的心理特征和行为特征相似。隐藏真实的自我和感受，可能与早期的掩饰行为有关，并随着个人的自我觉察和得到社会接受的需要演化而成。而表达强烈的负面情绪，例如极端的嫉妒、焦虑、愤怒，则会损害个人的社会声誉，因此，必须调节或隐藏这些情绪。否认，是一种逃避和抗拒厌恶性刺激的办法（例如，醒觉到伴侣对他/她精神虐待），此外，也会强化与创伤有关的恐惧。

向别人屈从可能与身体防御中的完全屈从有关。例如，受虐的孩子努力取悦和安抚施虐的照顾者，或者心理受创的成年人极力取悦治疗师，都是向别人屈从的行为，都被认为是有助于生存的。总而言之，在日常生活中运作的行动系统，即ANP，不仅涉及接触有吸引力的事物，而且还包括印象管理和其他社交防御方式，用以保护自己的情感依附和社会地位（Gilbert, 2000）。

内在感知的防御（interoceptive defense） 除了身体防御及社交防御之外，还有第三种防御，这就是内在感知防御，即抗拒内在的心理威胁（Goldstein, & Chambless, 1978）。这些防御是对心理活动的恐惧。正如我们在导论中指出的那样，37 这些防御在精神分析文献中被称为心理防御机制，例如分裂或投射。它们不仅保护自己免受难以容忍的情绪、思想或幻想的影响，而且也充当社交防御，避免自己因依附受到干扰和可能失去社会地位而受到影响。

因此，ANP会回避或逃避创伤记忆入侵，以及与这些创伤记忆相关的EP，也回避或逃避可怕的想法和幻想，以及与创伤经历有关的感受或感觉。也就是说，这些防御是与创伤有关的恐惧表现，即恐惧创伤引致的心理活动和创伤记忆。内在感知防御像社交防御一样，也可能是从基本的身体防御演化而来，例如逃跑（如否认、分裂、压抑、刻意忘记）和完全屈从（如隐藏情感和意识减弱）。这些心理活动维持着人格结构解离，或使人格结构解离变得更复杂。总而言之，ANP主要由日常生活行动系统（的组合）调节，并在此背景下参与社交防御和内在感知心理防御。这两个防御系统可被视为基本身体防御行动系统的高级进化形式。

调节EP的行动系统

在一级人格结构解离中，“生理防御”本身就是一个行动系统（例如Fanselow, & Lester, 1988; Misslin, 2003），主要属于EP的范畴，其中有几个重要的子系统。首先，有对分离的哭号，是年幼的哺乳动物与照顾者分离时发出不安的声音。实际上，这哭号是在分离时试图重获依附，因此，我们称之为对依附的呼求（attachment cry）。其他身体防御子系统还包括过高警觉和侦察环境、逃跑、失去痛觉并僵住不动、反抗、感觉麻木并完全屈从、回到休养生息的状态、照料伤口、远离群体、逐渐回到日常活动（例如回到日常生活行动系统）（Fanselow, & Lester, 1988; Nijenhuis, 2004）。EP 一般会滞留在一个或更多这类生理防御子系统。

已有多位学者观察到，人类对于压力事件的防御反应与其他哺乳动物相似，并认为这与彼此进化过程中的相似点有关（例如 Rivers, 1920）。研究显示，哺乳类的防御反应模式与解离的生理反应症状有关，后者包括失去痛觉、感觉麻木、抑制四肢活动以及四肢瘫痪（Nijenhuis, Vanderlinden, & Spinhoven, 1998; Nijenhuis, Spinhoven, Van-derlinden et al., 1998; Waller et al., 2000）。

每个防御行动子系统都操控着一个心理生理反应模式，专门应对不同的威胁逼近程度，即感知到的威胁离自己有多近（Fanselow, & Lester, 1988）。危险程度既可根据个人与该威胁相距的时间和空间距离来表示（例如，加害者与受害者之间的距离），也可以根据评估个人防御能力来表示（例如，心理社交因素和体力）。然而，如果加害者是总在身边的父母，长期受虐儿童的这些防御行动系统和正常生活的行动系统便可能会同时出现。

接触前的防御（preencounter defense） 涉及一种提高警觉的不安状态。当心理受创者发现自己处于有潜在危险的处境时，例如独自在不熟悉的地方，就会引发这种状态。他们会立即打乱日常生活的行为（和日常生活行动系统），把注意力集中于潜在危险的蛛丝马迹。在这个时刻，他们会感到不知何来的威胁近在咫尺。当受创者注意到他们以为是真正威胁的提示时，就会经常感到惊吓。接触后的防御（postcounter defense）包括如下子系统：（1）逃跑；（2）僵住不动及其相关的失去痛觉。接近进攻的防御（circastrike defense）包括反抗，常常是为摆脱攻击而最后一搏。进攻后的防御包括（poststrike/attack defense）完全屈从和感觉麻木。如果一个人受攻击后活下来，就会激活其休养生息的子系统。这个子系统让受创者觉察情感和身体的感受，例如痛楚，并通过远离人群和睡眠来疗伤和休息。当心理康复时，控制日常生活兴趣的行动系统，例如进食、性、照顾别人和依附，被重新激活。

创伤记忆与个人叙事记忆

心理受创者既有创伤记忆，也有个人叙事记忆（Janet, 1928a; Van der Kolk, & Van der Hart, 1991）。个人叙事记忆来自我们的个人经历，并且能够以个人化的符号和语言形式保存下来。这两种记忆并不总是能被清楚地分类，有时会混在一起。例如，某个 EP 中的某个创伤记忆会包含一些不会重复创伤经验的语言叙事部分。心理受创者的人格有很多紊乱和断裂，因为创伤经验还不能被充分地整合为个人经验的一部分。心理受创者的 EP 一般对创伤事件有太多、太强烈的记忆；而 ANP 却很少能回忆起创伤事件（参见 Breuer, & Freud, 1893−1895/1955b; Janet, 1889, 1904/1983b）。本质上，创伤记忆与个人叙事记忆颇为不同。一般来说，ANP 的作用是，尽可能承载并整合大部分的个人叙事记忆，而 EP 的作用则是承载创伤记忆。幸存者的 ANP 通常含有大量的个人叙事记忆，但是，这种记忆可能并不包含创伤经验（或部分创伤经验）。所以，ANP 的记忆有时有特定的漏洞。在任何情况下，无论 ANP 对创伤事件有多少记忆，它都不会感到这些记忆是属于自己的。在这种情况下，ANP 会像 EP 那样，回忆起很多创伤事件的内容，但却对记忆缺乏情绪感受和身体感受，而且不感觉到这是发生在自己身上。另一方面，EP 对这些创伤记忆的体验过于强烈，好像“太过真实”（Heim, & Buhler, 2003; Janet, 1928a, 1932a; Van der Hart, & Steele, 1997）。这种情况一定不是正常的记忆。 39

长期以来，治疗师都观察到创伤记忆与个人叙事记忆之间存在着根本分别（例如，Breuer, & Freud, 1893−1895/1955b; Janet, 1889, 1898a, 1928a; Myers, 1940; Roussy, & Lhermitte, 1917; Van der Hart, & Op den Velde, 1995; Van der Kolk, & Van der Hart, 1991）。研究者也证实了这些发现（例如，Brett, & Ostroff, 1985; Brewin, Dalgleish, & Joseph, 1996; Cameron, 2000; Kardiner, 1941; Nijenhuis, Van Engen, Kusters, & Van der Hart, 2001; Van der Hart, Bolt, & Van der Kolk, 2005; Van der Kolk, & Fisler, 1995; Van der Kolk, Hopper, & Osterman, 2001）。最重要的是要理解创伤记忆的本质，因为有效的治疗无论采用什么技巧，都会强调把创伤记忆转化为象征叙事形式。这需要 ANP 和 EP 有高度的整合。

夏洛特·德尔伯，一位奥斯维辛集中营的幸存者，描述了ANP去人格化的记忆与EP创伤记忆之间的分别。她常有入侵的噩梦，EP在梦中再次经历创伤事件：

> ……我在那些梦里再次看到自己，我，是的，就是我，正如我所知道的样子：几乎站不起来……感到寒气刺骨，肮脏，消瘦憔悴。那痛楚是难以忍受的痛，就和我在那里遭受的痛楚一模一样。我的身体再次感受到那种痛楚，我再次感受到整个身体都在痛，痛彻全身，我感到死亡抓住了我，我感到自己死了（Charlotte Delbo, 1985，第13页）。

当惊醒时，她的ANP就会挣扎着，再次在情感上与EP保持距离：

> 幸运的是，在我极度痛苦的时候，我哭了起来。我被哭声惊醒，我（ANP）从噩梦中醒过来，筋疲力尽。我花了几天时间，才让一切回复正常，让记忆“重新装满”，让记忆去自我修补。我再次变成自己，变成你认识的那个人（ANP），她可以对你讲述奥斯维辛集中营却不会表现出任何不安或情绪……我感到，那个在集中营的人（EP）不是我，也不是坐在这里面对着你的人（ANP）……所有事都发生在另外那个人身上，在奥斯维辛集中营的那个人（EP）。这些事现在对我没有影响，也与我无关。所以，这深藏的（创伤）记忆和平常记忆就是这样彼此分隔着（第13—14页）。

40

个人叙事记忆的特征

当一个人感到记忆和记忆中的事情是属于自己时，就会产生个人叙事记忆——这一点同时适用于ANP和EP。叙事记忆（narrative memory）或情景记忆（episodic memory）（Tulving, 2002）一直被视为“活着的人格的一个功能”（Schachtel, 1947，第3页）。因此，个人叙事记忆可以随时间和生活背景的来龙去脉（context）而促使我们的人格协调一致。

叙事记忆有几个鲜明的特征（Jenet, 1928a; Van der Kolk, & Van der Hart, 1991）。

叙事记忆可以被刻意想起，无需特别依赖某些情境刺激而想起。叙事记忆把某个叙事传送给听者，题材灵活，适合特定的听众。一个人在聚会上所讲的个人故事，可以跟讲给好友的表达方式十分不同，后者会流露出更多的情感。记忆会不时地被新的角度重新审视。叙事记忆是可以讲述的，并且在时间上是浓缩的——可以在很短的时间里讲述很长时间发生的事件。毫无疑问，叙事记忆本质上并不是回放过去的录像，而是对过去事件的重构。被重构的记忆是浓缩的，并有象征意义。例如，一位女士对自己生小孩的经历记忆犹新，但并不是重新经历生孩子的那几个小时，也不是再次感到身体疼痛。她可以用一小段时间讲述这个经历，而不用事无巨细地描述每个细节。有些 ANP 不会偏离某一模式来讲述关于自己的故事，它们讲述得过于概括，叙事内容会出现特有的错漏，包括出现不寻常的语法和句法，并且代词运用和排序缺乏条理。他们以去人格化的态度和没有任何情感的方式讲述以往恐怖的事情。

叙事记忆既有社交功能，又有关系功能。它为人类提供连结的纽带；既是个人内省的方式，也是让别人了解自己的方式。对于 ANP 来说，出现社交孤立和缺乏自我觉察，部分原因是因为没有话可以去讲述自己的故事。

让内曾指出，个人叙事“记忆，与所有心理现象一样，是一种行动；本质上是一种讲故事的行动”（Janet, 1919/1925，第 661 页）。创造个人叙事记忆包含两种心理活动：（1）在事件发生时，感知、编码和储存心理活动和行为活动；（2）并行地讲述（叙述）过去发生的事情（Janet, 1928a）。这些都是把经验和意义转化为记忆的心理活动：“发生过如此这般的事情，我感到这样，我认为那样，这件事对我这个人意味着这样，那件事如此这般地影响着我的行为。”当我们回忆起自己的个人经验时，我们或多或少地执行着这两种心理活动。 41

创伤记忆的特征

创伤记忆不同于叙事记忆，是 EP 的特征。创伤记忆是含有幻觉的、独自的、非自愿性的经验，包括各种视觉影像、感知和四肢动作，可能覆盖整个感知范畴，而且令人感到惊吓（Janet, 1928a; Van der Kolk, & Van der Hart, 1991）。尽管经历创伤记忆就像是再次活在创伤事件中，但是，创伤记忆并不是创伤事件的原样再现，而毋宁是创伤事件的表征。

幸存者的EP一直不能创造完整的个人故事，也无法通过语言和社交来分享原初的经验。他们卡在创伤经历中，并且重复体验其中的恐惧，而不是重述他们的恐惧。创伤记忆不是“故事”，而是感觉动作经验（sensorimotor experiences）和情感经验（affect experiences）（如，Van der Kolk, & Fisler, 1995; Van der Hart, Nijenhuis, & Steele, 2005）。

创伤记忆的主观特征是没有时间限制，而且永恒不变（Modell, 1990; Spiegel, Frischholz, & Spira, 1993; Van der Hart, & Steele, 1997）。正如让内所指的记忆，尽管创伤记忆的确有行为内容，但主要还是属于心理活动。然而，在本质上，这些心理活动不同于叙事记忆那些通过抽象和语言来进行的心理活动，因为它不能完成那些用来创造叙事的心理活动。让内发现，心理受创者（人格的EP）“在创伤事件发生时就开始行动，并且持续行动，或者可以说是尝试持续行动。受创者在反复再试的行动中变得筋疲力尽”（Janet, 1919/1925，第663页）。

例如，集中营大屠杀幸存者乔治不停地在噩梦中重现与德国人打仗的经验，他不能意识到自己现在是安全的（Langer, 1999）。乱伦幸存者的受惊吓的孩童EP，只要听到父亲走近她房间的脚步声，就会再次感到自己僵住不动地躺在床上。她无法意识到，自己已经长大成人，乱伦不再发生。当创伤记忆被激活时，就会或多或少阻碍唤起其他记忆的机会。EP似乎常常很少觉察到当下的情况，不一定会懂得那个ANP所获得的技巧和知识（Van der Hart, & Nijenhuis, 2001）。

42 研究证据显示，许多创伤记忆是准确的，而且也可以得到证实。然而，还有证据表明，创伤记忆应该依然被视为事件的重构，而不是事件的原样再现，因为所有的记忆都是如此。例如，个人若再次体验某个创伤记忆，他们在一定程度上会调整自己的行为，以符合当下的社交场合以及环境要求。这说明，创伤记忆并不是对创伤事件的准确复制。当幸存者在治疗过程中僵住不动时，她或者会调整自己坐在椅子上的身体姿势，或者做出反抗的行为，但她不会真的去打治疗师，而是去打枕头。

有时，创伤记忆可能会混杂着与创伤经验有关的幻想或梦境。沙可（Charcot, 1889）提出一个经典案例。他的患者勒洛格被四轮运货车撞到，并失去知觉。当他醒来时，他腰以下的身体部位瘫痪，但身体检查并未找到神经方面的原因。在交通事故发生了一段时间后，勒洛格能说出被运货车车轮撞到的梦境和脑海中的影像。这正是他失去知觉前出现的恐怖预期，也是导致他瘫痪的原因。

有时，患者会诉说一些创伤记忆，事实上是他们并没有亲身经历过的事件。范德哈特和范德维尔登曾报告一个案例：一位女士做了在纳粹集中营受尽折磨的噩梦。她本人并没有进过集中营，但她母亲进过集中营。她曾听母亲讲过很多类似的恐怖故事（Van der Hart and Van der Velden, 1995）。有时，患者可能不能确定创伤事件究竟是发生在自己身上，还是发生在别人身上。杰奥说出他在童年和青少年时曾遭受过严重的身体虐待，但其中一些事件究竟是发生在他身上，还是发生在他弟弟身上，他就搞不清楚了。

创伤记忆再次被自动激活　有些特定的提示物会再次自动激活创伤记忆。这些提示物被称为触发点（triggers），或再次激活刺激（reactivating stimuli），或条件化刺激（conditioned stimuli）（详见本书第九章和第十章）。这些触发点包括：（1）各种感官经验；（2）与时间有关的刺激（例如，与周年纪念有关的反应）；（3）日常生活事件；（4）在心理治疗中发生的事件；（5）情绪；（6）生理状态（例如，过高反应）；（7）令人想起被施暴者恐吓的刺激；（8）正在遭受心理创伤（Morgan, Hill et al., 1999; Van der Hart, & Friedman, 1992）。心理治疗师很明白，看似无关紧要的话可以再次激活创伤记忆，这种情况时有发生。当格伦达的治疗师说“我们要尽力互相打开心扉”时，格伦达完完全全地再次体验创伤记忆。“打开”这一普通词语引发患者想起施暴者粗暴地要求她“打开你的腿，贱人！”当创伤记忆被再次激活时，心理受创者常常无法平抑 EP 的入侵以及伴随 EP 的创伤经验。

心理病原核心　创伤经验的所有部分并不会都同样令人感到威胁或难以承受。43 我们称创伤经验中最具有威胁性的部分为心理病原核心（pathogenic kernels），与之有关的思维被称为心理病原核心表述（pathogenic kernel statements）（Van der Hart, & Op den Velde, 1995）。布鲁因（Brewin, 2001, 2003）及其同事（Grey, Holmes, & Brewin, 2001）称这些为热点（hot spots）。人在经历极端受威胁和难以承受的经验时，就会出现这样的思维或信念，因此，这样的思维或信念会极力抗拒纯认知的疗法。

心理创伤幸存者因为出现这些与心理病原核心有关的猛烈情绪，甚或失忆，他们最初可能会非常不情愿或没有能力谈及这些事。索尼娅，一位二十二岁的姑娘，来寻求心理治疗是因为她十五岁时被残暴强奸后出现 PTSD 症状。当针对这个创伤记忆的治疗临近结束时，她变得比之前更加焦虑。索尼娅最终觉察到她以前未曾想起的、特别感到受到威胁的创伤经验。当她被强奸时，强奸犯曾把刀抵在她的喉咙上，她以为他要杀死她。一旦这个心理病原核心与整件事整合起来，她的焦虑便减退，她人格的 ANP 与 EP 也彻底整合起来。

本章小结

人格结构解离出现在心理效能过低时面对难以承受的创伤事件。在这种情况下，人容易体验到猛烈的情绪（过高反应），也容易体验到过低反应状态，这会进一步加重无法整合的倾向。心理受创的根源让我们洞察到人类的脆弱，也洞察到负面影响个人整合心理效能的因素。成年人在承受极端压力事件后产生与创伤有关的病症，其主要原因是他们曾在童年遭受身心虐待和疏忽照顾。在幼年时遭受心理创伤，是产生更严重症状并长期持续的一个主要风险因素。因此，童年心理受创，对儿童和成年人发展与创伤有关的病症起着关键的作用。

第二章　一级人格结构解离：外表正常部分和情绪部分的原型

45

我的另一个我是谁？纵然我们之间已人格分离，但我是大股东。我上学，交朋友，积累了经验，发展出人格中的我这一部分；而她在道德和情绪上仍是个孩子，靠着本能而不是靠智力运作。

——西尔维娅·弗雷泽（Sylvia Fraser, 1987, 第 24 页）

一级人格结构解离，是心理受创者最简单的人格分离，包含人格中一个外表正常部分（ANP）和一个情绪部分（EP）。这种人格分离似乎常见于在人际关系中产生的单一创伤事件，虽然也可见于童年遭受虐待的幸存者中的“内在孩童”（inner child）状态，有时或被称为“自我状态”（ego state）。我们认为，与单一创伤有关的病症是一级人格结构解离的特征，这些病症的例子包括单一PTSD、某些“转化症”（conversion disorders），以及ICD-10对于动作感觉解离障碍的某些诊断。

人格外表正常部分的特征

在一级人格结构解离中，ANP是人格的“大股东”（S. Fraser, 1987）。也就是说，除了一些被解离的人格存在于EP中，幸存者的ANP包含了他/她大部分的人格。在一级人格结构解离中，虽然EP包含的范畴远小于其在比较复杂的结构解离中所包含的范畴，但仍会因ANP尚未整合的创伤经验的多寡而改变。

46

ANP 的心理效能

有些人的 ANP 与他们在创伤前的人格相似，另一些人则非常不同。影响两者差异程度的一个因素是与幸存者的心理效能有关，因而也与他 / 她的心智水平有关。一般来说，ANP 的心理效能比 EP 的心理效能高。不过，前者却比幸存者在心理受创之前的心理效能低，因为未能完成与创伤有关的行动而降低了心智水平。幸存者缺乏能力整合 EP 及其相关的创伤记忆，会引致行动倾向未能完成（详见本书第九章）。此外，ANP 的适应功能程度各有不同。幸存者 ANP 的心理效能可能过低，以至于不足以组织协调各行动系统及其组成部分。心理效能越低，幸存者越容易采取替代行动，而不是采取要求高水平心理效能的行动倾向。

患者的 ANP 会在意识层面和潜意识层面回避与创伤记忆有关的提示（即 ANP 恐惧创伤记忆及其相关的提示，详见本书第十章）。这种逃避维持着或强化了失忆、麻木和范围很窄的情绪表达。患者的目标并不是逃避本身，而是通过排除这些难以整合的提示，来协助幸存者的 ANP 投入到日常生活中。不过，这种心理上的逃避也会干扰 ANP 组织、协调和执行不同行动倾向的能力。而这种干扰也是 EP 的核心特征。

某些心理受创者的 ANP 多年来能以相当正常的方式执行日常功能，而其 EP 却相对地处于休眠或蛰伏状态。这些幸存者的心理效能相对地较高，只是不能整合创伤事件。这些 ANP 有强力抑制 EP 的能力。它们有技巧、能量和机会去逃避某些勾起未整合经验的提示，和抑制对无法回避的提示的情绪反应。然而，另有一些幸存者到了创伤后衰退的晚期时（Janet, 1909a; Tichener, 1986），EP 长期侵扰 ANP，或者支配意识，幸存者 ANP 的功能一般也因而衰退。有些人会在不同身心崩解阶段中反复（Wang et al., 1996），这在一定程度上与心理效能的常态波动有关。让内曾指出，许多幸存者失去“吸收新经验的能力……就好像他们的人格注定停在某个点上，47 不能通过增加或吸收新元素来扩充自己”（Janet, 1904/1983b，第 532 页）。因此，幸存者的所有人格部分从经验中学习和适应生活的能力在一定程度上受到限制。

在一级人格结构解离中，ANP 面对的主要挑战是去整合所有日常生活行动系统之中和之间的行动倾向。这个挑战既包括整合两个或以上不同的行动倾向，也涉及整合属于不同行动系统的同一个行动倾向（例如，奔跑可以是属于防御、嬉戏或依附的一部分）。当某一个行动倾向与创伤记忆有关联时，所有的行动系统都会回避它，因为它成为创伤经验的提示并能激活 EP。

希尔达被掐得差点失去知觉时，她抬手推开那个正在掐她脖子的男人的手。后来，她不论如何都要避免把自己的手放在自己的脖子上，因此，她很难洗脖子、戴项链或系丝巾。对她来说，她做不到把自己的手放在脖子上，因为这个简单且没有危险的动作会唤起她不可理喻的恐惧。

就这样，折中了的行动倾向影响着幸存者执行多个行动系统的功能。

我们在日常生活中的某些行动，是整合了较低级别的不同行动倾向，而后者属于不同行动系统的范畴。例如，在公司吃饭比独自吃饭更复杂。在公司，我们一定要整合能量管理、社交和玩耍等多个行动系统的组成部分。生活场景中某些情况只要求相对自动和简单的行动倾向。然而，要适应其他环境，比如生活在复杂的社交环境时，便需要复杂的知觉、感受、思维和行动。这类复杂的行动倾向包含对较低级别的行动倾向和行动系统（的组成部分）进行有创意及较高级别的高级整合（Cosmides, & Tooby, 1992; Hurley, 1998）。复杂的行动倾向要求有意识的觉察，但也会在潜意识中流露，好像有时会出现在艺术表达中。复杂的行动倾向帮助我们适应多方面的环境，改善我们的生活，扩充我们的知识，拓展我们的觉察。我们可以从这个角度理解无限的心理活动和行为活动，即从复杂的社交技巧、人际关系技巧和情感调节技巧，到操作电脑技能和驾车技能，到更复杂的分析能力，到无尽的创意表达，到寻找灵性意义。幸存者的心理效能越低，其 ANP 就越不能完成这些复杂的整合任务。例如，ANP 或许足以执行日常生活任务，但却感到生活无意义，不能享受以往的创意生活。又或者幸存者的 ANP 只能在有限的生活中发挥功能，但当生活变得复杂时就感到难以承受。 48

ANP 的负性症状

幸存者的 ANP 有时会表现出看似正常的假象，因为 ANP 的主导症状是负性的。

也就是说，它们通常是因为解离和在心理上回避所感知到的危险而产生的失去功能。失去功能，有时比正性症状更容易被掩盖、被隐藏或被忽视。解离导致失去，包括某种程度的失忆（失去记忆）、主观上从现实抽离（认知现实的能力却是完整的）、各种感觉缺失（例如失去嗅觉、听觉和触觉）、失去情感导致情绪麻木或情感缺乏深度，以及将在第五章讨论的其他失去。这些功能的解离程度有多有少，并一定程度上可在 EP 中找到。例如，回忆创伤记忆，回忆与创伤有关的认知、感觉和情感。

在单一创伤事件中，ANP 的心智水平降低，导致失去或弱化其他功能，但它们不一定有解离的特质，而是用替代行动去取代较高级的技能。例如，幸存者的 ANP 想起创伤经历时，可能会失去调节情感的能力（例如自我安慰）；或者因为幸存者心智水平有限，人际关系变得有威胁性或太沉重，以至于他们失去人际支持。

ANP 在调节情绪方面的困难包括反应状态出问题。有些幸存者的 ANP 感到长期麻木（感觉迟钝），即关闭情绪感受、身体感受和意识觉察，特别是有关创伤事件和人际关系的感受。情绪麻木和活在“意识表层”（Appelfeld, 1994，第 18 页），是 PTSD 及其他与创伤有关的病症的特征，还抑制了享受生命的喜乐。南希 · 雷恩如此描述她被强奸后的生命状态：

> 麻木……似乎像雾一样笼罩着整个情绪。不单对痛苦的感觉麻木了，连愉快的感觉也一样。在强奸造成的恶果中，这是最难感知的，也是最难忍受的，就像内心已被局部麻醉了般地活着，且被诅咒活在脆弱的情感中。我感到一切都被切断。随着岁月流逝，我曾经历过的感情生活记忆也被切断了（Nancy Raine, 1998，第 61 页）。

然而，当幸存者的心理回避无效，而心理效能仍然不足以整合创伤记忆时，他 / 她就会体验长期过高反应。在这种情况下，幸存者可能不是感到麻木，而是长期笼罩在焦躁不安的情绪、要快快完成工作的紧迫感、广泛性焦虑、抑郁、内疚、羞耻、沮丧、烦躁、暴怒，因而不能享受亲密关系中的感情和生活的喜悦。

49

> 西莉娅是一位患有复杂 PTSD 的求诊者，她长期焦虑、抑郁，一直感到压

力如山，被压得喘不过气来。即使极微小的差错，也会让她变得极度抑郁和内疚，难以胜任工作。

最常见的是，ANP 因为不能调节情感，以至于它在过低反应和过高反应这两个极端之间摇摆不定。

ANP 的正性症状

当幸存者的 ANP 不能抑制 EP 时，带着创伤记忆的 EP 便周而复始地入侵，困扰着幸存者。这些创伤记忆包括入侵性创伤记忆、身体记忆以及与创伤有关的噩梦。这些入侵是解离的正性症状（见本书第五章），它们能消耗 ANP 相当多的时间和能量，可以是非常可怕的（Engelhard, & Arntz, 2005; Janet, 1904/1983b; Nijenhuis, 1994；详见本书第十章）。ANP 因而变得更加回避任何可能诱发 EP 入侵的东西（例如 Bucci, 2003; Clohessy, & Ehlers, 1999; Nijenhuis, & VanDuijl, 2001; Steele, Dorahy et al., 2009）。

人格“情绪”部分的特征

幸存者的 EP 僵化地滞留在某些特定的行动倾向，后者是心理创伤的一部分。在一级人格结构解离中，EP 最常滞留在（生理）防御行动系统内各子系统中。然而，EP 也可以受到其他在心理创伤中出现的行动系统的调节，例如性反应。

艾娜，患有 PTSD。她在被强奸时有性反应，因为侵犯者不停地撩拨她。她的 EP 不仅体验到恐惧和愤怒（与防御系统相关的情感），也经常出现强迫性自慰（与性行动系统相关的行为）。对艾娜来说，无论她多么憎恨自己这么做，强迫性自慰行为都让她重新体验强奸经历。她一次次地重复侵犯者的行为，以摆脱性反应作为一部分创伤记忆的入侵。

50 费伦兹是一位心理治疗师，为心理受创的退伍军人和长期童年受虐的幸存者提供心理治疗。他认为，EP 是停滞在防御功能当中。他指出，创伤涉及持久的人格分离，其中某个解离部分显示为“抵御危险的卫兵……其注意力几乎完全指向外在环境。它只关注危险，即任何外在事物都可以变成危险”（Ferenczi, 1932/1988，第 115 页）。

EP 的心理效能

幸存者 EP 的心理效能比 ANP 低。幸存者的 EP 被创伤记忆所支配，不能整合当前的全部现实，依然停滞在过去的创伤经验及其相关的行动倾向。因此，EP 不由自主僵化地缩窄意识场，主要关注与受创经验相关的威胁。幸存者的 EP 可能感到害怕、愤怒、羞耻、绝望或厌恶，而且没有意识到创伤事件已经过去。因此，这些部分会根据未曾整合的过去来理解目前境况。也就是说，没有 ANP 的帮忙，EP 就无法适应当下的生活。

EP 倾向于把注意力集中在失去依附，以及那些实际或潜在威胁人身安全的危险来源（例如 Christianson, 1992; Kardiner, 1941）。一旦 EP 被解离，诸如反抗或屈从的防御行动就会反复出现，且永不完结（Janet, 1919/1925）。EP 可能停滞在某个行动系统（防御），某个子系统（例如反抗），或某个模式（例如躲避感知到的威胁，或隐藏起来）。例如，阿曼达是强奸受害者。当她的 EP 重现被强奸时口交的经验时，就会张开嘴巴并感到塞住。这些动作虽然在现在的环境并不适宜，但却是她尚未完结的创伤经验部分。当人意识到（realized）创伤经历已经过去，这些行动倾向才会彻底完结（详见本书第八章）。

玛格丽特是一位乱伦幸存者。她描述自己在青少年时怎样容易受到惊吓。当她迈进家门时，就会立即警觉起来（过高警觉）。当她听到继父上楼梯的脚步声接近她的卧室时，她就会浑身僵住“好像硬纸板一样”（僵硬和痛觉缺失）。有时，她试图推开他（反抗），但最终放弃无效的抵抗，“躺下来让他做他打算做的事情”（完全屈从）。她说，被强奸后，她会蜷缩在床上几个小时，拒绝上学，不吃东西，连续睡数小时（休养生息的状态）。如果她妈妈离开房子，她就会十分惊恐，并且泣不成声（依附呼求以呼唤照顾者靠近）。作为成年人，她经常不由自主地反复做出这些防御行动倾向，例如，容易受惊吓，感到僵硬，不适切的暴怒，不能离开床，不想接触人，或在她丈夫工作时不停地打电话给他。玛格丽特的 EP 停滞在这些防御行动系统，那些行动倾向无法在现在时空完结。 51

EP 的正性症状

在一级人格结构解离中，幸存者的 EP 倾向于重演整个创伤经验，而不是像 ANP 那样体验像碎片般的入侵。让内把这种唤起全部记忆称作整体还原（Janet, 1904/1983b, 1928a）。创伤记忆的每一部分都是彼此相连的，“不可能只激活第一部分而不激活第二部分，而整个（创伤记忆的）系统已经倾向于发展得淋漓尽致”（Janet, 1907，第 42 页）。琼正在与她的治疗师讨论入侵性创伤记忆带给她的困难：“每次都一样。我只是再次经历整个事件，无法找个地方让它停下来，让它彻底结束。”因此，EP 会继续重复与创伤经验有关的行动，诸如蜷缩一团、反抗、吓得僵住不动。

幸存者 EP 的“情绪”通常不仅包含正常范围的情感，还有不只强烈而且十分猛烈的创伤情绪。这些情绪的改变影响着 EP 的自我感。这种自我感包含着某个特定人格部分所经验的历史，即自我的描述。（再次）经历创伤事件的自我，与活在日常生活之中的自我截然不同。幸存者常常不能整合这些十分不同的自我经验，因而导致人格结构解离。在一级人格结构解离中，例如单一 PTSD，EP 的自我感一般仅限于创伤经验。然而，在某些案例中，EP 更多地发展出自己独立的生命，具有二度细节增加的特点，并有一定程度的自主性。

大卫是一位单一 PTSD 患者。他的 PTSD 与某一参战经历有关。他只是有限度地再次体验创伤经历：他能觉察到当下，但不能对当下做出回应，并感到自己好像回到战场中。大卫的 EP 再现创伤事件，它没有单独的名称，也没有战争以外的经验。大卫没有把他这个部分看作是一个独立的“人”，但仍感到“当它（入侵性创伤记忆）出现时，我好像在看着另一个人”。

雷是一位复杂PTSD患者，这与他童年遭受虐待和疏忽照顾有关。他有一个自主、细节比较丰富的EP。一个EP称自己为“雷蒙德”。他体验到自己是个六岁孩子，这个孩子感到惊恐，不能独立或不能参与成年人的活动，比如结账或下厨。当雷在家时，幼小的雷蒙德有时能觉察到当下，但雷上班时，他就不能觉察当下。小雷蒙德有时要主导控制，就在储藏室待上数小时。小雷蒙德把雷看成是另一个不照看他而且还试图忽略他的人。

EP可能会长时间地蛰伏或休眠，但最终还是会被激活的。当受创者接触到构成创伤经历提示物的生活经验或事件时，即“触发点”或条件化刺激，并且当ANP不再能抑制EP再次激活时，EP就会被激活（Brewin, 2001; Gelinas, 1983; Van der Hart, & Friedman, 1992; Van der Kolk, 1994；详见本书第十章）。然而，有时EP可以被激活，但不入侵ANP，只是在内心远远地默默“观察”。

EP一旦被再次激活，就会在生理上出现过高反应或过低反应、再现灾难性信念（例如，“我快要死了”“这是我的错”）、再次体验创伤经历的情绪，还会倾向于在行为上采取防御行动，诸如逃离危险、挡开攻击，或者僵住不动。EP可能会以不同方式入侵ANP，例如噩梦，或在夜晚ANP不觉察时完全支配意识，并在生理上重演创伤体验。EP也有入侵性创伤记忆，或是所谓的身体记忆。在我们的经验中，这些身体记忆不仅包括感觉和身体动作，而且还包含EP的其他特征，例如思想、信念、感受和特定的身体形象。

EP的负性症状

幸存者的EP一般会出现正性解离症状。不过，EP停滞在屈从于严重威胁时却是一个例外。EP因此体验到负面情绪的极度缩减甚至完全缺乏。这些EP还会经常体验到一定程度的过低反应、情绪麻木及身体麻木（感觉麻木）、疼痛感觉减弱

（痛觉缺失）。这些 EP 一般对刺激没有反应。如果它们存在较长时间，这些被激活的 EP 可能会被误认为是肌肉僵直（catatonia）（这些 EP 在心理治疗中被激活并非少见）。

ANP 与 EP 之间的关系

各解离部分并不是完全分开的，而是彼此之间存在一定的动态关系，即使它们没有意识到彼此的存在。为了理解人格结构解离的理论和治疗，必须弄清楚 ANP 和 EP 之间的相互关系。ANP 和 EP 之间的核心关系包括回避觉知，主要是回避对创伤经验的觉知。ANP 和 EP 互不觉察并相互回避，主要是条件反射影响所致。我 53 们将在本书第十章详细讨论这个题目。PTSD 患者一般会害怕再次经历创伤记忆及其他入侵干扰，因此，他们会尽量回避这些经验。

幸存者的 ANP 常常留意到，当他们对入侵和过高反应感到难以承受时，应付日常生活就变得超级困难。这给他们很好的理由去使用回避策略。玛格丽特在青少年时受到虐待，她对此如是说：

> 每当有什么东西让我想起继父对我做的事，我就变得浑身僵冻，我的脑袋就会自动关闭。如果我想到这些事，我就无法继续做我正在做的事，只好停下来。我认为自己懦弱，因为我完全不能想这件事。我就是无法同时既想到这件事，又能过我的日子。

玛格丽特已经患有很多与其心理受创有关的恐惧症。她害怕接近人，害怕自己的感受，害怕有性需要。这些回避策略反映着这些与创伤有关的恐惧，我们将在本书第十章详细讨论。心理受创者的核心恐惧就是对创伤记忆的恐惧。作家阿赫伦·阿佩尔·费尔德是集中营大屠杀的幸存者。他用本人以及幸存者群体在二战后数年的经历，为这种恐惧症提供了贴切的事例。请注意其缺乏觉知的严重程度：

> 那种粗暴的遗忘持续了多久？每一年都在改变它的真相，每一年都模糊了

> 生命的一片疆域。每当任何记忆或记忆的片段涌上心头时，我们就与之抵抗，仿佛是在对抗邪恶的幽灵[着重号是本书作者所加]。我们的遗忘如此之深，以至于当醒觉的日子降临时，我们为之惊愕和震惊：我们远离自己是如此之久，就好像我们不曾出生在犹太家庭，就好像曾经发生在我们身上的一切算不了什么，只是像微光一样，无法接触到它的源头。我们从陌生的距离说着近期发生的事情。仿佛一切都不曾发生在我们身上（Ahalon Appelfeld, 1994, 第18页）。

这个事例说明，心理受创者如果没有足够的心理效能，就会发现过去是如此痛苦以至于无法整合，所以，他们就继续用拉警报或其他防御反应，去回应创伤经验的强大提示物。在这种情况下，幸存者的 ANP 运用自己的能量和资源，在心理受创后去重建并维持正常生活，且避开 EP 及其相关的创伤记忆。每一次 EP 不经意 54 的入侵都会强化 ANP 对创伤记忆的恐惧。这样，对创伤记忆的恐惧就会随着时间占了上风。对 ANP 而言，过去变得越来越不“真实”，用阿佩尔·费尔德的话来说，“仿佛一切都不曾发生在我们身上”（Ahalon Appelfeld, 1994，第 18 页）。

ANP 的回避策略最终可能会变得极端、僵化和缺乏意识（详见本书第十章），导致狭窄受限的生活方式。因此，幸存者的 ANP 一方面把意识觉察引向日常活动和目标（日常生活行动系统），另一方面，他/她也会有意识或潜意识地回避与创伤有关的刺激。例如，ANP 可能会回避那些成为创伤提示物的人际关系，因而专注于工作，甚至变成工作狂。正如南希·雷恩所说，“我开始面对生活，我以为越忙越好……我在重生，把那个曾经被强奸的女人甩在身后”（Raine, 1998, 第 175 页）。在这个事例中，请注意当 ANP 面对生活并高效率运作时导致 ANP 和 EP（“那个曾经被强奸的女人”）之间的距离不断扩大。

有人通过练习可以长期有效地回避不堪回首的记忆（M. C. Anderson et al., 2004; M. C. Anderson, & Green, 2001）。那些智商较高、工作记忆能力较强的人在这方面可能更容易成功（Brewin, & Smart, 2005）。但不幸的是，对许多幸存者来说，ANP 运用回避越多，来自 EP 的入侵就越频密（M. I. Davies, & Clark, 1998）。这些入侵显示，幸存者缺乏足够的心智水平来成功回避那些尚未整合的创伤记忆。

有些 ANP 的回避策略包括一些行为活动，例如自残、滥用药物和逃避创伤经验的外在提示物。自残和滥用药物可以暂时舒缓情绪痛苦，阻断创伤记忆。然而，这些行为也威胁着 ANP 的需要，即尽可能地显得正常，幸存者因而倾向于隐藏或淡化那些症状，以掩饰他们的困扰。

在 ANP 中，内在感知防御和社交防御，是因应对内在威胁和人际关系威胁的恐惧而产生的特定回避策略。当反复入侵使内在刺激与创伤记忆和 EP 联系起来时，内在感知（心理）防御，如否认、意识场缩窄及意识水平下降，就会变得明显且长期存在（详见本书第十章）。当内在感知防御变得牢固和精细时，幸存者便会与自己的内在生命中各种感受、需要和整体自我觉察出现不同程度的脱轨，失去连系。这种回避还会增加人际关系困难，包括与自己的关系。当缺乏与自我亲近时，人几乎不可能与别人保持亲密关系。反之亦然。

尤其是在人际创伤之后，幸存者的 ANP 不仅可能出现广泛的内在感知防御，而且还会出现损害人际关系的社交防御。这些回避策略抗拒依附和亲密关系，抗拒被人认识，抗拒被与社交相关的人和事挑起创伤记忆，这些回避策略进一步削弱幸存者信任别人的能力，也降低他们获得所需支持的机会。例如，幸存者不会适当地分享个人信息，或者回避可能会受到批评或拒绝的场合，例如亲密关系或社交活动。 55

许多幸存者的 ANP 会回避那些让自己想起创伤经验的身体感受和情绪。然而，这些感受又是不可少的，因为它们驱使我们去探寻什么是自己需要的。换句话说，这些感受促使我们采取特定的行动倾向，而这些行动倾向是某个行动系统的组成部分，其特定目标是生存和寻求福祉。幸存者有时难以辨别自己何时累了、饿了、紧张、孤独或悲伤。当他们无法知道时，他们的体验便妨碍他们寻求食物、休息、放松、与人连系，或在痛苦时求助。当他们的情绪或其他内在状态成为创伤记忆的提示物时，幸存者的 ANP 会回避人际关系的感受和日常生活的感受。他们也会对自己失去兴趣，因而不能充分地照顾自己。

即使 ANP 对 EP 失去记忆，幸存者的 ANP 可能会对 EP 再次被激活产生强烈的负面回应，包括惊恐和抑郁。

莫戴（Modai, 1994）描述了一位患者对自己在集中营大屠杀之前和期间的童年经历完全失忆。她的ANP完全忘却她遭受创伤的童年，而这个童年是充斥着死亡、失去和遗弃的。然而，当她的EP被强烈地激活时，ANP就变得极度不安、躁狂，并有自杀倾向，同时继续对过去失忆。

幸存者的ANP学会对他们的EP感到害怕、逃避、仇恨、羞耻或厌恶，或自我怜惜（详见本书第十章）。他们不能容忍在创伤事件发生时他们对自己的看法。在比较复杂的人格结构解离中，细节丰富的EP也会回避ANP。当日常过日子的目标与心理防御的目标之间出现冲突时，便会导致EP和ANP在同一时间出现矛盾和竞争的行动。

玛丽总是精心打扮自己，却常常禁不住揉搓自己的嘴唇，嘴唇因而变得皲裂、出血。这些行为与她想要打扮自己的心思相矛盾。她在心理治疗时明白了，这是EP的重复行动，试图擦掉红色的唇膏，这是因加害者曾强迫她涂抹红色唇膏，使她看起来更“性感”。当这部分的玛丽被治疗师带引到当下的现实时，她用面巾纸擦拭自己的唇，并出现惊奇的眼神，“我的嘴唇干净了！”从那一刻开始，玛丽不再有强迫自己揉搓嘴唇的冲动，并能够彻底地整合承载着性侵犯痛苦记忆的EP。

56 有时，在EP完全活跃时，ANP会变得完全不活跃。这是导致ANP对事件失忆的现象，一般称为转换（a switch）。这一术语一直仅用于严重的解离障碍，但在单一PTSD的个案中也可以清楚观察得到。例如，那些急性心理受创的士兵有大量类似的经验。迈尔斯注意到，在第一次世界大战中，那些刚从战争中退下来的士兵们处于心理受创急性期，会出现EP和ANP之间的转换：

正常的人格暂停运作。即使它能够接收新的讯息，却没有回应的迹象。而这个人的情绪（即创伤的）体验占了上风，并决定了他的行为：正常的（人格）被我们称为“情绪的”人格所取代……“外表正常的”人格通常会渐渐地或突然地重现——个人保持正常，除了失去所有与惊吓直接相关的事件的记忆，除了出现标志着其他精神解离（“身体的”）的歇斯底里病症。“情绪的”

人格和“外表正常的”人格不时地交替出现……轮到“外表正常的”人格出现时，它可能会记起“情绪的”人格暂时入侵期间出现的困扰经验，犹如梦中。“情绪的”人格还会在睡眠期间返回；于是，缄默症、瘫痪、痉挛等“功能性”障碍通常也会暂缓下来。不过，当睡醒时，“外表正常的”人格不会记得做梦时的情境；于是，缄默症、瘫痪等也会重新出现（C. S. Myers, 1940，第 66—67 页）。

我们强调，尽管迈尔斯说到“人格”，他明显没有打算去澄清这些有自我意识的心理生理系统。虽然根据记载，PTSD 涉及记忆问题，包括对创伤经验的解离失忆，不过，上面描述 ANP 完全失忆的情况在大部分个案中都言过其实（Bremner, Southwick et al., 1992; Bremner, Steinberg et al., 1993; Vermetten, & Bremner, 2000）。尽管如此，我们从上面这段引述中仍可以清楚地看到，EP 和 ANP 交替出现，显示了创伤经验未能得到整合。这段描述说明，虽然 ANP 和 EP 的经验和解离症状在很多方面是不同的，但两者都能体验到明显的解离症状。

创伤记忆的（人格）部分入侵比 ANP 和 EP 之间的彻底转换出现得更多，因此，幸存者并没有失忆，而是在某种程度上觉察到感觉、视觉影像，觉得要强迫自己以特定的方式去行动或感受。例如，ANP 可能会感到被迫蜷缩在一个角落，或会有打架行为和其他感受。这些可能是、也可能不是自主控制的，但是，它们经常不会被理解为入侵性创伤记忆。某些入侵包括创伤性噩梦。在梦中，EP 被完全激活；之后，ANP 对此失忆，正如迈尔斯所说的那样。

57

有时，EP 的入侵并不明显。这时，ANP 会体验到令人费解的、非具体的症状，诸如烦躁、过高反应或过低反应、抑郁、焦虑、动怒、失眠、自毁冲动，以及在潜意识中重演心理创伤。ANP 会很难确定这些长期症状的根本原因。然而，它们有时能发现这些症状是与 EP 的入侵有关。

除了创伤记忆之外，EP 的其他特征也会入侵 ANP。因此，由 EP 传出的想法、视觉影像或身体感觉会入侵 ANP。有时，ANP 会听到 EP 的声音，这是一种解离形式的幻听（Brewin, 2005b）。ANP 常常害怕这些症状，因为它们很少或没有洞察到为什么会出现这些经验，并且不能控制它们。苏珊在接受一些有关解离性入侵的心理教育后，她的ANP得到极大的解脱。她说："我现在不害怕发生在我身上的事了，因为我现在知道，我不是疯子，所有的一切都是可以理解的。"

ANP和EP最终一定要被整合成为完整的人格，这样，ANP就会醒觉到发生了什么，而EP也会醒觉到创伤事件已经结束。于是，幸存者不再需要那些费力的逃避策略，他们可以在日常生活中做出更灵活、更协调一致的行动倾向。

本章小结

幸存者的ANP主要受日常生活的行动系统所调节，其目标是执行日常生活的功能，包括维持与别人的关系，能够工作并富有成效，完成其他任务及生活目标。然而，ANP不能整合创伤经验。在创伤事件之后，ANP可能主动引发整合行动倾向——整合是人类心智的本性——不过，却始终不能充分、完整地进行整合。幸存者的EP则停滞在由创伤经验所诱发的某些行动倾向。在一级人格结构解离中，（EP的）这些行动倾向通常是哺乳类动物维持生存的防御机制中的一部分。当个人感到身体受到威胁时，就会调整这些行动倾向保护自己。ANP会为了回避创伤记忆的外在提示而做出逃避行为，又会为了逃避EP及与创伤相关的记忆而做出心理逃避策略，这些创伤记忆中的感受、想法和愿望会对个人产生心理威胁。

第三章　二级人格结构解离

59

一般来说，观察者只注意到被观察的对象（解离者）有两种不同的存在状态。不过，这些存在状态的数目既不固定，也无法预知，甚至通常不可信。

——阿尔弗雷德·比奈（Alfred Binet, 1892–1896/1977，第 38 页）

单个 ANP 和单个 EP 代表了人格结构解离的基本原型。然而，解离的人格结构，尤其是对那些童年长期遭受虐待和疏忽照顾的人来说，可能会复杂得多（Nijenhuis, & Van der Hart,1999a; Nijenhuis, Van der Hart, & Steele, 2002）。一般来说，心理创伤的情况越严重，就会出现越多层面的解离症状（例如，G. Anderson, Yasenik, & Ross, 1993; Butzel et al., 2000; Chu, 1996; Draijer, & Langeland, 1999; Irwin, 1996; Mulder, Beautrais, Joyce, & Fergusson, 1998）。

正如一级人格结构解离中的单个 EP 那样，二级人格结构解离中的多个 EP 也都停滞在创伤经历中，并带着重新激活的创伤记忆，去侵扰 ANP。这些创伤记忆包括感受、各种感官知觉，或者对创伤事件坚信不疑的强烈信念。除此之外，与童年受虐和疏忽照顾有关的 EP 会出现不安全依附模式、入侵 ANP 的依附模式，或是这两种依附模式交替出现，从而产生冲突的关系模式，这被称为紊乱依附（例如，Liotti, 1999a, 1999b; Main, & Solomon, 1986）。

成年期持续不断地经历心理创伤，可能会使人出现由创伤引致的复杂人格结构解离。这种成年期创伤包括战争，尤其是卷入暴行、政治迫害、被监禁在集中营、长期关押，以及种族屠杀。然而，这样的成年人之所以出现二级人格结构解离，大多是因为他们在童年时已经心理受创。研究显示，童年时心理受创是成年人出现复杂 PTSD 的主要风险因素（例如，Dono-van, Padin-Rivera, Dowd, & Blake, 1996; Ford, 1999）。

60

二级人格结构解离的特征

二级人格结构解离包含各种各样的复杂性。最简单的二级人格结构解离形式包括两个 EP，通常一个是体验者 EP，另一个是观察者 EP，另外还包括主导人格运作的 ANP。此外，有一些心理受创者的人格会变得更加分离，甚至出现多个 EP。这些 EP 可能以各种形式和次序出现，也可能有不同程度的隔离感、自主性以及详细特征，例如姓名、年龄和性别。

那些在童年时发展出来的 EP，可能比那些在成年才患有一级人格结构解离而发展出来的 EP 更为复杂、自主。这些自主性有时会使这些 EP 完全地支配意识和行为。不过，这些被 EP 支配的行为于现在一般都是不适切的。它们的核心行动倾向并不是由主导日常生活的行动系统所引导，而是受特定的防御子系统所引导。这些子系统主要是感知身体受到威胁（特别是来自别人的威胁，例如逃跑、反抗和屈从）。这些 EP 的核心行动倾向同时也受到难以承受的绝望、愤怒、羞耻、对关爱有孩童般渴求以及恐惧的引导。它们一般会采取原始的心理防御行动倾向。

一旦出现一个以上的 EP，某次创伤经历的不同方面或者不同的创伤经历就会融入各个 EP 中。每个 EP 可能受到特定的动物性防御子系统调节，都有特定的不安全依附方式，都会采取特定的心理防御行动倾向（即应对各种被视为人际威胁和内在威胁的心理倾向），还可能停滞在创伤经历中某个无法忍受的时刻。这就是心理病原核心。

布伦达是一位患有其他特定的解离障碍求诊者（OSDD；APA, 2013，以前称为未特定的解离障碍，DDNOS）。她有一个可辨别的 ANP 和多个 EP。（注意：当我们在本书其他部分用 OSDD 和 DDNOS 一词时，是指 OSDD/DDNOS 模例 1[其他/未特定的解离障碍诊断范例一][APA，1994，2013]，我们视之为一种程度较轻的身份解离障碍 [DID]，是 DID 的一种亚类型）。她从 8 岁到 14 岁，一直受到酗酒的继父性侵犯和身体虐待，并且目睹母亲和哥哥被打。她处理生活的能力不稳定。当她的 ANP 掌控时，生活能力相对稳定。

61

在其他时候，当 EP 带着突然重现的创伤记忆和紊乱依附模式侵扰 ANP 时，生活就变得混乱。布伦达有多个泾渭分明的 EP。其中一个 EP 时常变得有攻击性（反抗行动的子系统）而干扰她的工作。布伦达的 ANP 依稀记起那些曾做过的事，其中有一次她企图袭击她的上司。当她丈夫想要和她有性行为时，她另一个孩童般的EP 会感到受惊吓。布伦达的这个EP 会尖叫并冲进洗手间（逃跑行动的子系统），把门反锁，像孩童般地央求着“坏男人滚开”。布伦达的 ANP 再一次记得很少乃至完全不记得这些情节。布伦达有时会听到第三个 EP 说话，那是她继父的声音，骂她是贱人，还说“如果你死了，世界会更好”。这个 EP 多次试图自杀。布伦达的 ANP 能觉察到她曾服药过量，但却感到无法自控，就好像是“有人强迫我吞下这些药丸”。而且她还说，她远远地看着自己企图自杀的行为。

二级人格结构解离的复杂性

二级人格结构解离中的 EP 可以有多种不同的组合，而且每一个 EP 可能会有不同程度的二度细节增加（secondary elaboration）和自主。另外，童年时长期遭受关系创伤的幸存者，其 ANP 比起那些一直人格相对完整和成年后只遇到单次创伤经历的患者，更容易采取不适切的应对策略。

ANP 在二级人格结构解离中的改变

童年长期心理受创的经验会干扰 ANP 的运作，这是因为它会影响每个日常生活行动系统。例如，调节能量和社交活动会与进餐连系起来。不过，如果一家人共进晚餐的时光常常变成战场，那么，在进餐时心神不宁（能量调节），并且无法和别人分享饭菜（社交活动），可能就会变成恒久的行动倾向。同样地，遭受性侵犯后，人的性欲与生殖的行动系统会受到严重的干扰，会导致滥交或彻底回避性行为这两种极端情况。如果儿童一直因好奇或探索而受到惩罚，并且因不知道某事而被讥讽为傻瓜，那么，探索的行动系统就会受到抑制或受到影响。有些儿童学会照顾那个虐待自己或疏忽照顾自己的父母，而表现出过分地照顾别人，导致他们缺乏能力在人际交往中建立界限。长期承受关系创伤后，ANP 最普遍存在的困难之一，就是依附行动系统运作困难（有关这些困难的起源可参阅以下章节）。

62

患者有一个 ANP 时，必须应对人格中其他几个解离部分（EPs），因此，他们与一级人格结构解离的患者相比是处于劣势的。人格结构解离的增加会导致 EP 有更多机会去侵扰 ANP，因为 EP 越多，患者就越容易被更多的提示物重新挑起创伤记忆。如果某些 EP 得到更多的自主和二度细节增加，这个 ANP 便会更难以处理人格其他部分的侵扰以及它们之间的内在互动。

人格的 EP 与哺乳类防御行动系统

在一级人格结构解离中，单个 EP 的关注点只局限于创伤事件。在二级人格结构解离中，各个 EP 更密切地集中注意特定的提示物或是创伤经历中的特定部分，而且不同的防御子系统调节着每一个 EP。某些 EP 可能会停滞在某一个创伤记忆中，而其他 EP 则停滞在心理防御，以便阻止创伤记忆被觉知到。举个例子，孩童 EP 可能会编造大量有关过去曾发生的故事，利用幻想去替代觉知实际发生了的事情。

在二级人格结构解离中，尽管 EP 主要是受哺乳类防御子系统（例如逃跑、僵住不动）所引导，但是，它们也可能包括其他日常生活行动系统的某些要素。例如，有些 EP 包含玩耍、探索或照顾别人的行动倾向，但重新挑起创伤记忆的提示物所触发的身体防御很容易使以上的行动倾向快速失效。许多这类 EP 觉得自己是孩童，而不是成年人，于是日常生活变得艰难。患者除了在自己家里、在心理治疗中，或是再次体验某个创伤事件之外，他们可能没有全面执行控制的能力。在某些情况下，这些 EP 的运作模式暗地里影响其他部分，即某个解离部分对另一个解离部分的心理活动和行为活动施加内在影响，但并不能对这个部分有操作的控制能力（Kluft, 1987a；参阅本书第五章）。它们会让哺乳类防御系统和心理回避与日常生活行动系统配合在一起。例如，孩童 EP 坚持在心理治疗时“玩耍”，而不是谈论相关议题；如果这时强迫它讨论，可能会使它转移或采取其他的回避策略。不过，总体而言，EP一般会使用哺乳类常见的防御行为，例如逃跑、反抗、僵住不动和屈从。任何使它们想起创伤经历的人、事、物都可能激发这些行动倾向。

EP与创伤相关的心理病原核心

63

一些EP包含着主观上感到最难以承受的创伤经历，我们称之为心理病原核心或热点。其他EP无法忍受这些方面，因而一直回避。

雷格乐是一位被诊断患有DDNOS的患者，在童年时受到一名邻家少年的性虐待。总的来说，他似乎随着时间流逝而处理了这段记忆，但仍有一个EP因受惊吓而变得缄默不语。心理治疗缓慢地进行了两年，治疗师最终能够帮助这个EP透过绘画来表达他的恐惧。他画了一只被斩首的小狗：邻居曾杀死他的小狗来威胁他，若不服从将有同样下场。在处理了这个心理病原核心及其相关的EP后，雷格乐发现，他的广泛性焦虑大幅减轻，而他的日常生活功能也得以提升。

多个EP和双重情绪

对于某些患者来说，如果在成年时遇到的急性创伤经验同时挑起了以前未曾解决的创伤记忆，就可能会出现二级人格结构解离。当前的急性创伤反应就会变成对新旧创伤事件的混合反应。让内称其为“双重情绪”（double emotion）（Janet, 1903,1928a）。在从不同战争中遭受心理创伤的士兵中可以观察到这种情况（例如，Rows, 1916; 参阅 Shephard, 2000, 第81—82页；Witztum, Margalit, & Van der Hart 2002）。我们也注意到，在一些遭遇交通事故，由于死亡、离婚造成失去依附，或正在经历医疗程序的患者身上，以及强奸或攻击平民所造成的创伤幸存者身上都有这种现象（例如Van der Hart, Boon, Friedman, & Mierop, 1992; Van der Hart, Witztum, & Friedman, 1993）。双重情绪可能会重新唤醒现有的EP，或者促使更多的EP解离出来，或者两者皆有。

玛塞勒是一位26岁的女士，她在一次意外事故中撞破了头。她因脑震荡而住院治疗，但随后发展成终生失忆，甚至不能认出她的丈夫或其他家人。医生无法从脑神经学解释她的失忆症。她被转介接受心理治疗。在治疗期间，她回忆起15岁那年遭受一次暴力强奸。她从未向任何人透露过这件事。这次意外事故中各种经历重新激活她在15岁那年被强奸的经历，包括她头上流出的血、痛楚，以及随后在急诊室接受治疗时，她被固定四肢并脱去衣服的经历。两次创伤的双重情绪是如此难以承受，以至于玛塞勒的ANP本来已对被强奸这件事失忆，现在却发展出广泛性失忆。在心理治疗中，玛塞勒出现了一个EP，其中包含着对意外事故的记忆以及对随后急救的记忆，还有另一个EP保留着被强奸的创伤记忆（Van der Hart, Boon et al., 1992，第26—27页）。

64

各种EP的多重组合

常见的是，长期心理受创的儿童在不同环境中被不止一个人虐待。例如，在家里被祖父性侵犯，在户外玩耍时被一名兄弟姊妹或邻居虐待和折磨，在教堂里被神职人员性侵犯。这通常是由于孩子缺乏监护和保护不足导致的，而且心理受创的儿童比较脆弱，容易重复受害（Boney-McCoy, & Finkelhor, 1996; Craine, Henson, Colliver, & Maclean, 1998; Kellogg, & Hoffman, 1997）。

各种创伤事件可能会引致不同的EP组合。每组EP通常经验并包含着某些与特定创伤经历相关的创伤记忆。不同组合的EP最常见于三级人格结构解离，这是由于患有身份解离障碍的患者多数遭遇到最严重的多重创伤事件。不过，这种情况也见于二级人格结构解离。莉娜有一个ANP和三组EP：一组是有关她父亲在她童年时对她施加的身体折磨和精神折磨，另一组是有关她大约四岁时被邻居强奸，最后一组是有关她母亲对她严重的疏忽照顾。

创伤记忆和EP的分层 创伤记忆以及含有创伤记忆的EP会以分层形态表现出来：当一层创伤记忆得到整合，另一层创伤记忆就会随着相应的EP展现出来（Janet, 1889,1894/1898a,1989d; Kluft, 1988; Van der Hart, & Op den Velde, 1995）。这种依次出现的现象是患者童年时长期遭受虐待和疏忽照顾的明显特征。

分层还可能与不同的创伤记忆有关：在一段创伤记忆结束之后，另一段创伤记忆伴随着不同的 EP 接踵而至。这些 EP 会以不同的方式连在一起。它们会有时序性，会按照时间先后依次出现（见下文“排序解离”）。即在整个创伤记忆中，一个 EP 紧接另一个 EP 出现。莱林首先通过一个 EP 处理她在 8 岁时被父亲强奸的创伤记忆。在此之后，另一个 EP 被激活，导致她在被强奸后不久企图自杀，因为她那时误以为自己怀孕了。另外，不同的 EP 可能会有一个共同的情绪主题，例如狂怒、羞耻，或性的感受。有时，某个 EP 可能与不同的创伤记忆建立起时序的连结。65 举例如，某个受性经历影响的 EP 可能会在不同时间发生的性侵犯经历中出现。

最后，一个与原初创伤记忆相关的 EP 可能会和另一个 EP 连结起来，后者是被这个创伤经历挑起的，并且产生极端不安的幻想或幻觉。在治疗中，某个 EP 的经验可能会首先出现（Janet, 1898a）。

娜奥米三岁时，刚出生的小妹就去世了，给她和父母造成心理创伤，父母也无法安慰她。她的父母有基督教基要派的宗教背景，对小女儿之死极其内疚，而且无法给其他子女提供足够的情感安全和生活照顾。娜奥米也感到内疚，并随后产生幻想。在幻想中，她因妹妹去世而受谴责，并被送到地狱接受魔鬼的惩罚，而且永远被火烧。这个魔鬼实际上是她的一个 EP。在后来的生命中，每当她遇到被遗弃的情况，例如另一个家人去世，或者与未婚夫分手，就会出现火烧般的痛楚和在地狱中被焚烧的噩梦。

当人的意识被这样的恐怖经验支配时，我们就可以做出解离性精神病（dissociative psychosis）的诊断（详见本书第六章）。

人格的解离部分和不适切的心理防御行动倾向

人格的解离部分通常含有各种心理防御行动倾向，也被称为心理防御，包括正常的防御，也包括相当原始及病态的防御。实际上，这些心理防御行动倾向与哺乳动物面对身体受威胁时所做出的身体防御明显地相似。这是因为它们都包括各种形式的过高反应、僵住不动、逃跑、反抗和屈从（崩溃）。例如，这些心理防御行动倾向可能包含投射和认同加害者，通常牵涉到那些采取愤怒和敌意等反抗策略的EP，以及采取否认脆弱感受等逃跑策略的EP。（人格）分裂，即某个解离部分认为某人是“好人”，而另一个解离部分却认为这个人是“坏人”。这种分裂可以看作是一种对垒，一方面认得那些掠夺者（例如，“坏妈妈”），而另一方面则希望接纳别人（例如，“好妈妈”）。不同部分的否认是一种心理逃避的极端形式，例如，一名成年女性的某个EP否认她有乳房或者她已结婚了。

不适切的心理防御行动倾向试图保护自己免受更多的关系创伤，并在缺乏足够应对技巧的情况下避免接触难以承受的内在状态。然而，这样的行动倾向不仅最终无法有效地保护自己，实际上还会导致更多的人际关系困难和内心混乱。当这类防御行动倾向变得根深蒂固时，整个人就会持久出现不适切的人格改变，而且其中很多防御策略与某些ANP有直接关联，更与EP直接相关。

66

ANP“利用”EP作为心理保护，因为这些EP承载着的情绪、想法、幻想、愿望、需要和感知，都是ANP认为无法忍受或无法接受的。举个例子，孩童EP会经常出现极度悲伤感和孤独感，也会出现僵住不动、逃跑或屈从。ANP会通过EP来否定自身的依赖需求，而这些EP普遍停滞在对依附的呼求和不顾一切地寻求依附（Steele, Van der Hart, & Nijenhuis, 2001）。不安全依附促使它们使用更多心理应对策略，并且逐渐变得僵化和不由自主。ANP通常对有依赖需求感到羞耻，缺乏同理心，或者不能容忍。如果有依赖需求的EP强势入侵或主导意识，这可能会使人感到日常生活不堪重负。ANP在心理层面以不同方式避免接近和整合人格中的这些EP。例如，阻止正常接触那个调节EP的行动系统，缩窄意识场，贬低、憎恨和攻击EP，并回避依附（详见本书第十章）。对于那些童年时心理受创的患者来说，如果他们的ANP继续在心理上回避EP，就会继续维持着人格结构解离。这可能会保护他们的ANP免受可怕经历的影响。这些可怕经历正是EP主导着人的意识。但是，这种人格组织的缺点是，患者不能持续地在心理层面和行为层面采取应对策略，原因是这些行动并不总是经常被接触得到，也因为它们被藏在彼此封闭的人格部分中。

萨莉是一位患有复杂PTSD的患者。她有时会打紧急电话给她的心理治疗师。起初，她无法说清楚为何打紧急电话，而且为此感到困惑不解，丢人难堪。在心理治疗过程中，其中的原因逐渐明朗，年幼的EP迫不及待地要找到治疗师，而萨莉却竭力避免表露对治疗师有任何需求。

平行解离和排序解离

可以有多于一个EP同时经历创伤事件的同一时刻，但这些EP却包含着这一时刻中的不同内容。例如，萨莉的其中一个EP经历父亲对她的性侵犯，但却没有听到其中令人不快的声音，而另一个EP却体验到在这个创伤事件同一时刻出现的声音。我们把这种现象称为**平行解离**（parallel dissociation）（Van der Hart, Steele, Boon, & Brown, 1993）。不同的EP也会体验到按时间先后依次出现的情节。例如，萨莉前两个EP体验到父亲进逼她，而第三个EP则体验到下一时段发生的创伤事件，也就是被强奸。我们称为**排序解离**（sequential dissociation）（Van der Hart et al., 1993）。 67

平行解离和排序解离都可能包括前文曾讨论的心理病原核心。所以，人格的个别部分可以忍受某个特定经历，但未必能忍受其他经历，这就会导致平行解离和排序解离的出现。

梅雷迪斯有一个EP体验到被强迫口交的身体感觉，但是没有感受或觉察到：侵犯者就是她的父亲。而另一个EP则意识到那个人就是她的父亲，并且体验到可怕的孤独、背叛和恐惧。梅雷迪斯还有一个EP体验到在被性侵犯之前受到身体虐待，而另一个EP则承载着被性侵犯的记忆，却没有身体被虐待的记忆。牢记被性侵犯的EP指责着自己，并被人格中其他部分视为恶心和懦弱。因为这些EP从来没有觉知到，她在被迫做出违背自己意愿的性行为之前，曾经遭受毒打，这也正是她当时无法说“不”的原因。

平行解离和排序解离可能与经历创伤事件过程中心智水平不稳定有关。受创期间出现的EP不止一个，而每个EP都包含心理受创期间某个特定时刻的不同方面，在理论上表明：在创伤事件发生期间，心智水平急剧降低。在长期心理受创历程中出现多个 EP，表明人格某个部分在此之前已心智水平降低，导致形成另一个解离部分。

然而，还有尚未解决的问题：是什么从人格某个部分中解离出来？这又与行动系统和行动倾向、心理防御策略，以及诸如认知、情感和感觉等各种心理运作有怎样的关系？当遭受创伤时，可能会挑起一连串的行动倾向，例如过高警觉、僵住不动、逃跑、反抗和屈从。在这些不同的行动倾向之间出现解离，可能导致出现 EP 的排序解离。这些排序解离的 EP 包含一个或以上的行动倾向。然而，当遭受创伤时，受害者时常会同时出现相互矛盾的行动倾向。例如，反抗的行动倾向可能与逃跑或屈从的行动倾向并存。在这种情形下，平行解离可能在某个创伤时刻中出现，因此，一个 EP 试图反抗，而另一个 EP 则力求逃跑。实际上，在创伤事件发生期间，其中一些行动倾向并不会真的发生，反而会被压抑或被阻止（例如，受害者只可避免反抗的行动倾向而选择屈从，因为这样做会有更大的生存机会）。因此，当 EP 停滞在特定的哺乳类防御时，它们其实可能从未在遭受创伤时真正采取该行动，所以，它只是一个模拟的行动。

68 **平行解离的类型** 诺伊斯和克雷蒂观察到，“我们发现，在面对致命危险时，有些人会成为旁观者，去旁观正在发生的事情，从而有效地使自己离开险境”（Noyes, & Kletti, 1976, 第 108 页）。我们还要加上一句：这有效，但不能完全脱离险境，因为一个解离部分正在观看时，另一个解离部分正在继续经历创伤事件。或许在创伤事件发生时，平行解离最简单的形式就是出现两个 EP。一个 EP 在感觉动作和情感层面经历创伤，可以称为“持续经历创伤的 EP”（an experiencing EP）。另一个是观察者部分（an observing part），它主观上是与身体抽离，在远处看着持续经历创伤的 EP，就好像这两者之间有着空间距离。这个现象有详细的记载，以前曾被描述为自我中一个持续经历创伤的部分与一个观察者部分之间的解离（Fromm, 1965）。童年时遭受性侵犯的受害者（Braun, 1990; Gelinas, 1983; Putnam, 1997）、退伍军人（Cloete, 1972），以及汽车交通事故受害者（Noyes, Hoenk, Kupperman, & Slymen, 1977; Noyes, & Kletti, 1977）都谈到出现这种现象。交通事故受害者也谈到出现平行解离这一事实显示，人们经历单一创伤事件时，也可能会出现这种平行解离的基本类型，并由此发展出一种非常简单、或许是暂时的二级人格结构解离。

> 乔伊丝是一位被诊断患有复杂 PTSD 的患者，她出现了这种单一类型的二级人格结构解离。她有一个孩童 EP，经历过兄弟对她的性侵犯。另有一个观察者 EP 在她受害时“从天花板上看着”，还有一个 ANP 在日常生活中正常运作，而且相对地不记得那次性侵犯的经历。

施瓦茨举了个例子，来说明一位长期遭受有组织的性侵犯的幸存者有一个观察者 EP。

> 他们让我在那些男人面前跳舞，我只是向后退了三步。那时，有个女孩正在那里跳舞给他们看，而我只是在远处看着她……她不是我，但是我却能看到她。我不喜欢她，也不喜欢她正在做的事。虽然我知道她就是我，但她并非真的是我（H. L. Schwartz, 2000，第 40 页）。

在很多情况下，观察者 EP 被 ANP 描述成一个被动、没有感觉的部分，它只是看着创伤事件发生。玛格丽特是一位 32 岁的患者，被诊断患有 OSDD（DDNOS）。她首先从观察者的角度讲述自己被侵犯的故事：“我在门口观看正在发生的事情。我只是在看，我对那个小孩和在她身上发生的事情毫无感觉。”这表示，观察者 EP 没有觉知现实。可以肯定地说，观察者 EP 有一个心理优势，它无需觉知到性侵犯正发生在*她身上*。这种观察者 EP 的原型可能是希尔加德所说的“隐身的观察者”（Hilgard, 1997），一般人在催眠状态下也会出现这个部分。这个部分包含大脑内一种监控功能，能够立刻解离，又能发展出一定程度的自我感。

69

不过，有些 EP 似乎停滞在过高警觉的防御子系统中，很容易被误认为是观察者 EP。过高警觉部分不仅只是被动地观看，而且把关注力完全放在环境上：主动审视，搜寻危险信号，并且经常保持警觉，甚至感到害怕。但是，一般来说，这些过高警觉的 EP 并不像观察者 EP 那样只观看着其他人格部分。有些观察者 EP 好像会出现更多的细节增加，并且显得过度理智，缺乏感觉；不过，有时它们也是人格中颇有洞见的部分，而且不只有创伤记忆，还有其他更多的记忆。有少数 EP 会表示有感受，但那通常只是十分有限和微弱的感受。当开始启动人格整合时，这些部分一般会出现更多的感受，并且缩短与自己个人经历的心理距离。但是，在此之前，这些部分可能辨认到其他部分的心理活动和行为活动，以及人际关系；而在某种程度上，人格的其他部分是没有意识到的。

少数观察者 EP 可能涉及一些照顾别人的行为。例如，指示 ANP 留在安全地方，并承载着具有破坏性的 EP。它们一般不会做出明显的行动，但内里却可以十分活跃。它们通常出现在被诊断患有身份解离障碍的患者身上，但也见于其他人。

莉赛特是一位 27 岁的患者，她童年时长期遭受心理创伤。她需要住院动手术，在病房里出现急性呼吸困难。某些 EP 恐慌不安，竭力呼吸；医护人员也在忙碌地协助她。这时，一个观察者 EP 出现，她“从上方观看”，并且后来还能准确地说出当时发生的情况。莉赛特失去知觉时，这部分也跟着失去知觉。在她即将失去知觉的刹那，这个 EP 害怕自己会死去。后来，莉赛特苏醒过来，但这个 EP 仍坚信自己真的死了。不过，因为这个 EP 似乎还有清醒的意识，所以，她认为自己已经变成了鬼魂。当她观看到医护人员为了救莉赛特的命而粗鲁地对待她的身体时，这个 EP 就建立了一个照顾别人的行动倾向。在她的想象中，她在自己身体上方批评那些医护人员，认为他们应该多加小心，要意识到他们正在对待的是一个人。随后，她继续在内心照顾莉赛特，并且一直相信，自己是一个鬼魂，没有人能看见她。

以上是一个催眠状态逻辑（trance logic）的例子，那个 EP 在这种状态下并没有意识到一个显而易见的道理，那就是如果莉赛特活下来了，她也就活了下来。催眠状态逻辑是一种极端的具体思维形式（concrete thinking），包括注意力极度缩窄、意识场严重收窄，并接受看似矛盾的经验（Orne, 1959）。这种情况可被视为是缺乏反思式思维，而陷入前反思期的信念。

70

治疗师应当小心：这些观察者 EP 不一定凡事都观看，它们可能会对创伤事件的某些关键部分失忆。它们讲述自己曾经看到的事情也不一定准确。它们对自己的个人需要和心理历程的洞察也可能有偏差。因此，面对那些患有复杂解离的患者，聪明的治疗师可以感谢这些部分的帮忙，却不会过分依赖它们。

更复杂的平行解离会包含更多的EP，它们同时体验到创伤事件的不同层面。这些EP可能会包含更多哺乳类防御子系统。

> 玛格丽特在5岁时曾被她两个青少年期的哥哥及其朋友残暴地集体强奸并拍录像。她衍生出几个EP，都体验到整个强奸过程（即平行解离）。其中一个是愤怒的EP（反抗）；第二个是受惊吓和呼叫妈妈的EP（依附呼求），第三个站在门口观看并说她无法忍受存在于身体内的感受（观看和逃跑），第四个EP感受到忍受不了的肉体痛楚，第五个EP紧闭双眼并假装身在别处，还有一个EP完全不动并保持沉默，虽然受惊过度，却在重演其中一个男孩用他的手堵住她的嘴不让她出声（僵住不动）。

排序解离的类型　排序解离指多个EP分别体验到同一创伤事件中相继出现的情节。正如上文所述，创伤经历无法忍受的瞬间，即心理病原核心，可能就是促使另一次解离的“临界点”。

> 当叔叔对约翰施加暴力时，他相继出现多个EP。起初是一个僵住不动的EP；这个EP十分害怕以至于“消失”，并失去心理效能。随后，另一个愤怒EP出现，对着叔叔吼叫（反抗）。当叔叔打得他受不了时，愤怒EP因无法忍受痛楚而消失。这时，麻木EP登场；它没有感情，没有感觉（麻木和完全屈从），等着虐打结束。这个EP会在被打后立刻变得“疲倦”，而另一个新的EP便接着出现，它会藏在屋子前廊睡着（复原）。

EP之间的“快速转换”（rapid switching）（Putnam, 1989），是人们常说的出现在极端恐怖或无法忍受的痛苦事件中的现象。

> 埃蒂经历过很多童年创伤，包括身体虐待。她的经历说明EP之间“快速 71

转换”可能会在极度痛苦中发生。当在治疗中需要处理有关肉体受折磨的创伤记忆时，一个解离部分说，为了活下来就不能叫——这也是加害者所要求的——所有相关的EP不得不短暂地感受并瞄一眼所发生的事情，然后，就变得毫无感觉并一无所见。换句话说，处理无法忍受的痛苦是需要EP之间的快速转换：“离开脑袋，每个EP轮番知晓/看到/感受有些事情在发生，转换要多快有多快，转得越快，痛得越少。”

平行解离和排序解离的组合 二级（和三级）人格结构解离中同时出现平行解离和排序解离是常见的，这与童年时长期遭受虐待有关。促使儿童容易出现解离的各种因素，使得解离不仅容易发生在创伤经历的某个时刻，同时也容易因其他创伤经验而出现在不同时段。在上述玛格丽特排序解离的事例中，她还有一个观察者EP。当其他部分“进进出出”时，它观看着整个事件的过程。

本章小结

长期心理受创者可能会经历更多的人格分离，导致出现单个ANP和多个EP。这些EP比起一级人格结构解离中的EP可能会出现更多细节增加：它们不仅有身体防御的特征，还有僵化和不适切的心理防御行动倾向。ANP也可能有不适切的心理防御行动倾向的特征。EP可能与某个特定创伤经历中的心理病原核心有关。当哺乳类防御（子）系统和趋避矛盾的依附模式之间出现分离，便会形成单个完整的ANP和两个或多个EP。这就是心理受创者出现二级人格结构解离的特征。

第四章　三级人格结构解离

73

路易斯·维韦特……有六种不同的存在状态。每一种都有如下特征：第一，记忆的变更影响着不同时刻的表现；第二，个性的变化表现在：他在某个状态下勤奋有礼，而在另一个状态时却懒惰暴躁；第三，敏感度和动作的改变表现在：他在某个状态时感觉迟钝，而且左半身瘫痪，而在另一个状态时他的右半身瘫痪，而他在第三个状态下就半身不遂了。诸如此类。

——皮埃尔·让内（Pierre Janet, 1907，第 83—84 页）

三级人格结构解离不仅包含着人格中多个 EP，而且还包含一个以上的 ANP（Nijenhuis, & Van der Hart, 1999a; Van der Hart et al., 1998）。我们认为，三级人格结构解离是身份解离障碍（dissociative identity disorder, DID）的主要特征，主要是与童年时长期遭受严重心理创伤有关（Boon, & Draijer, 1993; Kluft, 1996a; Putnam, 1989, 1997; Ross, 1989）。在一级人格结构解离和二级人格结构解离中，单个 ANP 包含多个主管日常生活运作的行动系统，例如探索、依附、照顾别人和性行为。这些行动系统在三级人格结构解离中分别在多个 ANP 中出现。三级人格结构解离中有些 EP 可以变得更复杂、更自主，并且可以出现在日常生活中，这与出现在二级人格结构解离的某些个案相似。除了防御系统之外，这些 EP 还会具有其他行动系统的特性。虽然这些 EP 因此而出现一些 ANP 的特性，但它们主要仍受哺乳类防御系统所调节。

身份解离障碍中的解离部分

74

身份解离障碍在精神障碍诊断与统计手册第四版诊断范畴中仅限于对“身份”

或“人格状态”的描述。它指出“每一种人格状态可以被体会为好像有其独特的个人历史、自我形象和身份，还包括一个独立的名字”（APA, 1994, 第 484 页）。不过，我们在临床治疗中经常发现，DID 患者有多个没有名字或缺乏其他明显特征的人格部分，尤其是某些 EP。DID 的诊断还要求有失忆，和至少两个“身份”交替转换的情况，但没有明确列出身份解离的范围和特征。此外，DSM-IV 根据被动、依赖、内疚、抑郁、表现出敌意和控制别人等表现来区分人格中不同类型的解离部分，但并未说明 DID 患者与 OSDD（DDNOS）患者的身份解离有何不同。尽管 DSM-IV 和 DSM-5 没有提供指引，但在临床层面上，当人格解离部分出现有限度的解离而生和细节增加时（详见下文），治疗师倾向使用 OSDD 的诊断。

我们认为，二级和三级人格结构解离在以下几个方面是不同的。在二级人格结构解离（以及 OSDD）中，人格各部分之间的失忆界限感不太强。ANP 仍是人格中一个范围最广的部分，是主要的“股东”。EP 不会在日常生活中出现得那么频繁，而且不是由日常生活的行动系统所调节。因此，二级结构解离中的 EP 更多时候只会受防御系统所调节，而且很多时候只有一个 ANP。当 EP 在日常生活中出现时，这通常与创伤记忆重现有关，或因某个提示物激发了某个 EP 的防御功能。例如，一位幸存者每当有性行为时，就会出现一个与伴侣对抗的 EP，因为她把这次性行为当作是强奸。一般来说，这些 EP 的功能有限，而且通常不会全然觉察当下。原则上，某个人的人格部分的数目与解离属于二级还是三级，是没有关联的。一位二级结构解离的患者可能有多个 EP，而一位三级结构解离的患者可能只有两个 ANP 和两个 EP。然而，一般来说，人格分离的数目较多，与心理效能较低相关，这些心理受创者出现三级结构解离的机会也就越高。

三级人格结构解离的患者包含两个或以上负责日常生活运作的人格部分。挑起这些 ANP 运作的不是创伤记忆的提示物，而是个人进行日常活动的需要。例如，有些 ANP 只关注工作，有些则关注做父母的角色，另外一些则关注性行为。

75 我们假设，ANP 的分离源于那位得不到支持、情绪被忽视并受到虐待的儿童在日常生活各个方面长期受创，无法整合成长中的行动系统，而这些行动系统正是负责日常生活的。

特蕾西是一位患有DID的34岁患者，她有多个明显的ANP，每个部分都有不同的名字。“贝蒂”去工作（包含探索行动系统），在电脑软件工程师的职位上做得不错。特蕾西还是个孩子时，“贝蒂”是负责上学的人格部分。“贝蒂”解决工作技术难题，但是并不擅长和别人相处。这个任务（涉及社交的行动系统，例如依附）是由“特蕾莎”负责。“特蕾莎”既有魅力又外向活泼，但不负责任，仍然把自己当作是青少年。特蕾西自身（也是一个ANP）感到抑郁，有自杀倾向，孤僻，不喜欢工作，也回避人际关系。“贝皮”是一个ANP（负责照顾别人的行动系统），负责照顾内心各个“幼小”的EP。贝皮不会在日常生活中运作。当特蕾西一人独自在家时，有一个EP倾向于占用时间：“小特蕾西”哭着，抖动全身，好像全身痛得厉害，不过，她说不清出了什么问题。大多数ANP并不喜欢“小特蕾西”，她们尽可能地回避它。第二个细节有较多增加的EP被视为男性，认为是强健有力的，也被称为“终结者”，他恐吓人格中所有的其他部分。这个EP干扰“特蕾西”试图建立的所有亲密关系，而且诅咒男人，并想要强暴他们。当性行为刚结束，那个男人还躺在床上时，他就立即愤怒地嘟囔着扯下床单，把它塞进垃圾袋。特蕾西说，其他各个EP都在内心运作，“生活在一个大房间里”，似乎不在外部运作，并且处于不断的混乱和痛苦之中，还在她的脑袋里高声尖叫。

DID患者成年后会继续出现更多的ANP，来应对那些他们无法整合的事件。此外，持续不断被激活的EP及其创伤记忆也会阻碍ANP的正常运作，使幸存者更容易出现解离，这个缺陷和防御在成年时已经变得根深蒂固。

艾蒂是一位DID的患者，她有童年遭受性侵犯的经历。她怀孕后接受妇产科医生的妊娠检查（Van der Hart, & Nijenhuis, 1999）。这些检查重新挑起她遭受性侵犯的创伤。为了逃避这些创伤重现，她发展出一个新的ANP，不让创伤记忆入侵，好让自己能够忍受身体检查。

莉娜发展出一个仅在性行为时才出现的ANP，因为她不能容忍和丈夫做爱，但又觉得不能拒绝他。她还制造出一个非常有限的人格部分，它唯一的功能就是洗碗。

以上事例说明，人格结构解离如何从心理受创期间开始发展为一个缺陷，从76而随着生活中不愉快的经验变成一种心理防御和应对方式。当个人的心智水平很低时，人格的分离尤其容易在日常生活中出现，就像莉娜那样。

在三级人格结构解离中，每个 ANP 都受制于负责调节这部分的特定行动系统的运作和需要。特蕾西的“贝蒂”部分只专注于工作。艾蒂新出现的 ANP 只应对妇科检查。当然，治疗师会遇到众多 ANP 和行动系统的不同组合，有些组合包含着一系列日常生活运作的行动系统，有些却只有单个的行动系统。当日常生活使人难以承受时，ANP 就会出现分离，患者就用人格中各个解离部分来应对日常生活。

人格解离部分的解离而生和细节增加

在形式复杂的人格结构解离中，解离部分会随着时间产生两种特性。一是解离而生的程度，即一个解离部分与人格其他部分的分离和拥有自主的程度（Janet, 1907）。二是解离部分随着时间而发展出的复杂程度和“思想与功能”的涵盖范围（Janet, 1907，第 332 页），我们称作细节增加。尽管在文献中，解离而生和细节增加都与 DID 相关，但这两个过程也会以不同程度出现在二级人格结构解离中，有时还会出现在一级人格结构解离中。

解离而生

解离而生涉及人格的某个部分不受其他部分控制而自主运行的程度，这包括获得完全自主控制或执行控制的功能。其他部分可能对这个控制部分失忆，或者能觉察到这个部分但无法控制它。人格内各个部分回避整合，它们彼此的互动促使它们各自解离而生。内在人格各部分之间令人害怕和羞愧的互动，会促使人格部分解离而生，例如人格中某个部分对另一部分吼叫“贱人”，这是因为人格各部分会变得更加相互回避，因而更加分离。

人格中各部分解离而生的程度各不相同。有些部分会觉察到去人格化的问题，它们感到自己是人格整体中的一部分：“我知道我是它的一部分，但感觉上却不是这样。”其他部分只能很模糊地意识到这一点，另有少数部分即使面对明显相反的证据，仍把自己当作是一个完全独立的人。这样会给幸存者带来严重的问题。 77

> 莉娜的EP曾尝试割腕自杀。这个EP并不理解，如果莉娜死去，她也会死去。也就是说，她们共有同一个身体，而且是同一个人格的不同部分。这个EP企图摆脱莉娜那个非常压抑的ANP，以便这个EP最终能做她想做的事情，也就是和其他男人约会、发生性行为、饮酒作乐。所以，这个案例不仅涉及极其缺乏人格整合，还包含专注的范围极其狭窄，只关注某些特定的行动系统（性与玩耍），从而排斥其他行动系统。此外，还可以清楚地看到，莉娜否认：这个EP不被接受的欲望是属于自己的。

当ANP和EP对外在环境执行控制功能时，便是人格解离而生最明显的时候，而其他部分可能有意识或没有意识地觉察到这种情况。这种人格部分的解离而生的程度在DID中是普遍存在的现象。例如，莉娜的“祖母”部分照顾她真正的孩子，而艾蒂人格中新的ANP是出现在她接受妇科检查时。

在复杂解离障碍中，最常见的症状是人格中各个部分相互影响（Dell, 2002）。例如，一个EP攻击另一个EP。一个ANP试图照顾被惊吓的内在孩童部分。另一个EP对一个ANP经常做出恶意批评。一个幼小的孩童EP躲在衣柜里，在内心里哭喊。人格部分之间这种活跃且时而复杂的内心活动在DID中十分常见，而且常常会重演受虐经历而令患者备受折磨。有些解离部分会影响人格的其他部分，却很少在外在世界活动。对这些部分来说，内在世界是荒凉的、可怕的，却和外在世界一样真实，甚至比外在世界更真实（详见本书第八章）。在少数个案中，内在世界是一个包含人物众多的幻想世界（例如，“仙境”），使心理严重受创者能够在枯荣浮沉的生活中得到虚假的解脱。

细节增加

细节增加是关于某一解离部分全部行动范畴的复杂程度，包括记忆、技巧和自我感。当某一解离部分经常接触外在现实世界或丰富的内在世界时，就会出现细节增加。不论是发生在日常生活中，还是发生在心理受创的经历中，各解离部分与别人的重复互动，或各解离部分之间的重复互动，都会扩展它们的生活经验和心理活动范畴。因此，解离部分从这些互动中增加细节。有些互动是无害的，甚至是给人支持的，但有些互动会激发恐惧、厌恶或羞愧。

有关自我感的细节增加，例如名字、年龄和其他身份特征，远不如最初因缺乏觉知现实而导致细节增加来得重要。让内把这些细节增加连同它解离而生的程度称为替代信念（substitute beliefs）。当个人不能整合某个经验时，替代信念便会出现。替代信念的形式并不重要（例如，“我是个孩子；我是个动物；我是个聋子；我是个恶魔；我是我父亲”）。

> 我们不必太执着于这些替代信念。我们必须发现它们背后是不能觉知现实，这才是患病的本质，并且常常或多或少地被忽视。正是这种对现实觉知的缺乏及其对心理的重要影响，决定了患病的严重程度（Janet, 1945，第 187 页）。

布朗提出了一个有关细节增加的谱系。它的一端是一个发展非常有限的 EP，承载着一小段创伤经历（他称作“记忆碎片”）；而另一端是复杂得多的 EP。他把发展非常有限的 EP 描述为“一段碎片，这碎片对提示物、生活经历和一系列情绪 / 情感的反应极为有限，但能了解短时间内发生的事情”（Braun, 1986, 第 xiii 页）。其中有些 EP 在心理受创过程中有非常具体的目标。例如，一名 DID 患者有一个 EP，其功能只是进行口交；这是她对她的兄弟曾经为了制作儿童色情片而鞭打她并强迫她进行口交的反应。她的另一个 EP 叫“美妙的音乐”，她通过音乐来表达其他情绪部分的想法。每一个 EP 都从各自的角度经历创伤事件，这取决于每个 EP 的视角以及调节各自行动系统的关注点。

细节增加还可能受到社会文化的影响，例如，有些 EP 模仿电视或电影人物。一位男患者有一组细节丰富的 EP，全部是以电影《星际迷航》中的人物为原型。"史波克先生"充当智商极高但感情空白的 ANP。不过，绝无证据显示，解离障碍是因扮演社会角色而导致的（Gleaves, 1996）。

ANP 和 EP 的混合

ANP 和 EP 复杂混合一起的情况可能出现在十分破碎的患者身上。对那些幼年时被照顾者虐待和疏忽照顾的儿童来说，被虐待成为他们日常生活的主要部分。因此，他们可能会在建立正常生活行动系统时遇到特别大的困难。这是 DID 患者常有的经验。这些儿童必须在发展中的防御行动系统和日常生活行动系统之间进行快速且频密的切换，以至于这些行动系统会以十分混乱的形式混合在一起，也使他们的 EP 和 ANP 如此混乱地混合在一起。

对功能运作水平极低的 DID 患者来说，许多 ANP 和 EP 看起来似乎难以分辨。然而，仔细观察就会看到，一些"偏向 ANP"的解离部分似乎倾向于负责日常生活的运作，而另一些"偏向 EP"的解离部分则似乎倾向于负责防御功能。这些患者最难治疗，因为他们的心智水平极低，而他们的防御系统不断在日常生活中运作，导致他们变得多疑，有攻击性，并对人际关系的转变反应过度，而且一般来说无法采取正常生活的行动。他们通常长期出现创伤记忆突然重现的情况，令他们身心俱疲。被条件化的提示物经常容易激活这些创伤记忆重现（详见本书第十章）。对这类患者来说，日常生活本身就是令人难以承受的。 79

艾蒂是一位被诊断为患有 DID 的求诊者，其主要的解离部分遭受严重创伤，即使付出很大努力和承受很大痛苦，这个解离部分也只能在低水平运作。这个部分尽管受到各主要日常生活行动系统调节，但也承载着许多创伤记忆。这些创伤记忆是关于她母亲对她严重的言语虐待。其他 EP 则承载着其他类别的严重心理创伤。

当创伤事件长期入侵儿童的日常生活时，EP 就会掌管那些通常只是负责日常生活、但现在却成为心理受创主要成分的行动系统。最常见的例子是性的行动系统。虽然这个行动系统作为正常生活的一部分一般是属于 ANP，却会与必须应对性侵犯的 EP 联系起来。例如，加害者可能刺激青少年达到性高潮，又或者频繁地强烈刺激一名幼童的性反应行动系统，使他们正在发育的性行动系统在性侵犯中变得早熟。有些 EP 的出现，是防御自己觉察到遭受性侵犯。例如，有些 EP 坚信，是自己“引诱”加害者，因此，是自己在控制着局面，而且并没有受到伤害。这意味着启动了性的行动系统。而其他 EP 却相信，自己是同性恋者，尽管 ANP 声称自己是异性恋者；或者它们与人格其他部分持不同的性别。当这名儿童长大后，这样的 EP 可能就会出现性发泄行为，并且导致对性取向身份或性别产生严重的困惑。这些 EP 在患者整个成长历程中，对影响他 / 她的性观念扮演着举足轻重的角色。

ANP 和 EP 的类型

与 DID 有关的文献对各类型的人格解离部分（它们并不一定相互排斥）都有描述（例如，Boon, & Van der Hart, 1995; Kluft, 1984, 1996a; Putnam, 1989; Ross, 1997）。其中包括（1）主人部分；（2）孩童部分；（3）保护者和帮助者部分；（4）内在自助者部分；（5）模仿加害者部分，这是对加害者的内在投射；（6）自杀倾向部分；（7）不同性别部分；（8）性滥交部分；（9）管理者和偏执强迫部分；（10）滥用精神科药物部分；（11）自闭和残疾部分；（12）有特殊天赋或技能部分；（13）麻醉或止痛部分；（14）模仿者和冒充者部分；（15）魔鬼和幽灵部分；（16）动物和物件部分（例如，树）；以及（17）属于其他种族的部分。上述有些类型的人格部分是常见的，例如孩童、加害者以及自杀倾向部分，而其他类型则不常见。所有这些部分都可以被视为有不同程度细节增加的 ANP 或 EP。这些 ANP 和 EP 的特点是由那些调节它们运作和拥有特定心理防御功能的行动系统决定的。

“人格中的主人部分”

有关 DID 的文献经常提到所谓的“主人”（host），就是通常“站出来”或是主持大局的 ANP（Braun, 1986; Kluft, 1984a; Putnam, 1989）。它也通常被称为“原初”人格。然而，在三级人格结构解离中，并没有这样的原初人格存在，而主人部分也不是人格的非解离部分。反之，人格分成两个或以上的解离部分，而其中一个或多个部分可以被看作是“主人”部分。我们选择用 ANP 这个词语，是因为主人部分负责一般日常生活的运作，并且没有意识到或不完全意识到有创伤经历。有些 DID 患者可能会有多个解离部分。这些解离部分在日常生活中十分重要，即便它们可能不比其他部分有更多执行控制的功能，但还是会被称为“主人”部分。

有些患者有多个解离部分一起形成善于社交的“假象”，来试图掩盖 DID 引致的许多问题和出现 DID 的明显证据（Kluft, 1985）。莉娜就有这样的 ANP，而它们的名字都是同一名字的些微改动。它们像一个团队一起来阻止别人发现自己有严重的解离。另有一位患者的“主人”部分可能是一个有 EP 特性的 ANP，这是因为童年时受到广泛的疏忽照顾和虐待所导致的。这些经历妨碍了建立那些只包含日常生活的行动系统，同时又没有被防御行动系统“污染”的人格部分。

虽然有些东西是“主人”部分记不起的，但通常都能稍微辨认出人格中的其他部分。然而，“主人”部分偶尔也会不知道人格中还存在其他解离部分。当其他部分执行控制功能时，“主人”部分就会失去时间概念（Putnam, Guroff, Silberman, Barban, & Post, 1986）。正如斯特恩（C. R. Stern, 1984）指出，大多数情况是，“主人”部分主动否认（主动无法觉知现实）人格中存在其他解离部分的证据，而不是各个解离部分“躲起来”不让主人部分知道它们的存在。这种缺乏觉知可以很严重，以至于面对其他解离部分存在的证据时，主人部分可能会“逃离”治疗。

人格中的孩童部分

81

在二级人格结构解离和三级人格结构解离中，除了加害者部分外，孩童部分可能是童年时长期遭受虐待和疏忽照顾的个案中最常见到的 EP。这些 EP 常常感到惊恐，而且不信任别人，其中很多 EP 还会缠人并渴求帮助。后者的出现是基于依附呼求的防御行动子系统，其中包括不适切的依赖和不安全依附（Steele, Van der Hart, & Nijenhuis, 2001）。一般来说，“孩童”部分仅关注威胁提示或依附提示。因此，治疗师可能会被视为潜在的加害者，但同时也是一个可能提供安慰的人。通常，这些“孩童”部分停滞在心理受创的时空，其数目远多于 ANP。它们缺乏觉知现实的程度可能会非常严重而且广泛，以至于它们可能觉得自己真的是个孩童。孩童部分可能会理想化加害者，这表示它们极度没有觉知到过往发生的事情。有时，它们否认与其他人格部分拥有同一的父母。他们通常缺乏必需的判断力和技巧去应对日常生活。

人格中的其他孩童部分可能实际上就是 ANP，受多种行动系统的调节，例如玩耍行动系统、探索行动系统或依附行动系统。这些 EP 一直停滞在这些行动系统的发展初期。在正常情况下，这些行动系统会指引人的心理和身体成长和发展。然而，对于长期童年受创的幸存者来说，有些 ANP 可能一直没有体验到心理成长。一旦日常生活开始出现更多的疏忽照顾和虐待，这些 ANP 就会或多或少地停滞在过去时空和过去的发展阶段中。这些 ANP 出现安慰和回避的幻觉，好像生活还没达到更坏的地步，一切还好。因此，他们可能只想着去玩耍，或者天真烂漫地交际。

弗朗西斯有个人格部分叫“玩耍”（play）。这个部分爱玩游戏，兴奋得像个孩子般不停地聊天。当其他部分不得不去做她觉得无聊的工作时，她就感到厌恶。“玩耍”部分完全不能承认她曾经受到虐待。如果提起这个话题，她就会聊更多好玩的事情。很明显，她缺乏觉知的程度很高，而且她的玩耍功能不仅是为了隔离某个行动系统，还变成一种阻止她觉知创伤的心理防御系统。

有时，有些“玩耍”部分可能不只是包含玩耍的行动系统，还可能是性侵犯的重演，因为加害者把性侵犯对儿童说是“玩游戏”。

丽莉有一个孩童部分在治疗中只想玩游戏。她死板的行动倾向和行为有双重功能。第一，这是她在生活中获得快乐的方式。她曾受到严重的疏忽照顾，这包括幼年时一次长期住院的经验。一位男护士把她从床上带下来玩耍。在丽莉看来，起初玩耍是开心的、是没有危险的，但最终发生了性侵犯。这个EP第二个更隐秘的任务是，使那个男护士保持对真正的玩耍有兴趣，这样，就能阻止他做出性行为。这也就是在治疗中她面对（男）治疗师时重演的行为。

保护者部分

有两个相关的EP试图“保护”，它们就是人格中反抗的解离部分和模仿加害者的解离部分，尽管它们会使用极端自我伤害的方法。第三类是带着很高的观察智慧，直接帮助和支持个人，以更成熟、更有效的方式去适应日常生活。然而，这部分通常没有把患者的生活变成个人历验。

前两类EP本质上都是防御性的，它们停滞在有保护功能的“反抗”防御子系统，试图管理愤怒和暴怒等令人困扰的情绪，并且避免产生受伤害、害怕或羞耻的感受（Van der Hart et al., 1998）。在它们特定的行动系统中，这两类EP把注意范围缩窄到它们认为是威胁的任何事物。然而，它们通常无法分辨出什么是有威胁的，什么是没有威胁的。它们把条件反射如此广泛化，导致很多不同的提示物都会引发僵化的防御反应。当其他解离部分接触治疗师时，尤其是当它们开始与治疗师建立信任关系时，这些带有保护功能的反抗者EP（fight EP）就被激活起来（Steele et al., 2001）。它们一般认为，人际关系、依赖和情绪的需要都是能够激发威胁反应的条件化刺激。渴求人际关系这个内心体验变成了主要的威胁：反抗者EP常常认为，导致童年时受虐的真正原因是（自己）需要在人际关系中得到爱和照顾。如果没有这些需要，根本就不会受到虐待。

反抗者情绪部分是反抗防御子系统的一部分，其确切的功能是保护幸存者，使之免受内在威胁和外在威胁。它们有防御性的替代信念，例如，他们觉得自己是强壮的，没有受到伤害，并且能够用强而有力的行动去表达愤怒和进行报复。这些部分常常把自己看作是一个“坚强的”孩童或青少年，或是一个身强体壮的男人。它们在治疗中会逞强：“我不需要你的任何帮助，它们（其他部分）也不需要你。你最好别管闲事！”

模仿加害者的情绪部分（persecutory-imitating EPs）倾向于体验并表现出自己

就是那个最初做出创伤行为的加害者。这种缺乏觉知可能会达到妄想的程度，但这只是另一种替代信念。这些 EP 把自己想象成加害者，以替代觉知痛苦的现实，即他们（主观上）是个孩童，曾经心理受创，并且无法阻止虐待发生。这个事实使他们带着巨大的羞愧感和内疚感。这些模仿加害者的 EP 通常较为注意内在经验，不仅对外在威胁做出反应，还会对那些视为内在威胁做出反应（例如，一个停滞在创伤记忆中的 EP 的哭喊）。很多模仿加害者的 EP 相信，它们必须压制这个 EP 的哭喊，因为眼泪可能会激发真正的加害者施加更严重的虐待。儿童没有足够的心智水平去理解加害者，没有能力制造象征性表象，他们会"吸收"并向内投射加害者这个"坏东西"。因此，儿童的 EP 会声称自己是加害者，而不是受虐者，而且会有83 加害者不同程度的情感和行为。从这个意义上说，这些 EP 常常无法区分内在现实与外在现实。许多心理受创者备受这些模仿加害者的解离部分折磨，就好像虐待仍在继续。模仿加害者的 EP 可能还会从儿童看待加害者的角度去做出代表创伤经历的行为（例如，"我会用我认为是我父亲的行为和思考方式去行动和思考"）（参阅 Ross, 1997）。施瓦茨呈现这样的案例：

> 当他们强奸我时，我变成了他们，这样我就不疼了。而且作为伤害自己的一员感觉很好。主宰一切的是我，而不是他们。即使现在我知道：受伤害的就是我，那个信念不是真的，我还是无法变回那个受伤害的小男孩。我甚至不为他感到难过（H.L. Schwartz, 2000，第 41 页）。

在这个案例中，受害者在某种程度上觉知自己并不真的是加害者，而是那个受伤害的人。然而，并没有出现完全觉知（"我无法变回那个受伤害的小男孩"）。这些 EP 像真正伤害他们的加害者一样，没有调节技巧来处理掩藏在他们敌意背后的愤怒和暴怒，或是痛楚、羞耻、需要和恐惧。因此，他们必须学习其他方式来应对暴怒，去应对治疗过程中出现的强烈感受。

反抗者 EP 和模仿加害者的 EP 可能会带着自我伤害的行动强行入侵 ANP，例如割腕或令自己狂吐狂泻，并有可能控制意识。它们可能会向治疗师或患者生活中的其他人发泄，而 ANP 却不记得有这样的行为，或虽然意识到但却未能控制它们的行为。

其他的保护者 EP 是受照顾别人的行动系统所调节，或只是经历创伤时那个观察者部分的丰富细节。尽管照顾者部分能力有限，但它们较为主动地参与管理人格解离部分的行动系统。虽然这些解离部分主要是受照顾者行动系统所调节，但它们通常缺乏照顾自己的意识，因而容易变得身心俱疲。它们只觉察内在世界和外在世界中别人的需要，因此，它们几乎没有能力去玩耍、探索或社交。治疗师千万别过于依靠这样的解离部分，因为那样做只会促使它们把意识场收窄到只有照顾别人的行动系统，却不能意识到还有其他行动系统。

二级人格结构解离和三级人格结构解离的起源

人格较为复杂的长期结构解离（即二级人格结构解离和三级人格结构解离）与幼年时长期遭受严重心理创伤有关。理论上，人格结构解离的层次与以下因素之间的复杂互动有关:（1）个人的发展水平及其相关的心智水平;（2）心理受创的严重程度和持续时间;（3）增加脆弱性或抗逆力的遗传因素;（4）人际支持的程度，包括依附关系;（5）儿童需要安全依附关系，才能正常整合行动系统，但这种整合受到干扰;（6）儿童需要发展心理技能和行为技巧，来适切并灵活地应对日常生活变迁、人际关系以及其他压力来源，而这些发展受到干扰或倒退。 84

幼儿的人格发展和未成熟整合的大脑结构

幼儿的人格是相对不完整的，而且大脑结构的整合仍未成熟（Perry, & Pollard, 1998; Teicher, Anderson, Polcari, Anderson, & Navalta, 2002）。生命中最初几年的生活质素，特别是安全依附，是奠定人格组织结构的重要基础，可以使人格组织结构在不同状况下保持协调凝聚，例如不同的行动系统、地点、时间和自我感。我们假定，在一级人格结构解离中，人格在心理受创之前是一个相对整合的心智系统（mental system）。不过，这个假定在幼儿身上难以成立。

我们假设，二级人格结构解离可能是由很多因素交互影响而造成的，例如年龄、心理受创的严重程度、缺乏人际支持、与加害者的关系、回避创伤记忆的倾向，还可能有遗传因素（Becker-Blease et al., 2004）。儿童在遭受虐待和疏忽照顾时的年龄越大，他们的日常生活行动系统就越有可能变得比较协调，因此较不可能发展出多个ANP。三级人格结构解离则有很大机会发生在幼年时（八岁以前）遭受心理创伤，即心理受创持续成为日常生活的组成部分。这样，ANP也成为人格结构解离部分。

创伤的强度、持续时间和重复次数，以及儿童的发展阶段

让内指出，“（创伤）产生的身心崩解效果，与其强度、持续时间和重复次数成正比”（Janet, 1909a，第1558页）。费伦茨与让内同样观察到，童年时长期遭受严重的心理创伤导致人格出现更复杂的分离。

> 如果儿童在成长过程中经历的冲击（即创伤事件）次数增多，那么，他们人格分离的数目和类别也会增多。这些破碎部分在面对许多其他破碎部分时会感到迷惘，并难以保持彼此的联系。每一破碎部分都表现得像一个独立的人格，同时没有意识到其他破碎部分的存在（Ferenczi, 1949，第229页）。

85

即使费伦茨夸大了人格中不同解离部分之间互相缺乏有意识觉察的情况，但他的临床观察也表明，早期发生严重压力事件及其次数是导致复杂人格结构解离的主要因素。有几个研究已经提供证据支持这一结论：长期的严重解离与幼年持续心理受创相关。这些研究对象包括心理遭受重创的患者（Chu, & Dill, 1990; Draijer, & Boon, 1993; Nijenhuis, 2004; Nijenhuis, Spinhoven, Van Dyck, Van der Hart, & Vanderlinden,1998b; Ogawa et al., 1997; Saxe et al., 1993）以及接受医疗护理的患者（Nijenhuis, Van Dyck et al., 1999）。此外，还有理论假设，幼儿特别容易在遭受创伤时刻出现解离和其他与创伤有关的精神病症（例如Kluft, 1991; Putnam, 1989, 1997）。因此，幼年遭受严重的心理创伤往往与出现比较严重的解离形式有关，就

如我们在二级人格结构解离和三级人格结构解离中描述的那样。

情感忽视和心理虐待带来长期有害的后果已被广为记载（Cohen, Perel, De Bellis, Friedman, & Putnam, 2002），包括出现人格结构解离。因此，解离症状的严重程度与性侵犯、身体虐待、疏忽照顾及其严重性和长期性相关。它也与母亲出现功能紊乱的情况相关（Draijer, & Langeland, 1999; Macfie, Cicchetti, & Toth, 2001a, 2001b）。

长期心理受创儿童的紊乱依附

儿童与其照顾者在早期建立的依附模式受到严重破坏，似乎是出现病态解离的先兆，包括出现比较复杂的人格结构解离。尽管依附系统只是驱动人类行动倾向的行动系统之一，但它确实是促使其他行动系统发展和协调必不可少的要素。特别是，它能调节对威胁的反应，而这些反应会干扰日常生活行动系统的提升。在莱昂斯–露丝看来，

> 在依附关系中能建立对害怕感受的调节能力，是儿童建立自由意志的基础。他们能把注意力从威胁和安全的问题上转移到其他发展成就上，例如探索、学习和玩耍（日常生活的行动系统）（Lyons-Ruth, 2003，第885页）。

因此，与各日常生活系统相关的神经网络不停地持续运作，变得越来越复杂，越来越互动，造就了一个更加协调一致的人格和有良好人际关系的生活。然而，当照顾者向自己的孩子做出恐吓、敌意或无助行为时，会发生什么事情呢？当这样的行为成为一种模式时，婴儿就会发展出一种特别的依附方式（即紊乱/迷惘依附，或D–依附）（Howell, 2005; Liotti, 1992, 1995, 1999a, 1999b; Lyons-Ruth, Yellin, Melnick, & Atwood, 2003, 2005; Main, & organ, 1996; Schuengel, Bakermans-Kranenburg, & Van IJzendoorn, 1999）。D–依附描述婴儿出现了对其照顾者不寻常的趋避矛盾反应模式。因为照顾者本应是婴儿可靠的安全来源，但却同时成为害怕和威胁的来源。带前瞻性的追踪研究已显示，除了严重的儿童虐待和疏忽照顾外，

86

导致儿童D–依附的亲子关系方式也极能预测到，儿童于不同发展阶段，包括青少年期和青年期，会出现解离症候群（E. A. Carlson, 1998; Lyons-Ruth, 2003; Lyons-Ruth, Yellin, Melnick, & Atwood, 2003, 2005; Ogawa et al., 1997）。主要照顾者的某些行为或许不能明确地被贴上虐待的标签，但是，却会对儿童造成心理创伤的后果。以下施压行为会降低儿童的整合能力，包括恐吓或令儿童感到惊慌的行为、完全无反应，或者对儿童表现出无助行为。根据里奥蒂的理论（Liotti, 1992, 1999a），婴儿表现的D–依附矛盾行为反映他们出现对自我和依附对象多种不协调的"内在运作模式"（Internal Working Models, IWMs），这意味着未能整合记忆、情感、认知和身份。因为这些心理模式无法协调，儿童便无法充分整合他/她的记忆、感受、认知和身份。的确，里奥蒂（Liotti, 1999a）注意到这些内在运作模式各自独立存在，并且成为人格解离部分的基础，这包括他们对自我、父母或其他主要照顾者的内在运作模式（Nijenhuis, & Den Boer, 2009）。

当幼儿与照顾者分离时，他们与生俱来的依附系统便激发其在心理和行为上趋近照顾者。然而，当儿童靠近一个不理会他们、虐待他们，或者令他们害怕的依附对象时，他们受到威胁的感觉便渐渐增加，因而激发其防御子系统（逃跑、僵住不动、反抗、屈从和完全崩溃）。我们认为，紊乱依附其实并非完全混乱。儿童无法解决的趋避矛盾促成了各个行动倾向之间的人格结构解离。不安全依附和针对威胁而启动的防御系统挑起了这一人格结构解离。儿童的人格每一部分都颇有组织，它们具有非常独特但却十分有限的行动倾向。这些行动倾向只局限于针对抵御威胁和特定的不安全依附模式。这些部分会交替地执行控制功能，并围绕什么是与主要照顾者相处的最好或最安全的方式而彼此冲突。因此，儿童的行为表现似乎是紊乱或迷惘的。然而，这种外在的混乱行为可能是各自僵化的解离部分之间相互竞争的外在表征。这些解离部分分别受到防御系统和依附系统的调节。当置身于与一个危险的照顾者相处但又需要他/她的困局时，这些解离部分会出现相互矛盾的解决方法。 87

患者在童年时长期心理受创，EP拥有的防御行动系统并不是在人际关系真空的情况下产生的，而是在主要且必需的人际关系中产生的。因此，各种不安全依附模式，甚至是安全依附模式，都可以出现在各解离部分之内。我们发现，有些ANP可能已经建立起相当安全的依附，而人格中的另一些部分则继续以极不安全的依附模式运作。这和文献中提到的结论相吻合，即一个人可与某个人有安全依附的关系，但与其他人却是不安全依附的关系（Main, 1995）。尽管EP看似主要专注于防御，但极有可能的是，人格中大多数部分，甚至是所有部分的行为都反映着隐藏的依附模式。因此，塑造EP的不仅是防御行动倾向，还有那些与防御匹配的不安全依附行动倾向。例如，对依附的呼求和不顾一切地（不安全地）寻求依附；对分离有长期愤怒和困扰的反抗和抗拒依附（Hesse, 1999）；或是绝少与人接触的逃跑和回避依附（Hesse, 1999）。与人际创伤有关的EP和由非人际创伤产生的EP，它们的依附行动倾向是有分别的。后者的例子包括由自然灾害造成的心理创伤。前者会同时表现防御策略和不安全依附的行动倾向，而后者可能只是完全关注于防御。

仔细观察各解离部分交替出现的次序和重复次数，以及仔细观察与依附方式有关的特定行为交替出现的次序和重复次数，可以揭示不同依附模式背后的人格组织结构。不同的依附模式也常常与不同的防御行动倾向相关。举个例子，一个抗拒依附的反抗者EP可能一直跟着一个需求强烈并且不顾一切地寻求依附的EP，以求能保护后者；或者一个有安全依附的ANP试图加深某一人际关系时，一个逃跑的EP就会回避依附。

心理技能和行为技巧不足

那些在长期遭受虐待和疏忽照顾中长大的人，他们通常严重缺乏以下各方面的能力，包括情感调节、生理功能调节、自我感调节，以及其他要求定期调节、合作和凝聚力的生活能力（Siegel, 1999; Solomon, & Siegel, 2003; Van der Kolk, McFarlance, & Van der Hart, 1996; Van der Kolk, Pelcovitz, Roth, Mandel, McFarlane, & Herman, 1996）。这些人缺乏多种技能，包括正念觉察、建立人际关系、情感调节、承受困扰、区分内在现实和外在现实的能力；忍受孤独、自我安慰的能力；调节自我憎恶的程度和其他自我意识情绪或社交情绪（例如，羞耻、内疚、尴尬和羞辱）、有反思能力而不只是毫不思考地反应；有能力心智化，即能够想象到别人会如何想或如何感受，以及别人的想法和感受可能与自己的想法和感受不同（Fonagy, & Target, 1997; Gold, 2000; Linehan, 1993; McCann, & Pearlman, 1990; Van der Kolk, 88

Pelcovitz et al., 1996)。除此之外，幸存者还有生理功能失调的问题，以及过低反应和过高反应的问题（Ogden, & Minton, 2000; Ogden, Minton, & Pain, 2006; B. D. Perry, 1999; Van der Kolk, 1994）。在人生早年建立的安全依附是培养自我调节技能的基础（Cassidy, 1994; Fosha, 2001; Schore, 2002; Siegel, 1999）。主要照顾者似乎是为婴儿那尚未成熟的神经系统提供调节功能（Polan, & Hofer, 1999）。对婴儿来说，失去对母亲的依附（亲近）（Bowlby, 1969/1982），以及失去照顾者为婴儿仍在发育中的神经系统提供的（生理）调节功能，都会引发一种经由惊恐产生的分离反应（Polan, & Hofer, 1999）。当产生惊恐的情况经常出现时，它就成为幼儿人格发展中一个制造混乱的因素。儿童长期缺乏外在调节，再加上经历过难以承受的事件和由威胁引起的惧怕，就会令儿童容易产生猛烈的情绪，这是由于他们没有得到所需的帮助来调节和处理这些情绪（Van der Kolk, 2003）。

本章小结

三级人格结构解离是人格结构解离中最复杂的类别，常见于许多 DID 案例中。尽管 DSM-IV 指出，“解离的身份”有颇为丰富的细节和自主性，但即使最复杂的 DID 案例，也包含一些颇为有限的 EP，类似一级人格结构解离和二级人格结构解离中比较原始的 EP。在三级人格结构解离中，每一个 ANP 都受制于特定行动系统的功能和需要，所以，它们很难在日常生活中达致连贯和协调。幼童长期遭受心理创伤，他们的人格从未得到整合，他们的 ANP 可能就是已解离的日常生活行动系统的表征。DID 的患者可能会因难以承受日常生活的要求而继续出现更多的 ANP，这是由于患者的生活环境艰难、人格解离部分之间的冲突产生内在混乱、创伤记忆长期重复被激活，以及心智水平低下所致。患者的人格结构解离越复杂，人格中一个或多个部分则越有可能解离而生，并且各自为政。

第五章　从人格结构解离视角看与创伤有关的症状

89

> 有些轻微的解离导致身体残障，例如肢体感觉缺失，这可能是破碎部分存在的最有力的证据。但是，当我们从这些案例中得到第二个独立意识存在的证据时，我们遇到的好像不只是一组感觉，而是一个有目的、有思考的人物，一个自我……
>
> ——威廉·麦克道尔（William McDougal, 1926, 第 543 页）

大多数心理创伤幸存者有太多的症状。即使“单一”PTSD 的患者其症状通常也远不止众所周知的三组症状：麻木 / 回避（numbing/avoidance）、再次体验（reexperiencing），以及过高反应（hyperarousal）（Kessler et al., 1995）。心理创伤领域中一些知名学者曾指出，心理创伤患者的多重症状并不构成同时发病的诊断（comorbid diagnoses），但在很大程度上反映了心理创伤对身体、认知、情感和行为造成了一系列复杂的影响（例如，Van der Kolk, McFarlane, & Van der Hart, 1996; Van der Kolk, Pelcovitz et al., 1996; Van der Kolk, Roth, Pelcovitz, Sunday, & Spinazzola, 2005）。而更有可能的是，有一系列与创伤有关的病症，会包含比较复杂、详尽的症候群（Bremner, Vermetten, Southwick, Krystal, & Charney, 1998; Moreau, & Zisook, 2002）。

一直以来，很少用建立理论的方法来解释与创伤有关的不同症状所共有的源头。而缺乏清晰的理论来说明心理创伤造成的影响，会使诊断的分类很难达成一致。

对解离症状的困惑

90

在当今心理创伤领域中，解离只被视为众多症状之一，而不是一系列症状的深层组织。因此，很多治疗师放弃处理一些患者的解离，认为它是“轻微的”，并且无法理解其他症状背后也可能有的解离性质，这些症状包括比较复杂的行为，包括重复滥用精神科药物、情感失调，或者长期出现人际关系困难。毕竟，解离的特点之一就是有些症状不会立即明显地表现出来，甚至那个感到受惊或羞愧的患者可能会有意地隐藏或掩饰这些症状（Kluft, 1987b, 1996b; Lowenstein, 1991; Steinberg, 1995）。

文献中有关解离的困惑是，哪些症状是解离？在不同的诊断分类中，解离一词是否具有相同的含义（Van der Hart, Nijenhuis, Steel, & Brown, 2004）？这个困惑源于以下三个难题：（1）在解离概念中加入了意识转换的症状；（2）人格结构解离只是归入 DID 的诊断类别；（3）难以确定某一症状是否代表出现人格结构解离。

关于第一个难题，解离最初被严格定义为一种人格的分离，只是近期才加进意识水平和意识场转换的症状。例如，像“出神”（spacing out）和“入神”（absorption）状态这样的意识转换被视为解离，然而它们几乎是普遍出现的。如果是短暂和轻微的话，它们是完全正常的，通常不涉及人格结构解离（Steele, Dorahy, Van der Hart, & Nijenhuis, 2009）。这种混淆导致缺乏共识，即哪些症状和病症属于与创伤有关的解离范畴，而哪些却不属于（参阅 Brunet et al., 2001; Cardeña, 1994; R.D. Marshall, Spitzer, & Liebowitz, 1999）。

第二个难题是解离被强行归入人格分离，只在某些解离障碍中出现，特别是 DID。其实，解离也可见于其他精神病症，例如，PTSD 或边缘人格障碍（BPD），这些病症的解离在文献中似乎与 DID 所描述的解离表现完全不同。尽管有人一直挑战常态解离—病态解离这一谱系（例如，Waller, Putnam, & Carlson, 1996），学术界仍未对“所有解离症状都是不同程度的人格结构分离的表现”这个说法达成一致的看法。

第三个难题是难以评估某个现象是否是人格结构解离的表现，即它是一个解离症状，还是其他状况。例如，异常程度的健忘可能是痴呆症、大脑肿瘤、极度疲劳、醉酒或人格结构解离的表征。同样地，不同的自我感可能是由抑郁症、极度疲劳、醉酒或人格结构解离所引发。若要证实某些症状是否人格结构解离的表征，就要显示出人格的某个部分能回忆起一段记忆，或者它有一段经历是其他部分所没有的。

91

解离症状

当今文献所记载的解离症状并不一致。当代很多对解离症状的讨论，尤其是关于 PTSD 的文献，都只涉及负性解离症状（negative dissociative symptoms）的描述。这些症状包括失去心理活动，例如感知、情感、记忆，也包括失去心理功能，例如失去专注于当下的能力或控制自己行为的能力。而与之相对的正性解离症状（positive dissociative symptoms），包括创伤记忆入侵和声音入侵，却很少被提及，而与 DID 有关的症状算是少数的例外。负性解离症状是指，某些身心现象不存在于人格某个或多个部分中，但却存在于其他部分中。因此，这些症状并不是绝对失去，因为彻底失去会出现在整个人格中——就如完全失忆那样，而不是只出现在人格的某些部分。然而，在解离失忆的个案中，某一部分无法接触某段特定的记忆，但另一部分却可以。

在精神病学和心理学的历史中，已明确承认正性解离症状和负性解离症状的存在（Janet, 1901/1977, 1907, 1909b; Myers, 1916a, 1916b, 1940）。但在过去数十年，这些症逐渐变得鲜为人知，甚至被人遗忘（Nijenhuis, & Van der Hart, 1999b; Van der Hart, & Friedman, 1989; Van der Hart et al., 2000）。

让内发现，负性症状都是长时间持续和持久的（Janet, 1901/1977）。用我们的话说，这是从人格 ANP 的角度所得的观察，而 ANP 绝大部分时间都拥有执行控制的功能。

正性症状是因人格的 EP 入侵 ANP 而出现的，也会随着停止入侵而消失。然而，在比较复杂的解离个案中，EP 之间也会相互入侵。在 DID 的个案中，一个 ANP 也可能入侵另一个 ANP。一个解离部分，比方说一个 EP，能够从另一个部分，例如 ANP，获得完全执行控制的功能。这是极端程度的正性症状。因此，正性症状一般可以被描述为心理现象以及生理或行为现象，而这些现象会入侵或干扰人格中一个或多个部分，它们同时也代表人格中一个或多个其他部分的特征。正性症状还包括这些部分存有的记忆、它们的“声音”、意图、感知、情绪、认知或行为等。

有些学者认识到，入侵和干扰执行控制功能包含解离的成分（例如，Butler, 92

Duran, Jasiukaitis, Kroopman, & Spiegel, 1996; Nijenhuis, & Van der Hart 1999a; K.S. Pope, & Brown, 1996; Spiegel, 1993; Van der Hart et al., 2000; Van der Kolk, & Van der Hart, 1991）。DSM-IV 也注意到，在“解离”状态下可以出现再次体验心理创伤的现象（APA, 1994，第 424 页）。在 PTSD 诊断标准中也提及“解离性创伤记忆片段重现”（APA, 1994，第 428 页）。DSM-5 也指出，在解离状态下可以出现再次体验心理创伤，“这些解离状态可以持续数秒至数小时，甚或数日。期间患者再次体验到创伤事件中的部分经历，而患者的行为表现就像那件事正在那一刻发生”（APA, 2013，第 275 页）。至于 PTSD 的诊断标准，DSM-5 提出“解离反应”（dissociative reactions）（例如，在创伤记忆突然重现时，患者的感受和行为就像创伤事件正在发生）（APA, 2013，第 271 页）。然而，许多学者似乎并不承认正性解离症状，例如创伤记忆入侵（如 Harvey, & Bryant, 1999a; R. N. Marshall, Spitzer, & Liebowitz, 1999; B.D. Perry, 1994, 1999; Schore, 2002）。

我们虽然可以把人格结构解离症状理解为正性或负性，不过，也可以把它们理解为心理层面的症状（即**心理解离症状**，psychoform dissociative symptoms）和身体层面的现象（即**身体解离症状**，somatoform dissociative symptoms）（Nijenhuis, 2004; Nijenhuis, Spinhoven, Van Dyck, Van der Hart, & Vanderlinden, 1996）。心理解离症状和身体解离症状是高度相关（Dell, 2002; El-Hage, Darves-Bornoz, Allilaire, & Gaillard, 2002; Nijenhuis et al., 1996; Nijenhuis, Van Dyck et al., 1999; Nijenhuis, Van der Hart, Kruger, & Steele, 2004; Şar, Kundakci, Kiziltan, Bakim, & Bozkurt, 2000; Waller, Ohanian, Meyer, Emerill, & Rouse, 2001）。这两种形式的解离症状都是人格结构解离的表现，这是因为人格中的一个部分可以体验到这些症状，而其他部分却体验不到。

简而言之，当今文献并没有准确描述解离症状。如果把正性症状和负性症状都考虑在内，即入侵症状和涉及失去的症状，可能就会对解离有更一致、更全面的理解。

负性心理解离症状

负性心理解离症状包括失去记忆（失忆）、失去情感（麻木）、失去批判思考能力、难以全面思考事情；失去对需要的渴求、愿望和幻想；失去曾有的心理技能。PTSD 中的抽离、麻木和回避通常属于负性解离症状。这些情况也出现在其他与创伤有关的精神病症中，也构成 ANP 的症状。负性解离症状也会在那些停滞在僵住不动或完全屈从的 EP 中起支配作用。这些部分可以体验到情感（和感官）麻木，而且失去批判思考能力，失去多种技巧，以及失去活动功能（一种身体解离症状，详见下文）。

解离失忆 如果失忆被视为解离，必然有一些人格结构解离的指标：即人格的某一部分拥有一些信息，而另一部分却没有。有些证据显示，解离失忆（dissociative amnesia）是童年时长期遭受虐待和疏忽照顾的特征，那些被近亲和照顾者虐待的患者尤为如此（Freyd, 1996）。这是患有 DID 的儿童和成年人的主要症状（Boon, & Draijer, 1993; Dell, 2002; Hornstein, & Putnam, 1992; Steinberg, Cicchetti, Buchanan, Rakfeldt, & Rounsaville, 1994）。解离失忆也可以是如下患者的特征，即 OSDD（DDNOS）（Boon, & Draijer，1993；Coons，1992）、复杂 PTSD（Pekovitz et al., 1992）和“单一”PTSD（Bremner，Steinberg et al., 1993）。有些人在经历创伤后立即出现解离失忆（Van der Hart, & Nijenhuis, 2001），有些人则延迟出现，另一些人的症状则可能时现时退，这可能是由于人格中的失忆部分和非失忆部分交替出现造成的。 93

解离失忆的严重程度各有不同。例如，患者可能无法记起记忆中的某些部分，或者他 / 她知道发生过什么事情，但却无法想起那些片段是与他 / 她有关（“这事情发生过，但不是发生在我身上”）。解离失忆可以被视为一种独立的精神病症（APA, 1994; Loewenstein, 1996; Van der Hart, & Nijenhuis, 2001）。DSM-IV（APA, 1994）以让内的著作（Janet, 1901/1977）为基础，把解离失忆做出分类。这些类别包括局部失忆（localized amnesia）、选择性失忆（selective amnesia）、广泛化失忆（generalized amnesia）、连续失忆（continuous amnesia），以及系统性失忆（systematized amnesia）。

在局部失忆，患者无法记起在某个特定时期内发生的事件，通常是在发生极度困扰事件后最初数小时之内（APA, 1994, 2013）。桑迪十九岁时被强奸后，不记得自己是如何从施暴者那里逃出来，也不记得自己如何回到家，即使她记得强奸的大部分过程。由此可见，局部失忆可发生在短期事件中（例如，单一创伤事件）。

在选择性失忆，患者可以记起某特定时段中的部分事件，但不是所有的事件（APA, 1994, 2013）。一个幸存者能够记起创伤事件的大量内容，但却不记得事件中的心理病原核心或“热点”，这种情况并不罕见（Brewin，2003）。蒂娜记得她叔叔时常非礼她，但只有到了治疗后期，她才记起他曾经杀死她的宠物来威胁她不要声张。

系统性失忆是失去对特定类别信息的记忆，例如有关个人的家庭、某个人，或童年性侵犯事件（APA, 1994, 2013）。

广泛化失忆是指完全忘记自己的过去（APA, 1994, 2013; Van der Hart, & Nijenhuis, 2001）。这就是“张冠李戴”式的失忆，即不知道自己是谁，来自哪里，或者自己生活中的一般情况。这种类型的失忆比较罕见。

最后，根据 DSM-5 的描述，连续失忆是指患者忘记每一件新发生的事件。94 这是解离失忆中极为罕见的形式，可能与某些事件令人承受不了有关（Janet, 1893/1898d, 1901/1977）。

解离失忆的患者可能察觉不到自己的失忆，他们有所谓“对失忆的失忆”（Culpin, 1931; Janet, 1901/1977; Kluft, 1988; Loewenstein, 1991）。只有通过详尽仔细的询问，或是他们从病症中完全恢复过来时（Nijenhuis, Matthess, & Ehling, 2004），他们才开始意识到，他们有多少记忆已经或正在消失。我们接触的许多患者只有在回顾时才意识到他们的失忆有多严重。

失去批判思考的能力 批判思考要求有识别细节和细微差别的能力，这种能力通常在心理受创的幸存者身上受到损害。他们通常比没有受虐待的人容易有笼统的反应和想法（例如 Wenninger, & Ehlers, 1998）。这些倾向可见于人格中一个或多个解离部分。有些解离部分难以有理性、有逻辑和够清晰的思考。其他部分可能对某些议题有出色的批判能力——例如工作，但不能把同样的逻辑和理性应用在它们与其他人格部分的接触当中，或者不能应用在某一行为，例如自我伤害。批判能力可以存在于某些人格部分，例如一个睿智、客观的部分（Krakauer, 2001），但其他部分则极少拥有这种能力。

失去心理技能 有研究记载，那些心理受创的儿童（Moradi et al., 1999）和成年人（Jenkins, Langlais, Delis, & Cohen, 2000; Vasterling, Brailey, Constans, & Sutker,

1998）会出现认知损伤，包括出现记忆问题、专注力问题、注意力问题、策划和判断能力问题等。多至三分之一长期心理受创者会出现明显的认知损伤（例如 Golier et al., 2002）。失去这些认知功能有时与创伤有关病症中大脑功能受损害相关，但一般与个人的智力无关（Buckley, Blanchard, & Neill, 2000; Vasterling, et al., 2002）。

许多心理受创的儿童（Putnam, 1997）和成年人（Boon, & Draijer, 1993; Steinberg et al., 1994）在知识和技能方面出现明显的波动，而且他们也难以从经验中学习（Putnam, Helmers, & Trickett, 1993），这都常与解离部分彼此转换执行控制功能有关。例如，除了 EP，许多 ANP 也有某种程度的去人格化情况。这个症状与注意力问题有关（Guralnik, Schmeidler, & Simeon, 2000）。

失去情感 情感失调是有心理困扰的群体常见的困难，而心理受创者更是如此（Ford, Courtois, Steele, Van der Hart, & Nijenhuis 2005; Van der Kolk, 1996; Van der Kolk, Van der Hart, & Marmar, 1996）。人格部分有不同的情感体验，彼此之间却未能整合，因而不能得到调节。当这些人格部分转换时，患者便可能出现情感失调（Van der Hart, Nijenhuis, & Steele, 2005）。心理受创者情感明显减少，而这种情感减少通常能够追溯到人格结构解离。患者的 ANP 于现在时空出现某种程度的情感麻木，因此，他们会抱怨：感觉自己像是平面人，或僵尸，或纸板人，或机械人。他们还会对创伤经历（例如完全屈从）明显表现出缺乏情感。

失去情感的观察者 EP 和持续经历创伤的 EP 之间出现解离，这是去人格化的一种形式，也常见于那些遭受不同类型心理创伤的人（例如 Cardeña, & Spiegel, 1993; Carrion, & Steiner, 2000; Darves-Bornoz, Degiovanni, & Gaillard, 1999 ; Harvey, & Bryant, 1998）和患有主要与创伤有关的病症求诊者中（Boon, & Draijer, 1993; Bremner, Steinberg et al., 1993; Dell, 2002; Harvey, & Bryant, 1998; Steinberg et al., 1994）。

失去对需要的渴求、愿望和幻想 幸存者的 ANP 在麻木和抽离的状态下，常常不仅解离痛苦的情绪，而且还解离带来痛苦的需要，例如寻求依附；或者解离不同的愿望，例如渴求好父母。很多心理受创者对依附和依赖有强烈的矛盾心理。这些需要通常都由孩童 EP 保管着，以致幸存者的 ANP 相信，自己没有依赖别人的欲望（Steele, Van der Hart, & Nijenhuis, 2001）。

负性身体解离症状

十九世纪和二十世纪初期的临床原著着力指出，人格结构解离也会表现在身体症状和身体功能上（例如, Janet, 1889, 1901, 1909b; McDougall, 1926; Myers, 1940; Nijenhuis, & Van der Hart, 1999b; Van der Hart et al., 2000）。现代实证研究证据支持这一观点（El-Hage et al., 2002; Nijenhuis, Spinhoven et al., 1996; Nijenhuis, Quak et al., 1999; Şar, Tutkun et al., 2000; Waller et al., 2001）。有些身体解离症状可以在ICD-10中的动作感觉解离障碍的诊断分类中找到（WHO, 1992）。然而，ICD-10强调负性身体解离症状，却忽略了正性解离症状，例如解离性痛苦（dissociative pain）和抽搐（tics）（Nijenhuis et al., 1996; Van der Hart et al., 2000）。

负性身体解离症状会出现于幸存者的ANP，但也可见于停滞在僵住不动或完全屈从的EP中。这些症状包括失去活动功能，其中包括在正常情况下应该存有的活动技能和感觉。

96 **失去活动功能** 短暂或比较长久失去活动控制功能，包括四肢或全身局部或完全麻痹、痉挛、身体缺乏协调、猝倒（即突然完全失去肌肉张力），以及失去听觉、嗅觉、味觉、视觉或说话能力。这些症状通常有解离性质，而且可能与创伤有关。例如，解离性痉挛常见于在第一次世界大战中心理受创的参战士兵（参阅Van der Hart et al., 2000），也可见于在童年时长期遭受虐待的幸存者。

> 玛丽是一位患有DID的24岁女士，有强烈的自杀和自残倾向。她17岁时在一场车祸中右腕受伤，从此右手就出现严重的痉挛。治疗师想了解她是否有一个“意识中的部分”（即解离部分）因为某种原因而需要让这只手保持这个姿势。玛丽的ANP认为有这种可能。治疗师于是邀请这个假设存在的人格解离部分走出来。于是，一个看起来忧伤和抑郁的部分（EP）出现了。这个部分曾经想要杀死自己。在无法忍受孤独的情况下，这个EP撞向车前。她让右手保持那个痛苦的姿势，因为她有一个部分已经死了，也因为转移到肉体的

痛苦比孤独更容易忍受。

幸存者的EP停滞在僵住不动或完全屈从的状态下，便会出现失去活动功能和感官功能的情况。至于僵住，患者会描述他们的身体不能活动，但仍感到十分害怕和过高警觉。这种僵住的状态应与完全屈从区分开来——后者是指患者发现自己处于一种极端“关闭”的状态，从环境中抽离，情感或身体没有任何感觉，并且缺乏动力去行动或思考。在这种情况下，幸存者的肌肉变得松弛，而且有时会短暂保持某个固定姿势。身体解离症候群包括身体麻木、痛觉缺失以及抑制活动。这些症状比任何其他身体解离症候群更能够预测复杂解离障碍的出现（Nijenhuis, Spinhoven, Vanderlinden, Van Dyck, & Van der Hart, 1998）。

失去技能　失去技能不仅包括失去某些心理活动，还包括失去某些行为活动。当EP获取完全执行控制的功能时，便会失去属于ANP的日常生活技能。因此，幸存者的EP通常诉说，他们不知道如何做饭、照顾孩子或完成工作职责。而患者的ANP则诉说，当他们感到EP的入侵和影响时，他们会觉得分心，并感到自己没有能力应对日常生活，甚至承受不了。

失去感觉　感觉的失去或减弱常见于心理受创者。他们可能出现不同程度的感觉缺失，即程度不同地失去身体感觉，包括：触觉、压力觉、温度觉、痛觉（痛觉缺失）、动作觉、生理反应（包括性反应），以及对其他身体信号的感觉，例如饥饿或疲劳。失去感觉可能会引发去人格化的症状，例如觉得（部分的）身体是外物。感觉缺失的其他表征还包括部分或完全失去听力、视力（例如管状视野）、味觉和嗅觉。 97

正性心理解离症状

负性解离症状意味着感受和认知“过少”，而正性心理解离症状则是感受和认知“过多”的表征（Janet，1904/1983b, 1911/1983c）。正性症状包括PTSD及其他与创伤有关病症的入侵症状。这些症状一般代表着EP入侵ANP，还代表着ANP与EP之间出现彻底转换。例如，当幸存者的EP停滞在某个创伤记忆时，这个部分可能会入侵ANP。那时，幸存者的ANP就会体验到与EP相同的记忆和情绪，但不能清晰地理解这些记忆和情绪是什么。在所有类别的人格结构解离中，ANP与EP都能够互相入侵对方的领域。

施耐德症状（Schneiderian symptoms）　临床治疗师通常把一个解离部分在心理层面入侵另一部分的情形（正性解离症状），理解为11种施耐德症状中的部分症状，而施耐德症状一直被视为精神分裂症的症状（Boon, & Draijer, 1993; Ellason, & Ross, 1995; Kluft, 1987a; Loewenstein, 1991a; Ross, & Joshi, 1992; Ross et al., 1990）。这些症状包括幻觉——例如不同的声音在争吵或是在评论，出现创伤经历的视觉影像，思想植入和思想移除，以及妄想思维（正性心理解离症状）。把其他施耐德症状归类为正性身体解离症状更为合适，详见下文。施耐德症状通常有自相矛盾的自我体验，并且是内在产生的，而不是从外部产生的。解离部分的声音一般可以和治疗师及患者其他部分对话，而精神分裂症中的声音则有相当固定和重复的模式，也不能参与到人际关系中。

在相对简单的人格结构解离案例中，声音的内容可能仅限于创伤事件中出现的情况（例如，婴儿的啼哭声；或者是孩童说话的声音："请不要再伤害我"；或者是加害者说话的声音："如果你告诉别人，我就杀了你"）。随着人格结构解离复杂性增加，也随着人格中各部分之间发展出更多的关系，"声音"的特性会包含当前的话题。例如，一个EP可能不停地评论ANP的行为："你为什么从来不能做点靠谱的事？"又或者各个EP相互交谈，导致ANP感到它背后出现"喋喋不休"的情况，使ANP非常分心。有时，人格的某些部分会说一些如"真无聊！"之类的话来干扰工作。另有些ANP会说有助于完成工作的话："加油，你能的！"

98

有解离的患者有一个共同的体验，即感到他们的头脑被"植入"思想（思想植入），或者有思想从他们的头脑中"拉出"（思想移除）。一般来说，这是人格部分（例如ANP）在当时执行控制功能时的体验，而植入或移除思想则由另一个部分控制。苏菲说："思想就像别人刚下的蛋，扑通一下掉进我的脑海中，我不知道我该怎样处理它们。我只能去处理任何掉进来的思想，可是它们并不是我的思想呀！"

妄想思维可能会出现在患有解离的人中，但通常真正的困难是其他类型的认知紊乱，而这些紊乱与解离有关。

认知评价　各解离部分的世界观、自我感和信念系统可能会相差很大。因此，这些相差很大的认知评价，以及对别人、环境和自我的不同看法彼此之间的转换令人感到混乱。

幻想和白日梦　幻想倾向包括失去批判功能。当它属于一个或多个解离部分但不属于其他部分时，可以被视为负性解离症状。幻想的出现有时也会构成正性症状。例如，一个 ANP 会幻想有快乐的童年，尽管实际情况恰恰相反。

与别人关系的交替转换　解离症状可以出现在幸存者的人际关系中。例如，幸存者的 ANP 可能感到与某个关系亲近的人有连系，并且对那个人印象很好，因此，就对他 / 她很好。然而，某个 EP 与这个人亲近时会感到极大的威胁，因此就对这个人充满猜疑和敌意。当这样的 ANP 和 EP 相互入侵或交替转换时，心理受创者就可能会出现紊乱的依附方式（Liotti, 1999a; Main, & Morgan, 1996）。

情感的交替转换　情绪波动和情感失调常见于复杂 PTSD（Chu, 1998a; Ford et al., 2005; Schore, 2003b; Van der Kolk, Pelcovitz et al., 1996）和解离障碍（参阅 Cardeña, & Spiegel, 1993; Chu, 1998a）。这些交替转换可能与人格结构解离有关。例如，一个 EP 再次体验与创伤有关的猛烈情绪，而这些情绪一般不会出现在幸存者的 ANP 中，但可能会突然意想不到地入侵日常生活（Chefetz, 2000）。人格解离部分之间的转换可能带着明显的情感交替转换（包括伴有的想法、感觉和行为）。99 这是因为每个部分都可能包含着不同的情感和冲动。另外，当人格中某个部分对身心压力的容忍程度十分有限时，这个部分（或多个部分）也会出现情感的交替转换（Nijenhuis et al.，2002）。

正性身体解离症状

正性身体解离症状包括人格各解离部分的特定感觉、其他知觉、动作或行为活动，而这些情况不会出现在其他部分中（Butler, Mueser, Spock, & Braff, 1996; Nijenhuis, & Van der Hart, 1999b; Van der Hart et al., 2000; Janet, 1907,1909b）。这些症状包括痛楚、有意图的行为、重复无法控制的动作，例如抽搐、颤抖和震颤性麻痹，以及可能扭曲或未扭曲的感知（视觉、触觉、听觉、味觉和嗅觉）。当停滞在完全屈从的人格解离部分被重新激活并完全控制了意识和行为时，这样再次体验受害经历就是一种正性解离症状。

施耐德症状 正性身体解离症状包括施耐德症状中的身体被控，例如感觉身体被别人控制着，以及人格中的一个解离部分受到其他部分的冲动和行为入侵。创伤记忆的入侵通常包含感官的成分。例如，有些人可能会感到有一只手卡在自己的脖子上，或者自己的双手被捆缚，或者有人从他们背后偷偷地走了上来。有些视觉干扰包括重新体验的成分，例如，看见加害者的脸与治疗师的脸重叠，以及看见创伤经历中的特定影像。其他的感知转换可能也是正性身体解离症状，包括与创伤经历有关的感官幻觉（酒精或精液的气味）。

各种解离症状之间的相互作用

虽然我们为了清楚起见，把症状区分为负性症状和正性症状、身体症状和心理症状，但实际上，很多症状都包括所有这些解离形式。正性症状和负性症状可以相互交替出现，也可以同时存在。因此，情感的交替转换可以包括人格一个部分出现正性症状（出现一种强烈的情感），而另一个部分却出现负性症状（失去此种情感）。100 由于情感与行为有关，因此，解离的情感很可能包含身体解离症状。例如，人格中有一个暴怒的解离部分会打墙（正性身体症状），另一个解离部分却没有感到暴怒（负性心理症状），会说："我没有打墙，而且我的手臂没有感觉"（负性身体症状）。

负性症状的持久性通常与幸存者的 ANP 能较多时候执行控制功能有关，这个 ANP 只是偶尔被 EP 入侵。然而，正性症状有时也可能在日常生活中变得较为持久。当这种情况发生时，ANP 的功能变弱，EP 因而更频繁地入侵。而且，在治疗过程中，随着人格的所有部分越多体验到现在是安全的，以及更多 EP 开始与治疗师接触，这便有可能会导致更多情绪部分的入侵。

表 5.1 呈现解离症状概览，包括负性症状和正性症状、心理解离症状和身体解离症状。

表 5.1　有关解离症状的现象分类

（采自 Nijenhuis, 2004; Van der Hart et al., 2000）

	心理解离症状	身体解离症状
负性解离症状	失去记忆：解离失忆	失去感觉：麻木（所有的感官形式）
	去人格化，包含人格中持续经历创伤的部分和观察者部分之间的分离	失去痛觉敏感度：痛觉缺失
	失去情感：情绪麻木	失去四肢活动，即失去活动能力（例如全身僵硬症）、失去说话和吞咽的能力等。
	失去性格特征	
正性解离症状	心理入侵症状（施耐德症状），例如听到声音、“制造的”情绪、思想和想法	入侵身体的症状，例如，“制造的”感觉和身体动作（例如抽搐）
		假性癫痫
	再次体验创伤事件的心理特性，例如特定的视觉和听觉、情感和想法	再次体验创伤事件的身体特性，例如与创伤有关的特定感觉和身体动作
	人格各解离部分之间转换的心理特性	人格各解离部分之间转换的身体特性
	解离性精神病的心理特性，是指长期激活一个有精神病症的解离部分	解离性精神病的身体特性

意识转换

随着解离在20世纪70年代和80年代被重新发现（例如 Hilgard, 1977），解离症状范畴添加了另外一些症状，尤其包括那些可见于催眠状态下有关注意力的现象，例如入神状态、做白日梦、在想象中参与、转变了的时间观、催眠状态下的行为，以及所谓“高速公路催眠状态”（highway hypnosis）（例如 Bernstein, & Putnam, 1986; Hilgard, 1977; Ray, & Faith, 1995; Ross, 1996; Putnam, 1997）。这类意识转换（alterations in consciousness）包括不同类别的体验和症状，普遍存在于正常人和求诊群体中（例如 E. B. Carlson, 1994; Coons, 1996）。这些体验和症状与人格结构解离不同，后者只存在于心理受创者中。

一定程度的意识转换对于适应生活是必需的。正常的转换发生在每个人每天的生活中。所有的行动系统都需要适切地收窄意识场，或者缩窄注意力，来专注于特定的行动倾向，例如，工作或是照顾别人。有些行动系统需要降低意识水平，使人可以休息和睡眠，例如能量调节系统。

我们回到让内对歇斯底里的定义，以便能澄清人格结构解离和意识转换之间的差异，而歇斯底里是一般解离障碍的旧称。他把歇斯底里定义为“一种心理抑郁，其特征是个人意识场收窄，以及构成人格的各种思想体系和功能系统倾向分离和解离而生”（Janet, 1907, 第332页，着重号为本书作者所加）。（让内所说的“心理抑郁”并不是指情绪抑郁，而是指心理效能下降）。显然，让内在解离与意识转换（收窄）之间做了区分，但他也注意到，它们同样都会出现在心理受创者身上。

102

意识场

意识场（the field of consciousness）是指人在某时段中清醒意识所能容纳的信息量。这个范围可以从非常宽到极度窄（被缩小），所以，人在某个时刻能够觉察到的信息或很多，或很少。不是所有感知到的信息都可以被回忆起来，这是因为记住每一个感知到的信息是不可能的，也是颇为不适切的（Luria, 1968）。不过，我们有时能够比别人“吸收”得多一些，这取决于我们意识场的广度。有的时候，这是一个可控制的过程，其形式包括刻意地专注、引导想象及禅修。在另一些时候则不是这样，其形式包括因疲劳或压力而无法专注和集中精神；过度的幻想生活；数小时地盯着墙，而没有意识到时间流逝。

意识场收窄或注意力缩窄，是 ANP 和 EP 的共同特征。然而，即便意识收窄和其他意识转换可以与人格结构解离和整合失败一起出现，但它们也可以在没有人格结构解离的情况下出现。关键在于其背后的心理活动基本上与人格结构解离不同。在人格结构解离中，解离部分至少回忆起某些经历和事实，从而产生情节记忆和语义记忆。其他解离部分可以接触到这些记忆，也可以接触不到这些记忆。一成不变的意识收窄（或意识水平下降，见下一节）可能涉及所有人格部分无法产生这些情节记忆和语义记忆（Holmes et al., 2005; Janet, 1907; Myers, 1940; Steele et al., 2009; Van der Hart et al., 2000）。

意识水平

意识水平改变的范围可以从很高水平到很低水平。高意识水平可能与过度警觉有关，例如，一个人（或是某个人格部分）紧张地搜寻威胁的信号。意识水平下降，则标志着心理活动和行为活动质素受损，不论意识范围多宽或多窄，都无法充分地感知并记得重要的经历和事实。意识水平下降可以在一些常见的现象中表现出来，例如，由于疲劳、焦虑或疾病而导致难以专注；另外也可以是去人格化的症状，例如感到不真实、麻木、模糊、抽离或陌生，去真实化及时间观扭曲（J. G. Allen, Console, & Lewis, 1999; Van der Hart, & Steele, 1997）。严重的情况还包括精神恍惚和昏迷，并与一些神经系统疾病和损伤一起出现，有时也会与其他严重的生理病症（例如肝脏衰竭）同时出现。当意识水平持续显著下降时，应该先排除由生理病症引致的可能性。 103

意识场和意识水平总是共同运作。集中注意力包括可以自由收窄意识场，同时保持高意识水平。正念状态就可以拓宽或收窄意识场而同时保持高意识水平。

低意识水平加上拓宽或收窄意识场会导致大脑空白或困倦、恍惚，或出现毫无反应的状态。

正常或病态意识转换

在文献中，意识场收窄和意识水平下降通常被描述为“常态解离”、“非病态解离”、“轻度解离”或“次要解离”（Bernstein, & Putnam, 1986; E. B. Carlson, 1994; Prince, 1927; Putnam, 1991）。然而，这些转换并不涉及人格结构解离，因此属于另一类别。无论意识水平高或低，都可以是病态的。只要水平是过分地高或低，出现的次数频繁，意识显得僵化和不易更改，就会变成病态。例如，在受到威胁时，对威胁信号保持高水平的醒觉并收窄意识场是适切的。但是，当日常生活中没有威胁，却过分专注于认为会出现的危险时，这类意识状态就是不适切的，正如幸存者一直处于过高警觉和疑心重重的状态那样。另一方面，如果一个人处在威胁中却不能提高意识水平并高度集中注意场，例如处于完全屈从的状态，那么，就会无法注意到逃离困境的可能办法。在工作时，一个人有较高的意识水平和相对收窄的意识场，去专注完成手上的工作，这样是适切的。

有些人在早上开始活动之前需要“盯着墙”愣神儿数分钟。这是因人在睡前和刚睡醒时意识水平较低和意识场较窄，这样做是正常过渡的一部分。但是，如果“盯着墙”看上数小时，或者一天里长时间地重复这样做，或不能自行中断，这样的情况就是病态。一定程度的白日梦是健康的、正常的，但是如果一个人每次连续数小时沉溺于幻想的世界中，而不是花时间应对日常生活，就另当别论（Somer, 2002）。正常的注意力在一日之中会有上下波动起伏；高警觉时段不时会在困倦或疲劳时被打断。为了达致有益的放松，有意地进入催眠状态是适切的；虽然大脑一片空白常见于疲劳、生病或有压力的时候，也常被人们拿来揶揄一番，但它一般是不适切的。另外，童年时遭受虐待和疏忽照顾的成年幸存者经常体验到意识水平严重下降，感觉好像处于恍惚状态中，或是“在另一个世界里”。

人们在遭受虐待和疏忽照顾的情况下，人格中任何部分都无法记起事情的经历和其中的事实，这种现象被称为“情境解离”（dissociation of context）（L. D. Butler, Duran et al., 1996）或者是“解离性抽离”（dissociative detachment）（J. G. Allen, Console, & Lewis, 1999; Holmes et al., 2005）。这种所谓的解离是因患者处于承受不了、心不在焉或者呆滞的状态，以至于他 / 她不能感知和记起事情。然而，如上所述，无法记起事情不一定就意味着人格结构解离必然存在。记不起有时可以是适切的，因为它帮助个人应对那一时刻的压力或潜在的创伤事件。

玛丽，一位童年时遭受虐待和疏忽照顾的女士，她的大部分儿时记忆是空白的。她有二级人格结构解离的特征；但是，即便她的人格中所有部分被整合后，仍有很多儿时记忆是空白的。当她描述儿时她如何尝试应对日常生活中无休止的压力时，这才发现她很多幼年时光从未被记录在大脑里。她说，“人们把我看成是航天员见习生。我埋头苦读。我尝试不去关注其他事情，只集中精神在我面前的事。我从来无法记得事情的细节。有时候，当我看电视或读书时，我几乎能感到这堵墙竖在我和外面的世界之间。我并不是非要那样了解事物不可。”

ANP 和 EP 中的意识转换

不同的解离部分，尤其是幸存者的 EP，都能出现意识水平和意识场不同程度的病态转换。某个部分可能没有反应，而另一部分却可能有很大反应且高度警觉。某个部分只是觉察到创伤记忆，而另一部分却颇为警觉并且专注于日常生活中的各种活动。ANP 和 EP 可能某种程度留意到彼此的存在，但是仍然努力避免遇见会想起对方存在的提示，并收窄各自的意识场，把对方排斥在外（详见本书第十章）。

艾蒂是一位 DID 患者。她饱受 EP 中加害者声音的折磨。她会同时打开电视机、收音机和 CD 播放机，尝试去淹没和不理会那些声音。接着，她尝试挑出 CD 音乐中一种乐器的声音。这是刻意极端收窄意识场的一例。

105 心理受创时刻的意识转变

在遭受心理创伤时，严重的非自愿意识转换一般会出现在某个时刻。这些现象可能某种程度与出现人格结构解离有关，但也可能在没有人格结构解离的情况下出现。为测量创伤时刻的解离而设计的测量工具（例如 Marmar et al., 1994）会把意识场收窄和意识水平下降作为核心症状。然而，如上所述，很难断定出现这些症状是否表示人格结构解离已经发生。

在创伤经历中，过高警觉和过高反应都可能使人精疲力竭，令幸存者在创伤事件期间或之后出现意识水平显著下降。这个现象在第一次世界大战患有“炮弹休克症”的退役军人中频频可见（例如 Culpin, 1931; Léri, 1918; Myers, 1940）。例如，迈尔斯指出，创伤事件之后立即出现“一定程度的失去意识。但这种失去有多样的表现，可以从十分轻微、瞬时、几乎注意不到的眩晕或模糊状态，到严重和持久的失去知觉”（Myers, 1940，第 66 页）。

与心理受创的第一次世界大战退役军人所描述的相似，我们在临床工作接触到童年时长期遭受虐待的幸存者，他们很多都表示，在童年时受虐待后，会立即感到严重的意识水平下降。他们说出的这些经验包括藏在衣柜里或其他“安全地方”、爬上床并用被子蒙着头、“放空发呆”、“无法思考”、不能集中精神、“脑子里一片空白”、“陷入黑暗”、“与自己的身体分离”，并且感到迷迷糊糊。

意识转换和解离症状：研究结果

研究结果支持如下观点，即意识的收窄和下降与解离不同，但常常与解离一起出现。因此，在解离问卷中（the Dissociation Questionnaire, DIS-Q）（Vanderlinden, Van Dyck, Vandereycken, & Vertommen, 1993），入神状态（一种意识转换）与一些更直接反映人格结构解离的因素（例如失忆、身份认同破碎、缺乏控制能力）之间的相关性，低于后者这三个因素之间的相关性。而且有解离障碍的人在身体解离问卷（Somatoform Dissociation Questionaire, SDQ-20）（Nijenhuis et al., 1996）的得分与 DIS-Q 中幻想状态得分的相关性也低于上述三个因素之间的相关性。

解离经验量表（The Dissociative Experience Scale, DES）（Bernstein, & Putnam, 1986）中的条目涵盖处理“非病态的”和“病态的”解离（Waller, Putnam, & Carlson, 1996）。正如我们主张的那样，“非病态的”条目，例如入神状态和在想象中参与，并不是源于人格结构解离，但是 DES 中“病态的”条目确实代表人格结构解离的症状。沃勒及其同事（Waller et al., 1996）发现，测量“病态”解离的八条题目整体上比整份 DES 更能预测出谁会出现长期解离。这些题目叫作 DES-T（axon），它包括那些能显示严重解离的题目，但不包括任何与意识转换有关的“非病态”题目。DES-T 不仅比 DES 更能预测未特定的解离障碍（DDNOS）/ 其他特定的解离障碍（OSDD）和身份解离障碍（DID），而且还更能预测去人格化障碍（depersonalization disorder）（Simon et al., 1998）。沃勒及其同事得出的结论是：这些研究结果支持了让内的最初观点，即“有两类人：经历长期解离状态的人和没有这样经历的人”（Waller et al., 1996，第 315 页）。尽管 DES-T 评估人格结构解离的症状比 DES 稍好一些，但 DES-T 的分数可能还会受到患者在问卷中填写的意识转换症状的影响（Levin, & Sprei, 2003）。

106

其他研究显示，意识转换不是心理受创者所独有的，而是在所有精神病症患者中都很明显。据莱维特（Leavitt , 2001）记载，意识转换在所有精神病症患者中都十分明显，而不仅仅与心理创伤有关。他还发现，意识转换的严重程度似乎与一般的心理病态相关，而不是与解离本身相关。因此，大多数经历意识转换的人并未出现人格结构解离，但是，大多数出现人格结构解离的人都有病态意识转换。于是，意识收窄和下降是对人格结构解离敏感的指标，但不是人格结构解离特有的指标，其意思就是它们的出现可能暗示人格结构解离的存在，但并不是直接表明人格结构解离的存在。而且至少有一项研究显示，人格结构解离或“病态”解离与心理受创有关，但意识收窄和下降或称为“非病态”的症状与心理受创并不相关（Irwin, 1999）。

综上所述，意识收窄和下降会出现于不同类别的精神病症患者中，不一定是人格结构解离的表现，但也会出现在有人格结构解离的情况中。持续意识转换，特别是以病态的方式持续，应该促使心理治疗师警觉到，可能会有人格结构解离的出现。

去人格化和去真实化

要决定去人格化（depersonalization）和去真实化（derealization）的症状是否107就是人格结构解离的症状，是特别困难的，因为这些症状通常适用于多种现象。我们已经描述过，观察者EP和持续经历创伤EP的存在，显然是人格结构解离的一种表现，这被称为去人格化（参阅Putnam, 1993; Steinberg, 1995）。然而，当今文献描述的多种其他现象也被称为去人格化，但它们只是包含意识收窄和下降的情况，因此，不一定意指人格结构解离。这些症状可能包括对自己的陌生感觉或不熟悉的感觉；不真实感，例如像在做梦；以及有关身体的感知转变或幻觉（Spiegel, & Cardeña, 1991; Steinberg, 1995）。去真实化包括不真实的感觉和对自身环境不熟悉的感觉，以及扭曲了的空间感和时间观（Steinberg, 1995）。因为这些意识转换的出现与人格结构解离无关，因此，不应该没有进一步的研究就把它们归类为解离。

去人格化和去真实化，是在精神科诊疗中普遍存在的现象，并且在一般人中也有相当多比例的人自述有过这些现象（Aderibigbe, Bloch, & Walker, 2001）。这些现象如此普遍，以至于它们是来精神科求诊的患者第三种最常诉说的困扰，仅次于焦虑和抑郁（Cattell, & Cattell, 1974）。去人格化和去真实化的形式从轻微到严重，可见于焦虑症、抑郁、精神分裂症、滥用药物、边缘人格障碍、癫痫病，以及解离障碍（Boon, & Draijer, 1993; Dell, 2002; Steinberg, 1995）。它们可以在一般人处于轻度压力、催眠状态、疲劳、疾病、药物影响以及酒精和药物中毒的状态下出现。一般来说，人们觉得去人格化和去真实化的体验是不好的。

显然，去人格化的症状是去人格化障碍的本质（Guralnik et al., 2000）。去人格化在遭受不同类别心理创伤的受创者中十分普遍（例如Cardeña, & Spiegel, 1993; Carrion, & Steiner, 2000; Darves-Bornoz et al., 1999; Harvey, & Bryant, 1998）。在一些病症中，从ASD（Harvey, & Bryant, 1998, 1999）和PTSD（Bremner, Steinberg et al., 1993），到复杂解离障碍（Boon, & Draijer, 1993; Dell, 2002; Steinberg et al., 1994）都很普遍。人格中很多解离部分都体验到去人格化的症状（Van der Hart, & Steele, 1997）。

汉妮打从有记忆，就开始经历去人格化的症状，她以为这些经历是正常的。尚无证据显示，她的人格出现结构解离。但长期心理治疗对她的去人格化障碍没有效果，直到清楚肯定有个“小女孩”EP存在。当治疗师请汉妮的ANP特别留意自己的身体感觉时，她发现，她感到自己的盆腔区冰凉并遥不可及。治疗师建议汉妮或许可以暖一暖这一身体部位，并与它更多连系。当她这样做时，一个小女孩的影像突然出现。这个EP最初用一种拒绝的眼神盯着汉妮。后来，她指责汉妮已经把她忘了，并且不想了解她受到的虐待和疏忽照顾。“小女孩”回忆起她的父亲有一次对她做出乱伦行为，以及她那自我中心的母亲对她整个儿的情绪忽视。当汉妮最终接受那个小女孩和她的回忆，并且把它们整合时，她便克服了去人格化的症状。 108

在临床工作中，治疗师必须要留意去人格化和去真实化是否在没有人格结构解离的情况下出现，还是它们本身就是人格结构解离的症状，因为两者的治疗方法不同，取决于解离是否存在（Allen et al., 1999）。

本章小结

没有觉知心理创伤的存在，特别是人格结构解离的存在，倾向引致一系列的心理症状和身体症状。这些症状明显是多样的。人格结构解离可分类为负性症状和正性症状，而且可以进一步理解为心理症状和身体症状。这些症状与意识收窄和下降不同，例如“出神状态”。但病态的意识转换本身就伴有人格结构解离。许多一般不被认为是解离的症状可以是人格中某一特定部分的特征，但不是其他部分的特征。例如自杀、滥用精神科药物、自残和性滥交等症状都可以出现在某个解离部分，但并不出现在人格中的另一个解离部分。虽然理论提供了一个清晰的方法去区分解离症状和非解离症状，但在实践中，评估某个症状的情况会是相当困难的。只有当有明显证据表明人格解离部分的存在，而症状可以在一个部分出现，其他部分则没有，这个症状才能被称作解离症状。

第六章* 人格结构解离与创伤有关的病症谱系

在那些被诊断为边缘人格障碍、情绪病、身体病症、解离障碍、自我伤害、饮食失调障碍和滥用精神科药物的患者身上，常常会发现童年创伤史……这些病症有一个共同的核心要素，那就是解离极为普遍。

——亚历山大·麦克法兰及贝赛尔·范德柯尔克

（Alexander McFarlane, & Bessel Van der Kolk, 1996，第 570 页）

很多长期心理受创者都有一种以上精神病症同时发病，这种情况是严重的、复杂的。这么多病症和症状同时出现在同一个人身上，实在令人感到疑惑。其实，这很可能与长期心理创伤会对儿童各方面的发展造成广泛的心理、生理和社交影响有关。于是，心理创伤领域的有些专家提出创伤症状谱系（Van der Kolk, 1996）和与创伤有关的病症谱系（Bramnere et al., 1998; Moroau, & Zisook, 2002）。

起草 DSM-5 的学者们并没有采纳这个想法，不过，他们已经朝着这个方向迈出谨慎的步伐，而且 ICD-11 也将朝这个方向迈进。DSM-5 已经把 ASD 和 PTSD 从焦虑症类别中去除。这个改变把这些创伤病症放回到它们本应出现的位置，即 DSM-I（APA, 1952）和 DSM-II（APA, 1968）最初给它们的位置：适应能力和压力反应。

传统上，焦虑被看作是 PTSD 的核心特征，但 PTSD 还包括其他强烈的情绪，例如愤怒（Kardiner, 1941）、厌恶（Badour, Bown, Adams, Bunaciu, & Feldner, 2012）、幸存者内疚（Koranyi, 1969）以及其他类别的内疚感和羞耻感（Kubany,

---

* 本章是作者为中文版重写的，替代了原英文版之第六章，无法与原书对应，故不再标注原书页码。——译注

1994; Wilson, Drozdek, & Turkovic, 2006）。因此，DSM-5 现在把 ASD 和 PTSD 包含在新的一章，即与创伤和压力有关的精神病症。这一章还包括反应性依附障碍（reactive attachment disorder）、去社交抑制症（disinhibited social engagement disorder）、适应障碍（adjustment disorder），以及其他特定的与创伤和压力有关的病症（other special trauma-and-stress-related disorder）。

心理创伤领域中几位领军人物提出一个新的诊断类别，即复杂 PTSD（Complex PTSD）（Herman，1992a）。与此概念相同的诊断类别还有另一个名称，即发展期创伤症 / 发展期创伤障碍（developmental trauma disorder，DTD）（D'Andrea, Ford, Stolbach, Spinazola, & Van der Kolk, 2012; Van der Kolk, 2005; Van der Kolk & D'Andrea, 2010）。DSM-5 尚未接受这个病症名称，不过，ICD-11 大有可能把复杂 PTSD 包括在内（Maercker et al., 2013）。ICD-11 在这方面已迈出重要的一步，即接受与心理创伤有关的各种精神病症会有不同的严重程度。区分心理创伤的严重程度似乎有助于临床工作，因为标准的 PTSD 治疗方法无法处理复杂 PTSD 的病征（例如 Landes, Garovoy, & Burkman, 2013; Litt, 2013）。这种区分方法的临床应用目前正在研究试用中（Cloitre, Garvert, Breuin, Bryant, & Maercker, 2013）。

DSM-5 也朝这个方向迈出了一步。尽管与创伤和压力有关的病症那一章并没有把解离障碍包括在内，但 DSM-5 还是承认这两组精神病症之间存在紧密的关联。例如，解离障碍这一章被有意编排在与创伤和压力有关的病症那一章之后，以此“反映这些诊断类别的关联紧密”（APA, 2013，第 291 页）。DSM-5 在介绍解离障碍时还如此论述：“解离障碍常见于创伤后，而许多其他症状……因与创伤关联紧密而受影响”（APA, 2013，第 291 页）。DSM-5 更进一步详细地说明，ASD 和 PTSD 都包含解离症状，例如失忆、入侵性创伤记忆、麻木和去人格化 / 去真实化。

DSM-5 另一个进步是区分负性解离症状和正性解离症状。正性症状包含“自发的入侵意识”，而负性症状则属于“无法获得信息或无法控制心智运作，而这些功能在正常情况下是可以随时获得信息或控制运作的”（APA, 2013，第 291 页）。因此，DSM-5 又回到让内为歇斯底里中称为心理伤痕（mental stigmata）（即失去

[功能] 或负性解离症状) 和心理意外 (mental accidents)(即入侵或正性解离症状; Janet, 1901/1977; 参阅 Nijenhuis, 2004; Van der Hart, Van Dijke, Van Son, & Stale, 2000) 这两者所做的区分。

然而，DSM-5 对与创伤有关的病症描述并非没有问题。例如，DSM-5 把去人格化和去真实化作为正性症状，实在令人费解。因为这些症状涉及失去，而不是入侵。而感觉动作解离症状 (sensorimoter dissociative symptoms) 或身体解离症状 (somatoform dissociative symptoms) 却继续被归类为转化症状 (conversion symptoms)，这意味着区分负性解离症状和正性解离症状只与心理 (认知—情绪) 解离症状相关，而与身体解离症状无关。这个问题使 DSM-5 和 ICD-10 出现分歧。ICD-10 承认动作感觉解离障碍的存在，而 DSM-5 拒绝把转化症 (conversion disorders) 视为解离障碍。ICD-11 的提案包括感觉动作解离障碍 (sensorimotor dissociative disorders)，这一点与 ICD-10 保持一致 (Nijenhuis, Lewis-Fernandez, Moskowitz, & Almeida-Mordira, 2014)。因此，DSM-5 和 ICD-10 继续在这方面保持分歧。如上所述，这两个诊断系统仍将对复杂 PTSD 持有不同的看法。

我们认为，理解人格结构解离在与创伤有关的病症中所发挥的作用，有助于临床治疗师和研究人员理解在许多幸存者身上发现的各种各样的症状和所谓同时发病的病症 (comorbid disorders) 之间可能存在的联系。在这个框架中，我们坚持与创伤有关的病症谱系这个假设，这个谱系包含不同严重程度的人格结构解离。它包括 ASD、单一和复杂 PTSD、单一和复杂身体 (感觉动作) 解离障碍、心理 (认知—情绪) 解离障碍，以及由认知—情绪解离症状和感觉动作解离症状构成的、或多或少有点复杂的解离障碍 (Brown, Cardena, Nijenhuis, Şar, & Van der Hart, 2007; Nijenhuis, 2014, 2015a, b; Nijenhuis et al., 2014a; Van der Hart, Nijenhuis, & Stale, 2005; Van der Hart, Van Dijke, Van Son, & Stale, 2000)。PTSD 是一种解离障碍，这一观点与弗里德曼等人 (Friedman et al., 2011) 的主张是一致的。证实这个谱系存在的一些证据将会在讨论 DSM -5 中各种与创伤有关的病症中提出。而一些心理生理学方面和神经生物学方面的证据可见于两篇文献综述 (Nijenhuis, 2014b, 2015b)。

DSM-5 中的 ASD

在 DSM-5 中，只有两个诊断类别要求个人经历或目睹某个潜在创伤事件这一诊断标准，它们就是 ASD 和 PTSD。ASD 是指个人遭遇一个或多个创伤事件后，症状持续三天至一个月。如果症状超过一个月，诊断就变成 PTSD。有些学者认为，ASD 也应该被看作是 PTSD（例如，R. D. Marshall, Spitzer, & Liebowitz, 1999）。无论 ASD 最终是否会成为一个独立的诊断，它能强力预测到 PTSD 随后出现（Brewin, Andrews, Rose, & Kirk, 1999; Classen, Cheryl, Hales, & Spiegel, 1998; Grieger et al., 2000; Harvey, & Bryant, 1998）。

ASD 的诊断症状包括：一个人在创伤事件发生期间开始出现九个或以上的症状，或是这些症状在事件发生后变得更加严重，而这些症状必须属于以下五个类别：入侵、负面情绪、解离、回避和反应。在 ASD 中出现的解离症状包括患者对周遭环境或自我的真实感改变了，而且无法记得创伤事件的某个重要部分。这通常是由解离失忆导致的。然而，正如本书第五章所指出的那样：对周遭环境的觉察降低，实质上涉及意识水平和意识场的改变，因此，不能算是一种人格离解。这种情况也适用于那些被称为去人格化和去真实化的症状。可见，虽然 ASD 的症状可能包括（负性）解离症状，但其中一些症状未必是解离症状。实际上，ASD 这一诊断为人们提供了一个机会，去在心理创伤领域中讨论有关解离定义的混乱情况（例如 Harvey, & Bryant, 1999b; Holmes et al., 2005; R. D. Marshall et al., 1999）。

DSM-5 提到，创伤记忆的重现或“入侵性创伤记忆”（flashbacks）可以包括“解离时刻”（dissociative moments）（第 282 页）。不过，究竟“解离时刻”确切指的是什么，目前还不是太清楚。在这方面，DSM-5 内文混淆不清，因为在 PTSD 那部分已清楚地描述入侵性创伤记忆为解离症状（第 271 页）。不管怎样，我们已清楚指出，入侵症状是正性解离症状，而过高反应有可能是源自人格中的解离部分。我们认为，ASD 的诊断标准已明显包括了负性解离症状和正性解离症状。

在简单的个案中，ASD 可以包括一个非常基本的 EP 和一个 ANP。这个 ANP 包含着个人在创伤事件发生前的人格。创伤事件发生后的数周内，有些心理受创者就会整合他们人格中这两个部分，他们的ASD症状也得到缓解。但大多数心理受创者并没有经历这些过程，他们最终出现PTSD。对创伤经验缺乏觉知，也是ASD中一些症状的核心，这些症状包括绝望感、内疚感和无望感（例如，EP陷在哀伤中阻碍复原），还有冲动行为和冒险行为（例如，EP的正性解离症状）。

在复杂的个案中，ASD可以包含一个以上的基本EP。用我们的话说，就是ASD在简单个案中与一级人格结构解离有关，而在复杂个案中是与二级人格结构解离有关。例如，在复杂的ASD个案中，某个幸存者可能会出现两个同时运作的EP（例如，一个持续经历创伤的EP和一个观察者EP），也可以是两个或以上排序运作的EP。每个EP都有各自的特性（例如，一个EP停滞在僵住不动，而另一个EP停滞在完全屈从）。在某些个案中，当前发生的事件所产生的ASD症状实际上可能再次激活先前已有的PTSD。这种被称为“双重情绪”的现象（见本书第三章）发挥着重要的作用，但常常不被承认。在这些个案中，病症不是ASD，而是以往的PTSD或是解离障碍再次被激活。

DSM-5中的PTSD

若要符合PTSD的条件，症状困扰的持续时间必须多过一个月。此病症可以有延迟发病这个诊断标准，即发生潜在创伤事件至少六个月后，才出现所有符合PTSD诊断标准的症状。PTSD的诊断标准是要求发生一个潜在创伤事件并出现以下相关症状：持续入侵的症状（标准B）；持续回避提示物（标准C）；认知和情绪的负面转换（标准D）；明显的反应改变（标准E）；症状持续时间超过一个月（标准F）（APA，2013）。我们认为，再次体验（创伤记忆）和某些回避及过高反应症状是具有解离性质，因此，我们主张，PTSD应该被视为一种解离障碍，就像之前有人提议的那样（Brett, 1996; Chu, 1998a; Van der Hart et al., 2004; Dorahy, & Van der Hart, 2015; Nijenhuis, 2014b）。此外，PTSD和比较复杂的解离障碍，包括DID，在症状上、结构上和功能上都有共同之处（相关综述参见Nijenhuis, 2014b, 2015a, b）。

根据人格结构解离理论，PTSD的解离症状严重程度比复杂PTSD和DID较轻，而且它的覆盖范围也较小。PTSD 患者的解离分数的确低于那些患有 DSM-IV 解离障碍的人，但却显著地高于那些没有 PTSD 的人（例如 Bremner et al., 1992; El-Hage et al., 2002; Amaral do Espirito Santo, & Pio-Abreu, 2007; Müller-Pfeiffer et al., 2010）。

DSM-5 采纳了布雷姆纳（Bremner, 1999 年）和拉尼厄斯及其同事（Lanius, et all., 2010, 2012）的提议，把含有解离症状的 PTSD 作为一种亚型包括在内，实际上这种亚型有两个版本：一个适用于六岁以上的人，另一个适用于六岁以下的幼儿。DSM-5 也包括另一种 PTSD 的形式。它没有传统的过高反应特征，但却包括了过低反应。这个转变是以研究为基础的，也是在理解 PTSD 的复杂性方面的一个进步。这与人格结构解离理论完全一致，而且实际上还符合人格结构解离理论的预测。正如人格结构解离理论所主张的那样，有些患者的 EP 会重演发生创伤事件时出现的消极不动，或者重演消极不动这一行为来面对入侵性创伤记忆以及与创伤相关的内在经验，而患者对这个创伤经历有极强的恐惧和回避。我们认为，这种过低的活动可能与哺乳类动物的装死（假死）防御有关。PTSD 的过低反应也可能涉及某个 ANP 做出极度的心理回避及其相关的意识水平下降和意识场收窄。

DSM-5 一方面把 PTSD 作为一个解离亚型包括在内是一个进步，另一方面把“解离”这个词加进来也造成更多的混乱，因为 DSM-5 使用这个词时是如此不一致。例如，当 PTSD 出现去人格化和去真实化的负性症状时，就被贴上解离亚型的标签。可是，这似乎排除了一种可能，即有一种解离型 PTSD，它包含人格分离出一个过低反应部分和一个带有正性症状的过高反应部分，而且它们之间交替出现。然而，DSM-5 明确描述“正性解离症状”（APA, 2013，第 291 页）和“解离反应（例如入侵性创伤记忆），即个人的感受和行动，好像创伤事件再次发生一样”（APA, 2013, 标准 B3，第 271 页）。这些解离反应可能以一个谱系显示，其中最极端的表现是完全失去对当前环境的觉察”（APA, 2013 年，标准 B3, 第 271 页）。标准 B1 说明：患者有“重复的、不由自主的、入侵性和令人困扰的创伤事件回忆。”标准 B2 说明：他们会体验“重复出现和令人痛苦的梦境，梦中的内容和 / 或情感与一个或多个创伤事件有关”。DSM-5 还使用“解离”一词说明人格解离（如同 DID 的诊断标准，APA, 2013，第 291 页）。鉴于 DSM-5 在与创伤有关的精神病症中以多种

（并且有时是自相矛盾的）形式来定义解离，那么，治疗师应该怎样理解，哪些症状可能是解离症状，哪些症状可能不是呢？此外，治疗师一定要仔细评估，人格的解离部分是否存在；如果存在，哪些部分正在入侵其他部分（Nijenhuis, 2015a, b）。

创伤记忆可以有不同的组织形式。再次经历（创伤事件），可以激起强烈的情绪和感觉动作症状（正性症状），但它也可以包括过低反应，如情绪麻木和身体麻木、去人格化和去真实化（负性症状）。这两种形式可以同时存在（例如，患者首先是过高反应，然后变成过低反应），而这两种形式都包括失去时间观和空间感。患者失去“当下”的观感，而情绪和身体沉浸在一个完全不同的“当下”，后者实际上是“以往时空”。这些“解离反应”（APA, 2013，第 271 页）不单是症状或条件反射，而且是牵涉各解离部分彼此不同的第一身角度。

总而言之，DSM-5 中的 PTSD 构念及分类是比 DSM-IV 进步了。DSM-5 对 PTSD 的分类区分了负性和正性（认知—情绪或心理）解离症状。然而，这个诊断系统使用了一个奇特而又内在自相矛盾的构想，而其中正性解离症状的构想在某些方面似乎不合逻辑。因此，DSM-5 对解离症状的理解、使用和它对解离障碍的分类是有内在矛盾的（另见 Nijenhuis, 2014a）。DSM-5 中有关感觉动作解离症状或身体解离症状的混乱，进一步增加了有关解离症状的混乱。详见下文。

复杂 PTSD

大多数患有 PTSD 的人除了再次体验、回避和过高反应外，还有很多同时出现的症状，或者符合其他的精神病症诊断（例如，Van der Kolk, Pelcovitz, Mandel, Sunday, & Spinazzola, 2005）。这些诊断包括焦虑症状、情绪病和滥用药物等症状（McFarlane, 2000）、解离障碍（例如，Johnson, Pike, & Chard, 2001）、身体症状（例如，Van der Kolk, Pelcovitz et al., 1996）、专注力不足 / 过度活跃症（Ford et al., 2000），以及性格改变和人格障碍（Southwick, Yehuda, & Giller, 1993）。这些相关联的症状和病症可能十分明显，以至于把临床治疗师和研究人员的关注点从患者同时存在的创伤症状转移到别处（Van der Kolk, & McFarlane, 1996）。

学术界越来越关注，那些符合 DSM-IV 中 PTSD 诊断标准的人通常还有一系列更为详细和复杂的症状（D'Andrea et al., 2012）。DSM-IV 的学者们某种程度上已经承认这一点。他们指出，患有 PTSD 的人除了有入侵、过高反应和麻木这些主要症状外，还有其他症状。在 DSM-IV 中，这些额外的症状和特点包括幸存者的内疚感，以及对创伤提示物的恐惧和回避而造成的人际关系问题。DSM-IV 还指出，人际创伤尤其可能与一系列额外症状相关。这些其他症状包括，情感调节功能受损、出现自我伤害行为及冲动行为、解离症状、身体症状、无能感、羞耻、绝望或无望、感到永远被毁了、失去从前坚守的信念、敌意、社交退缩、感觉不停地受到威胁、人际关系受损，或者个人的性格改变（APA, 1994，第 425 页）。DSM-IV 进一步指出，还有可能会增加其他不同精神病症的风险。

像 DSM-IV 一样，DSM-5 也指出：患有 PTSD 的人比那些没有患 PTSD 的人出现的症状至少符合一个其他精神病症诊断标准的机会高出 80%（APA, 2013，第 280 页）。它还指出，大多数患有 PTSD 的幼儿至少有一个其他类别的诊断，主要是对立违抗症（oppositional defiant disorder）和分离焦虑症（separation anxiety disorder）。患有 PTSD 的人若曾经历长期、重复、严重的创伤事件，例如在童年时遭受虐待或酷刑，他们还可能有“情绪调节的困难，或者维持人际关系的困难，又或者出现解离症状”（APA, 2013，第 276 页）。

支持 PTSD 诊断的相关特征包括“发展倒退……，假性幻听，例如，听到一个或多个声音说出自己的想法，还有妄想”（第 276 页）。许多患有 PTSD 的退伍军人和平民会听到声音（Andrew, Gray, & Snowden, 2008; Anketell et al., 2010; Brewin, & Patel, 2010）。虽然这经常被理解为一种严重的精神病症状，不过，这些声音也可能是解离的人格部分的声音（例如，Longden, Madill, & Waterman, 2012）。事实上，PTSD 患者听到声音与其他解离反应有关，而且具有假性幻觉的特点，而没有 PTSD 的退伍军人和平民不会出现“听到声音”这一症状（Anketell et al., 2010; Brewin, & Patel, 2010）。

布鲁因和帕特尔认为，以上研究结果显示 PTSD 具有解离性质（Brewin and Patel, 2010）。这一观点也与以下事实一致，即患者相信声音存在，他们的身份解离和身体解离，以及人际关系受到影响，这是最主要的核心主题，并与 PTSD 中“听到声音”连在一起（Anketell, Dorahy, & Curran, 2011）。患者无法控制这些声音，令他们感到自我矛盾，并因为这些声音的存在而感到孤立和羞愧。

PTSD 中这些关联的特征清楚地表明，有些患有 PTSD 的人表现出来的心理病态实际上远远超出 DSM-5 中 PTSD 的诊断标准。PTSD 的主要特征及其相关特征的严重程度与创伤事件的严重程度相关，尤其当创伤事件发生在童年时。这和人格结构解离理论是一致的。例如，据克洛伊特等人记载，遭遇多种逆境事件，尤其是童年逆境，可以导致一个人在童年或成年都会出现 PTSD 症状及自我调节功能受损的症状（Cloitre et al., 2009）。对成年人来说，症状的复杂性与累积的童年逆境相关，但与成年后的逆境无关。累积逆境可以从统计上预测儿童症状的复杂性。克洛伊特等人还记载道，长期心理受创对复杂 PTSD 的预测能力大于对（单一）PTSD 的预测能力，而单一创伤事件则更能预测（单一）PTSD。与 PTSD 相比，复杂 PTSD 与更多的功能受损相关（Cloitre et al., 2013）。福特、康纳和霍克同样发现，在精神科住院的儿童，他们的童年逆境与外化行为问题以及心理社交功能受损相关（Ford, Conner, and Hawke, 2009）。他们注意到，现有的精神病学诊断、性别或种族并不能完全解释这种相关性。

解离，是复杂 PTSD 中一个主要部分。例如，据多拉海等人记载，复杂 PTSD 与难以建立亲密关系相关（Dorahy et al., 2013）。在他们的研究中，解离症状是单一因素引致人际关系困难，而且解离症状还会影响复杂 PTSD 症状的组合。复杂 PTSD（或 DID）比单一 PTSD 包含更严重的解离症状（Zucker, Spinazzola, Blastein, & Van der Kolk, 2006）。范德柯尔克曾讨论发展期创伤症的特点是注意力、认知和意识受到干扰（Van der Kolk, 2010）。他也提醒我们关注以下事实，就是有 400 多个横向研究和前瞻性纵向研究表明，童年创伤和解离症状是相关的（例如 Trickett, Noll, & Putnam, 2011; 综述详见 Dalenberg et al., 2012）。这种相关性既存在于认知—情绪（心理）解离症状，又存在于感觉动作（身体）解离症状（综述详见 Nijenhuis, 2009）。

复杂 PTSD 和 DID 是两个尚未被 DSM-5 收录的诊断提议，但是，相关研究会继续增加这两个诊断最终被收录的可能性。这两个诊断都包含明显的解离症状。复杂 PTSD（Herman, 1992a, 1993）也被称为未特定的极端压力症（DESNOS; Ford,

1999; Pelcovitz et al., 1997; Roth et al., 1997; Van der Kolk et al., 2005），它最初的定义是一种长期极端压力造成的精神病症，特别是童年时遭受虐待。有些学者还使用过“长期PTSD”（chronic PTSD）一词。不过，复杂PTSD一词更适合（例如，Bremner, Southwick, Darnell, & Charney, 1996; Feeny, Zoellner, & Foa, 2002）。提议中的复杂PTSD诊断标准包括以下症状群：（1）调节情感和调节冲动的改变；（2）注意力或意识的改变；（3）自我认知的改变；（4）与别人关系的改变；（5）身心症；以及（6）信念系统的改变（Pelcovitz et al., 1997; Roth et al., 1997; Van der Kolk et al., 1993, 2005）。这些症状群有强大的解离潜质（参见本书第五章，Van der Hart, Nijenhuis, & Steele, 2005）。

随后提出的发展期创伤症（DTD）是以儿童和青少年为对象（Van der Kolk, & D'Andrea, 2010）。提议的DTD的标准A包括：从童年或青春期开始经历或目睹多个逆境事件，长期逆境事件持续至少一年。这些事件包括人际暴力，以及因为不停转换主要照顾者、重复与主要照顾者分离，或者受到严重且持续的情绪虐待而导致儿童所需的保护和照顾受到严重破坏。令人费解的是，主要照顾者对儿童的情绪忽视和缺乏情绪支持却没有包括在内。

发展期创伤症的症状群包括各种功能失调：情感和生理失调（标准B），注意力和行为失调（标准C），以及自我和人际关系失调（标准D）。这些困扰的持续时间必须至少六个月以上（标准E），而且还包括学业、家庭、友伴群体、遵纪守法、健康和职业等方面的功能障碍（至少要有两个范畴适用；标准F）。

尽管DSM-IV和DSM-5没有接受复杂PTSD和DTD这两个概念，但是，许多临床治疗师和科学家已经开始运用这两个概念，以便能简洁地说明长期心理受创者出现的复杂症状。例如，佐拉兹和戴蒙德从心理生物学视角指出，PTSD可能不是单一的病症（Zoladz and Diamond, 2013）。克洛伊特等人（Cloitre et al., 2013年）运用潜在剖面分析（a latent profile analysis），发现有三类心理受创者。一类是患有复杂PTSD，即PTSD症状再加上三个自我管理范畴的紊乱，包括情绪失调、负面自我概念和人际关系问题。另一类是只有PTSD症状。还有一组人，他们在PTSD和复杂PTSD的症状和问题方面得分低。他们还发现，长期心理创伤能比较有力地预测复杂PTSD的出现。相反，单一逆境较能预测PTSD出现。因此，与单一 PTSD 相比，复杂 PTSD 与较严重的功能受损相关性较大。这也是预期之内的。

然而，复杂 PTSD 也不是整板一块。例如，多雷佩尔等人（Dorrepaal et al., 2013）发现两个主要的亚型：适切的和不适切的。不适切的亚型，可以根据不同程度的内向性格和去抑制这些因素，进一步分类为退缩、疏离、痛苦和攻击等亚型。这些亚型在 PTSD 症状、创伤经历或与父母情感连系方面没有差异，但却与不同程度的解离症状和抑郁相关。

研究证据总体上支持我们的观点，即解离是复杂 PTSD 的核心特征。我们具体地指出，单一 PTSD 可能包含一级结构解离（另见 Nijenhuis, 2014b），典型的复杂 PTSD 包含二级人格结构解离，即一个 ANP 和两个或更多的 EP（Van der Hart et al., 2005）。临床证据显示，这些 EP 在复杂 PTSD 中出现的情况较在单一 PTSD 中出现的情况明显，不过，与更复杂的解离障碍相比，特别是与其他特定的解离障碍（OSDD）或身份解离障碍（DID）相比，就相对地没有那么明显了。换言之，EP 在单一PTSD 中处于基本状况，而在复杂PTSD 中则较为细节丰富或更加解离而生。然而，这些 EP 的复杂程度还未及那些在复杂解离障碍中的 EP。未来的研究一定要清楚验证这些假设，并且研究复杂 PTSD 的各种亚型与 ANP 和 EP 不同特性之间的关系。

DSM-5 中的边缘人格障碍

在大多数个案中，边缘人格障碍（BPD）与创伤经历、解离症状，以及其他与创伤有关的病症相关（例如 Herman, & Van der Kolk, 1987; Laporte, & Guttman, 1996; Ogata et al., 1990; Zanarini et al., 2000）。在一项针对多种人格障碍的追踪研究中，患有 BPD 的人表示曾经历过创伤事件（尤其是与性有关的创伤，包括童年时受到性侵犯）和出现 PTSD 的比率都是最多的，而且他们首次经历创伤事件的年龄是最小的（Yen et al., 2002）。很多研究指出，BPD 尤其与性侵犯有关（例如 Zanarini et al., 2002; McClean, & Gallop, 2003）。其他研究也显示，童年时遭受疏忽照顾的比率非常高（Zanarini et al., 1997），而且比较严重的 BPD 与比较严重的心理受创相关（Yen et al., 2002; Zanarini et al., 2002）。

不少患有 BPD 的人都惧怕被遗弃和亲密关系；也就是说，他们对依附和失去依附都有恐惧。他们害怕被遗弃，并有强烈的愤怒，这可能与他们实际上经历过被遗弃、虐待和剥夺，以及他们对人际关系过度敏感有关。他们不断预计自己会受害，而且会再次遇到虐待和失败的人际关系，致使他们不断充满痛苦、失望、沮丧、自我憎恨和愤怒（Chu, 1998a，第 46 页）。这些猛烈的情绪支配着他们很多重要的人际关系，也与未解决的依附、矛盾依附或紊乱依附有关联。这些依附方式与创伤经历和早年的依附关系受到严重破坏有关（Agrawal, Gunderson, Holmes, & Lyons-Ruth, 2004; Buchheim, Strauss, & Kachele, 2002; Liotti, & Pasquini, 2000; Lyons-Ruth, Dutra, Schuder, & Bianchi, 2006）。

紊乱依附，是导致患者出现（长期）解离的一个强大的因素，也是一个有很强预测力的指标（Ogawa et al., 1997 ；参阅本书第四章）。其实，紊乱依附的症状就是解离症状（Barach, 2004; Steele et al., 2001; Steele, & Van der Hart, 2009）。在遭受虐待的幸存者中，其主要的依附方式是紊乱依附和其他不安全依附，而且长久以来，依附理论详细解释和描述心理受创者性格上持久的困难（Alexander, 1992; Alexander, & Anderson, 1994; Blizard, 2001, 2003; Lyons-Ruth, 1999, 2001; Schore, 2003a）。虽然紊乱依附通常与虐待有关，但并非总是如此。紊乱依附是与照顾者的行为有关，而此类行为已超出一般疏忽照顾和情感共鸣失误的范畴。这也许可以解释：为什么有些患有 BPD 的人并没有表示他们曾遭受心理创伤（Liotti, & Pasquini, 2000; Lyons-Ruth et al., 2006）。

鉴于 BPD 与早年遭受严重心理创伤和紊乱依附的关系最大，因此，可以预计，患有 BPD 的人会出现很多心理解离症状和身体解离症状。不同的研究结果也证实这个说法（例如 G. Anderson, Yasenik, & Ross, 1993; Chu, & Dill, 1991; Gershuny, & Thayer, 1999; Stiglmayr, Shapiro, Stieglitz, Limberger, & Bohus, 2001; Wildgoose, Waller, Clarke, & Reid, 2000）。

在 DSM-5 中，边缘人格障碍的特点是人格功能严重受损，表现为**自我功能损害**（身份混乱和解离状态，难以自定目标）和**人际功能损害**（很难有同理心和出现亲密关系方面的困难），以及人格特征问题，这包括负面情感（反复不定、焦虑、对分离感到不安全并容易抑郁）和去抑制行为（冲动、冒险，以及怀有敌意的对抗）。这些损害一定会在不同时间和情境都相对持续。

我们可以把同时患有（单一）PTSD 和 BPD 的人与那些只患有单一 PTSD 的人区分开来（Heffernan, & Cloitre, 2000）。同时患有 PTSD 和 BPD 的人在几个临床测量中得分较高。这些测量包括愤怒、解离、焦虑和人际关系问题。他们使用心理服务的频度与其他人没有差异，只是在心理治疗中没那么合作。要在 BPD、复杂 PTSD 和 DSM-5 中的解离障碍之间做出鉴别诊断是困难的，因为这三种病症的核心症状和附加症状都有广泛的重叠。事实上，BPD 和复杂 PTSD 的症状群明显相同。这两种病症都包括情感失调、自我失调、自杀倾向、滥用精神科药物、自我伤害和人际关系困难（APA, 1994, 2013; Driessen et al., 2002; Gunderson, & Sabo, 1993; McLean, & Gallop, 2003; Yen et al., 2002），而这两种病症都出现非常相似的生理心理缺陷和特征（Driessen et al., 2002）。然而，在上一节关于复杂 PTSD 的讨论中，克洛伊特及其同事的潜在剖面分析还注意到，（PTSD、复杂 PTSD 和少症状组）这三种症状图谱与是否有 BPD 共存并无关联（Cloitre et al., 2013）。

解离与自我伤害相关性甚强（Low, Jones, MacLeod, Power, & Duggan, 2000; Noll, Horowitz, Bonanno, Trickett, & Putnam, 2003）。自我伤害也常见于 BPD 的患者（Brodsky, Cloitre, & Dulit, 1995）。大约一半 DID 的患者也有 BPD（Boon, & Draijer, 1993; Chu, 1998b; Dell, 1998; Ellason, Ross, & Fuchs, 1996）。许多患有 DID 的人有多种类型的人格障碍组合，包括边缘人格障碍、回避型人格障碍（76%）、自我挫败型人格障碍（68%）和消极反抗型人格障碍（45%）（Armstrong, 1991; Dell, 1998）。然而，BPD 患者比 DID 患者在解离问卷（DIS-Q）中的解离失忆得分较低，他们的身份混淆和改变程度也较轻（Vanderlinden, 1993）。这些差异可以帮助区分 BPD 和 DID。根据这些研究资料，似乎大多数被诊断为 BPD 的人可被视为早年遭受虐待和疏忽照顾的心理受创者来理解和治疗，只有小部分人有其他与人格障碍相关的致病因素。

赞纳林和耶格尔·海曼（Zanarini, & Yeager-Hyman, 2009）详细分析众多探究 BPD 中解离现象的研究。他们发现，在那些使用解离经验量表（*Dissociative*

Experiences Scale，DES）来测量解离的研究中，同时发病率的范围在 31%—64% 之间。然而，他们也注意到，DES 的分数相当高，在 18—25 分之间。这表示，或许实际上符合 DSM 解离障碍诊断的患者表面上看要少。不过，至少有两个研究使用比 DES 更为敏感和具体的测量工具。这两项研究显示，约有一半被诊断为 BPD 的人同时出现解离障碍，而且几乎全部 BPD 患者都有严重的解离症状，包括从失忆到去人格化症状。在一项包括 21 位 BPD 患者的研究中，研究人员采用测量解离的工具包括 DSM-IV 解离障碍预设临床面谈（*Structured Clinical Interview for DSM-IV Dissociative Disorders*, SCID-D）、多维度解离问卷（*Multidimensional Inventory of Dissociation*, MID）、身体解离问卷（*Somatoform Dissociation Questio-nnaire*, SDQ-20），以及 DES- 分类问卷（DES-Taxon）（Korzekwa, Dell, Links, Fabane, & Fougere, 2009）。在这项研究中，24% 的人没有解离障碍；29% 有轻微的解离障碍，例如失忆或去人格化障碍；24% 患有未特定的解离障碍（DDNOS [DSM-5 称作 OSDD]）；而 24% 患有 DID。因此，在这些 BPD 案例中，48% 的患者同时出现一种严重解离障碍，而且所有被试者都承认有各种类型经过仔细评估的解离症状。在另一项以精神科住院病人为对象的研究中，93 名患有边缘人格障碍的人中，有 59% 同时出现一种严重解离障碍。解离障碍是通过解离障碍面谈程序（*Dissociative Disorders Interview Schedule*, DDIS）和解离经验量表（DES）测量出来的（Ross, 2007）。

总而言之，大多数心理受创者既符合 BPD 的诊断标准，又符合 DSM 中的解离障碍诊断标准。未来的研究需要进一步探究：那些患有 BPD 却不出现 DSM 解离障碍的人有哪些性质和特点。至于患有 BPD 却没有 DSM 解离障碍的人，他们的症状是否仍具有解离性质，目前仍有不同的观点。

DSM-5 中的解离障碍

在 DSM-5 中，解离障碍依次包括：身份解离障碍（DID）、解离失忆（配有或没有解离神游）、去人格化 / 去真实化障碍，以及其他特定解离障碍（OSDD）。研究一致显示，这些病症，特别是 DID，与幼年时遭受持续和严重的心理创伤相关（Chu, Frey, Ganzel, & Matthews, 1999; Coons, 1994; Dalenberg et al., 2012; Draijer, & Boon, 1993; Hornstein, & Putnam, 1992; Lewis, Yeager, Swica, Pincus, & Lewis, 1997; Nijenhuis, 2004, 2015b; Ogawa et al., 1997; Putnam et al., 1986; Ross et al., 1991; Trickett et al., 2011）。绝大多数 DID 患者（85%—97%）都经历过严重的虐待，而少数个案与如下因素有关，即遭受严重的疏忽照顾但没有受到身体虐待或性侵犯，以及父母的养育方式极不正常而导致孩子出现紊乱依附（Blizard, 1997, 2003; Draijer, & Langeland, 1999; Liotti, 1999a, 1999b）。

许多学者指出，DID 是最复杂的 PTSD（Bremner et al., 1996; Dell, 1998; Loewenstein, 1991; Spiegel, 1984, 1986, 1993）。与此一致的现象是：PTSD 症状在患有解离障碍的人中极为普遍，其中 60％的 OSDD 模例 1 患者和 89％ DID 的患者都符合 PTSD 所有的诊断标准（Boon, & Draijer, 1993）。此外，PTSD 和比较复杂的解离障碍在生理心理、人格结构和神经生理方面有明显的共同特征（综述详见 Nijenhuis, 2015b）。

解离失忆 DSM-5 对解离失忆的主要诊断标准是：无法记起个人叙事信息。这些信息通常具有创伤性质或压力性质，与普通的健忘不同（标准 A）。这种失忆可以是局部的或选择性的，但也可以是广泛的。这种情况一定要对个人在社交、职业或其他重要的身心功能方面产生明显的、有临床意义的困扰或损害（标准 B）。该诊断还要求这些困扰并不是由药物或神经系统病症或其他医疗问题引致的生理影响（标准 C），而且不能由 DID、PTSD、ASD、身体症状的病症以及严重或轻微的神经认知障碍来解释（标准 D）。病症可以包括解离神游（dissociative fugue），但并非必定包括。这种状态可以是急性而且能快速缓解的，也可以是长期存在，或重复出现的。患者对创伤事件或压力事件的遗忘可能会延迟出现。这种病症可以出现在不同年龄的人身上。我们很难确定，遗忘在多大程度上是由缺乏专注、入神状态、焦虑、对立违抗行为和学习障碍所导致；若要清楚知道，便需要进行仔细的临床探查。

正如 DSM-5 所承认的那样，童年时遭受创伤经历与解离失忆障碍有很强的相关性（Coons, & Milstein, 1992; Loewenstein, 1993）。文献显示，解离失忆障碍出现在战争创伤和集中营大屠杀有关的创伤生还者身上（Van der Hart, & Brom, 2000），也会出现在创伤性失去、抢劫、酷刑、身体虐待，以及自杀行为和犯罪行为的生还者身上（综述详见 Brown, Scheflin, & Hammond, 1998; Van der Hart, & Nijenhuis, 1995）。虽然这些患者无法想起的记忆常常具有创伤性质，不过，它们也可能是由冲突或其他原因导致的（APA, 1994; Van der Hart, & Nijenhuis, 2001）。

那些患有解离失忆并伴有解离神游的人（无论是作为一个症状或一个病症）一般都有严重的童年受虐经历（Berrington, Liddel, & Foulds, 1956; Loewenstein, 1993; Kirshner, 1973）。然而，解离神游也可能与激烈的冲突或其他压力情况有关，例如婚姻不和、经济困难和战争（Kirshner, 1973; Kopelman, 1987）。患者的清醒意识似乎在很大程度上受心理病原核心的观点或固执思想所支配，例如，“我要摆脱这一切！”（Janet, 1907, 1909b; Van der Hart, 1985）。

DSM-5 指出，患有解离失忆障碍的人还有其他特征，包括解离性质的创伤记忆入侵，也就是说，在行为层面再次体验创伤事件。去人格化也是常见的。很多患有这种病症的人有自残和自杀企图的记录，以及其他高风险的行为；而很多患者还在建立和维持满意人际关系的能力上出现问题。所有这些特征都可能意味着人格结构离解。因此，如果更复杂的解离障碍出现时，它便可取代解离失忆障碍（例如，Coons, & Milstein, 1992; Loewenstein, 1993）。因而，在做出解离失忆障碍诊断之前，必定要仔细检查标准 D 是否存在。这是非常重要的。常见的同时发病的症状包括各种抑郁症状、身体解离障碍（也称为“功能性神经症状［functional neurological symptoms］”，第 299 页）、自动催眠症状、极易受催眠状态，以及性功能障碍。对创伤经验出现突然解离失忆，可能令人难以承受，从而引发自杀行为。

在我们看来，解离失忆障碍表示 ANP 占据主导地位，而偶然出现的正性解离症状则提示 EP 的入侵。也就是说，我们假设这种情况通常是人格一级结构解离的实例。当解离失忆是一种负性症状时，伴有解离神游的解离失忆还包括非常复杂的正性解离症状行为。在神游中，人格的另一个部分从通常出现的 ANP 手中取走并完全控制着行为和意识，而这个人格部分会去到另一个地方，并且做出这个人的 ANP 一般不会做出的行为。

有些患者在神游期间完全忘记自己之前的身份，表明人格各部分之间出现明显的分离。大多数患者对自己的身份有一定的认知，但是不记得生活中一些重要的方面。神游可能显示人格各部分之间出现暂时的解离，但通常是人格中另一个部分的显现。人格的这个部分在日常生活中并不活跃，而且相当内向，直至神游时才开始活跃起来。

虽然有些神游患者会做其他种类的工作，而且出现相当不正常的意识场收窄，但他们仍有一个 ANP，能在日常生活中继续发挥功能。另有一些个案，那个执行神游的人格部分可被理解为是一个 EP。例如，他们有时言谈举止像个孩子，或者做出攻击性行为，或者做出令人害怕和困惑的行为。很多时，这些最初被诊断为解离神游的患者会表现出一系列更为复杂的解离症状（Boon, & Draijer, 1993, 1995; Steinberg, 1995）。

去人格化 / 去真实化障碍 去人格化症状和去真实化症状常见于很多精神病症。一般来说，这些症状是短暂的。当它们是主要并长期存在的，而且没有出现其他主要的精神病症时，就可以做出去人格化 / 去真实化障碍（depersonalization/derealization disorder, DDD）的诊断。去人格化的诊断标准是："对自己的思想、情感、感觉、身体或行动感到不真实、抽离，或感到自己是一个外在的旁观者"（APA, 2013, 标准 A1, 第 302 页）。去真实化（标准 A2）的诊断标准是，一个人对他 / 她周遭的环境感到不真实或抽离。在这两种情况下，患者对于现实认知仍然是清晰的（标准 B）。DDD 诊断的标准 C、标准 D 和标准 E 与解离失忆的标准 B、标准 C 和标准 D 极为相似。

患有 DDD 的人可能会以为自己"疯了"，或者可能会担心自己患有不可复原的脑损伤（APA, 2013, 第 303 页）。他们的时间感可能出现偏差，对过去的经历也出现偏差了的记忆和个人历验。这个病症与焦虑症和抑郁症有显著的同时发病机会（Baker et al., 2003）。在各种不同类型的心理创伤中，去人格化作为一个病症和一组症状，都与情绪虐待有最为显著的相关（Simeon, Guralnik, Schmeidler, Sirof, & Knutelska, 2001）。

贝克及其同事发现，在 DES 问卷中得分显示明显高程度的解离与早发病相关

（Baker, et al., 2003）。在本书第五章中，我们曾讨论去人格化的具体症状，并且质疑某些主要症状被归类为意识转换是否比归类为解离症状更准确。尽管如此，有些症状仍具有明显的解离性质，例如抽离身体的经验，这显示人格中存在一个观察者部分和一个持续经历创伤的部分。当人格的某个部分正在入侵其他部分时，或者即将出现各部分之间的转换时，患者便会出现缺乏真实感的其他症状。

在某些情况下，经过仔细的诊断评估后，去人格化可能是导致做出 DID 诊断的主要症状。

玛莎是一位年轻的博士生。她接受心理治疗是因为精神混乱，难以完成她的学位论文，而且在经历了一次没有预计的大手术之后，持续出现不真实感。医生已排除生理原因。经过几次治疗后，真相变得清晰：她会快速地从人格的一个部分转换到另一个部分。当快速转换时，人格某个部分得到执行控制的功能，从而导致这些部分感到错乱，去人格化的症状也因而出现（“我怎么会在这里？这不是我的生活”）。

其他特定的解离障碍 就像 DSM-IV 一样，DSM-5 中包含的一组解离障碍只是一系列的示例。在 DSM-5 中，其他特定的解离障碍（the other specified dissociative disorder, OSDD）这一类别包括：（1）各种解离症状混合起来形成长期重复出现的症候群，（2）由于持续、密集的强迫性游说而导致身份紊乱，（3）对压力事件的急性反应，以及（4）解离性催眠状态（dissociative trance）。

解离性催眠状态在 DSM-5 中的描述与 ICD-10 中的解离呆僵（dissociative stupor）相似，它涉及意识水平下降和意识场收窄，表现在对环境刺激极度缺乏反应或缺乏敏感度。另一方面，OSDD 患者在面对压力事件时做出的急性反应与 ASD 有何不同，仍是不清楚的。

DSM-5 中的 OSDD 模例 1 包括各种类似 DID 的临床表现，但未能完全符合 DID 所有的诊断标准。在典型案例中，有一个 ANP 在大部分时间里扮演主导角色，但后来却被数个 EP 频繁入侵。患有这种二级人格结构解离的人会出现中度至严重的解离症状，不过，他们的解离症状比那些患有DID的人较轻；而与DID相比，OSDD与相对较轻的人格障碍相关（Boon, & Draijer, 1993; Dell, 1998, 2002; Nijenhuis, 2015a,b; Steinberg, 1995）。像DID一样，它与一些同时发病的情况明显相关（Brand et al., 2009b）。

几个研究显示，DSM-5中的OSDD模例1可能是解离障碍中患病率最高的（Foote, Smolin, Kaplan, Legatt, & Lipschitz, 2006; Johnson et al., 2006; Şar, Akyuz, & Dogan, 2007; 另见Dell, 2009a）。例如，约翰逊等人（Johnson et al., 2006）在一项社区样本的研究中发现，在过去一年中的患病率分别为：去人格化障碍是0.8%，解离失忆是1.8%，DID是1.5%，而DDNOS是4.4%。据萨尔等人（Şar et al., 2007）记载，DDNOS在一个土耳其社区女性中的终生患病率为8.3%。

把最常见的解离障碍分类为非特定类别（NOS），这对临床和科研来说既奇怪又矛盾。因此，受邀请去为ICD-11解离障碍建议一个分类模式的工作小组认为，DDNOS（OSDD）应该成为一个特定的解离障碍（Nijenhuis et al., 2014/09）。与DID相比，入侵ANP的EP没有或者只是偶尔执行所有的控制功能（Dell, 2009b）。而与单一PTSD和复杂PTSD相比，这种入侵更为复杂。于是，工作小组提议的名称是复杂解离入侵障碍（Complex Dissociative Intrusion Disorders, CDID）。我们在此不再详述这个提案的诊断标准，而只是呈现CDID的主要诊断标准建议：

- 存在两个或以上的人格解离部分。
- 每个部分都在以下范畴中拥有自己的模式，即体验、感知、构思，以及与自我、身体和环境的关系。
- 人格中有一个部分扮演主导角色，但被另一个或多个解离部分持续、重复入侵。
- 原则上，其他解离部分不会完全控制个人的意识和行为。
- 主导者人格部分常常体验并感知到，解离性入侵是非自愿的和令人厌恶的，而且可能没有发现这些入侵是来自人格的某个解离部分。
- 解离性入侵可以是
  - 认知层面的（没有感到入侵的想法是自己的想法）

- 情感层面的（入侵的情感，例如害怕、愤怒或羞耻）
- 感知层面的（例如，焦虑、愤怒、羞辱或命令的声音入侵，或者短暂的视觉感知）
- 感觉层面的（例如，入侵的感觉，好像被触摸、疼痛，或者感知自己身材或者身体某个部位大小的改变）
- 动作层面的（例如，一只胳膊和手做出不自主的动作），以及/或是行为层面的（例如，缺乏自控感的行动或缺乏拥有权的行动）

身份解离障碍　DSM-5 中 DID 中标准 A 这样写道："身份紊乱的特征是存在两个或更多明显的人格状态，而在某些文化中它可能被描述为附身体验。身份紊乱包含自我感和自控感明显中断；此外，还有一系列相关的改变，包括情感、行为、意识、记忆、感知、认知以及/或者感觉动作功能等方面"（APA, 2013，第 292 页）。标准 B 把解离失忆描述为一个症状；而标准 C 则指明：这些症状会导致患者在社交、职业或其他重要生活功能方面出现明显的临床困扰或损害。标准 D 强调这种紊乱并不是常见的文化或宗教中的正常表现。最后，标准 E 指出，这些症状并不是由药物或其他医疗问题所引致的生理结果。

DSM-5 在描述诊断特点时指出，人格状态可以是显性的，也可以是隐性的。文中还指出，"在非附身形式案例中，只有一小部分有非常明显的身份解离表现"，并且"只有极少数接受临床治疗的个案出现可观察到的身份转换"（APA, 2013，第 292 页）。当不能直接观察到多种人格状态转换时，我们可以通过以下两组症状群识别这个病症：（1）自我感或自控感突然转换或中断（标准 A）；（2）解离失忆重复出现（标准 B）（APA, 2013，第 292 页至第 293 页）。

这些组合提出了一个问题，即 DID 与 OSDD 模例 1（或 CDID）有何不同？甚或与复杂 PTSD 和单一 PTSD 有何不同？另一个诊断的困难是，根据我们和其他人的临床经验，并不是所有 DID 的个案都符合标准 B，又或者经过一些治疗后不再符合这个标准。例如，当 DID 患者同时意识到各 ANP 和 EP 的存在时，他们便不会再经验解离失忆，但是，他们仍然有 DID，即持续出现三级人格结构解离，其表现是严重的解离症状，而不是解离失忆。我们认为，DID 存在一个以上的 ANP 和一个以上的 EP。至少有些 EP 的细节丰富，它们的发展极为成熟，以至于它们能执行控制功能。我们没有把 DSM-5 中的标准 B 当作 DID 诊断的必要条件，但是我们承认，解离失忆是这一病症的常见特点之一。

鉴于这些诊断和分类的难题，我们建议临床治疗师采用可靠并有效的诊断工具，例如 DSM-IV 解离障碍的预设临床面谈（the Structured Clinical Interview for DSM-IV Dissociative Disorders, SCID-D; Steinberg, 1994），或者多维度解离问卷（the Multidimensional Inventory of Dissociation, MID; Dell, 2002; Dell, 2006a, 2006b; Somer, & Dell, 2005）。SCID-D 是一个有价值的诊断工具（Boon, & Draijer, 1993; Kundakci, Şar, Kiziltan, Yargic, & Tutkun, 1998; Steinberg, 1995, 2000），但是，使用者需要有足够的临床经验和专业培训，才能准确地使用它并分析患者的回应（Draijer, & Boon, 1999）。

解离现象的严重程度会沿着创伤病症谱系逐渐增加，而以 DID 患者表现出的解离症状最严重。例如，这些患者在 SCID-D（Boon, & Draijer, 1993; Steinberg, 1994）、MID（Dell, 2006b; Somer, & Dell, 2005）和解离障碍面谈程序（the Dissociative Disorders Interview Schedule, DDIS; Ross, 1989）得分最高。在所有群组中，他们也是在自评解离问卷中得分最高，包括 DES（Boon, & Draijer, 1993; Nijenhuis, Van Dyck et al., 1999; Van IJzendoorn, & Schluengel, 1996）、DIS-Q（Vanderlinden, 1993）、MID（Dell, 2002/2006）和 SDQ-20（Nijenhuis et al., 1996; 综述见于 Nijenhuis 2009）。研究结果一致地显示，DID 患者有极端的感觉动作解离症状。这些症状与人格分离有关。不幸的是，DSM-5 把这些症状当作转化症，完全不符合研究结果。而且它还由此指出，"有些身份解离的患者会表现出明显的非癫痫性抽搐和其他转化症状，这种情况特别会出现在一些非西方国家中"（APA, 2013，第 293 页）。

DSM-5 中一长串相关特点包括抑郁、焦虑、滥用精神科药物、自我伤害、自杀行为、非癫痫性抽搐，或其他常见症状。患者表示他们会重演创伤经验。事实上，PTSD 是最普遍与 DID 同时发病的病症，与 DDNOS 模例 1（DSM-IV）或 OSDD（DSM-5）也是一样（即 CDID; Rodewald, Wilhelm-Goling, Emrich, Reddemann, &

Gast, 2011）。少数患有 DID 的人会做出攻击行为或杀人行为（Lewis, Yeager, Swica, Pincus, & Lewis, 1997; Nijenhuis, 1996），但这并不常见。

精神病和心理受创

绝大多数患有“严重精神疾患”的人都曾表示自己经历过创伤事件。这个颇为笼统的类别包括精神分裂症、躁郁症和未特定的精神病症（Psychotic disorder, NOS）（Goodman, Rosenberg, Mueser, & Drake, 1997; Goodman, Thompson, Weinfurt, Corl, Acker, & Mueser, 1999; Mueser et al., 1998; Read, Van Os, Morrison, & Ross, 2005）。很多精神病患者都表示童年有遭受虐待的经历（Holowka, King, Saheb, Pukall, & Brunet, 2003; Janssen et al., 2005; Read, Perry, Moskowitz, & Connolly, 2001, Read, & Ross, 2003; Read et al., 2005; Schäfer, Ross, & Read, 2008; 综述 , Moskowitz, Schäfer, & Dorahy, 2008）。长期心理受创者可能特别容易患上精神病（psychosis）（J. G. Allen, Coyne, & Console, 1996, 1997; Hamner, Frueh, Ulmer, & Arana, 1999）。一项综合分析证实：与对照组及焦虑症组相比，精神分裂症患者曾经历童年逆境的比率较高（Matheson, Shepherd, Pinchbeck, Laurens, & Carr, 2013）。不过，这项综合分析并未发现患有精神分裂症、情感性精神病（affective psychosis）、抑郁症和人格障碍的人经历童年逆境的比率有显著差异。虽然精神分裂症组的童年逆境比率高于对照组和焦虑症组，但却通常低于解离障碍和 PTSD 的患者。与属于健康人士的对照组相比，高风险患精神病的人首次经历创伤事件是在幼年（Russo et al., 2014）。他们在少年发展阶段继续经历心理创伤，特别是在青少年时代的初期和中期。最后，他们经历过大量的创伤事件。鉴于精神分裂症谱系和非精神病两种患者样本中童年时遭受创伤事件比率相当高，临床治疗师应常规地向所有患者查询他们的创伤史（Bozkurt Zincir, Yanartas, Zincir, & Semiz, 2014）。

在 DSM-5（APA, 2013）中，精神病症状的定义并没有把精神病症状从众多的 PTSD 入侵症状和解离障碍入侵症状中区分出来。此外，在 DSM-5 有关精神分裂症谱系和其他精神病的章节里，没有一个精神病症把解离障碍列为鉴别诊断；除了精神分裂症，也没有一个精神病症把 PTSD 列为鉴别诊断。DSM-5 中的僵直型精神分裂症（Catatonia）没有把 ICD-10（WHO, 1992）中的解离呆僵或 DSM-5 中的转化症列为鉴别诊断。

精神分裂症谱系和其他精神病症的章节中缺乏清晰的区分，并且忽略解离症状和解离障碍，以至于严重地影响精神病、解离障碍、PTSD 和 DSM-5 转化症之间的鉴别诊断。根据 DSM-5 最狭义的定义，精神病症状包括妄想和明显的幻觉。这些幻觉出现时，患者是没有洞察到它们的病态本质。而一个限制较少的精神病症定义包括明显的幻觉，而患者是知道这是幻觉体验。一个更广泛的定义则包括精神分裂症的正性症状，例如说话杂乱无章，整体错乱的行为或僵硬的行为。

许多心理受创者所患的病症可以包括 PTSD、BPD 和 DID。他们会出现 DSM-IV 所界定的精神病症状（R. W. Butler et al., 1996; David, Kutcher, Jackson, & Mellman, 1999; Miller, Abrams, Dulit, & Fyer, 1993; Ross, 2004）。其中一部分患者有不同的精神病症同时发病（Bleich, & Moskowits, 2000; Hamner, Frueh, Ulmer, & Arana, 2000; Sautter et al., 1999; Tutkun, Yargic, & Şar, 1996）。然而，大多数研究都不清楚，这些精神病症状或病症是否有解离的基础。我们认为，对大多数心理受创者来说，这些症状显示人格结构解离的存在。

精神病症状和解离症状 长期患有 PTSD 并同时有精神病特征的人，通常都会有精神病的正性症状和负性症状，其不同的严重程度和精神分裂症患者相近（Hamner et al., 2000）。但是，在长期患有 PTSD 的心理受创者中，其精神病症状依然很少被识别出来。这是因为这些患者“不愿说出这些症状，而且他们的情感没有明显改变，或没有其他精神病的怪异妄想特征，例如精神分裂症的特征”（Hamner et al., 2000，第 217 页）。

精神病症状和解离症状之间有重迭的现象。例如，很多患有复杂解离障碍和精神分裂症的人都会听到声音，而这两类患者都会有认知现实（reality testing）的困难。这种重迭对认识精神病症状和解离症状的性质造成理论上的混乱，并且导致对解离障碍和精神病的诊断不准确（C.A. Pope, & Kwapil, 2000）。DID 或 DSM-IV 中 DDNOS 模例 1 患者经常被误诊为精神分裂症或其他精神病症，主要是因为他们自述听到声音和出现施耐德症状等（Boon, & Draijer, 1993; Ross, Norton, & Wozney,

1989）。很多精神病患者都有解离症状（Ross, 2004; Spitzer, Haug, & Freiberger, 1997; Schäfer, Aderhold, Freyberger, & Spitzer, 2008）。例如，豪根和卡斯蒂略发现，被诊断为被害妄想精神分裂症或未特定精神分裂症的患者体验到由 SCID-D 测定的多种症状，包括严重的失忆、去人格化和身份认同破碎。他们由此得出的结论是："不能识别出那些被诊断患有精神病的人是有严重的解离障碍，其中一个可能的因素是，施耐德症状在这两类病症中有相当大的重迭"（Haugen, & Castillo, 1999，第753 页）。各种负性症状也存在这种重迭现象，即精神分裂症的负性症状、PTSD 的回避症状和抑郁症状相互重叠（Kuipers, 1992）。然而，埃拉森和罗斯发现，与精神分裂症患者相比，DID 患者有较多精神分裂症的正性症状，而负性症状则较少（Ellason, & Ross, 1995）。布雷赫勒等人最近证实，解离症状、心理受创的经历及精神病史是相关联的现象（Braehler et al., 2013）。他们还记载道，长期精神病患者有比较严重的解离症状，也往往有比较严重的心理创伤经历。

据芒曾麦耶等人记载，患有精神病的人经历过潜在创伤事件的比率高（Munzenmaier et al., 2015）。这个观察与先前的研究结果一致。他们还指出，同时发生比较多的潜在创伤事件与出现更多类别的妄想和幻觉有正相关。在跟进研究中，无论他们是否控制解离症状这一变量，潜在创伤事件仍与妄想相关。因此，妄想可能与解离症状不同，而且接触潜在创伤事件与解离症状、PTSD 症状及精神病症状相关。

然而，应该如何区分精神病症状和解离症状，通常是不清晰的。例如，解离部分可能无法感知到身体的某个部位，会幻想自己有不同的身材，或相信自己的性别与真实的性别不同，甚至不是人类。这些幻觉的负性症状和正性症状在复杂解离障碍中十分常见，完全符合上述对精神病的定义。在解离障碍的患者中，这些症状是解离部分的表现。他们认知现实的能力在治疗过程中通常会明显改善。而抗精神病药物是难以治疗这些解离症状的。

我们不应该低估解离障碍患者和精神病患者出现施奈德症状的情况。MID 会把这些症状考虑在内，并能清楚区分 DID 和精神分裂症的患者（Laddis, Dell, Cotton, & Fridley, 2001；详见本书第五章）。能够显示 DID 的问卷题目包括："没有在一起的感觉，没有完整的感觉"；"感觉有另一个人在你里面，如果它想就能出来说话"；

“你的情绪变化很快，但没有任何理由。”大约 80%至 98%的 DID 患者对下列题目表示“有”：“争吵、交谈或批评的声音”，“非自愿”出现的感觉，“非自愿”出现的冲动和“非自愿”出现的行动，对身体的控制、思想抽离、思想植入。而精神分裂症患者则较多对以下题目表示“有”：“你的思想被广播出去，别人因此能听到你”；“感觉你的思想或身体被另一位名人所控制”（例如猫王、耶稣基督、麦当娜或肯尼迪总统）；“听到的声音来自不寻常的地方（例如空调、电脑和墙壁），并试图告诉你该怎么做。”

在八个施奈德症状中，DID 患者有七个症状的得分是高于精神分裂症患者（另见 Ellason, & Ross, 1995; Kluft, 1987a; Ross, Miller, Reagor, Bjornson, Fraser, & Anderson, 1990; Ross, 2004; Yargic, Şar, Tutkun, & Alyanak, 1998）。其他区分 DID 和精神分裂症的鲜明特征包括：在 18 岁之前有幻听；听到两个以上的声音；有儿童、成年人和迫害的声音；声音像从已故的人而来的；同时出现触感幻觉和视觉幻觉。在这两组人中，这些声音与心情并不协调，而且多是存在于内在世界而不是外在世界（Dorahy et al., 2009）。

DID 患者出现多项施奈德症状，显示了复杂解离障碍存在的可能性，这也提示我们不应只依靠这些症状作为精神分裂症的诊断基础。这个重叠让我们警惕：如果不用解离障碍的诊断工具对患者进行有系统的面谈，就必须要小心解释对心理创伤罹患率的研究结果和那些被称为精神病患者的症状的性质。

解离性精神病 当精神病症与心理创伤有关，并且有明显的解离性质时，解离性精神病（dissociative psychosis）在人格结构解离理论中便被建议作为一种诊断类别来使用（Graham, & Thavasothby, 1995; Şar, & Öztürk, 2009; Van der Hart, Witztum, & Friedman, 1993; Van der Hart, & Witztum, 2008）。有研究显示，对于许多心理受创者来说，虽然他们的诊断名称从 PTSD 到 DID，但他们都出现解离性精神病的情况（Graham, & Thavasotby, 1995; Tutkun et al., 1996; Van der Hart, & Spiegel, 1993; Van der Het, & Witztum, 2008; Van der Hart, Witztum et al., 1993）。这个病症最初被称为歇斯底里精神病（Hollender, & Hirsch, 1964; Moreau de Tours, 1865）。下列的诊断标准已被提议用于诊断解离性精神病（Van Gerven, Van der Hart, Nijenhuis, & Kuipers, 2002; Van der Hart, Witzum et al., 1993）：（1）明显的心理解离症状或身体

解离症状；（2）可以把精神病理解为一种解离状态；（3）存在人格结构解离；（4）在患者无法控制的精神病活动中包含有意义的行为。这四个标准指出精神病的解离特征，但这类精神病的定义是什么？在解离性精神病的情况下，人格的某一部分，特别是某个 EP，已经失去一切与当下现实的接触，并且充斥着可怕的幻觉。幻觉在某些案例中持续数周或数月，其性质大都是视觉或听觉的幻觉，而且这些幻觉会涉及极度强烈地再次体验曾发生过的创伤事件，或是涉及源自最初心理受创经验极具威胁性的象征体验（Van der Hart, Witzum et al., 1993）。在这种情况下，抗精神病药物并不总是有效的，因此，心理治疗是治疗的另一选择。心理治疗包括休息、减压、向幸存者的 ANP 教导有关精神病的知识。如果可能的话，与陷入可怕幻觉的 EP 建立联系，然后转化并处理这些幻觉以及与此相关的创伤记忆。

精神病和自我概念 童年创伤与精神病之间的关系，如今已有文献证明，而新近的研究结果显示，“自我”的人格结构关系中起了中介作用。伊文思等人不仅证实了精神病组受虐待比率高于健康对照组，他们还发现患有精神病的人表示出现较多的解离状况，而且自我概念较不清晰（Evans, Reid, Preston, Palmier-Claus, & Sellwood, 2015）。事实上，自我概念的清晰度是精神病与整体童年心理受创之间关系的中介因素，特别是情绪虐待、身体虐待，以及对情感和身体的忽视。因为解离与自我概念相关性强，因此，伊文思等人得出的结论是，这两个中介因素可能构成“自我概念整合”这一独特的基本概念（Evans et al., 2015）。这个想法显然与人格结构解离理论完全一致。

BPD 和 OSDD 模例 1 中的精神病 “短暂性精神病发作”也见于 BPD 患者，但其潜在的解离性质却不常被考虑到。洛特曼（Lotterman, 1985）指出，这些发作的特征是心理解离症状和身体解离症状。他还指出，在他的研究样本中，很多患者曾心理受创。BPD 的患者所表现的精神病症状可以持续数周至数月，但它们一般是短暂的，持续时间由数小时至数日。这些症状往往难以通过医学方法治愈，包括 ECT，但心理治疗却有效。这些特点结合在一起，可以做出解离性精神病的诊断。

案例 安雅被诊断患有 OSDD 模例 1 病症和解离性精神病。她多日来明显地带着疑惑，迈着细碎的步伐并以双脚双膝内转的姿势去四处走动。她还像孩子般地喃喃细语，“全是红的，一切都是红的。”药物、休息和时间都未能缓解这种状况。治疗师赞同她的世界里一切都是红的，他于是提议，也许有些地方比其他地方红得多些或少些。这个方法终于帮助安雅注意到，最红的地方是她的内裤。而她终于能够说出，年幼时曾被一名有畸形足的男子插入肛门强奸。她明显地模仿了他的步态，而“红”表示了她被强奸后内裤上的血迹。安雅揭露真相，加上治疗师给予同理心回应，让精神病发作在数小时之内结束。

在安雅这一案例中，解离性精神病的内容是与一个非常年幼的 EP 所经历的创伤事件中某个部分有关。不过，如前所述，解离性精神病的内容也可以包含极易引起焦虑的幻想体验。这些幻想含有幻觉的性质，是源于现实生活中发生的创伤经历。这种再度经验可以包括含有内疚的幻想，例如被魔鬼或恶魔迫害，或者在地狱中受折磨（Janet, 1894–1895/1898b, 1898a; Van der Hart, & Spiegel, 1993; Van der Hart, Witztum, & Friedman, 1993）。

DSM-5 中的身体症状及相关病症

DSM-5 承认几种涉及明显身体症状的病症。这些身体症状与重大的压力和严重的损害相关。这些病症包括身体症状的病症（somatic symptom disorder）、疾患焦虑症（illness anxiety disorder）、转化症（conversion disorder）（功能性神经症状病症，functional neurological symptom disorder）、心理因素影响其他医疗状况、人为疾患（factitious disorder）、其他特定的身体症状，和未特定的身体症状及其相关病症。这个分类系统承认，促使这些病症产生的因素包括早年创伤经历，例如暴力、虐待和剥夺。

身体症状的病症（somatic symptom disorder） 身心症（somatization），是许多精神病患者中常见的一种病态心理，但在长期心理受创者身上特别明显（例如 Andreski, Chilcoat, & Breslau, 1998; Atlas, Wolfson, & Lipschitz, 1995; Dickinson,

DeGruy, Dickinson, & Candib, 1999; Nijenhuis, 2004; Roelofs, Keijsers, Hoogduin, Naring, & Moene, 2002; Van der Kolk et al., 2005）。身心症的严重程度一般与创伤有关的病症及解离症状的严重程度相关。

DSM-5 中身体症状（somatization symptom disorder）的病症要有一个或以上的身体症状，这些症状是令人感到困扰或显著地影响日常生活（标准 A）。患有这种病症的人通常会有过多与症状相关或忧虑健康的想法、感受或行为（标准 B），并且有症状的状态是持久的（标准 C）。这种病症比较多出现在近期曾经历过压力事件的人，以及那些表示曾受过性侵犯的人。鉴别诊断包括转化症，但不包括 DSM-5 中的 ASD、PTSD 或解离障碍。身体症状的病症与其他病症同时发病的几率高，特别是医疗疾患（medical disorders）、焦虑症和抑郁症。

人们对于心理解离症状在身体症状的病症中的严重程度所知甚少。这一病症在 DSM-IV 中被列为身心症（somatization disorder）。与医疗对照组相比，身心症患者有较多的解离失忆（Brown, Schrag, & Trimble, 2005）。这两组研究对象表示的去人格化、去真实化、身份混淆和身份改变的程度相近。我们尚未发现有关身心症中身体解离的具体研究。然而，研究已经发现，许多身心症患者表示有失忆的情况发生（Othmer, & De Souza, 1985），而且很多解离障碍的患者符合 DSM-IV 中有关转化症的诊断标准，甚至是身心症的诊断标准（Pribor, Yutzy, Dean, & Wetzel,1993; Ross, Heber, Norton, & Anderson, 1989; Saxe et al., 1994）。还有几个研究发现，自述遭受创伤、心理解离症状和身体症状或身心症（somatoform disorders）之间存在相关关系（例如，Atlas, Wolfson, & Lipschitz, 1995; Darves-Bornoz, 1997; Van der Kolk et al., 1996）。举个例子，萨克斯等人发现，三分之二患有解离障碍的住院病人符合 DSM-IV 中身心症的诊断标准（Saxe et al., 1994）。然而，身心症可能不是一个独立的临床症状，甚至不是单一病理过程的结果（Kellner, 1995）。某些身体解离症状有可能是身体症状的分类之一。这就是说，解离障碍和身心症之间存在强烈的相关性（还可参阅 Darves-Bornoz, 1997），表示解离症状、转化症（见下文）及某些身体症状可能都是受同一深层原则支配的不同表现形式。

如果某个身体症状无法用医学原因解释，临床治疗师就必须探索它含有解离性质的可能性，因为身体症状病症及其相关病症的治疗取决于其根本病因。只有证明了身体症状特别与某个解离部分有关，才能确定这个症状具有解离性质（Nijenhuis, 2004）。

DSM-5 中的转化症 /ICD-10 中的动作感觉解离障碍

DSM-5 承认，转化症（功能性神经症状病症）与童年时遭受虐待和疏忽照顾的经历相关，而且在患者的生活中经常出现压力事件。这个病症涉及一种或以上动作功能或感觉功能改变的症状（标准 A）。而这些症状与已知的神经系统状态或医疗状况（medical conditions）在临床上的证据不相符（标准 B）。某个症状若要符合这个病症的标准，它必不是由于其他医疗病症或精神病症导致的（标准 C）。最后，该症状或缺陷必需导致个人在社交、职业或其他重要生活功能方面出现明显的困扰或严重的损害，或者显示有接受医疗评估的必要（标准 D）。该病症的具体特点是：虚弱或瘫痪、异常的动作、吞咽症状、言语症状、瘫痪发作或癫痫发作、麻痹或失去感觉，或者某些特殊的感官症状。它也可以包含这些不同症状的组合。

DSM-5 指出，“除身体症状的病症之外，还可加上转换症的诊断”（APA, 2013, 第 321 页）。鉴别诊断包括解离障碍。文中还称，“患有转化症的人常出现解离症状。如果转化症和解离障碍同时存在，两个诊断应该同时成立”（APA, 2013, 第 321 页）。这些表述显示，DSM-5 如同 DSM-IV 一样，并没有把转化症状和转化症看作具有解离性质。这个立场与 ICD-10（WHO, 1992）截然相反。后者是另外一个分类系统，它包括了动作感觉解离障碍。其中包括解离动作障碍、解离抽搐、解离麻痹和失去感觉、混合解离（转化）障碍，以及其他解离（转化）障碍。

DSM-5 对于解离和转化症状的描述是不一致的。DSM-5 中描述解离障碍（APA, 2013，第 291 页）的开篇首句称：解离障碍可以包括破坏和 / 或中断正常的身体表象整合（the normal integration of body representation）、身体活动控制和行为表现。如上所述，身份解离障碍（DID）的标准 A 指出，身份紊乱包括自我感和自控感中断，还要加上感觉动作功能的改变；DSM-5 还指出，患有这种病症的人可能会体验到自己的身体“不是我的身体”，以及/或“不受我的控制”（APA, 2013，第293页）。

奇怪的是，按照这些描述，DSM-5还要继续把完全相同的症状作为转化症的组成部分。而且它也指出，“患有转化症的人常出现解离症状”（APA, 2013，第321页）。但是，DSM-5并没有为这两个病症做出任何区分，以使能在临床上增加鉴别它们的能力。有关更深入讨论DSM-5中转化症状及转化症的概念问题，请参阅Nijenhuis（2014a, 2015a, b）和Nijenhuis, & Van der Hart（2011a, b）。

DSM-5回避有关身体（感觉动作）解离症状和解离障碍，再一次在概念上与研究结果不一致，甚至是奇怪的。如果失去记忆是一种解离症状，那么失去其他功能，包括失去身体感觉，也可以是解离症状。这在概念上是合情合理的。如果心理症状入侵是解离，例如幻听，那么，身体感觉和动作的入侵也可以是解离（Nijenhuis, 2014a）。研究显示，DSM-5中的转化症状是解离障碍的表征，就如心理或认知—情绪解离症状也是解离障碍的表征一样（例如，Müller-Pfeiffer et al., 2013）。事实上，许多学者坚决主张，根据理论基础和实证依据，转化症状的根本性质应视为解离（Bowman, 2006; Brown, R. Cardeña, Nijenhuis, Şar, & Van der Hart, 2007; Kihlstrom, 1992; McDougall, 1926; Nemiah, 1991; Nijenhuis, 2004, 2009; Spitzer et al., 1999; Van der Hart, & Op den Velde, 1995）。

DSM-IV中转化症患者会有较高比率出现身体解离和心理解离、曾经有过心理受创的经历以及近期经历过压力事件（Moene et al., 2001; Nijenhuis, Van Dyck et al., 1999; Roelofs et al., 2002; Roelofs, Spinhoven, Sandijck, Moene, & Hoogduin, 2005; Şar, Akyuz, Kundakci, Kiziltan, & Dogan, 2004）。那些患有身体解离症状如假性癫痫抽搐（即解离抽搐）的人，其心理解离和身体解离的得分提高。其中相当多的患者表示有过心理创伤经历（Bowman, & Markand, 1996; Kuyk, Spinhoven, Van Emde Boas, & Van Dyck, 1999; Prueter, Schultz-Venrath, & Rimpau, 2002）。

身体解离症状的严重程度与人格解离的复杂程度紧密相关，而且也与潜在创伤事件的严重程度相关，而身体解离症状和心理解离症状也是高度相关（综述见Nijenhuis 2015a）。例如，与健康对照组和患有非解离精神病症的人相比，患有PTSD的人有比较多的感觉动作（身体）解离症状。然而，他们的SDQ-20分数显著地低于那些患有 OSDD 模例 1 的患者（即 ICD-11 提议的 CDID），后者相应的分数也显著低于 DID 患者（Nijenhuis et al., 1996）。转化症患者得分往往与 PTSD 患者得分相似。这个一致的发现结果可以表明，很多转化症患者也有一级人格结构解离。

总而言之，转化症状和转化症是与创伤有关的解离症状和病症，而且身体解离症状的出现高度提示这个人患有 DSM-5 中的解离障碍。因此，患者若出现身体解离症状，临床治疗师便应该提高警惕，患者也有可能符合 PTSD、复杂 PTSD、CDID 或 DID 的诊断标准。未来的 DMS 版本应该与 ICD-10 和 ICD-11 提案保持一致，即把感觉动作（身体）解离症状及病症带回十九世纪原初的范畴，即在当时被称为歇斯底里的解离障碍谱系。

是同时发病，还是在同一谱系？
——心理受创者不同的症状及病症

有充分的证据表明，很多心理受创者有多种多样的症状，也符合多种精神病症的诊断标准，特别是如果他们的心理创伤是始于幼年，与人际关系有关，涉及威胁身体完整性，并且是严重的和长期的。与创伤有关的病症还有很多其他特征，包括抑郁情绪、焦虑和惊恐、性功能障碍、睡眠紊乱、自残、身体症状、有攻击性的冲动、自杀冲动，以及工作和人际关系的困难。例如，作为 PTSD、BPD、解离障碍，精神分裂症和身体症状病症的额外病症或与之同时发病的病症包括抑郁症（例如，Brady, Killeen, Brewerton, & Lucerini, 2000; J.C. Perry, 1985; Şar, Kundakci et al., 2000）、焦虑症（J. G. Allen, Coyne, & Huntoon, 1998; Brady, 1997; Breslau, Davis, Andreski, & Peterson, 1991; Lipschitz, Winegar, Hartnick, Foote, & Southwick, 1999; Stein et al., 1996）、滥用精神科药物病症（例如，Brady, 1997; McClellan, Adams, Douglas, McCurry, & Storck, 1995; McDowell, Levin, & Nunes, 1999）和饮食失调障碍（eating disorders）（Brady et al., 2000; Darves-Bornoz, Delmotte, Benhamou, Degiovanni, & Gaillard,1996; Lipschitz et al., 1999; Vanderlinden, 1993）。

DSM-IV 中的解离障碍，特别是严重的 OSDD 模例 1（CDID）和 DID，往往有最多和最严重的其他病症同时发病（Boon, & Draijer, 1993; Şar, & Ross, 2006; Steinberg, 1995; Steinberg et al., 1994）。PTSD 患者还经常有其他额外的病症（APA, 1994; Breslau et al., 1995; Kessler et al., 1995; McFarlane, & Papay, 1992; Van der Kolk, Van der Hart, & Marmar, 1996）。未来的研究应该探究，这些同时发病的病症与创伤有关的人格结构解离的关联程度。

同时发病、情感失调和人格结构解离　广泛不同并彼此重迭的症状和病症，正是心理创伤幸存者的特征，而长期遭受严重心理创伤的幸存者更是如此。这表明，这些不同的症状及病症是紧密关联的。面对症状和病症的多样性和准确诊断的困难，心理创伤领域的专家们提出的问题是：我们是否应该把与创伤有关的问题视为同一个谱系上的问题（例如，Allen, 2001; Van der Kolk, 1996）。范德柯尔克及其同事提出一个有关创伤症状的谱系，包括 PTSD 症状、解离症状、情感失调、身心症、抑郁，以及在工作和人际关系方面的困难（Van der Kolk et al., 1996）。其他人也提出过与创伤有关的病症谱系，范围从 PTSD 到 DID 都包括在内（Bremner et al. 1998; Moreau, & Zisook, 2002）。尽管这些观点表明，各种症状和精神病症相互关联，但似乎并没有说明这些关联性的共同基础。范德柯尔克及其同事参考皮埃尔·让内和约翰·尼米赫（John Nemiah, 1998）的观点（即关注解离的作用是至关重要的），提出一个与创伤有关的症状谱系的观点（Van der Kolk et al., 1996）。然而，范德柯尔克及其同事并未说明，解离如何与所提议的谱系中所有症状有关。

肖勒（Schore, 1994, 2003a, 2003b）指出，情感失调是与创伤有关的症状和病症的共同基础。我们同意肖勒的看法，即情感失调是所有与创伤有关的病症的一个主要特点，但要补充的是，心理受创者的情感失调通常是在人格结构解离的状况下出现的。这一点同样适用于广泛失去自我调节功能，即范德柯尔克认为是“心理创伤对儿童和成年人造成的最深远的影响”（Van der Kolk, 1996，第 187 页）。因此，心理受创者的情感调节（失常）很可能与人格某个特定的解离部分相关（Van der Hart, Nijenhuis et al., 2005）。人格的某些部分可能是抑郁的，并有自杀倾向；而另一些部分则有不同的心情。因此，解离的患者受到有各自不同情绪的解离部分交替转换或入侵，从而导致长期情感失调。一项研究指出这个可能性，认为尽管 PTSD

病人体验的抑郁程度与抑郁症患者相似，但 PTSD 患者的心情变化范围广泛得多（Golier, Yehuda, Schmeidler, & Siever, 2001）。PTSD 患者的 EP 可以有范围广泛的症状及行为，是与调节失常有关。例如，患者的 EP 可以是感到害怕、封闭、恐慌、羞耻、内疚，或抑郁。他或她会采取一些替代行动去调节情绪，例如滥用精神科药物、失调的进食行为和攻击行为。此外，还有身体症状，例如身体麻木、局部疼痛，或者身体瘫痪。这些都会促使调节失常，或者试图重新调节。

调节失常，可能是人格各部分之间的冲突所导致的。例如，攻击部分、恐惧部分以及呼求依附的部分之间经常出现激烈的冲突。其中有些部分似乎受到交感神经系统强力调节，而另一些部分则受到副交感神经系统（背侧迷走神经部分）的调节。当各部分之间出现交替转换或入侵时，就会导致心理生理失调（Nijenhuis, 2015b; Nijenhuis, & Den Boer, 2009）。

总而言之，我们认为，人格结构解离是与心理创伤有关的不同症状及病症所共有的心理生物基础，或者至少是主要的基础。我们提出的理论是，与创伤有关的病症谱系包括不同程度的人格结构解离。这一假设愿接受任何研究检验。

本章小结

DSM-5、ICD-10 以及 ICD-11 的提案都包括与创伤事件直接有关的病症（ASD 和 PTSD），或是那些已通过研究和临床验证与这类事件有关的病症。然而，这些病症的诊断标准包括了心理受创者出现广泛不同的症状。DSM-5 有时把这些症状视为与创伤有关的病症之额外特征和病症。但是，这种模糊的分类不能凸显一致的研究结果，即许多与创伤有关的症状是彼此显著相关的，而各种与创伤有关的病症也存在着相当的重迭。与创伤有关的精神病症范围广泛，包括 ASD、PTSD、复杂 PTSD、ICD-10 中的动作感觉解离障碍，以及 DSM-5 中的解离障碍。我们认为，这些病症都包含着不同程度的人格结构解离。很多 BPD 或精神分裂谱系病症以及其他精神病患者，还有相当多出现身体症状及相关病症的患者，他们都表示曾有过心理创伤经历，并且可能同时出现解离特征和解离障碍。未来的研究需要探究：创伤经验在那些没有解离障碍的 BPD 患者中发挥着怎样的作用。证明和理解解离基础对于治疗具有重大的意义。即使只是为了这个原因，当一个人在自评问卷中的解离症状明显高分时，临床治疗师就应该有系统地评估其心理解离症状和身体解离症状，并使用 SCID-D 或类似的诊断工具，来探查解离障碍是否存在。临床治疗师还应该向每一位病人了解其可能有的心理创伤经历。

第二篇

长期心理创伤与让内行动心理学

引　言

131

在（人格结构解离）中，各个功能并没有完全消失……它们持续存在……解离消解了的是人格，即消解了聚合在同一人格内不同功能的系统。

——皮埃尔·让内（Pierre Janet, 1907, 第 332 页）

在神经失连症候群（neurological disconnection syndromes）和解离障碍中，并不是某个脑区的活动或某个心理功能有多大程度的改变，而是这些脑区之间或功能之间的互动发生改变。

——杰拉尔德·埃德尔曼和朱里奥·陶诺尼

（Gerald Edelman, & Giulio Tononi, 2000, 第 67 页）

有关心理创伤的人格结构解离理论有三个原则。第一个原则是，长期心理受创者会做出一系列替代的心理活动倾向和行为活动倾向（Janet, 1919/1925, 1928b）。这些活动倾向是反映幸存者努力适应他们的内在世界和外在世界，但并不成功。于是，人格中的每一个解离部分都从其局限的角度，运用不充足的资源，朝着实现各适切目标的方向进发。第二个原则是，幸存者的局限常常包括缺乏调节技巧，有时是缺乏心理能量或生理能量，而且总是缺乏心理效能，即没有足够的能力发挥心理能量，去达致最佳效能。第三个原则是，这些缺陷导致并维持一定程度的人格结构解离，并出现许多相关症状。

本书第二篇将根据上述三个原则，运用我们在第一篇对人格结构解离的理解，集中探讨人格结构解离和整合所涉及的特定心理活动和行为活动。让内行动心理学极大地启发我们对幸存者的理解（Janet, 1919/1925, 1926a, 1928a, 1928b,1934, 1938），并作为临床评估和治疗长期心理受创者的理论基础。此处包含让内的著作 132

并不是对以往知识的浪漫回顾，而是有关“行动”的概念对理解心理创伤幸存者的困境最有帮助、最实用。尽管让内的著作常常被忽视，但他的理论目前正在心理学领域复兴（例如 Berthoz, 2000, 2006; Carver et al., 2000; Hurley, 1998; Llinás, 2001）。

第七章　心理创伤幸存者的综合及限制

133

> 出现常常相互冲突的多样感官刺激时，我们协调一致的行动能力就要让神经元在没有任何上层指引下而在不同组织层次中互动。这就是所谓连结出了问题（binding problem）……
>
> ——杰拉尔德·埃德尔曼和朱里奥·陶诺尼
>
> （Gerald Edelman, & Giulio Tononi, 2000, 第 106 页）

心理健康的特征是拥有高度整合的能力，即能够用整个人格来统合各种心理生理现象（Edelman, & Tononi, 2000; Fuster, 2003; Janet, 1889; Stuss, & Knight, 2002）。当人们拥有足够（极高）的心智水平去整合令人震惊的事件时，就不会发展出人格结构解离。在极端或持续压力之下，我们每个人对能够整合什么都有一定的局限。当我们人格中各主要组织，例如行动倾向和行动系统，能够在其内在或彼此之间得到充分整合时，我们的心理活动和行为活动就会变得协调，并保持灵活，使我们能以复杂的和创意的方式适应生活。而相应地，这些行动倾向和行动系统很大程度上决定了我们将会在某个时刻或某一处境整合什么，以及我们将会随着时间整合什么。然而，一个人的心智水平有时会很低，以至于他 / 她不能充分地整合人格中各个行动系统（及行动倾向）。因此，人格作为一个整体便会包含两个或以上的子系统，而这些子系统在一定程度上拥有自己的生命。这些子系统若出现有限的或比较广泛的自我意识，就可视为人格的解离部分。对那些早年经历过长期被疏忽照顾和虐待的人来说，他们的行动系统和行动倾向很多时候从一开始就没有得到很好的整合，因此，人格有很大机会发展出解离部分。

整合，既是低层次行动的结果，也是高层次行动的结果。让内行动心理学有助于我们理解常态的整合和失败的整合。整合包括两个主要的心理活动：综合

134

（synthesis）和觉知（realization）（Janet, 1889, 1907, 1935a）。在综合时，我们感知、连结，以及区分经验中的组成要素（Edelman, & Tononi, 2000; Fuster, 2003; Metzinger, 2003）。例如，为了适切地执行功能，我们必须区分哪些刺激与我们当前的利益相关，而哪些刺激并不相关。把不同的感知连结成流畅的整体包含了低层次的心理活动。因此，连结视觉感知的不同要素的结果，例如物件的颜色和形状，还有视觉、听觉和运动知觉，通常是潜意识的，是自动的。这些低层次的行动只需要低水平的心理能量和心理效能。然而，把注意力专注在复杂情境中真正重要的信息并把它们连结起来，同时忽略不相关的信息，人必须进行更高层次的心理活动，这些行动是有意识的、自行主导的，也是复杂的。更高层次的心理活动要求高水平的心理能量和心理效能。因此，所出现的综合行动会呈现不同程度的复杂性。

觉知（Janet, 1903, 1928a, 1935a; Van der Hart et al., 1993; Steele et al., 2005）涉及创造意义，建立一个跨越时间、跨越经验、并有连贯性的自我感，包括形成完整的、协调一致的个人叙事记忆或情景记忆。一般而言，觉知的行动比综合的行动更复杂。综合可以在没有充分觉知的情况下发生，这也是幸存者通常遇到的困难。然而，综合的所有行动是觉知的基础，因此，不能与觉知完全分开。本章着重探讨综合，下一章将更详细地讨论觉知。

心理活动和行为活动之间的关系

很多整合立即并自动地出现，一般不在我们的意识醒觉范围之内。不过，整合某些经验需要花费时间，并需要投入有意识的、复杂的心智运作；这些经验包括：我们的信念系统出现重大改变，我们跨时间、跨情境的自我感，以及痛苦经验或与我们价值观相悖的经验，当然还包括创伤经验。而创伤经验能有力地改变上述任何经验或全部经验。

我们必须综合（连结和区分）我们在某个时刻或不同时间的感知、情感、认知，以及身体动作，以便我们能根据自己希望实现的目标，采取适切的行动

（adaptive action）。综合，一般被看作是一个“过程”。不过，这个过程实际上包含着幸存者能够理解并采取的一系列具体行动，既有心理活动，又有行为活动。行动常常被理解为我们达致对外在世界的影响而做的事和说的话。但是，行动并不只是包含我们的动作和行为，还包括心理活动，例如感官知觉（包括身体感觉）、情绪感受、想法、记忆、幻想、规划、决策和判断力（Janet, 1926b, 1928a,b, 1929b）。心理活动不一定同时有身体动作（Janet, 1927）。然而，行为活动则取决于感知行动、情感行动，以及认知行动和动作之间的动态整合互动，以便实现特定的目标。

135

近年来，神经生物学的研究结果表明，心理活动和行为活动有很多相同之处。例如，镜像神经元（mirror neurons）不仅在我们做出行为活动时被激活，还会在我们观察别人做相同行为或者在想象和辨识行为活动等心理活动时被激活（例如 Garbarini, & Adenzato, 2004; Stamenov, & Gallese, 2002）。无论是我们自己在经历痛苦，还是看到我们所爱的人受苦，脑岛中相同的镜像神经元都会被激活（Singer et al., 2004）。脑岛（the insula），是关涉情绪、疼痛感知和动机的脑区。这些及相关的研究结果表明，镜像神经元帮助我们更能在人脑中类比别人的体验，有助于我们建立同理心（empathy）和心智化（mentalization）（Gallese, Keysers, & Rizzolatti, 2004）。心理创伤幸存者有时会缺乏这两个重要的心理活动倾向。除此之外，镜像神经元还能通过心理模拟（mental simulation）来模仿某个人的行为，以协助我们学习（Rizzolatti, & Craighero, 2004）。

镜像神经元还会帮助我们预测我们的行为活动带来的影响。的确，感知，这一心理活动不只是监控事件，它还涉及预测将会发生什么事，因为它包含对行为活动的心理模拟（Berthoz, 2000; Llinás, 2001）。我们的感知和认知是融合在或植根于我们的身体与世界的互动，而镜像神经元在这方面起着重要的作用（Garbarini, & Adenzato, 2004; Smith, & Gasser, 2005; M. Wilson, 2001, 2002）。让内很早以前就构想出这个洞见（Janet, 1935a）。他指出，一个人的感知不仅激起一个行动立即去回应环境，而且还包括评估未来可能的行动。例如，当一位求诊者认为治疗师正在生气时，他/她就会预测治疗师将如何表现，例如吼叫或打人。而求诊者将会以行为去回应那个预测，例如僵住不动。所有这些活动都是瞬间发生的。

我们活在世上，不可能把自己的心理活动与自己的行为分割开来；它们是相互协作的伙伴，它们相互塑造以适应生活。感知，这一心理活动包括对身体和情感的感知，还有认知以及行为活动，并不是独立运作的，而是组成一个复杂的整体，每个体系一直依赖着其他体系达致讯息的输入和输出（Barkow, Cosmides, & Tooby, 1992; Buss, 2004; Fuster, 1997, 2003; Hurley, 1998）。我们受众多知识来源的启发（Arbib, 1981; Fuster, 2003; Hurley, 1998），提出感知、情感、认知和动作相互依存，形成动态的感知–动作循环（dynamic perception–motor action cycles）。感知–动作循环必定有组织、有焦点，否则，心理活动和行为活动就会乱作一团（Edelman, & Tononi, 2000）。事实上，我们的目标既来自各行动系统，也协调这些感知–动作循环，而这个循环还包括审视迈向目标的进展。我们的目标无论是与别人建立关系、玩耍、休息、工作、解决问题，还是处于安全状态，都主要是由各行动系统在某个时段被激活而决定的。换句话说，特定的感知–动作循环，例如我们感知到、认识到、感受到以及做得到的一切，都是受到行动系统本身的限制所安排和限定的。这些行动系统又是感知–动作循环的组成部分。

我们可以根据这些循环及其目标，来理解创伤幸存者及其解离部分，以及这些部分之间的相互影响。因为解离部分对一些属于整个人的感知和目标相对封闭，这些部分的感知–动作循环可能对当时的情境是不恰当的。例如，一个只专注于防御的人格部分很难不感到有危险并做出相应的行为，因此，它不能准确地看待和回应复杂的社交场合。

适切的行为活动一般取决于能够准确预期该行为后果这一心理活动。例如，一位求诊者或许会预期与治疗师亲切握手会带来良好的连系。握手为他 / 她提供感知回应的机会，诸如两个人握手的动作，以及握手的时间长短和力度，是否有目光接触等等。人做出行为活动时，一定会评估自己的行为（一个心理活动），这样，人才能拿某个行为的后果与该行为的目标来比较（另一个心理活动）（Carver, & Scheier, 2000; Hurley, 1998）。

幸存者做出不适切的行为经常源于他们不能准确预测自己和别人的行为。一位求诊者（或人格中的一个解离部分）透过他 / 她的感知、情感、认知和身体动作的相互作用，可能会觉得握手是有帮助的，并令他 / 她感到安心；而另一位求诊者可能觉得握手令他感到受威胁，从而抽回他的手；还有另一位求诊者可能感到治疗师根本不是真的想要和她握手，因为她对自己的看法是：她并不讨人喜欢，或她是肮脏的。

整合与各行动的目标

我们的生理-心理-社交目标范围广泛——从最基本的目标，例如进食、休息和安全的需要；到高级别的存在目标，例如希望改善人际关系的质素、追求心灵意义，或成为一个有道德、有贡献的人。人类所有的目标都可被理解为强烈受到日常生活和防御这两个基本行动系统的影响，也受到我们已建立的各行动系统之间高级别关系的影响。这些行动系统以及我们所建立的行动系统之间高级别的关系帮助我们发展出一些适切的目标（例如，回避厌恶的东西和接近有益的东西）。这些目标常常与各行动系统本身的价值观相关（例如，什么是有吸引力的、好的、重要的）。这些目标帮助我们调整自己的行动，以便回应重大的内在改变和外在改变。无论我们倾向于感知、忽视、感受、看重、思考和做出什么，行动系统都会有力地引导着我们，也因此指引着我们有意识地和潜意识地整合些什么。幸存者必须学会以恰当的行动系统及目标，来整合对当前处境的准确感知。 137

心理创伤幸存者有关目标的难题

如前所述，人格结构解离理论的第一个原则是：长期心理受创者试图适应他们的内在世界和外在世界，不过，他们有时缺乏所需的心智水平和心理资源去做出适切的行动。他们转向较低心智水平所产生的替代心理活动倾向和行为活动倾向（Janet, 1919/1925, 1928b）。幸存者缺乏整合，大大限制了他们实现多种目标的能力，并且局限了他们在特定情境中能够追求的目标选择，也使他们不容易做出适切行动去实现某些目标。

阿莉是一位54岁的女性，她被诊断患有其他特定的解离障碍（OSDD）。

在一次治疗面谈时，她看到她的治疗师发现有人（不是阿莉）偷了他喜爱的墨水笔而恼怒时，她就认为治疗师正在对她生气。阿莉的ANP理解治疗师向她说明他生气的真正原因与她无关。然而，这却激发了一个感到惊吓的EP出现。这个EP正确地注意到治疗师生气，不过，却因她父亲虐待她的经验，而错误地评估治疗师生气是一种人身威胁，从而做出僵住不动的行为。阿莉的EP只回忆起身体被虐待的事件，因而强烈地影响了这部分的感知、感受、认知、身体动作和目标。此外，阿莉的EP只能综合她行动的短暂好处，也就是让她感到安全，但却不能综合长期的代价。阿莉的行为对于EP和她整个人来说，有非常严重和长期的负面后果：ANP更加回避这个会入侵的EP，在安全情境下仍坚持不适切的防御；EP缺乏心智化能力去理解别人的行动，持续卡在创伤记忆中，而且维持着人格结构解离。

阿莉的情况说明，当幸存者没有意识到某个目标已经实现时，不断追求目标的138行为就变得不适切，因而产生一些困难。阿莉的EP仍然采取防御，通过僵住不动保护自己免受她父亲的虐待。她没有意识到，其实，虐待在很久以前就停止了。

有时，我们必须调整自己的目标，这通常需要相对高的心智水平。幸存者或许没有意识到，"重新调整"目标是必要的，也是可能的（Carver, & Scheier, 2000）。当某个目标遥不可及时，我们必须中断自己的行动，直到目标变得有可能实现。当某个目标再也不能实现时，我们必须永久地停止付出迈向这个目标的努力。我们需要很高的心智水平，才能意识到，我们一直投入很多努力去实现的核心目标是遥不可及的（例如，希望施虐的父母爱自己）。幸存者或许还没有达到这样的心智水平，所以，他们继续采取行动去实现一个不现实的目标。

阿莉的EP极其想得到她父母的爱，却无法意识到，她只能哀悼失去这个被爱的可能。她不能接受她的目标不可能达到，因此，继续不切实际地追求这个目标。她的EP继续强迫自己要赢得父母的爱，即使她的ANP回避与他们接触，并知道什么都不能改变他们对她的态度。阿莉的ANP回避她的EP，而且没有意识到，她这个ANP已经培育出充足的心智水平去整合她的EP。于是，她没有把回避 EP 这个目标调整到逐步整合的目标。

各解离部分之间的冲突涉及各目标之间的冲突。我们在不同时期都有相互矛盾的目标，然而，我们透过按序优先排列和考虑最佳选择来解决这些冲突的能力，取决于我们的整合功能。对心理创伤幸存者来说，整合相互冲突的目标所需要的心理效能大打折扣，因为按照定义，他们已经发展出一定程度的人格结构解离，致使内在冲突相对不能调解。各解离部分很难，甚至不可能接纳差异极大的其他部分或其他目标。患者整个人的哪些价值观和目标才是最重要的，对此，各解离部分都有分歧。由于它们僵化地收窄意识场，因此，它们倾向于只根据调节那个（或多个）特定的行动系统来评估行动。

因为人格解离部分彼此间非常封闭（Braude, 1995），它们可能会对其他部分及其目标失去部分或全部记忆。或者他们会觉察到其他部分的存在，但却相信其他部分的目标“与我无关”。有些解离部分可能会体谅其他部分。但是，许多解离部分经常对其他部分想要或需要的东西（即是它们的目标）反感、鄙视，或者感到羞耻。它们对于那些不在自己有限经验范畴之内的目标缺乏理解和体谅。各解离部分容易彼此负面地回应对方，因为它们已经习惯了这样做（即评价式条件反射，参见本书第十章）。一位幸存者的 ANP 因自己从未发怒而感到自豪，因为他不希望像他那个虐待别人的兄弟那样。因此，他不能接受自己的暴怒部分，而后者的目标是报复。或者一位幸存者的 EP 觉得，性是令人厌恶的，他 / 她将很难接受自己另一个寻求并享受性爱的人格部分。某个道德部分或许对酗酒的部分感到羞愧，但不能阻止自己继续酗酒。各解离部分及其目标之间对立的张力可以是很强烈的，有时甚至令人承受不了。然而，在治疗历程中，人格的所有部分相互接纳并且理解各部分的目标，这是重要的。正如一位乱伦幸存者指出：

139

> 我（ANP）找不到办法与那个被我抛弃的夜晚孩童（EP）连系起来。我就是恨她。我对她根本没有怜悯。我终于理解到，除非我能找到办法去停止残忍地批判她，否则，我会一直陷在无法运作的泥潭中（Van Derbur, 2004, 第 281 页）。

实现目标的各个阶段

我们行动的本质是用来达致特定的目标。当我们能够准备、启动、参与、评估和完成行动，并成功地实现目标时，我们就是最有效率的。实现目标的各个阶段一般应该很流畅地转化为行动，从始至终顺利执行。但是，幸存者有时会卡在实现目标的不同阶段——即行动倾向的不同阶段（参见本书第九章）。

准备

如前所述，当我们准备行动时，我们在心里模拟这个行动。这种模拟是一个整合的心理活动，包括规划和评估所想象的行动所产生的预期影响。它可能是有意识的、凭意志的，也可能不是。当我们需要行动并有机会实现自己的目标时，为行动做准备才是适切的。例如，当有立刻受攻击的危险时，准备即时防御才是适切的。然而，心理创伤幸存者在完全安全的时候也准备着防御。他们（错误地）看待想象的危险远胜于实际安全的信号，因此，他们过分预期危险而过低预测安全。他们或许过分预期某人多半会拒绝他们，并低估人们对他们的关心。另一方面，幸存者或许对一些特定的行动毫无准备。例如，他们的 ANP 或许没有预期出现危险，因为他们没有充分地整合真正的危险信号。又或者，如果他们一直被人忽视，以至于不140能在脑中模拟正面的人际交往情境，他们或许就没有能力预备自己可成功地参与社交活动。

启动

做计划，远比将它付诸实际行动容易。要启动计划，是需要一定程度的心智水平。如果心智水平过低，我们或许不能实施这些计划。幸存者能够有足够的心智水平做出最佳计划，但是，有时却缺乏将计划付诸行动所要求的心智水平。或者他们可能会开始行动，但很容易放弃。他们可能感到疲惫或乏味，不能协调一些复杂的行动，害怕自己会失败，或者害怕自己如果成功的话，便会失去一些重要的东西（例如，“如果我好了，我或许会决定离开我的伴侣”）。

执行并持续评估行动

在感知、感受、思维及身体动作的循环中（即感知–动作循环），各行动系统会提示我们评估自己的行为产生的即时影响。这个评估包括衡量及整合那些与我们目标相关并持续进行的行为代价和获益。我们的感知–动作循环允许我们评估并采取任何行动，包括从简单的一个身体动作，到极为复杂的觉知和创造力等心理活动。例如，持续评估我们各个行动的影响（其本身就是一种心理活动）会让我们知道何时放弃某个计划，何时制定一个新的行动方案。我们越能综合并评估与我们希望实现的目标相关的内在事件和外在事件，我们的行动就会越有效。目标导向的行动是努力减少想要的事物和实际情况之间的差距（Carver, & Scheier, 2000）。例如，在防御系统范围内，我们会评估某个特定的防御策略是否有效，或者我们是否需要转换其他策略（参见 Carver, & Scheier, 2000）。调节这些灵活转换的因素包括不同的子系统或防御模式，以及它们之间的联系。然而，只有当我们能够整合防御系统中各部分时，才能产生这些迅速、顺利的转换。同样地，所有行动系统都要面对整合它们的各个不同部分（即子系统和模式）的挑战。

我们必须尽可能在实现长期目标的背景下思考实现某个短期目标的方式。只有当我们能够把当下与未来的结果整合起来，各个心理活动和行为活动才是适切的。141 这种整合行动被称为身处现在的体会（presentification）（详见本书第八章）。而且我们需要经常参照更广阔的背景来考虑某个行动，包括多个目标，以及我们整个人的多种需要。换句话说，我们必须能够在构成我们人格的大多数行动系统及其相应目标的背景下评估自己的行动。例如，治疗师可能会对一位变得愤怒并辱骂治疗师的求诊者做出同样的回应。治疗师的防御行动可能会阻止他 / 她继续恶言辱骂（防御目标得以实现）。然而，这种行动也会损害治疗关系难以修复（给予照顾和安全依附的目标失败）。就像许多日常生活所需的行动一样，适切并带有治疗性质的行动需要对各个行动系统及其目标做出谨慎和复杂的整合。

各解离部分或许没有充分注意到自身行动带来的回应，或者其他部分的行动带来的回应，因此，它们不能充分地评价自身行动的有效性。它们或许忽略或回避自己的身体，并且没有觉察到各种不舒服或疼痛的身体信号；它们或许没有觉察到或回避那些能够提供重要回应的解离部分；而且它们或许没有注意到人际关系或环境中的各种信息。例如，当他们割伤或烧灼自己的身体时，某些部分似乎没有觉察到自己的损伤或疼痛。某些部分没有整合这一事实，即所有部分共有一个身体。幸存者的 ANP 听到一个被吓坏了的人格部分在内心乞求帮助时，他 / 她可能会回避这个声音，而不是觉察到有事情不对头而对此做出建设性行动。而且当那些部分陷在创伤记忆时，它们就不能接受当下环境的回应，而这些回应或许会改变它们的惧怕行为，变为更适合当前现实的行为。

完成及觉知

当我们意识到自己的目标已实现时，我们就完成了自己的行动。让内行动心理学中一个主要原则是，成功实施并圆满完成的行动会提升我们的心理效能。然而，只有我们整合出以下事实，才会出现这种令人满意的结果。这一事实是，我们的确已经实现了自己的目标，即我们已经完成了自己的行动。当我们投入到带来成功喜悦的行动时，我们才会承认并拥有自己的成功（即确认个人历验 [personify]，是觉知的一部分，将在下一章讨论）（Janet, 1919/1925, 1928b）。这种带来成功喜悦的行动会展现在孩童第一次能骑自行车时露出灿烂笑容，展现在射门得分的足球运动员欢呼雀跃，或展现在求诊者更能表现自信果敢的喜悦。

我们需要一定程度的心理效能，才能知道自己拥有大大小小的成功。那些以去人格化或不投入的态度做出行动的幸存者可能没有充分地欣赏自己的成就，因此，142 他们的心理效能无法透过成就感而增加。而且，他们可能会因各种原因而淡化或低估自己的成功。

人格结构解离包括不能完成重大的整合行动，即解离部分的（再）整合。这个缺陷与幸存者体会自己不能完成行动有关。这个行动就是我们所指的创伤记忆（Janet,1919/1925, 1928a; Van der Hart, Steele, Boon, & Brown, 1993）。正如前文指出：

让内观察到幸存者——

> 一直在持续行动，或是试图行动。这种行动在（创伤事件）发生时就开始了。而这些无休止的重复行动令他们身心疲累……（创伤幸存者）仍然面对困难处境，他们无法在这些困境中扮演一个满意的角色，即他的适应一直不完善，因此，他继续努力适应。反复经历这种境况，加上他们的持续努力，导致疲劳……（Janet, 1919/1925，第 663 页）。

这样无效地耗费努力去实现某个不可实现的目标（例如，有效地抵御加害者，或者确保得到疏忽照顾的照顾者给予关注和爱），是创伤记忆的特点，而且耗尽了幸存者的能量和心理效能，最后导致创伤后衰竭状态（posttraumatic decline），以至于幸存者不能实现生活目标，最终导致深切的挫败感和崩溃感。当幸存者能够付出精力去觉知创伤事件曾经发生，他们才会变得更有适应能力。这个目标要求幸存者醒觉到，已经发生的事情是无法改变的，而这些事情一直深深地影响着他们的生存状态，不过，现在已不出现。觉知到创伤事件已经发生，是一个最艰难的行动，需要高心智水平。这种觉知导致痛苦地哀悼所有失去的一切，也需要高心智水平。许多针对长期心理受创幸存者的治疗方向就是要发展出这种心智水平。

心理健康的整合与心理受伤的整合

整合，是综合和觉知的联合行动，包含一系列持续进行的行动，从最基础的由神经元组织而成的神经网络活动，到有能力适应生活和创意生活，再到可以面对世上复杂的挑战。最终，整合作为我们人类特有的能力，去创造有意义、完整的人生经验和协调一致的自我感（Janet, 1929a; Siegel, 1999; Tucker, Luu, & Pribam, 1995）。正如我们曾指出：我们整合什么，在很大程度上取决于我们与生俱来的行动系统及其主要的情绪，其中后者更能执行主要的统筹功能。健康人格的特征是，有强大的 143

能力去整合各种心理活动倾向和行为活动倾向（Janet, 1889），这不仅在某个单一行动系统范畴内进行整合，而且也在各行动系统之间进行整合。

与心理创伤有关的人格结构解离是整合失败的特例

整合，是在一个谱系中以不同程度展现的。每个人生命中都有一定程度不完善的整合。然而，并非所有的整合失败都导致人格结构解离。如前所述，与心理创伤有关的人格结构解离主要涉及构成人格的各生理-心理-社交系统过度分离或整合失败。破碎的自我感，是这种解离的一个关键要素。在正常情况下，我们的自我体验在工作中与在玩耍中略有不同，而我们作为恋人与作为被抢劫的受害者截然不同，我们作为孩童与作为成年人也有不同。我们必须整合这些关于自我和世界的不同经验，并从这些经验中塑造出一个整体的、个人的历史："在工作、玩耍、爱恋和被抢劫时的我都是同一个人；我是一个成年人，不再是一个孩子，但我仍然是同一个人：所有这些都是我经历过的人生经验。"

患有解离的人无法达到这种程度的整合，至少在一定程度上是这样的。有时，人格结构解离可能仅限于单一的创伤事件，正如单一 PTSD，它有一个范围比较广泛的 ANP 和一个发展非常有限的 EP。不过，对于那些在童年时长期遭受心理创伤的幸存者来说，整合失败的范围可能更加广泛。这些儿童通常被剥夺了一些成长工具，而这些成长工具对发展出协调一致的自我是非常重要的。后者是指一个完整和独特的自我感（D. Stern, 1985）。

一般来说，我们所说的"自我"，是主动整合的行动者："我整合我的经验"。但实际上，我们的"自我"并不整合经验，而是多种整合行动的结果（Loevinger, 1976; Met- zinger, 2003）。在正常成长过程中，我们会潜意识地和有意识地整合许多"自我"或"自我状态"，自我一致感就会浮现出来（Harter, 1999; D. Stern, 1985）。这很大程度上是建基于各种行动系统群及其子系统和模式。患有与心理创伤有关的人格结构解离的人一直不能充分地做出整合行动，也就无法建立并维持一个大致协调一致的自我感和完整人格。

综合

144

为了实现我们的目标，我们必定要经常整合一系列或“一连串”的心理活动和行为活动。整合这些行动本身就是一个心理活动，可能是有意识的，也可能是潜意识的。综合（synthesis）涉及连结和区分各种心理活动和行为活动。而这些行动在某个时刻和不同时间构成我们的内在世界和外在世界。因此，我们的经验世界并不是预设的，而是基于我们的主观评价而持续出现的个人建构。综合，并不是有或无的现象，而是在一个谱系上有不同程度的表现，我们的综合能力也时高时低。例如，我们在全然清醒时的综合能力会高于我们疲惫时。综合，为我们正常地统合意识和经验奠定了基础。这种统合通过更高层次的整合而得到进一步发展。当不能完成综合时，就会出现意识状态转换和解离症状。当一个人的意识缩窄或低下时，他 / 她可能无法充分地综合某些刺激。他 / 她根本没觉察到，或者只是模糊地觉察到某个刺激的存在。在解离患者中，某个解离部分会综合其他部分未能综合的某些刺激。然而，当一个患有解离的人同时体验到意识严重低下或缩窄时，人格的所有部分都不能综合适应生活所需要的那些刺激。例如，苏珊患有人格解离障碍（DID），而且整个人经常魂游象外 / 发呆，以至于她的各解离部分都不能注意到当下此刻。因此，她没有任何一个人格部分能回忆起任何当前的事情。发生在某一时刻对某一事件的综合称为“核心综合”，而综合不同时间的经验则称为“延伸综合”。

核心综合　核心综合（core synthesis）涉及把某个特定时刻或情境发生时的各种感觉、情绪、想法、行为和自我感连结在一起，而且还能区分它们。换句话说，在某个时刻适切的综合一定包含重要的内在刺激和外在刺激，以及恰当的感知–动作循环。从较广泛的层面来看，它涉及各行动系统的即时协调和统一。适切的核心综合是综合不同时间的刺激（即延伸综合）的基本要素。核心综合的失败可能会表现为人格结构解离的症状或不适切的意识状态转换。

我们在某一特定时刻或情境中所综合的内容，是非常受那个时刻被激活的行动倾向和行动系统（及其模式）所影响的。综合各行动系统及其组成部分是一个成长任务：有些人比另一些人能够综合得更充分，而我们综合这些行动系统的能力会依

145 据生活境况而起伏。例如，当我们的心智水平低时，我们可能无法很好地综合各行动系统，例如当我们极其疲劳或生病时，或者当我们挣扎于不同行动系统之间严重的利益冲突时："我要在限期前完成工作，但是我非常疲惫。我现在应该工作还是休息？"

连结 把内在经验和外在经验连结（binding）（或连系，connecting）在一起，是综合当下经验的一个方面。把各个目标为本的行动连结成一体，第一步就是连结相互关联、但却各不相同的感知行动。许多这一类的综合是在潜意识中自动发生的。例如，我们一般是自动地、潜意识地把动作感觉及触觉、温度、味觉、嗅觉和视觉连结在一起，成为一个完整且高级别的感知。然而，情况并非总是如此。例如，当我们学习新技能，或者有意识地集中注意力去用心地读一篇论文时，综合就绝非自动发生。

即使进行最基本的综合，幸存者也会遇到困难。有些解离部分可能会准确地感知并连结某些刺激，但其他解离部分却做不到。无法连结属于同一整体的感知，可能会产生各种症状，包括负性身体解离症状，例如失去痛觉，或失去运动知觉。

阿莉，是一位在童年时多次被强奸的幸存者。她的ANP能够对性有良好的感觉。然而，当她向性伴侣主动提出有性行为时，一个缺乏生殖器反应的EP被激活，导致性生活出现困难。她的这个部分从未完全综合各种盆腔区的感觉，因为她在被强奸时努力做出防御反应，因此，她那个身体部位变得麻木。

我们还必须把感知与自己的动机和目标连结起来，然后再与恰当的行动连系起来，以便实现自己的目标。当然，我们有些最强烈的动机就是情绪，而这些也必须与我们的行动连系在一起。解离部分若未能连结各种感受成为自身的经验，它们可能会变得缺乏情感反应或变得麻木。由于缺乏足够的情感的指引和激励，这些解离部分常常难以产生足够的心理能量和心理效能去采取适切的行动。

各行动系统必须连结在一起，才能完成适切的综合。例如，参加公司晚宴，不止包括进食（能量调节系统的一个模式），而且还包括流畅地整合与社交活动相关的各种行为，例如依附，有时还包括玩耍、探索，甚至是与性有关的行为（例如，调情）。然而，我们还必须能够抑制那些与情境不相符的行动系统。例如，参加晚宴时，如果没有危险，就不应该启动防御系统，而一般情况下也不应该调情。如果这些行动倾向被解离，个人就很难掌控启动和抑制这些行动倾向。各行动系统及其相关的自我感的整合越强，人格就越灵活且稳定，从而促使人格在现在时空发挥最佳功能（Jackson, 1931/1932; Janet, 1889; Meares, 1999; Nijenhuis et al., 2004）。 146

玛丽，患有其他特定解离障碍。她若在公司吃饭，便会感到痛苦和害怕，所以宁愿单独吃饭。当她与其他人一起吃饭时，眼睛只盯着自己的盘子，不会插话。她吃得很快，并且常常找借口提早离开餐桌。她已经在进食和防御两者之间建立了僵化和深刻的连结，因为她童年时的进餐时间总是充斥着暴力争斗、恶意嘲弄，以及讽刺挖苦等语言攻击。她的家人不能和睦地聊天，也不会有启发性地讨论或一起欢笑（社交活动、探索、玩耍），因此，玛丽从来没有学会如何把这些行动系统与进食整合在一起。对玛丽来说，与家人一起坐在餐桌旁时，适切的行为是防御，然而，作为成年人，这样做损害了她与朋友交往的能力。

我们的心理活动和行为活动必须与我们的自我意识（即我们的自我感）连在一起。这种感觉主要有赖于我们能在某个特定时刻和情境，对自己身体之内发生什么事情，或者什么事情发生在我们身体上，产生一些感受（Damasio, 1999）。甚至在核心综合（即在某一特定时刻发生的一切），我们在某种程度上会受个人经历和遗传的影响，包括我们先前建立的自我感（Fuster, 2003）。没有一些对过去的综合，就没有在当下一刻的综合（Edelman, & Tononi, 2000）。而这些对过去的综合，至少是保留在内隐记忆中。

对幸存者来说，其中一个主要问题是，他们解离部分的自我感过于受限制和僵化，这是因为他们的自我感一直来自非常有限的经验和行动系统，并且排除了他们太多的过往经验。当幸存者不能在当下把各个行动与自我感充分连结起来时，他们就会出现去人格化的症状。例如，当阿莉触摸自己的腹部或生殖器时，她感到这些部位好像是属于别人的身体。她知道这些部位是她的，但却感受不到是她的。

总而言之，当解离部分能够感知到各种感受、想法、记忆、愿望、行为，以及其他部分的自我感，但却没有把这些看作属于自己时，它们已经出现连结不足。那些不能综合真正紧要的外在刺激的解离部分也会出现同样的情况。例如，一个解离部分可能看见治疗师坐着时转换坐姿，就把这个行为视为拒绝或不认同的信号，但却没有注意到治疗师仍表示对患者保持连系和谅解的其他信号。

区分 适切的核心综合不仅涉及把属于特定时刻和背景的东西连结在一起。我们还必须区分（differentiation）我们感知到什么，和我们实际做了什么。因此，明147 白我们的感知、情感、思想和动作在特定时刻彼此关联，但却各不相同，这是重要的。例如，我们必须有能力区分自己的身体，以及在自己之外的东西（“椅子不是我的一部分”；“你是独立于我的另一个人”）。这涉及一个非常基本的行动倾向（详见本书第九章）。

幸存者有时缺乏这样的核心区分。当他们把想法和客观事实混在一起时，他们或许会纳闷，“我真的在工作，还是在做梦？”或者他们把幻觉与现实混在一起：“我妈正站在那儿；她想要抓住我！”他们或许还会难以区分愿望和实际行为。例如，幸存者的 EP 有时相信，他们真的已经杀死了加害者，但事实上，他们只是幻想这么做而已。

注意力 除了知道某些心理活动和行为活动彼此关联但各不相同之外，我们还必须有能力知道，在特定的情境中，我们需要综合或忽略哪些内在刺激和外在刺激。这是注意力的其中一个功能，也显示了（一系列）适切行动系统的目标导向。注意力（attention）帮助我们聚焦、综合，并对重要事情做出反应，以及排除不重要的事情。我们的注意力是基于在当下指引着我们的行动倾向和行动系统（Fuster, 2003）。因此，注意力包括忽略无关联事情的能力，这对于组织我们的经验是必不可少的。这本身就是一个心理活动，让内称之为我们对非重要事情的反应（la réaction de l’insignifiant）（Janet, 1935a）。有些幸存者没有能力采取“排除”这一重要的心理活动，并且不恰当地专注于不相干的细节，以至于无法抓住某个经验的要点。

心理健康的人能够按照需要转移注意力，因此，能根据环境的需要而改变综合的内容。但幸存者常常就无法这么容易"换挡"了。各解离部分倾向于停滞在收窄了的意识场，只注意与自己行动系统相关的刺激，例如防御行动系统。另一些时候，幸存者缺乏意识控制，未经反思且不恰当地转移注意力。当某个特定的解离部分以条件反射回应强大刺激时，就可能出现这种注意转移，这可能是适切的，也可能是不适切的。

有些内在刺激和外在刺激有强大的、自然的、普遍性的潜质，能启动某个特定行动系统，它们即众所周知的非条件化刺激。这些刺激能够激发我们的注意力及目标在瞬间发生适切的转换。例如，我们身后突然响起响亮的声音会激发即时的防御反应。幸存者（一个或以上的解离部分）已经学会把某些之前的中性刺激与那些非条件化的负面刺激联系起来。于是，这些之前的中性刺激变成了条件化刺激。幸存者过于注意那些条件化的威胁刺激（并一般都过分地反应）（Izquierdo, Cammarota, Vianna, & Bevilaqua, 2004; Peri, Ben Shakhar, Orr, & Shalev, 2000）。有些解离部分，但并非全部解离部分，或许有这种注意力偏差。因此，一个解离部分或许被某个刺激激活，而另一个部分却没有。

148

蓓雅，患有人格解离障碍（DID），她有一个EP把自己看成是一个6岁孩子。这个EP害怕身后砰然的关门声，因为这声音过去一贯预示着施暴者进门，继而虐打并强奸她。然而，蓓雅的ANP却没有记起任何虐待，因此，砰然的关门声并没有特别的含义。当治疗室隔壁房间那扇门砰然关上时，蓓雅留意了一阵，然后继续治疗面谈。然而，她不久就变得焦躁不安。她不知道出了什么问题，但表示她心里好像有个恶魔。过了一会儿，蓓雅转换到她那个感到害怕的EP，这部分变得非常害怕并注视着治疗室的房门，好像会有危险人物将要进来。只有治疗师帮她查看走廊是空无一人时，这个EP的惊恐才逐渐消退。

因此，幸存者在多大程度上注意到条件化刺激，明显取决于这个刺激预示非条件化刺激的可能性。他们只能在当时环境下综合并审视被条件化的刺激（即通过知道当下正在发生什么事），才能估计出这种可能性。幸存者应该学会，若条件化刺激并不预示有危险时，便要忽略不相关的刺激，并透过抑制自己的防御系统，停止防御反应。通过多次重复练习，他们应该能淡化对条件化刺激的注意，而他们的防御系统则继续被抑制。

一般来说，某些解离部分并没有充分注意到一些重要的条件化刺激，却过分注意那些不相关的刺激（即他们过度对不重要的刺激做出反应）。例如，卡拉的 ANP 事无巨细地谈论她的工作，却忽略自己内心恐惧的部分。其他部分注意到特定的条件化刺激，却对这些刺激的背景（当下情境）注意不足，所以，它们很难忽略诸如治疗室正常声响的刺激。解离部分之间的注意差异和综合差异常常可以说明为何幸存者的注意力会突然做出重大转换（我们会在本书第十章再次讨论条件反射和背景评估的主题）。

治疗师应该觉察到求诊者核心综合的失败，并帮助他们注意、连结及区分与当前时刻相关的刺激，同时忽略不相关的刺激（即对不重要的刺激不采取行动）。可以帮助患者更多觉察当前的经验，保持专注，并接受各种感觉、情绪和想法（Hayes, Folette, & Linehan, 2004）。可以鼓励他们注视治疗师并准确解读身体的讯息，而不是只专注某个单一讯息。治疗师可以逐渐教他们有能力排除无关的刺激，进而关注全局。

149

延伸综合 许多目标不会只在某一时刻实现，而是需要在不同时间进行一系列或一连串的综合行动。我们把这个复杂的心理活动称为延伸综合（extended synthesis）（即跨时间、跨情境的连结和区分）。延伸综合包括建立相关事件及相关经验之间的联系，同时也要区分它们。例如，我们把今天和昨天的经验连结在一起，但承认两者是不同的。我们视为相关的事件受到我们所做出的一系列行动系统的影响。延伸综合一个主要优点是，它允许我们向自己的经验学习，并根据我们所学到的东西，演化成为更复杂、更有创意的办法，去面对人生的挑战。

连结相似的经验比连结不同的经验更容易一些。例如，幸存者或许更倾向于把在不同时间与许多不同的人的负面关系连系在一起，因而不太能够注意到在治疗时间出现的正面人际关系的经验。

当我们不断延伸综合各个不同的行动系统，并把这些行动系统与我们不断改变的内在环境和外在环境综合起来时，我们成功实现不同目标的能力才能最好地发挥出来（例如，Borkovec, & Sharpless, 2004; Hurley, 1998）。在许多情况下，我们不能在同一时间追求不同的目标（例如，休息和工作）。这是因为不同的行动系统容易相互排斥，而且我们的工作记忆容量相当有限。所以，我们不能同时进行五花八门的复杂行动。核心综合是对不同的行动倾向及目标做出相对有限的综合。在延伸综合中，我们随着时间连结并区分既广泛、又可以是相似或不同的行动及目标。

我们可以有简单形式的延伸综合，例如听音乐时，我们随着时间，把一长串的音符综合成一个旋律；或者我们在开车上班时规划自己当天的时间安排。延伸综合还帮助我们进行极其复杂的行动。它帮助我们创造自己的人生经历和协调一致的自我感，因为我们能够连结、区分并协调不止一个行动系统，还有在长时间发生的一系列复杂的行动系统。例如，我们能够综合自己在不同时间作为父母、伴侣、专业人员和朋友的多种兴趣和经验，成为我们完整自我的不同部分。

缺乏综合，在很大程度上可以说明幸存者为何不能从不同的生活范畴中习得经验，因为这些经验不能得到充分的综合。不同的解离部分综合不同时间的不同经验及目标，因而不只在当下塑造了不同的世界观，而且也塑造了不同的个人经历，无论它是多么局限。而且由于各解离部分没有完全彼此分离，它们因各自追求的目标不同以及有不同的感知和不同的经验而引起冲突。这些不同的感知和经验是不同核心综合和延伸综合的基础。 150

治疗师若能洞察到幸存者在核心综合和延伸综合方面出现的问题，便能够帮助他们理解并纠正许多解离症状以及病态的意识转换。

本章小结

我们都会通过广泛不同的潜意识和有意识的心理活动和行为活动，整合我们的人格和经验世界。让内行动心理学为我们理解整合行动以及人格结构解离中整合失败提供了依据。从这个角度来看，整合不能被理解为各种“机制”和“过程”的结果，而是从特有的、创意的整合行动衍生而来。然而，至少某些形式的精神病症，包括人格结构解离，都涉及这些整合行动极度有限。我们在特定的时刻或情境，以及随着时间转变而整合的心理活动和行为活动，都受到（一系列）行动系统所指引。这些行动系统推动我们投入到特定目标为主的循环，即感知、认知、决策和行为的循环。心理受创者在这些循环中出现各种各样的困难，使得整合不易达成。整合，发生在各个层面，有些是比较基本的、自动的，另一些则是比较有意识的，需要更高级别的心理运作。综合，是整合的基本形式。

第八章 心理创伤：缺乏觉知的症候群

每一个觉知，都包含采取行动的指望，不论是指望记述过去的行动，或是指望未来将要采取的行动。对某些人来说，单是想要执行这些行动的想法就会引发各种焦虑，使这个指望变得不再可能。

——皮埃尔·让内（Pierre Janet, 1945, 第 181—182 页）

整合，不只涉及我们综合经验的能力，还包括人类所特有的赋予意义的能力，以及创造对时间、现实、自我和经验一致感的能力。如此复杂的心理活动，就是觉知的行动（Janet, 1903, 1928a, 1935a; Van der Hart et al., 1993），它要求比综合更高的心理功能，尤其是更高水平的心理效能。对于幸存者来说，正是这些心理活动最难实现，其中至少包括与他们创伤经验有关的心理活动。事实上，与创伤有关的人格解离被认为是一种缺乏觉知的症候群（Janet, 1935a; 参见 Van der Hart, Steele, Boon, & Brown, 1993）。心理创伤的核心问题是，幸存者自始至终不能完全觉知：他们内心里究竟发生了什么？这件事如何影响他们的生活？他们是谁？换句话说，缺乏觉知包括以许多方式来表达不知道遭受大范围的心理创伤（Laub, & Auerhahn, 1993）。实际上，长期心理受创者常常遇到觉知方面的困难，不仅是对他们创伤经验的觉知，也包括对日常生活的觉知。

觉知

我们必须做出觉知的行动，否则，我们试图适应多变的世界就会缺乏良好的现实基础，并且很有可能变得适应不良。每个觉知行动都包含两个行动要素

152（Janet, 1935a; 参见 Van der Hart, Steele et al., 1993）。第一个行动是形成关于个人经验的信念：曾经发生了什么？为什么？对谁发生？第二个行动是根据这些信念而调整随后采取的心理活动和行为活动。换句话说，我们依靠自己所综合的东西，去建构或调整我们的自我形象和世界观，并采取相应的行动。这样的觉知促使我们改变惯常的心理活动和行为活动，或者促进产生新的行动（参见本书第九章）。

觉知的范围广泛，从平凡务实，到为自己的生命赋予哲学意义和灵性意义。觉知可能是瞬间获得，也可能是经过长时间缓慢、痛苦的努力而获得，需要高心智水平。许多觉知最终都涉及有意识的、能够以语言表达的信念。我们常常会这样说："我意识到，我一定要盯住我的支出；我是个好人；我爸爸死了，再也不能虐待我了；我是一个成年人，能对自己负责任；我的生命和发生在我身上的一切都是有意义的"。这些源自觉知的信念并非不假思索、头脑简单的一时想法，而是经过深思熟虑。因此，这些信念包含具有反思的行动倾向，而不是前反思期的行动倾向。这样的觉知使我们改变惯常的心理活动和行为活动。这对我们来说可能是新颖的、不同的（参见本书第九章）。

觉知，不只是智力层面的认知行动，还包括情感和行为；这包括知道某个经验或事情是真实的，及其对我们的存在有着影响。于是，我们接受自己所有或好或坏的经验，并为此乐在其中或是顺变服从，然后相应地重塑自己的行为（Janet, 1935a, 1945）。换句话说，觉知所牵涉的信念是"热乎乎"的认知（意指受情感影响的认知），不是"冷冰冰"的认知（即不受情感影响的认识）（参见 Abelson, 1963）。觉知是在我们的世界和自我感之间塑造新的连结，从而改变我们自己和我们的世界。就这样，觉知在持续的"人格建构"中占有主导位置（Janet, 1929a）。

幸存者与社会缺乏觉知

缺乏觉知，并不只是心理创伤幸存者特有的问题；每个人和每个社会都有不同方式、不同程度的缺乏觉知。缺乏觉知的程度越严重、范围越广泛，后果就越严重。觉知包含着很强的社交因素。我们经常与别人分享重要的觉知，以便巩固自己的觉察，并创造一个叙述去表达这些觉知如何影响着自己的生命和人际关系。由觉知而来的改变透过与人分享，可能影响我们自己、影响别人并影响我们的外在世界。有时，我们也需要得到人际支持，去觉知困难，例如失去所爱的人。别人的体谅共鸣、支持和关心能够增加我们的心理能量和心理效能，让我们能够觉知难以忍受的痛苦问题。实际上，缺乏人际支持被认为是容易持续心理创伤的一个主要因素（详见本书第一章）。的确，幸存者经常被这类人所包围，即那些自己不能或不愿去觉知虐待和疏忽照顾的影响的人。 153

凯莉的父亲会做出严重虐待身体的行为。她回忆起，她母亲似乎没有留意到自己某个孩子正在流血或重伤；有一次，她妈妈竟然跨过被打得奄奄一息、躺在地上的弟弟，继续做她的家务，好像什么事情都没发生一样。实际上，家里从没有任何人提起父亲虐打人，直到凯莉经过数年心理治疗后才第一次说出来。

严重缺乏觉知不仅见于个人和家庭，也见于社会。例如，尽管我们知道童年受虐常常会产生破坏性的终生后果，社会上对于出现虐待有大量的愤怒声音，却只有很少的治疗途径可提供给幸存者。我们的社会似乎有一种去人格化的醒觉，使人舒服地觉得，知道有问题存在就足够了，不再要求做出艰难、复杂的社会改变和人际改变。因此，在个人层面和社会层面，几乎没有付出努力去支持幸存者觉知破坏性极大的创伤经验。正如范德哈特及其同事曾指出的，“事实上，经常有来自加害者和家庭的巨大压力，去延续着人格解离和否认模式，这是集体缺乏觉知的特点”（Van der Hart, et al., 1993, 第 175 页；参见 Herman, 1992b）。

觉知包括两种相关的心理活动和行为活动，使我们对自己、对别人和对世界的看法不断成熟，即**个人历验**（personification）（Janet, 1903, 1929a）和**身处现在的体会**（presentification）（Janet, 1928a, 1935b）。这两种行动都牵涉到区分的能力，就是区分什么对我们来说应该是更真实的，什么应该是不那么真实的（Janet, 1928a; Van der Hart, & Steele, 1997）。

个人历验

个人历验，是觉知的一个重要组成要素，牵涉到让我们的经验成为属于自己的经验的能力，即“这是我的经历”。我们有意识地觉察到，某件事发生在自己身上，我们做了某件事或者感受到某事，某个经验将会影响**我们的**生活，因此，我们要相应地改变自己的行动（Janet, 1935a）。个人历验因此把我们的自我感与过去、现在和将来的事情连结起来，也与我们的心理活动和行为活动连结起来，从而赋予我们一种自主感（a sense of agency）。

正如一般的觉知一样，个人历验在很大程度上取决于我们持续循环地感知到什么、思考到什么、感受到什么和做得出什么，即感知-动作循环。如前所述，这些循环的焦点取决于那些正在运作的行动系统的类型。当我们对自己（有时对别人）诉说自己的心理活动和行为活动时，我们就在强化自己对这些活动的拥有权。换句话说，我们形成一些信念，这些信念是关于有什么事发生在我们身上，我们内心正在发生什么事情。这种个人拥有权的记述应该以有意识的形式表达，通常是以语言表达的思想和信念。当我们能对别人说出来，而不只是埋在心里时，我们对个人经验的拥有权就会变得更强。例如，当治疗师提醒自己必须对那个正在破口大骂的求诊者发挥治疗作用时，他们就在制造求诊者的行为与治疗师的关系的觉知记述（account），同时，也是对自己回应行为的觉知记述。因为他们已经形成了一个信念，即那位求诊者需要得到帮助来处理人际关系的困难，而他们也觉知到自己作为治疗师的个人角色（“我是这位求诊者的治疗师，而不是他的对手”），他们便有能力做出反思性且负责任的行动，而不是做出防御的行动。而且当他们在接受专业建议或督导中讨论自己的挣扎时（即用语言描述挣扎），他们就更能觉知到自己作为治疗师的角色。事实上，记述我们的经验，可以帮助我们变得更能觉察和在意自己正在做的一切，因而更能帮助我们对自己内心、与别人的关系和外在世界发生的一切所做出的回应负起责任来。而且当我们与生命中重要人物分享那些记述时，我们基于已经觉知到的事情而要小心做出行动的责任感就变得更大。

只是向自己及别人把某个经验复述一次，通常不足以达致觉知。例如，当治疗师倾向于以非治疗的方式来回应某些求诊者时，他们或许需要经常提醒自己，必须以治疗的方式来回应这些求诊者，并负责任地做出实际行动，这些都是觉知的本质部分。我们需要反复提醒自己或者反复谈论那些不寻常、有难度或有压力的事件（来复述我们的现实）。这个事实说明，个人历验并不总是容易的。正如所有形式的觉知一样，当有些人生经验超出我们的正常经验范围，或是让人承受不了时，把这些经验确认为个人历验就需要更多的心理能量和心理效能。

像综合一样，个人历验可以出现在某个时刻或情境（核心性个人历验），或者出现在不同时期（广泛性个人历验）。

核心性个人历验

核心性个人历验（core personification），是指有能力让当下一刻的经验成为属于自己的经验（参见 Damasio, 1999; Edelman, & Tononi, 2000; D. N. Stern, 2004），这种能力激发我们负责地立刻做出心理活动或行为活动。例如，当我们让自己当前的身体感受或情绪感受成为个人历验时，我们会说，“我感到累”，并且通过休息来照顾自己。当我们没有做出核心性个人历验时，我们就不会体验到这些感受是自己的，也不能根据这些感受去做出行动，或者只能做出反射性行动。许多创伤幸存者不能充分地让自己的心理活动，诸如感受、想法及行为活动，成为个人历验。这使他们出现去人格化。例如，他们的 ANP 可能会体验到，“我的生活变得自动化；我知道我在这里，但是我感受不到”。

155

广泛性个人历验

广泛性个人历验（extended personification）包含各种心理活动，这些心理活动帮助我们把跨时间、跨情境的自我感与各种人生经验结合起来并加以区分。我们通过连结一系列核心性个人历验并采取相应的行动，来建构自己的人格，其中包括个人经历（Janet, 1928a, 1929a）和自我描述（autobiographical self）（Damasio, 1999）。重申达玛西奥（Damasio, 1999，第 17 页）的观点，我们的自我描述取决于我们对自己生命中那些重要的或最恒常不变的特性有着系统化、个人化的记忆：

我们生来是谁？在何处？在何时？我们喜欢什么？不喜欢什么？我们面对难题或冲突时通常有什么样的反应方式？我们的名字？并记着那些重要的生活事件，诸如此类。所以，广泛性个人历验有助于形成一个随着时间仍能协调一致的自我感和人生经验。

我们生命中的不同角色一定要连系起来，至少在一定程度上，成为我们整个自我的一部分。例如，治疗师承担治疗师的角色时，应该能够使自己以往作为儿童和青少年，作为学生、父母、伴侣、朋友的各个角色和经验成为个人历验。每一个角色和经验都可能会在治疗过程中提供一些有益的帮助。不过，与此同时，这些角色只是放在背后，可以被运用，但不应是主导，因为我们觉知到，我们在治疗情景中的主要角色是治疗师。

心理创伤幸存者个人历验的困难

我们的人格不仅牵涉到我们认为自己一直是谁，即我们的自我感，而且还牵涉到特定的技能、行动倾向，以及我们已学懂或创造的行动系统组合。幸存者有时会有困难，不能把生活某方面的技能运用到另一方面，因为他们未能让这些生活技能或行动倾向（行动系统）成为个人历验而应用在不同的自我感中，不论这些不同的自我感是来自不同的生活角色，还是来自人格中不同的解离部分。例如，他们在工作中可能擅长谈判和体谅他人，但是，对家里亲近的人或者人格中的各部分却做不到。

156 幸存者不能在一个整合且完整的人格中，让自己在某个时刻或不同时刻的各个行动成为个人历验。他们的人格结构解离意味着至少存在两个“我”。在这样的人格结构中，每个解离部分让某些行动和人生经验成为个人历验，却在一定程度上把其他行动或经验看作“不是我的”，也包括把人格中一个或以上的其他部分看作“不是我”。

阿莉的EP不能让她大部分日常生活经验成为个人历验。例如她绝对没兴趣去理家；她不认为这家居是她的。她不相信她是阿莉的一部分，并且感到她不需要回应当前的生活状况，例如工作或会友。她不能让自己身体的某些感觉成为个人历验，对自己的性器官缺乏感受，好像那不属于她。阿莉有几个部分，每个部分都有一个相对分离的自我感——一个是蹒跚学步的小孩子，一个是年纪稍大的孩子，另一个是青少年。但是，她不能透过广泛性个人历验去把这些不同的自我感整合成为一个完整的自我感。而且阿莉的 ANP 不能让她过去受虐待的经历成为她的个人历验，不能看作是属于她的经验。她也没有动力去整合这些经验，因此不能以较高的心智水平运作。

每一个解离部分至少让一定程度的自我感成为个人历验："我觉得；我认为；我受伤；我知道"。但是，当一个部分只是觉知到自己整个人生经历中极少经验时，例如一个长期创伤事件中少许零碎片段，体会个人历验或许就十分有限。有些部分只是让自己停滞在那些时间中某些短暂的经验成为个人历验，因而缺乏广泛性个人历验。这些部分的觉知基础薄弱，相应地，行动倾向的范围也缩得狭小。例如，出现单一 PTSD，某个 EP 或许只能确认某一创伤经验和创伤记忆为（核心性）个人历验，这包括综合痛苦的感觉和害怕。若幸存者某个人格解离部分能让更多的经验成为个人历验，这个部分的自我描述就会更详尽，它从而就能做出更多类别的行动。

一如个人历验那样，当综合没有包含足够的区分时，后果可能会有问题。例如，有些幸存者可能会以为，别人的经验是自己的经验。一位求诊者弄不清自己的记忆：究竟他是看着他父亲打他的弟弟，还是他抽离身体，看着他自己挨打。另一位求诊者说，如果她旁边有人感到痛楚，她的身体也会感到痛楚。一个比较常见的情况是，对别人受苦感到受不了，好像那是自己的痛苦：这个难处，或许对于许多能对求诊者有高度同理心的治疗师来说并不陌生。在这样的情况下，我们似乎不能"过滤出"别人的经验，不能把它们与自己的经验分别开来。

幸存者需要得到很多帮助才能让某个时刻及不同时间的经验成为个人历验。这是觉知的一个主要要素，会在治疗中逐渐发展出来。所有的解离部分必须得到支持，以便提升它们的心智水平，达致能够让其他部分的经验成为个人历验。这样，每个部分最终必须能够回应当下一刻以及过往的整个经历，并能这样说："这是我的经历，我的感受，我的身体，我的历史"。 157

个人历验是必不可少的，但并不是整合的全部所需，不足以帮助我们在思考、感受和行为方面做出持久的改变。我们可以拥有自己的经验（确认个人历验），但可能仍然未能因此使人变得不同。真正、持久的改变来自身处现在的体会。

身处现在

身处现在（presentification），是人类复杂的努力：以高度反思的态度，存在于当下一刻，并采取相应的行动。这种多层面的行动包括“活在当下”的经验（即是当下感，或是经历“主观经验一出现就被体验到的那一刻……”[D. N. Stern, 2004, 第 xiii 页]）。当前的内在刺激和外在刺激对我们眼前关注的事情非常重要。当我们能够综合这些刺激而成为个人历验，然后做出相应的心理活动和行为活动时，我们就是活在当下。

进而言之，当我们感受到自己活在当下时，我们就把自己的过去和未来与此时此地连结在一起。事实上，身处现在不仅仅是觉察当下一刻。我们透过综合那些不同时间和不同处境中已成为个人历验的经验，即是那些过去、现在和预计的未来的经验，我们便创造了当下一刻，也就是身处现在的体会。最终，身处现在是我们在个人历史中建构当下一刻的背景和意义。

实际上，身处现在的作用是帮助我们组织并改变自己的行动，有时甚至是组织并改变我们对自己是谁的体会。它让我们带着审慎、信念、良知和目标，去建立反思性的信念和行动，并凭它而尽力把握我们身处的现实，以及做出适切的行动（Janet, 1928a, 1935a; Ellenberger, 1970）。换句话说，我们必须有身处现在的体会，以便适应且进化，并达致我们在人格的稳定性和灵活性之间建立复杂的平衡。

乔纳森是一位患有复杂 PTSD 的求诊者。他能够觉知到他长期受虐待的痛苦经历。他这样做时，总体上感到自己是身处现在，更能觉察到他自己、别人和他周围的环境。他觉知到，他因为过去的经历而很难信任别人，但他也认识到，他不再需要总是依据那些缺乏信任的感觉去采取行动。他和他的治疗师制

> 定出一些提示，可以帮助他知道某人是否值得信任，并且以自己的步伐，学会慢慢以信任向前迈进。他学到，大多数人不虐待别人，并学会如何与那些对他好的人交朋友。乔纳森更有能力在现在时空与别人建立关系。他还对自己的未来有更正面的感受，不再怕自己会崩溃，也不再因害怕不能照顾自己而忧心忡忡。

身处现在是一个最复杂的行动，要求我们具有最高水平的心理能量和心理效能。因此，这个行动很容易消失，通常在我们有压力或分心的时候。在当下一刻或整个生命历程保持身处现在，是我们的最高成就，也是治疗心理受创者最终极的治疗目标。正如综合和个人历验的行动一样，我们也可以把身处现在理解为活在当下一刻的经验体会（核心性）和跨时间的经验体会（广泛性）。 158

核心性身处现在

核心性身处现在（core presentification），就是体会当下一刻的行动。它包括对自己当下行动和经验的记述（Janet, 1903, 1928a, 1935a），这是此时此刻的，也是真实不虚的。核心性身处现在的另一个要素包括，让自己当下一刻的行动符合这个记述。这个记述可能是非言语的。不过，若用语言表达出来，就会赋予这个记述更多的真实感。我们对现在的记述本身就是一种心理活动，会受到其他心理活动和行为活动的影响，并且反过来影响我们恒常的感知–动作循环的行为。如此，我们才不会把过去与现在混淆起来，也不会把内在世界和外在世界混淆起来，而是与自己当下一刻所综合的现实保持连系。对于求诊者来说，在治疗中有意识地用语言表达自己核心性身处现在的体会常常是重要的，因为这样会有助于使整合得以巩固，从而激发更适切的高水平行动。例如，一位求诊者可能会说，“我正坐在治疗室里这张蓝色长椅上，而我的治疗师正坐在我的对面听我说话。我是安全的，没人要伤害我”。

核心性身处现在需要大量的心理能量和心理效能。能够注意到当下一刻哪些是对我们真正紧要的刺激和行动，同时不会抽离云游到过去或未来，也不会在意识中觉察自己的内在世界和外在世界之间失去适切的平衡，确实一点儿都不容易。全然地活在当下要求我们有足够的心智水平去保持自己的注意力，并且能够控制那些严重不适切的意识转换。它还需要更多的心智努力去专注反思当前的行动。

在核心性身处现在中，我们会实时反思并接纳所展现出来的经验（例如 Hayes et al., 2004; Linehan, 1993），这是整合时必不可少的心理活动。这些心理活动被称为正念（mindfulness），主要是指观察和反思我们自己的种种行动（例如感受或想法）。换句话说，核心性身处现在要求我们要具有心智理论（theory of mind）的能力，即有能力知道自己有思维，知道别人也有思维，并且觉察到自己的思维如何运作并会受到什么影响，而不仅仅只是对内心体验做出反应（Fonagy, Gergely, Jurist, & Target, 2002; Fonagy, & Target, 1996）。核心性身处现在不只包括自我觉察，也包括提高意识去觉察我们周围的一切，并最终包含透过反思对自己的正念做出回应（response）。

活在当下（being present），是核心性身处现在的基础，但并不意味我们会留意所有的刺激。那是不可能的，也让人受不了，并且非常不合适。我们一定要适切地选择当下呈现的经验。例如，我们在某一时刻把注意力集中于外在世界可能是较为适切的，而在另一时刻把注意力集中在自己内在的思想、感受或记忆则是较为适切的。不过，即使在聚焦内心的时刻，我们也应该对外在世界保持足够的意识觉察，以便在必要时能够做出回应。我们能关注当下一刻，很大程度上取决于那一刻被激活的行动系统的组合和那一刻是什么驱使着我们。

幸亏有核心性身处现在，我们才不会让不断变化的当下经验成为接二连三的碎片，而是成为协调一致的、有意义的个人经验；它包含着我们通过心理活动和行为活动去实现特定目标的动机。出现这种协调一致，是因为我们不断地记述我们的当下。我们有能力这样做，是因为我们有工作记忆。即使工作记忆的能力有限，也能让自己把现在与刚逝的过去和即到的未来连接起来，于是，我们能够根据过去的经验和当前的情况而采取有前景的行动。换句话说，工作记忆帮助我们把自己行动的预期结果与过去和当下一刻连接起来，让我们更好地适应现在。因此，工作记忆被称为被记住的现在（the remembered present）（Edelman, 1989），也是我们的短期活跃记忆（Fuster, 2003）。

这样，核心性身处现在，即我们对现在的记述，并不只包含现在，也是综合了我们为适应此刻处境所需要的记忆和预测。例如，我们活在当下至少包括一些自我描述和个人历史，还包括先前学到的技能和知识（Damasio, 1999; Fuster, 1997, 2003; D. N. Stern, 2004）。

广泛性身处现在

广泛性身处现在（extended presentification）是跨时间和跨情境的。它需要我们以最高水平的心理能量和心理效能来保持运作，因为我们必须整合并浓缩我们整个人生的大量经验，包括不同的记忆、情感、信念、自我感和各种角色、人际关系、行动倾向以及行动系统。在广泛性身处现在中，我们不仅协调外在环境与自己的行动，而且还要与我们的整个人格相协调（Ellenberger, 1970; Janet, 1928a）。

160

当然，我们活在当下的能力会自然地增加或减少：就算是在最佳时刻，它也不是一直处于稳定状态。不过，我们一定要保证有足够活在当下的时间，才有能力在那些不太能够活在当下的时刻之间架设桥梁。因此，我们要连接足够的个人经验，使之对我们来说是相对协调的，使得我们的人格也因而协调一致。这就是广泛性身处现在的功能。它帮我们在时空上定位，并找到个人存在感，认识我们的内在存在感和外在存在感，即我们感知和建构的内在世界和外在世界是如何深藏在我们的过去和未来。于是，我们在不同时间对自己和整个人生历史做记述，并采取相应的行动。我们正是通过广泛性身处现在和广泛性个人历验，才会为自己过去、现在和未来的行动承担责任。

正如综合和个人历验一样，核心性身处现在和广泛性身处现在并不是类别之分，而是程度之分。核心性身处现在涉及某一个情境，顶多包括范围十分有限的连续情境。广泛性身处现在是指觉知到一连串更详尽的核心性身处现在。因此，广泛性身处现在是把那些与我们的存在有关的任何事情与整个人生连系起来，例如10分钟的存在。我们正是通过持续的广泛性身处现在，拓展了自己的人格和对自己人生的记述（即我们的个人叙事记忆和自我描述）（Janet, 1928a）。

幸存者缺乏身处现在和个人历验

至少在一定程度上，身处现在的根本问题是综合和个人历验的问题。因为综合和个人历验是体会身处现在所必不可少的。影响身处现在的主要障碍是因意识场和意识水平发生的改变是病态的或长期的。这是幸存者普遍出现的问题。如果幸存者不能充分地综合某个经验并让它成为个人历验、不能注意到当下一刻，而出现抽离、去人格化、感到模糊或困惑，他们就不可能全然地活在当下。换句话说，幸存者经常不能做出核心性身处现在的心理活动，因此不能适应环境。

当幸存者停滞在过去时，就不可能体会到身处现在。EP 因为严重地不能体会身处现在，以至于不能觉察真实的现在，更不能适切地回应现在。他们有自己已过时的现在感，牵涉过多的过去，变得不合时宜。与此同时，他们还有一种自我感，161 会排斥或只是包含一些其他人格部分体验到的自我感，那些都是失败的个人历验。当幸存者的 EP 重新体验创伤记忆时，它们就有一种出现时间十分有限的个人存在感。这种个人存在感停滞在过去，却以为是现在。然而，那个经验或自我感都没有与现在整合。

幸存者的 ANP 也经常不能全然地活在当下，因为他们回避内在和外在的创伤提示，以至于难以综合。当创伤记忆（和 EP）入侵时，他们体会身处现在的能力变得更加有限。如果幸存者不能忍受某些刺激，比如某个感受或记忆，或者看到某人让他们想到加害者，他们就不能把这些刺激放在他们的核心性和广泛性的个人历验和身处现在的体会中。取而代之的是，幸存者回避这些刺激，同时采取替代行动以继续回避，这就是**缺乏觉知**（nonrealization）。

对体验的回避（experiential avoidance）（Hayes et al., 2004）可以在综合、个人历验和身处现在中被分辨出来。在回避综合时，幸存者的 ANP 或 EP 避免把某些感知包括在内。例如，解离部分会相信，“我没有乳房”，“那件事从未发生”，“我没感到生气”。当他们回避让已经综合的经验成为个人历验时，他们会说“这些乳房存在，但感到好像不是我的”；“那件事发生过，但不是发生在我身上：它发生在别人身上”，或者“那个愤怒是存在，但却属于其他部分，而不是属于我的”。回避身处现在包括失败了的综合及个人历验，导致幸存者会说，“由于我没有乳房，或者它们不是我的，因此我不需要乳房造影”，“不管我是否曾受虐待，现在此刻并不影响我”，“我对打人没有责任，因为愤怒不属于我”。

觉知、时间观与现实

觉知，取决于我们有能力知道在当下一刻什么是真实的，有能力在时空上区分出当下一刻，有能力说出过去、现在和未来之间的区别。而且我们还必须能够区分出内在经验的真实性（比如记忆、幻想、梦想、思想、念头、愿望）不同于外在现实。让内把这个能力称为现实的功能（function of reality, *fonction du réel*）（Janet, 1903）。能有广泛性个人历验及广泛性身处现在体会的前提条件是，知道过去和未来与现在既有关联，又有区分。现在时空才是我们当前的现实。这种能力在心理受创的幸存者中经常受到破坏，这包括不能根据时序来组织个人经验，也不知道在当下一刻什么是真实的（Janet, 1928a, 1932a; Terr, 1984; Van der Hart, & Steele, 1997）。特尔（Terr, 1983, 1984）曾指出，时间观是相对较近期进化而获得的，因此比较容易被创伤经验所扰乱。 162

为了适应，我们必须组织自己的经验，以便感到真正的现在是最真实的，是与当下一刻最相关的，而对刚逝的过去和即到的未来就感到不是那么真实（Janet, 1919/1925, 1928a, 1932a; Van der Hart, & Steele, 1997）。这种认知是最适切的，因为我们只能在真实的当下采取行动。让内把这个结构称为“真实程度架构”（the hierarchy of degrees of reality）（Janet, 1928a, 1932a）。他观察到，当我们不能恰当地整理自己的时间真实感和空间真实感时，就会在适应生活方面出现很多困难。

幸存者最常出现的时间观扭曲就是重新体验过去，犹如发生在当下。有些患者还会扭曲现在的时间，以至于时间好像浓缩了或延长了。例如，“我在工作，以为只过了一小时，但实际上几乎已是一整天”。有些求诊者会缺乏时间观。一位求诊者在治疗时间不停地看钟。他说：“我不知道过了多少时间，究竟是一分钟，还是一小时。”

为了知道什么是最相关的和最真实的，我们做出一系列的综合，包括我们当下的经验、我们回忆前反思期的过去，以及我们思考前反思期的未来。这包含一种稳定的自我感：“我就是我的全部：我的过去、现在和未来。”然而，核心性个人历验
163 和广泛性个人历验可以在缺乏核心性身处现在和广泛性身处现在的情况下发生，也可以在对（真实的）现在缺乏准确的认知下发生。实际上，幸存者的 EP 或许体会到有限程度的核心性个人历验和广泛性个人历验，但却把曾经的现在和真正的现在混淆起来。换句话说，他们混淆了过去和现在。

表 8.1　皮埃尔 · 让内的真实程度架构

1. 当下现实（present reality）
   适用于我们的心理活动和行为活动，包括我们对内在现实和外在现实的认知。
2. 即到的未来（immediate future）
   我们对此的兴趣与对现在的兴趣不相上下，尽管稍不明显。
3. 刚逝的过去（recent past）
   包括情感记忆，带着快乐和不快乐的回忆、幻想和悔恨。
4. 理想（ideal）
   我们认识到那不是真的，但我们希望看到它得以实现。
5. 遥远的未来（distant future）
   那是我们希望看到它能够实现的，但是过于遥远，以至于我们对此兴趣不大。
6. 已逝的或遥远的过去（dead or distant past）
   已经失去情感特点，但是我们仍然维持它曾发生过的真实性。
7. 想象（imaginary）
   我们认识到那不是真的。当它被视为梦想时，就是一个想象的事例。
8. 思想（idea）
   一种语言行动，我们既不肯定也不否定它的真实性。
9. 念头（thought）
   一种语言行动，我们甚至不会质疑它是真实的，还是不真实的。

资料来源：援引自让内（Janet, 1932a，第 148—149 页）

图 8.1 呈现让内提出的真实程度的理想架构，而图 8.1 显示的曲线代表时间历程和真实程度之间的理想关系。有能力保持这个真实程度架构是觉知的重要部分。

某一内在刺激和外在刺激的真实程度是可以转换的。我们在当下一刻认为什么

是较为真实或较不真实，视乎在某个特定的内在环境和外在环境中哪些看来是最适合我们去关注，并受行动系统调节。例如，一位有新生儿的母亲会强烈地受依附和照顾别人的行动系统调节。她有强烈的爱和保护的情感，帮助她感知到她的孩子在午夜时分的需要是最迫切和最真实的，而她把自己对休息的需要则放在第二位。在那一刻，她自己对休息的需要就显得较不真实。长期启动防御机制也会塑造我们对真实的看法。一旦我们经历过重大的创伤事件，世界便再也不像以前那样，而是危险变得更真实、更有可能，而我们也变得更容易很快启动防御。

虽然让内提出这个真实程度架构相当固定，但实际上它是非常灵活的。健康的人能够随意、短暂地改变当下的真实感，以配合他们心目中的特定目标。例如，当人选择记起某个困难事件时，他们就会编撰一段记述，放大或减小那个过去事件的真实性。如果他们向一个相对陌生的人诉说故事，选择比较低的真实程度会更合适，他们会选择与那个经验保持较大的心理距离。然而，如果他们向治疗师诉说这个故事，以便解决一些未完成之事，那么，一个更强烈并因此真实程度更高的故事便会更恰当。这个过程包含有意识的企图和操控的成分。一个健康的人很少体验到时序的混乱，因此，实际上是不会混淆过去和现在的。然而，幸存者可能因去人格化而不能体验一些事情的真实性，又或者过于陷入在过去的经验中。

164

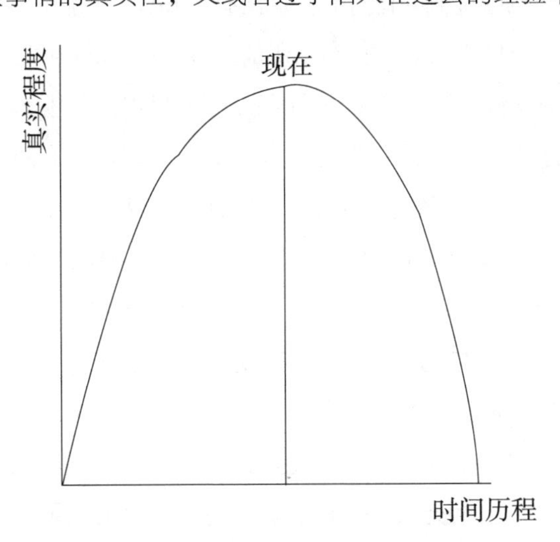

资料来源：援引自让内（Janet, 1928a，第 492 页）

图 8.1　时间历程与真实程度之间的关系

把现实记述的位置放得过高和过低

让内区分了求诊者对时间混乱导致对现实混乱的两种基本情况：他们对现实的记述在真实程度架构中不是过高，就是过低（Janet, 1928a, 1932a; 参见 Van der Hart, & Steele, 1997）。例如，当一位幸存者错误地相信自己败坏和肮脏时，这就变成了她的现实：她把这一个对现实的错误记述放在自己经验中过高的位置。她还相信，没有人喜欢她，尽管客观现实是，人们实际上觉得她是讨人喜欢的：她把这个对现实的记述放得过低。这个事例说明，当某一记述的位置过高时（例如，“我是很坏的人”），另一个记述（例如，“我是讨人喜欢的”）就会自动地放得过低。当某个解离部分把某个事件的记述放在过高的位置时（例如，EP 仍然相信自己处于极大危险之中），通常另一个部分就把同一事件的记述放在真实程度架构中过低的位置（例如，ANP 相信它没有受到虐待）。把现实的记述放在真实程度架构中过低或过高位的位置，是缺乏觉知的主要形式（Janet, 1935a, 1945; Van der Hart, Steele et al., 1993）。

EP 把现实记述放错位置 一般来说，EP 会把创伤记忆及其相关的信念放在真实程度架构中过高的位置，以至于这些记忆远比真正的现在时空来得真实，而此刻的现实通常被放在这个架构中过低的位置。它们没有觉知到，它们正在回忆过去，反而把这些内在经验当作当下的现实。它们经常不能区分内在经验的真实性（入侵性创伤记忆）和外在现实的真实性，这牵涉到缺乏区分能力的问题（详见本书第七章）。

EP 把现实记述放错位置，其相关因素包括：心理效能有限、意识场收窄和行动系统数量有限，而行动系统是调节 EP 的感知、情绪、认知和行为活动的。这些局限阻碍了 EP 的感知-动作循环的范畴和质素，从而限制它们体会身处现在的能力。这些 EP 也可能把想象中的未来的真实性和过去混淆起来：想象中的未来成了反映过去的镜子。即使不再与加害者住在一起，或者加害者已经去世，感到害怕的 EP 仍然专注于想象中的、承载着过去的未来：“爸爸会来伤害我！”忧郁的 EP 一般会专注于悲惨的过去，却对未来缺乏远见，如果对未来有远见的话。某些 EP 把自己描述为将要死去或已经死去——对它们来说，未来根本无法想象。

EP 许多主观的身体特征和情绪特征，是基于它们对现实的错误理解或感知。它们看待自己仍然是以前的样子，因此，它们觉得自己的说话、做法、想法、眼光和感受，俱如以往一样。又或者它们看待自己是幻想中那个样子："我是超人"；"我从来不受伤害"。简而言之，解离部分常常运用这些想法和幻想，来替代那些它们缺乏能力做出的更高级别的行动，例如对心理创伤的觉知。

阿黛尔德是一位患有二级人格结构解离的求诊者，她有个EP带着青少年的身份，坚信自己有一头长发。她在青少年时代的确如此，但现在却不是这样。因此，这个EP不能觉知到她现在是短发。治疗师邀请这个EP查验她的头发长度。当她看到自己的头发是短的时候，很惊讶，很迷惘。当她谈到那个有虐待癖的侵犯者，"看见"他在治疗室时，她变得极为紧张，坚信现在是1964年。阿黛尔德的EP有一个过时的现实记述，被放在真实程度架构中过高的位置。当治疗师邀请她解释，为何她感受到自己没有长大，她说，"我只存在于那些短暂的时刻，很多时候我是不在的。当我的出现没有持续一周或更长时间时，我也就没有长大。你每周都在，所以你比上一周长大一周。但我不是。"

阿黛尔德的这个人格部分并没有觉知到，她仍然受到不能觉知一段长时间的经历（综合、个人历验和身处现在）的影响。她相信，她不能完全感知的事情就对她没有影响，即使她知道对别人来说，时光已经流逝。所以，她相信自己没有长大，还梳着自己的长发，继续采取想象的替代行动来取代对现实的觉知。

把自己视为孩童的EP有时可能出现时间观发展迟缓，这或许普遍存在于幸存者的人格中（Van der Hart, & Steele, 1997）。因此，他们有时说不出时间，或是没有时间观念，例如，某个EP会感到，两次治疗之间的时间好像漫无止境，于是就打紧急电话给治疗师。这些EP可能还会觉得，治疗师在两次治疗之间不见了，消失在无尽的时间中。具有时间观念的能力和根据过去、现在和未来组织个人经验的能力，是这类求诊者发展客体对象恒常性所需要的重要部分。

ANP把现实记述放错位置　当EP体验到的过去过于真实时，ANP体验到的过去却不够真实。求诊者的ANP或许视过去是模糊的、支离破碎的、不存在的，或是一段不属于它们的历史：它们对自己的过去缺乏个人历验的体会。让内曾描述过这种缺乏觉知的记忆的本质。简而言之，解离部分通常使用这类经验、想法和幻想。 166

> 这些只是空泛的报告，当中没有想象或态度，没有或悲或喜的感受；而且没有带出或缩短行动的兴趣或愿望。有时，这些不真实的报告甚至没有相应的信念，而且求诊者不能肯定，他们所见到的是否真的在过去出现过（Janet, 1932a, 第 145 页）。

没有觉知到过去可以不同的方式表现出来，其中最严重、最普遍的是完全失忆：过去并不是真实的，因为它根本不存在（Janet, 1935a）。相对较轻的方式是许多 ANP 的特点，它们体验到自己的过去是存在的，但不属于自己，或者不是真正的现实："我知道这事曾经发生过，但感觉好像并不是发生在我身上"；"我对这件事没感觉"；"这件事好像是一场梦"。于是，它们把自己过去的记述，连同创伤经验放在真实程度架构中过低的位置。

临床观察显示，ANP 经验到的现在时空，并不像幸存者在完全整合并活在当下时经验到的现在时空那么真实。当幸存者出现去人格化和去真实化的症状并失去良好的时间观时，这种缺乏身处现在的体会特别明显："我不记得这是星期二还是星期六，所以，我不知道我是否该去上班。"许多 ANP（和有些 EP）体验到自己并不真实，或是活在梦中。一位心理极度受创的求诊者问她的治疗师："我怎么能够知道这次治疗是梦境还是真实的？我怎么知道我正在想的是正在发生的事情，还是我只是在想？"DES 中有几条题目反映这种把经验放在真实程度架构中过低位置的倾向："有些人的经验是，他们不确定自己是否曾经做过某些事，还是只是想过要做这件事"（Bernstein, & Putnam, 1986）。这些题目的内容本身并不反映解离，然而，它们常随着人格结构解离而出现。

许多幸存者觉得，未来是缩短了的。他们缺乏做出广泛性身处现在所需的心理效能。他们不能准确地预测即到的未来或较为遥远的未来。有些 ANP 发现，要预先规划几个小时之后的行动是非常困难的。其他 ANP 则不能想象他们较为遥远的未来，而且相信自己不会活得很久。那些经常被 EP 入侵的 ANP，或许会感到未来是可怕的或没有希望的，不能从创伤的过去分辨出来。这种经验来自缺乏能力去区分过去、现在和未来的真实性。

167

本章小结

觉知，是复杂的整合，它要求较高水平的心理功能。它涉及心理活动和行为活动，帮助我们制造有意义的、协调一致的生活经验，并把我们的人格聚合为一个整体。因为觉知的行动要求较高水平的心理能量和心理效能，所以幸存者经常难以完成这些行动，特别是觉知他们的心理创伤经验。因此，我们可以把心理创伤理解为一种缺乏觉知的病症。不仅是个人，还有家庭和社会也会出现不同程度的缺乏觉知。于是，心理受创者更难得到他们觉知个人经历所需要的人际支持。觉知包含两个要素。第一个要素是确认个人历验，即有能力掌握个人经验的拥有权并且采取相应的行动。做出行动的一个先决条件是，能综合我们的经验和自我感。我们在确认个人历验中再做多些：掌握个人经验的拥有权并且承担责任。核心性个人历验是在某一时刻或某个情境中拥有自己经验的能力，而广泛性个人历验则是有能力让不同时刻和不同情境中的行动和经验成为个人历验。觉知的第二个要素是身处现在，即有能力活在当下，同时能与过去和未来保持连结，进而能充分发挥自己的能力去拥抱现实，并且采取适切的行动来回应现实。

169 第九章　行动倾向架构

一般来说，简单且熟悉的场合所激发的自动反应是简单的，并不复杂。如果外在世界的影响比较强烈、突然、出乎意料，或者多样、新奇、复杂，这些难以应付的场合便需要配以较高级别的行动（即较高于简单的行动），并且必会导致更多力量（能量）的投入。如果不能成功地做出行动，偏离（即以较低级别的行为代替，例如躁动行为）和猛烈的情绪便会出现。

——伦纳德·施瓦兹（Leonard Schwartz, 1951, 第 103 页）

治疗师需要理解：哪些行动倾向是患者能够执行的，哪些是还不能执行的；患者需要采取哪些行动，才能克服心理创伤。治疗师还要知道：如何帮助患者培养这些行动倾向，以协助他们解决由创伤引致的难题，并且改善日常生活的品质。在这方面，让内的行动倾向架构带来有益的启发（Ellenberger, 1970; Janet, 1926a, 1926b, 1935b, 1936, 1938）。就此而言，行动倾向和各学科许多现代思潮都有关联，例如发展和认知心理学（Loevinger, 1976; Schore, 2003a, 2003b）、学习理论（Rescorla, 2003）、精神分析（Fonagy, Gergely, Jurist, & Target, 2002）、神经生物学（Berthoz, 2000; Damasio, 1999; Fuster, 1997, 2003; Llinás, 2001; Panksepp, 1998）、进化心理学（Buss, 2005），以及神经哲学（Metzinger, 2003; Noë, 2004）。我们认识到，让内提出的行动倾向架构有点随意，并且有选择性。不过，这个架构对人类的行动倾向却有临床上的便利及指导性的划分。

行动倾向与行动

行动倾向关涉到适应环境的挑战。也就是说，行动倾向是从漫长的进化选择历程中建立起来的，并且以目标为本（Buss, 2005; Janet, 1926a）。行动倾向涵盖了广泛的心理活动和行为活动，有不同程度的复杂性，并透过以下不同阶段得以实现：170 酝酿阶段、准备阶段、启动阶段、执行阶段和完成阶段（Janet, 1934）。这些行动首先包含多种感知，包括对身体感觉和情绪感受的感知，此外还有思想、决策和动作。当我们觉察到“合适的”内在刺激和外在刺激，并处于“合适的”心理状态和生理状态时，我们就会唤醒酝酿期中某个相配的行动倾向，并进入准备阶段。例如，当我们血糖低时，我们留意到随之而来的饥饿感，就准备开始寻找食物。当我们觉察到某个危险提示并感到害怕时，就准备自我防御。当我们独自一人但是亟须依赖别人时，就准备寻求帮助或支持。

我们是否真的会启动一个或多个具体行动？如果是，要多久才会做出行动？这常取决于一个或多个刺激有“去做”的信号出现，以及我们对此的感知。

> 拉勒是一位33岁、被诊断患有“身份解离障碍”的求诊者。她不敢吃自己喜欢的食物，因为她在童年时因此而受到父母的严厉惩罚。她只能吃残羹剩饭。只有当她学会信任治疗师，而后者给她巧克力并向她保证不会因为她接受并食用而惩罚她时，她才启动吃“禁止的”食物这个行动。她从治疗师手中接过巧克力，迟疑地把它送入口中。就这样，治疗师在有支持的安全环境中提供食物，使求诊者启动以前被抑制的行动，就是吃她喜欢的食物。

启动某个行动之后，紧接着就是执行阶段，这包括做出行动，例如，把食物拿到手上之后咀嚼并吞咽食物。很多行动倾向的最后阶段就是完成。例如，拉勒留意并意识到，她不应该吃太多巧克力，因为她的肠胃不习惯。这个感知和认知构成“停”吃巧克力的信号。完成，通常涉及有意识的觉知。而在行动自动化的情况下，完成则是没有意识到我们做了什么，以及我们是否已实现行动倾向的目标。不过，重要的行动及其后果通常一定需要有意识的觉知。为了在这方面协助拉勒，治疗师要确保她能够让这些经验成为个人历验和身处现在的体会：她已经吃了巧克力（个人历验），她在一分钟之前吃了巧克力，而她后来并没有因此受到惩罚，反而因为吃巧克力而得到赞扬。所以，她在现在时空是安全的（核心性身处现在的体会），并且她在将来吃美味的食物时也会是安全的（广泛性身处现在的体会），至少当治疗师在场时她是安全的（一个重要的背景因素，有关背景评估详见本书第十章）。

启动行动倾向需要心理能量、生理能量（如果涉及动作）和心理效能（善用这两种能量的能力）的特定组合。行动倾向越复杂，启动、执行和完成它所需要的心理能量和心理效能就越高。心理活动让我们权衡不同心理活动或行为活动各自的优点，例如仔细考虑采用不同的治疗手段去处理求诊者表现出来的难题。这样，我们就可以节省时间和精力。或许更重要的是，我们能预测自己的行动所能产生的影响，就有能力选择有益的行动，并避免做出有害的行动。例如，如果治疗师准确地预见某句特别的（批评性）话语将会如何影响有边缘人格障碍特征的患者，他就可以避免麻烦。预测行动所产生的影响涉及身处现在的体会，而且还是人类文化的基础。然而，心理活动只能间接地影响环境，也就是说，要与行为活动结合起来，才能影响环境。例如，计划某些行为、承诺采取某些行为活动，通常比真正做出这些行动要容易得多。患者可能会信誓旦旦地表示，"我明天会早起做功课"，或者"我会离开对我施暴的伴侣，独自生活"。但结果是，有些患者无法把这些承诺从准备阶段带到启动阶段，更不要说达到完成阶段。他们在开始之前就已经停止行动，或者他们虚弱无力，或毫无热情地开始做家务，或是尝试活在当下，又或尝试忍受自己的感受。不过，可能很快就放弃了（Janet, 1903, 1934）。

调节行动倾向需要心理效能、心理能量和生理能量的组合。付出努力，是其中一种调节方式，因为每个行动都需要特定适切的力量或投入（Janet, 1932c）。当我们做事努力过头或努力不够时，我们的行动就容易失败。我们需要积累经验，去知道做出某个适切的行动需要付出多少努力。从经验中学习，可以提升心理效能，因为经验可以减少无益损耗的能量，并提高成功的几率。根据让内的理论（Janet, 1929b, 1932c），付出努力，作为行动及行动倾向的调节因素，是伴随动作而出现的二级行动（secondary action），动作（包括语言行动）是一级行动。其他的感受，例如疲劳、害怕、愤怒，也是行动的调节因素。同样，成功感也是如此，让内称之为带来成功喜悦的行动（the action of triumph）（Janet, 1919/1925, 1928b；参见本书第七章）。

行动倾向的级别及复杂程度

架构，是指我们可以把自己的人格看成是一个包含不同级别行动倾向的结构（Janet, 1929a）。从这个意义上来说，人格是一个复杂的动态系统，较高级别的行动倾向是从较低级别的行动倾向衍生出来的，但后者并不能完全解释前者。因此，架构中每个级别是根据各自的原则运作（参阅 G. R. F. Ellis, 2005）。例如，与前象征期的行动倾向相比，牵涉到语言（即象征意义）的行动倾向是较高级别的，而且不能被较低级别的行动倾向所解释：语言有它自己的原则。

大量当代研究证实了十九世纪的学术思想（Bain, 1855; Jackson, 1931–1932; Janet, 1926a）：即人类种系进化发展和我们个体的发展都牵涉到日益复杂的行动倾向（例如Fuster, 2003）[①]。因此，行动倾向范围广泛，从自动、呆板的基本反射，到高度反思、自主和创意的行动。为了方便使用，让内（Janet, 1926a, 1938）将行动倾向分为三大类，即较低级别的、中间级别的，以及较高级别的。每一大类都包含几个子级别。表 9.1 是我们采用让内描述的架构术语一览表。不同行动倾向的复杂程度随着我们必须综合（即连结与区分）和觉知（即个人历验和身处现在的体会）的行动数目而增加。而且某个行动倾向越复杂，它所牵涉的感知–动作循环就越复杂。 172

构成人格的行动倾向级别随着年龄和经验而演变。这种分级是适切的，因为我们有时需要比较低级别的行动倾向，例如为了达到目标而进行的反射动作（譬如，骑单车、打字），而在另一些时候则需要中间级别或较高级别的行动倾向。因此，较高级别的行动倾向并不一定比较低级别的行动倾向更好或更适切，这取决于当时

---

① 就像杰克逊（Jackson）一样，让内也相信，我们的个体发展概括了人类种系进化的发展。随着我们日渐成长，我们重复着自己种系发展的步伐，而架构便记录了这些步伐。按照字面来看，这个假设是不正确的。例如，一般来说，人们接受的是：我们是从鱼进化到爬行动物，再到哺乳类动物。但是，我们在胚胎期的发展并未准确地概括这些“鱼”、“爬行动物”和“哺乳类动物”的阶段。尽管如此，个体发展和人类种系进化发展之间有一些重要的连系，正如当代进化心理学家所呈现的那样（Buss, 2005; Panksepp, 1998）。

的情况。例如，在骑单车时想得太多就不适切，因为进行这类活动采用较低级别的行动倾向，效率是最高的。

173

表 9.1 行动倾向架构

较高级别的行动倾向
先进的行动倾向（progressive action tendencies）
试验性的行动倾向（experimental action tendencies）
持续具有反思的行动倾向（prolonged reflective action tendencies）
中间级别的行动倾向
具有反思的行动倾向（reflective action tendencies）
前反思期的行动倾向（prereflective action tendencies）
较低级别的行动倾向
基本的象征期行动倾向（basic symbolic action tendencies）
前象征期的社交个人行动倾向（presymbolic sociopersonal action tendencies）
前象征期的调节行动倾向（presymbolic regulatory action tendencies）
基本反射动作（basic reflexes）

资料来源：Ellenberger（1970）及 Janet（1926a, 1926b, 1938）

较低级别的行动倾向

较低级别的行动倾向是最简单的。许多较低级别的行动倾向包含我们人类及其他哺乳类动物共有的自动反应和基本行为，主要包括有局限的非语言行动，用以实现短期目标。除了紊乱的动作之外，较低级别的行动倾向至少要求某种程度的综合。个人历验和身处现在体会的程度，只会随着基本象征期行动倾向的出现而发展。这些象征期行动倾向需要有简单的语言，还要有更多的思考和计划。

紊乱的动作

缺乏心理效能时，心理能量就不会用于任何行动倾向（即适应）。完全缺乏心理效能会导致动作紊乱（disorganized movement），它无法透过有目的的行动去实现目标。例如，癫痫病人在发作时毫无方向地震颤着消耗能量，有焦虑症的病人在惊恐发作时，创伤幸存者在体验到与创伤有关的猛烈情绪时，全都属于这种情况。

基本反射动作

基本反射动作涉及对吸引或令人厌恶的事物所做出的自动的、不自主且有条理的反应。在这个级别里，我们基本上是综合一个刺激和一个反应。这从进化的立场来看是有利的。例如，我们自动把手从热炉子上拿开，或者我们在自己将要摔倒时立即伸出双手去抓住东西。用巴甫洛夫的话来说，我们以一个**非条件反射动作**来回应一个**非条件刺激**。这样的反射动作可以是一种生理反应（例如，我们害怕时会出汗），也可以是一种动作反应（例如，惊跳反射）。非条件刺激可以是正面的或是有吸引力的，例如，食物、安身之所、温暖，以及亲切温柔的抚摸；也可以是负面的，例如，情绪虐待、疏忽照顾、身体虐待和性侵犯，其中主要包含厌恶性的非条件刺激，譬如痛楚和遗弃。这些刺激一次又一次地启动幸存者的防御反射。

一般来说，反射是以原始的“开机 / 关机”机制运作的。也就是说，非条件刺激使我们突然爆发行动，或者不行动。例如，我们可能会以全部的力量去惊跳，或者根本就不惊跳。这样粗略的调节行动是适切的，因为我们就会立即把大部分能量只用在那些对于生存必不可少的反应上。

174

当我们做出这些反射动作时，我们会抑制与眼下任务无关、可能会干扰反射动作的那些行动倾向。例如，当我们的手碰到热炉子时，我们不会继续料理正在烹煮的食物，也不会理会正在和我们说话的朋友。这种原始的“开机 / 关机”调节的不足是，我们无法调节或准确拿捏反射动作的时机。举个例子，如果某位幸存者能够更好地综合自己的防御系统和探索系统，那么，这个人就可能在最佳时刻启动防御行动，而不是只在非条件刺激出现时才启动。探索系统支援个人只是在非条件刺激和其他刺激之间的关系变得清楚时，才会采取行动。实际上，一般来说，如果在启动一个行为活动之前，能先确定是否有真正需要防御的理由，是会有帮助的。如果确实需要防御，先考虑到所需要的防御行动的种类和时机，也是好的。这样，当治疗师说话时把手举起时，幸存者就不会自动地蜷缩起来，而是在立即做出反应之前，先等待看看跟着会发生什么事。

在各级别的行动倾向之间有许多灰色地带。例如，一位幸存者或许会说，“我有点紧张。”他 / 她感到担忧，准备惊跳，但还没有做出这个反射动作。于是，同时有两个行动：惊跳的倾向，以及抑制这个反射动作的倾向。抑制反射动作涉及调节行动，是架构中另一个级别的行动。

感知–动作循环不只包括单个的外在感知刺激和单个的反应，它还包括对自己身体状态的感知。例如，我们对食物的关注和反应程度取决于我们的饥饱程度。因为行动系统是要保持体内动态平衡的状态，而且体内动态平衡状态必然涉及身体，因此，我们察觉自己的身体状态是和以后最简单的行动倾向相关联的。行动倾向存在于一个或以上的行动系统的脉络中。这些行动系统通过调整平衡状态，调节我们的内在环境（例如，体温调节，寻求安全）。觉察我们的身体状态是最重要的，因为这样就允许我们选择并做出可能是适切的反应（Damasio，1999），继而迈向下一个行动。因此，我们**身体的真实状态**影响着我们对某个特定非条件刺激有多强烈的关注，以及我们对此做出的反应有多强烈。例如，幸存者经常感到害怕。与害怕相关的身体感觉的功能就好像饥饿感。我们越饥饿，就越不得不去寻找食物。同样地，我们越害怕，就越不得不去寻找安全之地并避开危险。不过，幸存者无论是否真的安全，都会经常害怕。他们人格中的 EP 处于持续启动防御行动系统的状态中，并把关注力缩窄在潜在的危险提示，用以回应害怕的感觉。结果不但没有达成平衡状态，反而出现严重失衡。

并不是所有在基本反射级别的行动都是完全自动的。我们仍然能够在这个级别中学习并进行新的综合。例如，我们能够学会把某个特定的刺激（某个声音）与某个非条件刺激（击打头部）联系起来，从而改变我们对这个刺激的原初反应。这个综合（在本书第十章进一步讨论）可以帮助我们更有效地行走于世。例如，一位幸

175

存者在孩童时代就学会：当他/她听到身后有脚步声时要立即启动防御反射，因为这脚步声通常是挨打的前奏。不幸的是，这些反射动作即使在不需要的时候仍然持续很长时间。现已安全的幸存者有时仍然会倒退到这个级别的反射，在听到身后有脚步声时惊跳或蜷缩。这种倒退意味着心理效能大幅度下降，从而妨碍了他/她调节防御反射的能力。

某个EP通常会对某个刺激做出反射回应，幸存者的ANP或治疗师都无法停止或调节这个回应。这个EP的意识场已经收窄到只关注有威胁的提示和即时的反射回应，就只是这么多。做出防御反射的EP甚至开始把治疗师当作加害者，失去了区分治疗师和施虐者的能力。当防御系统成为主导时，正常的社交接触往往失效，这或许是因为防御系统同时抑制了社交行动系统，例如玩耍、依附和生育。

前象征期的调节行动倾向

前象征期的调节行动倾向（感知–搁置倾向）（Janet, 1938）涉及在行动之前的等待，因此，它代表我们最早的情感控制和冲动控制的意图。在我们有语言和象征化能力之前，我们已经能够做出这些行动。语言和象征化能力包含较高级别的控制能力。因此，前象征期的调节行动倾向仍然是非常原始的，而不是复杂的冲动调节行动。但是，它们没有反射行动那样有爆发性，因为要完全激活前象征期的调节行动倾向至少需要两个步骤。一旦我们感知某个刺激（口渴），就会激发我们准备（冲动）采取行动（喝水）。然而，当我们觉察到这个行动倾向不足以实现目标（例如解渴）时，例如，水或许太热，或许肮脏，我们可以在这个级别的行动倾向上搁置这个反射动作。因此，我们要等待第二个刺激（例如，把水冷却），在组织和准备阶段中启动反射动作（Janet, 1934），而且让这反射动作完成它的整个过程。这种通过简单控制冲动而进行的调节比起基本反射动作具有几个优势。它容许我们使自己的行动更切合随着时间而发生的事情，即行动更灵活；而它也标志着我们开始有能力积聚生理能量和心理能量。当我们延迟执行动作时，我们就在积聚能量。因为我们在等待时，我们变得更有需要。例如，我们只可以延迟进食、饮水和睡眠等行动一段时间，之后，我们必定需要采取行动，这些越来越强烈的需 176

要（饥渴、疲劳等），为我们提供能量，可以使我们有体力和心力去执行某个（多个）动作。在采取行动前的等待，帮助我们学懂：我们也可以从那些延迟了的行动获得满足。

前象征期的调节行动倾向包括防御倾向（例如，逃跑、僵住不动），以及与物件（“东西”）有关的基本行动倾向。在心理学意义上，物件并不是为我们而存在，除非我们建构它的用途，即发觉自己可以如何使用物件。例如，某个安全的地方并非为受虐儿童而特别存在的。然而，只有当儿童发现他/她可以藏在衣柜里并感到安全时，衣柜才会变成一个安全的地方。同样地，某个幸存者需要了解：治疗室是一个安全的地方。我们如何使用某个物件，取决于在某个特定时刻起着主导作用的行动系统。因此，这视乎是幸存者的防御行动系统做主导，还是日常生活行动系统做主导。他/她可能把一张椅子看作是藏身之物，或是（防御）武器，或是童年被绑在一张椅子上受虐待的提示，又或是与治疗师安静且安全地坐着谈话（探索）的物件。这些就某个物件而具有的不同建构（藏身、反抗、蜷缩、安坐），调节着不同的行为活动倾向。所以，从某种程度来说，只要我们的行动系统能大致协调，我们脑中对某个物件的建构就可以为行为活动带来一些灵活性。这种灵活性比起简单、非条件的反射动作先进。后者在刺激和反应的连系上很大程度是固定的。因此，当某个幸存者能够进行前象征期的行动倾向时，他/她的行动倾向就会稍微灵活一些。也就是说，比起完全受简单的反射动作支配，他/她的生活适应会更容易一些。

前象征期的行动倾向还包括调节与某个情境（situation）有关的不同行动倾向。某个情境由两个或以上感知到不同但贴近的刺激组成。例如，某个儿童口渴并看见一杯水，同时也看见对自己施虐的那个人在房间里。这些不同的“物件”——水和施虐者——可能与不同的行动系统（能量管理和防御）有关。为了解决潜在的冲突，这些行动系统需要（做到）整合。所以，如果他/她因为喝水而会受到施虐者的惩罚，那么，这个孩子还是搁置喝水的愿望会好些。

最后，前象征期的调节还包括管理那些不能得到满足的需要，因为那个驱使动作的刺激没有出现。例如，施虐者在冬天把拉勒锁在库房数日，她无法满足对食物、水和温暖的需要。于是，在那段日子里，她不能执行并完成进食、饮水和取暖的行动倾向。在治疗的过程中，拉勒的 EP 在现在时空仍然明显地好像缺乏食物、水和温暖般而不断渴求这些东西。但由于她太害怕她的这些基本需要会被拒绝，以至于她逃避寻求这些基本东西或拒绝接受别人的好意。

177

前象征期的调节包含着注意的开始，因为当我们克制自己的行为活动时，我们就在等待或搜寻那个让自己可以释放被搁置行动的刺激。而等待和搜寻关涉到逐渐产生心理活动，继而产生记忆和时间感。没有这些心理活动，我们就会失去等待和搜寻的意义。因此，在这个调节中，感知–动作循环比基本反射动作更为复杂。

在架构的这个级别中，感知–动作循环还包括对身体的想法。当我们在脑中建构“物件”时，我们体会到外在物件是不同于自己的身体。对身体的想法以及它与外在世界的区分，就构造了有关自我的初步想法（Janet, 1929a; Damasio, 1999; Metzinger, 2003）。这种对身体的自我感容许我们调整自己的行为活动，以便适应当前的环境，这是不可能存在于简单反射动作的级别。前者令我们的行为活动变得稍微灵活一点。

解离部分，特别是人格的 EP，有时是被前象征期的调节行动倾向所支配。“支配”一词意味着行动倾向强劲地调节着幸存者的功能，不过，这并非是唯一指引他 / 她行动的倾向。

佩特雷被诊断患有 OSDD。她在童年时出于愤怒，强烈地想要痛打她的父亲，希望把他打跑。然而，她会制止这个冲动直到父亲性侵犯她之后离开，她便会打墙壁或打自己。那时，她在那一刻搁置打父亲的行动是适切的，因为根据以往的经验，她知道打父亲反而会激起他更激烈的反击，而令她承受更多的痛楚。

击打他物而不是她的父亲，是佩特雷用来替代那个不能真正做出防御的行动，因为作为一个孩子，她仍然缺乏心智水平和人际支持去做出更高级别的行动倾向，譬如质询父亲的行为，或者向外求助。

众所周知，缺乏控制冲动或调节情感的能力（即行动系统的基本调节），是心理创伤幸存者的困难。特别是他们的 EP 只能做出简单的感知–动作循环。这样的循环排除了更适切的自我调节。有时，他们的意识场非常窄，以至于他们不能综合至关重要的刺激，并且他们的心理效能非常低下，以至于他们无法控制自己的冲动。例如，当幸存者的EP感到受到严重威胁时，或者再次体验创伤事件时，他们可能会打自己的伴侣。他们可能在这些时候是如此“眼瞎”，以至于他们打自己爱的人，而不是打枕头或其他物品。然而，假如他们有足够的心理效能，可能就能长时间制止这些冲动，甚或永不把这些冲动完全付诸行动（Bailey, 1928; Janet, 1928b）。

178

> 甚至在佩特雷结婚怀孕后，她的父亲还试图强奸她。那一次，她终于怒不可遏地暴打了她的父亲。她有孕在身和他试图强奸这两件事合在一起，组成第二个刺激，释放了她搁置了的防御行动。她积聚了十分多的能量，令她能暴打他、猛踢他。换句话说，暴打他已经变成一个充满能量的行动倾向。

前象征期的社会个人行动倾向

在基本反射动作和前象征期的行动倾向中，都是一个人自己完成整个行动。而前象征期的社会个人行动倾向，让内（Janet，1938）简称为社会个人行动倾向，其中增加了一个复杂因素，那就是一个人的行动必定要与另外一个人的相应行动互补完成。正如贝利（Bailey, 1928, 第215页）总结让内的观点而指出的那样，“当几个人联合做某个行动的不同部分时，这个行动就是社交行动。这是一个暂缓的行动，因其中的第二个刺激来自我们伙伴的行动”。在这个级别上，我们的感知—动作循环包括认得别人，并认识到他们与我们是相关的，但仍然很少用到语言。这种认知是心智化的开始。心智化的行动包括认识到别人不单是用于行动架构前一个级别中的“物件”，他们有自己的思维、感受、想法和目标，并且与我们自己的是不同的（例如，Rizzolatti, & Craighero, 2004; 参见本书第七章）。心智化让我们对别人产生同理心，向别人学习（例如技能），并且能够对他们的行动和我们自己的行动做出适切的回应（Keysers, & Perrett, 2004; Keysers et al., 2004）。

前象征期社会个人倾向主要是非言语的，可以分为模仿行动、服从行动及合作行动三种。我们精细的模仿能力是人类文化的核心（Gallese, 2003; Rizzolatti, & Craighero, 2004）。通过模仿学习，远比通过反复尝试错误学习来得更有效率或更具成本效益（参见本书第十二章），因为它能够节省能量和时间，并能减少出错。我们在生命早期就具备模仿能力。例如，出生 40 小时的婴儿就开始模仿母亲的面部表情（Berlucchi, & Aglioti,1997）。模仿的行动包括模仿者和被模仿者。有些人容许自己被模仿，或者激发别人模仿自己，并且甘冒犯错的风险（例如父母）。另一些人（例如他们的孩子）愿意模仿这些榜样。让内指出，模仿中隐含的合作是社会等级的起源，也是所有服从这样社会行为的起源，例如，说出命令和服从命令（Janet, 1926a, 1935b）。在治疗中出现这个级别的行动倾向时，治疗师可以做出榜样，让患者能够模仿适切的行为，透过跟从指导而学习。例如，治疗师可以做一个深呼吸，并鼓励患者模仿这个行为，以便教他们呼吸技巧。

179

觉察我们自己的行动和别人的行动，还牵涉到综合我们的身体感受和情绪感受（Damasio, 1999）。这些感受告诉我们：我们的行动会如何影响别人，这是合作的先决条件，而且容许我们发展与自己的关系，这是内在合作的方式（Janet, 1935b）。因此，与别人合作或许是我们有能力与自己建立关系的（即自我意识的）重要基础（Barkley, 2001; Janet, 1929a）。当我们觉察到我们对别人和自己有影响的时候，我们就发展出调节我们与别人、与自己建立关系的能力（Janet, 1928b, 1929b, 1932c）。

有时，幸存者失去了前象征期社会个人行动倾向的能力。例如，当他们再次体验创伤事件时，他们失去与当下一刻的接触，失去与自己身边人的接触。那就是，他们失去了他们的社交情境和相应的基本行为。例如，一位治疗师可能向一位正在经历创伤记忆入侵的患者发出指令："请睁开你的眼睛。"然而，这位幸存者（尚）未能跟从这个指令。幸存者或许有负性解离症状，使他 / 她的 ANP 或完全屈从的 EP 与重要的身体信号和情绪信号失去连系。而这些信号在社交情境中对幸存者是有帮助的。失去前象征期社会个人行动倾向能力的后果是严重的。幸存者失去了对别人和对自己产生同理心的能力，失去了模仿，失去了跟从非言语指导，失去了与治疗师或其他人合作的能力。幸存者的 ANP 通常能够做出社会个人行动倾向，尽管未必在任何情况都能做到。有些 EP 在感到相对安全时，也能在这个行动倾向级别做出有限度的运作。也就是说，他们能够与他们信任的人建立关系并模仿，例如治疗师，从而以非言语的方式向他们学习。

基本的象征期行动倾向

基本的象征期行动倾向（简单的智力倾向）（Janet, 1938）涉及在感知–动作循环中运用“工具”和简单的语言（Janet, 1935b）。“工具”，就是我们适切运用的物件，就如用一个篮子装苹果（Janet, 1936），用一根棍子打对手，用一只手表查看时间。但是，最重要的且与治疗最相关的是，我们把文字和语言作为象征工具，这是基于我们有能力把一件事与另一件事联系在一起，也就是智力的基础（Janet, 1936）。例如，在这个级别，我们明白某个命令可以带来服从的反应，以及我们能够运用具体的物件去实现一个本来无法实现的目标（例如，用一把斧头砍一棵树）。现在，我们可以用多于一种的方式看待物件和人，这显著地增加我们行动的灵活性。例如，某个人现在可以是一个“象征工具”，我们“用”这个人来感受喜悦、安全、关怀、放松、调皮，以及惧怕、羞耻和尴尬。语言，让我们向象征化的能力迈出巨大的一步，因为文字是表达事物、人物、经验和事件等的象征符号，而且运用语言（及其他工具）极为划算。例如，我们现在能够给某人或自己一个快速而且不费力的命令：我们不需要示范如何做某事。缺点是，我们未必能确定：这个指令是否会被执行。语言也意味着在特定的时间和空间中组织多样事件的能力，也就是语法（“他拿了一根棍子，打我，然后离开”）。因此，语言是个人历验的首要工具，也是自我感的首要工具（“我是琼斯，我困了”）。语言同样也是体会身处现在的首要工具，也是体会时间观的首要工具（“我今早看见祖母，我现在是一个人待着，不过明天还会见到她”）。换句话说，人类的自我意识和个人叙事或许需要运用语言。逐渐萌生的个人历验和身处现在的体会让我们更有能力调节自己的行动，因为个人历验和身处现在的体会容许我们根据先前的个人经验去想象不同的行动进程，并且预测这些行动可能会产生的结果。

当幸存者做出基本的象征期行动倾向时，他们就能够以简单的形式把个人经验象征化，并以简单的方式运用“工具”。例如，他们可以画出自己的经验，并意识到画画是对经验的表述（当幸存者非常低级别的行动倾向成为主导时，他们或许就会对一张加害者的相片做出害怕和防御反应，好像相片真的就是加害者本人）。幸存者或许还会在图画中加上一些文字。在这个级别中，幸存者能够做出简单的承诺（例如，“我会画一幅画”；“我会做功课”），这增加了他们的自我控制和社交效能。然而，幸存者未必常常有足够的心智水平去把这些诺言转化成行为活动，治疗师对此不应该感到惊讶。

在主观上非常“年幼的”EP，其基本的象征期行动倾向可能是弱的。例如，幸存者的这些 EP 可能说不出时间，不能拿笔写字，他们只可能运用并理解非常简单的语言。当幸存者感到非常害怕、生气或羞耻时，这些能力会变得更加薄弱，甚至幸存者的 ANP 有时也会发觉难以用语言表达自己的感受；尤其是当他们情绪激动时，他们主动和被动地使用语言的能力就会变得比较单一。治疗师应该留意这些局限。

中间级别的行动倾向

中间级别的行动倾向涉及运用符号，包括语言。有些中间级别的行动倾向是属于前反思期的，当中包括冲动的想法。另一些中间级别的行动倾向比较复杂，会有多些反思，包含以下的能力：可以暂停前反思期那些没有批判性的想法，并把它们转化成有多些反思的、适切的想法。

181

前反思期的行动倾向

前反思期的象征期行动倾向（**没有经过反思的想法和行动**）（Janet, 1926a, 1926b, 1938）包含承诺想要做某个行动，却不能立即执行，因为可以释放行动的刺激（配置）尚未存在（例如，“明天我会做功课”）。这些行动是象征性的，因为是以语言的公式呈现出来。前反思期的承诺大大增加了指令施加影响的效率。让内把延迟执行的承诺看作是一种**信念**（例如，幸存者或许会说，“当我说我以后再也不会割腕时，相信我”）。前反思期的信念通常连系着同样缺乏反思、但却能以语言说出来的行动。例如，珍妮患有复杂 PTSD 和 OSDD，相当顺从地去做治疗作业。当她的治疗师问她从家庭作业中学到什么时，她说：“我其实并不知道。我做这个家庭作业是因为你期望我这样做。”

实际上，前反思期的象征性想法的不足之处是，它们常常是没经过批判性思考而被接受，并且有可能是不能持续的（例如，“我相信，所有有关虐待儿童的延迟记忆都是假的，因此，我不会接受它们是真实的记忆”）。于是，在这个级别中，我们综合和接受感官信息、语言信息和想法的表层意思，并采取相应的行动。这样做的潜在风险是，这些信念及其相关的行动是基于我们和别人的感受、偏见、提议和局限的观点。它们经常牵涉到简单化、非黑即白的思维方式，使意识场收窄，从而限制我们觉知过去、现在及预计未来。这种低水平的广泛性身处现在的体会，以及关于真实程度架构的问题（详见本书第八章），跟这个级别薄弱的个人叙事记忆有关。这种薄弱的个人叙事记忆“忽视了准确的时间定位，也就是传说和迷思诞生的起点”（Ellenberger, 1970, 第 391 页）。

前反思期的信念成为当代认知理论的焦点，特别是关于非理性信念（例如，Kubany, Hill, & Owens, 2003; Ziegler, & Leslie, 2003）和固守的认知模式，即是有关自我、别人和世界的不适切的核心信念（Dutton, Burghardt, Perrin, Chrestman, & Halle, 1994; Galloucis, Silverman, & Francek, 2000）。例如，在这个级别中，我们的自我感没有成为真正的个人身份感，我们非常容易遵循群体的规则（例如，我们的家庭或同辈），没有怎么把自己与群体中的其他人区分开来，对不能得到群体成员认同也颇为敏感，并且倾向于拒绝其他群体（Janet, 1936; Loevinger, 1976）。

182 很多幸存者的 ANP 和 EP 有一大堆与创伤有关的前反思期的信念（例如，“我是肮脏的”；“我不配得到快乐”；“你迟早要离开我”）。他们难以区分（主观的）感受、幻想和比较客观的事实。他们在真实程度架构方面出现问题。对他们来说，感受和幻想即使不比“客观现实”更真实，也是同样真实的。他们经常做出前反思期的想法和行为活动，是为了回避觉知痛苦的事实。例如，幸存者宁愿相信他们该为童年受到的虐待和疏忽照顾受到责备，而不愿意觉知自己是无助的。

幸存者有些前反思期的信念和动作是基于恶意的提示（Janet, 1910/1911,

1919/1925）。很多加害者或明或暗地引导受害者相信一些错误的想法。例如，儿童性侵犯的施暴者倾向于这样说："是你令我做这样的事，因为你是个坏孩子"，于是，受害者的 EP 可能会相信，"我该打，我不好"（参见 Salter, 1995）。当施暴者为了阻止受害者披露性侵犯而威胁受害者时，也会利用这样的恶意提示——"如果你说出去，我会知道的，我就会伤害你。"

患有与创伤有关的精神病症的患者倾向于持有与情绪有关、缺乏反思的信念，并同样缺乏反思的行动系统（S. Epstein, 1991）。例如，有些解离部分相信：世界是危险的，而自己是弱小的、脆弱的，其他人是危险的或不会帮忙的，所以，他们常常逃离并藏起来（逃跑）是明智之举。其他解离部分也把世界看作是恶毒的，把自己看作是被剥削的，而其他人是不公正的和不值得信任的，所以，他们猜疑，并准备做冲动的反击（反抗）。在创伤记忆中，这些患者僵化了的自我感和行动系统或许最为明显和具体。当幸存者的 EP 再次体验创伤事件时，他 / 她一般会陷于防御行动系统和前反思期的信念中，例如"我是无助的""他会勒死我"或"我是肮脏的"。

具有反思的行动倾向

具有反思的行动倾向（**经过反思的信念及行动**）（Janet, 1938），是象征期的社会行动倾向，当中包含了周密思考（Janet, 1926a）。在这个级别中，我们把自己的感知-动作循环扩展到外在讨论和内在讨论，以及经过考虑的分析。无论我们是否会做出承诺，都会跟别人或跟自己仔细商量，而承诺就是接受我们会做出行动活动的信念。这样，我们把自己前反思期的信念放在一个语言公式里，并且以批判态度检视它（"我能够帮助我的求诊者在我休假前的一次治疗中整合这个创伤记忆，这个想法现实吗？"）。在这个级别中，我们的意识场相对广阔，因为我们现在综合了不同的立场（例如，"这个延迟的童年受虐记忆可能是准确的"）。我们把这些立场看作是一些想法或可能性；我们可以把它们变成行动，但不一定要这样做，从而激发出不同行动的选择。简言之，我们有更多的反思，并且做出相应的行动。

183

具有反思的行动倾向比低级别的行动倾向更适切生活。例如，当治疗师受到一患者的语言攻击时，他/她可以选择如何行动，而不只是以同样的方式反应。而且幸存者可能开始仔细考虑一些长期持有但缺乏反思的信念，从而发现这些并不是不争的事实，而只是一些可能是对或不对的想法。反思自己的思想、感受和其他心理活动让我们能推断自己和别人行为背后的意图和动机。这方面的心智化（Allen, Fonagy, & Bateman, 2008; Fonagy et al., 2002）帮助我们更准确地预测别人的行动（Janet, 1938; Llinás, 2001），并且调节我们自己的行动。它使我们不再盲目地相信并做别人告诉我们要做的事情，它引入怀疑和不确定性。若是仍未能有较高级别的行动倾向，这些疑惑便难以消除（例如，如果我不是肮脏的、不是坏人，那么，我为什么会被打和被强奸呢？）。幸存者能够在这个级别运作，通常是第一治疗阶段努力的结果（详见本书第十三章）：他们可以用语言识别、调整并表达自己的心理状态；他们能够告诉别人和自己，他们有什么感受，从而通过社交和自我反思来调节自己的行动。在这个级别，他们或许能够，常常是透过治疗师的帮助，把自己的创伤记忆转化成个人叙事记忆。

能够做出反思行动的能力，是构成觉知这个较高级别行动倾向的基础和前设，觉知包括高水平的个人历验和身处现在的体会。反思，打开了发现之门，拓展了理解之路，即发现并理解我们个人内在感知的真实性和更广阔的人际关系世界。也就是说，打开了发展“心智理论”（theory of mind）之门（Fonagy, & Target, 1997）。当幸存者达到这个级别时，就能够评估某些现象及行动的真实程度（Janet, 1928a, 1932c; Metzinger, 2003，详见本书第八章）。例如，他们现在能够认识到，一个想法或记忆并没有比依据这些心理活动而产生的行动来得真实，而现在比过去或未来更真实。

一旦我们开始注意到自己和别人的差别，就会在社会个人行动倾向中发展出个人历验的根基。基本的象征期行动倾向让我们从一种原始的、语言的自我感，演化成前反思期的确证的自我感（Janet, 1929a; Loevinger, 1976）。在具有反思的行动倾向级别中，我们开始思考我们是谁，并且认识到，我们的心理活动内容属于我们自己，我们的生命与别人是不同的，并且是独立的。当幸存者达到这个级别时，他们有关自己的体验就不再是别人眼中的物件（“我叔叔认为我是婊子，所以，我肯定就是”），而是发展出经过个人历验的自我感（参见 Loevinger, 1976）。例如，他们开始怀疑一些想法，诸如别人能够读到自己的心，心里想要打某人一顿就等于自己是个坏人；或者肯定自己永远就是别人说的那样子。但是，拥有怀疑能力也有不足之处。当幸存者放弃一些不适切的前反思期的信念，或当他们怀疑新的想法时（“我知道我不是坏人，但是我不知道能否忍受所有的痛苦”“当流露出我最深的痛苦时，你会不会离开？”），他们就会感到不肯定自己。新的想法在最初时会使他们感到脆弱。 184

反思，包括在过去、现在和可预测的未来的脉络中评价事实和经验，即广泛性身处现在的体会。这些心理活动在与创伤有关的精神病症中受到严重的影响。一旦幸存者能够在具有反思的行动倾向这个级别中较为协调一致地运作，他们就会渐渐地做到更多这类行动。

较高级别的行动倾向

较高级别的行动倾向包括做出一连串行动倾向的能力，即那些达致长远目标的行动倾向；还包括以谨慎和有系统的方式做出这些行动倾向的能力，以及让我们的存在成为高水平个人历验和身处现在的能力。较高级别的行动倾向包括形成抽象概念的心理活动，例如相对性观念，以及道德、科学和哲学思想，也包括发展一般的、具有反思的自我、世界以及自我与世界关系模式的心理活动。这些心理活动的最高峰状态，就是带出个人整个生命身处现在的体会。这个层次的身处现在的体会还可以被描述为：产生跨越时间和个人存在的自我模式和世界模式。

持续具有反思的行动倾向

持续具有反思的行动倾向（**理性**—**能量**倾向）（Janet, 1938）涉及投入到某一长期目标的能力，即是有能力在诸多复杂行动之间分配能量，并持续一段时间保持行动。这能力容许我们把对自己和别人做出的承诺变成种种重大的努力，比如学术的努力、接受正规教育和长期心理治疗等。这努力的目标或许不单是个人的收获，还可能是关乎更高的道德准则（“我要致力帮助那些心理受创的幸存者，尽管这工作可能艰难，有时甚至没有回报”）。这时，感知–动作循环包含着长长的一连串行动，当中综合了个人义务感及能力、自主行动、主动、毅力、耐心和坚守道德（参见 Loevinger, 1976）。

在这个级别运作的幸存者，特别是他们的 ANP，能够进行具有更高目标但不会立即有回报的活动，哪怕这些活动并不令人愉快。他们达到相当高的个人历验程度，并且有能力展望可能在遥远的将来才能实现的真实目标。因此，他们能够面对治疗中要求大量付出和坚持的种种挑战。然而，人格中很多 ANP 和大多数 EP 不能达到这样的级别。治疗长期心理创伤对于幸存者和治疗师同样都是巨大的工程——185 由无数的一小步组成的漫漫长路。大多数幸存者（同样地，某些治疗师）没有足够的心理效能去觉知他们正在开启的治疗幅度，但往往仍能面对一小部分治疗步骤的挑战。

试验性的行动倾向

试验性的行动倾向涉及有系统地验证那些具有反思的想法的能力，这些想法包括科学假设，还包含执行行为试验的能力，即通过实践，去有系统地验证。在架构的较低级别中，我们需要透过示范或被告知什么是有效的，或者从反复试验和条件反射中学习。然而，在反思行动的级别，特别是在试验性的行动倾向的级别中，学习变成明显的自我主动的学习（即有意识、有计划、有组织地分配时间，而且是因为我们想要做的）。现在，我们接受自己的想法有可能不对或出错；我们能够承认错误，并从自己的错误中学习。试验性的行动倾向要求高水平的个人历验，以及能够积极体会过去、现在和预计将来的相关经历，所以，它也是高水平的（广泛性）身处现在的体会。

幸存者需要学会更有效地处理他们动荡不安的生活。治疗师应该帮助他们投入到重要的行动中，即包括有系统地检视自己的内在世界和外在世界，并以其中探索的结果去调适自己的行动（观察并运用“智慧的心智”[wise mind]）（Linehan, 1993）。尽管很多幸存者非常害怕检视并觉知自己过去、现在和未来的世界，也害怕试验新的心理活动和行为活动，但这些就是治疗的重点。更精确地说，理想的治疗就是协助幸存者能够这样高水平地运作不同的行动系统。

先进的行动倾向

先进的行动倾向构成我们最高级别的发展和最独创的行动。举例来说，我们在这个级别运作就能掌握巧合的概念（例如，“我真倒霉，我刚巧在房子里时，那个男人闯入并强奸了我”）；机会的概念（例如，“我所经历的虐待有可能会发生在任何人身上；这不是我的错”）；进化的概念（例如，“我面对被虐待时做出的很多反应看起来尽管奇怪，但我知道这些都是来自人类祖先的有用行动；任何人都会做出这些反应”）；自由的概念（例如，有很多因素影响我的行为，但这并不意味我不能做出选择或改变”）；相对性的概念（“我妈妈虐待我、疏忽照顾我，这个经历虽然在很多方面深深地影响着我，但却不影响我全部的生活：我并不只是创伤幸存者”）。现在，我们明白，生命和经历在时间的长河中逐渐演变，我们正如全人类和所有事物一样，尽管都有共同特征，但仍是独特的。这种觉知涉及对身处现在和个人历验有最高水平的体会。

一般来说，很多人都没有达到先进的行动倾向这一级别。对于那些能够在这一级别运作的幸存者，他们必定是从第三阶段的治疗获益良多，而且已经整合了他们整个人格，即整合了人格的每一部分及其创伤记忆。在这一级别，幸存者最终能够发展出以下情感深刻的理解：他们的心理创伤并不是自己导致的，而是由那些有心理困扰或不负责任的人造成的。如果适用，他们还能够意识到，有些伤害自己的人也是心理受创者，只是这些人没有能力或者不愿意去克服自己的困境。 186

心理效能和心理能量

心理效能和行动倾向级别之间是一种紧密互惠的关系（Janet, 1928b, 1934）。要理解这个关系，重要的是要改进我们对心理效能的界定。在导论中，我们把心理效能定义为：有效率地专注并善用当下可用的心理能量的能力。然而，这个概念实际上包含了三个不同但相互关联的意思。第一个含义是，在较高级别的行动倾向中，**我们能够使用自己的心理能量和生理能量，而且没有过度损耗或浪费能量**。也就是说，我们的心理效能越高，我们就越能做出更高级别的行动倾向。当然，我们要有充足的心理能量。随着我们的生理和心理发展成熟，以及得到所需的人际关系刺激和物质刺激，我们便能在我们的潜能范围内增加自己的心理效能。正面的人际关系刺激包括如人际支持和鼓励的行动，以及刺激适中的环境提供充足的物质刺激。

然而，我们的心理效能并不是固定不变的，而是在我们现有心理效能的上限和下限之间摇摆，并且这些上限和下限可以随着时间和处境而转变（Janet, 1921–1922, 1934）。例如，当我们心理受创时，我们的心理效能减弱，或者心理效能的发展变得停滞。当我们疲劳或生病时，我们的心理效能也会减弱——那时，我们可用的心理能量和生理能量便会减少。正如之前所指出的：ANP 比 EP 更有较高级别的心理效能。但是，心理效能在人格的这两类部分中都是会摇摆的。

心理效能一词的第二个含义是，**有能力选择行动倾向的级别，以适应某一特定情境。选择本身就是心理活动，可能具有挑战性，因此，要求有一定程度的心理效能**。当我们的心理效能高时，我们就能够选择切合眼前任务的行动倾向级别。但是，当我们心理效能低时，我们倾向选择过高或过低级别的行动倾向。当自动化行动比较合适时，我们不应做出较高级别的行动倾向。例如，握手本应是有意义的，187 但也算是一个自动化的动作。有些幸存者浪费宝贵的心理能量，纠缠于别人是否会觉得接触他们的手是肮脏和令人厌恶的想法。这种摆脱不了的思想使他不会去握客人的手，阻碍了自然和顺畅的行动。另一方面，当我们被袭击时，我们需要倚赖我们的反射行为，而不是对攻击者的情绪问题做反思性理解。然而，在很多情况下，我们需要融合一个或多个行动系统范围中较低级别和较高级别的行动倾向。

有时，我们拥有心理效能去选择所需的行动倾向，以实现某个目标。然而，我们可能却未必有心理能量去做出这个行动倾向。例如，某位幸存者可能有心理效能认识到：她必须整合痛苦的感受。然而，她的心理能量可能太低，以至于她未能进行这个艰难的整合行动。

心理效能的第三个含义是，反映着行动倾向的一个固有特征。这个特征涉及**启**

动、执行和完成某个特定行动倾向所需要的心理效能水平（Janet, 1934）。行动倾向的级别越高，完成这个行动倾向所需要的心理效能就越多。

总而言之，当我们心理效能高、心理能量充足，并当我们坚决想要实现某个特定的目标时，我们就能选择最适合达到这个目标的行动倾向的级别和种类，并且以精准、坚毅和仁厚的态度去执行这个行动倾向。

在行动倾向架构中流动

当我们的心理效能或心理能量过低，导致我们不能以较高级别的行动倾向整合极端负面的种种经历时，我们的心理就会受到创伤。这些负面经历与过低的心理效能连在一起，就会导致（心理）发展停滞或者倒退至不适切的低级别的行动倾向。

这种停滞或倒退是透过替代行动来取代适切的行动倾向而呈现出来（Janet, 1928b；详见本书第七章）。正如杰克逊所说，“分解（dissolution）……是一个未发展的过程……从组织程度最低、最复杂和最自主，到组织程度最高、最简单和最自动”（Jackson, 1931/1932, 第 46 页）。分解（Meares, 1999; Meares, Stevenson, & Gordon, 1999）或倒退不一定涉及完全失去比较高级别的行动倾向，但会有一个重要的转向，变成以较低级别行动倾向为主导（Janet, 1903, 1909a, 1928b）。例如，在真正重大危险或认为有重大危险的情况下，幸存者不需要完全失去他们的语言能力和社交能力，但这些资源在这些情况下无疑会减弱并变得单一。当幸存者停滞在行动倾向架构的较低级别时，他们就难以用语言象征化自己的经验，难以与他人分享这些经验，也难以觉知自己曾经发生什么事。他们宁愿做出替代行动（Janet, 1903）。 188

替代行动涉及不适切地转向较低级别的行动倾向，即是一个较低质量的整合水平。根据不相称 / 非线性动态系统理论（nonlinear dynamic systems theory）（Edelman, & Tononi, 2000），这个转向涉及跌至较低水平的自我组织。不相称 / 非线性一词意味着，一个微小的刺激能够对一个系统产生重大影响，或者一个或一系列重大的刺激却没有对这个系统造成影响。那就是说，投入多少和结果如何之间的关系不成比例。当幸存者的行动倾向在架构中倒退至较低级别时，他们的行动就会被那个较低级别的行动倾向的自我组织原则所指引。这种转向，或许是由一件微小事件引起，却会在不同质素的行动倾向中呈现。例如，很多创伤治疗师都经历过，一句“错”的话就能引起求诊者出现重大危机。这样的危机涉及一个或以上的替代行动，例如自残和安全依附的暂时破裂。而且一个创伤经验的微弱提示可能引起求诊者再次彻底体验那个经历，他们会出现极度痛苦的感官动作和猛烈情绪的行动，以及失去所有社会个人行动倾向。

过度或猛烈的情绪（Janet, 1889, 1909a; Van der Hart, & Brown, 1992）牵涉某一类别的替代行动。猛烈的情绪包含过多的心理能量和生理能量，但却没有足够的心理效能去善用这些能量，从而导致行为紊乱。猛烈的情绪不同于强烈的情绪，后者会配以或指引适切的行动（Janet, 1928b）。当我们的行动系统超出我们能够承受的极限时，就会产生猛烈的情绪。

治疗师也可能领会过那些解离部分，和幸存者作为一个整体人格，（从技术角度来说）以不相称 / 非线性的动态系统运作。也就是说，治疗师的投入多少，和这个投入对于幸存者的影响可以是非常不成比例的。例如，治疗师或许付出极大的努力让幸存者明白：她不需为受虐待负责任，但却没能奏效。幸存者的前反思期的信念是：如果自己不“那么坏”，施虐者就会爱自己；幸存者恐惧放下这种幻想，因而彻底中和了治疗师投入的能量和时间。在另一些时候，治疗师发现：幸存者能够有一个“突破”，心理效能突然提升，飞跃至较高级别的行动倾向：这可能是突然出现的一个重大洞见 / 顿悟，或者是一个新的、经过反思的想法，或是两个先前解离的部分出乎意料地融合在一起。简言之，进步有时可能和倒退同样迅速。

189 倒退和进步都需要感知–动作循环在质素上出现转变。这并不是新思想，而是在十九世纪就已被提出。于是，杰克逊（Jackson，1931/1932）受到拜恩（Bain, 1855）的启发，指出在神经系统各个层面的感官动作功能是有连续性的。这个多层次感知–动作循环的假设得到当代哲学分析（philosophical analysis）（Hurley, 1998; 参见本书第七章）和心理生物学研究（psychobiological research）（Berthoz, 2000; Fuster, 2003）的支持。从心理生物学角度来看，高层次感知–动作循环涉及的神经网络包含较高级的大脑皮层结构和功能，而低层次感知–动作循环与大脑皮层下的支配有关联。因此，幸存者在 ANP 和 EP 的差异涉及不同的神经网络。近年的神经影像研究结果也支持这一假设（见框 9.1）。

框 9.1

复杂创伤时行动倾向倒退并停滞至低级别：心理生物学的发现

有关 PTSD（Liberzon, & Phan, 2003）和与创伤有关的 BPD 的心理生物学研究结果（Schmahl et al., 2003）有力地支持以下假设：心理创伤涉及倒退或停滞在极低水平和僵化的感知–动作循环。例如，当心理受创的患者听到描述他们创伤经历的录音带时，他们的前额叶脑区的脑功能便变得不正常，例如，在内侧前额叶皮层和前扣带回。这些较高级的大脑皮层结构基本上与情绪调节有关。此外，创伤幸存者听到描述创伤的录音时，杏仁核和脑岛皮层会过度被激活。这些较低级的皮层下脑区是调节内在和外在威胁刺激所带来的情绪反应。这些威胁刺激可能是真实的，也可能是主观认为的，而且大多数未经大脑皮层控制中枢所核查。

研究患有与创伤有关的 DID 女性的 ANP 和 EP，研究结果显示，当她们的 ANP 和 EP 听到她们认为是 EP 的个人记忆而不是 ANP 的记忆的创伤录音内容时，就会启动不同的神经网络（Nijenhuis, & Den Boer, 2007; Reinders et al., 2003, 2006）。皮层激活与 ANP 有较多关联，而皮层下活动则与 EP 有较多关联。与 ANP 相比，EP 较少用到内侧前额叶皮层和前扣带回，而是更多激活岛叶皮层、感觉动作皮层、尾状核和杏仁核。ANP 比 EP 有更多范围的脑结构被激活，包括顶叶区皮层（布洛卡区 [BA] 7/40）以及枕叶区皮层相关的区域（BA17/18）。因为这些脑区在去人格化障碍的患者中也会被高度激活（Simeon et al., 2000），赖恩多斯及其同事（Reinders et al., 2003, 2006）提出，ANP 比 EP 更能控制因创伤描述所做出的情绪反应，然而，却未能把所描述的创伤记忆转化成个人历验（见 Lou et al., 2004）。

这些研究结果支持人格结构解离理论。研究参与者的 ANP 抱着前反思期的信念：有关创伤的录音内容与曾经发生在自己身上的事件无关。他们没有觉知到创伤事件是一段个人历验。当 EP 听到录音时，他们对创伤描述缺乏所有身处现在的体会，并且出现低级别的条件化防御反应。

行动倾向和行动系统的整合

行动倾向和行动系统是相互关联的现象。其中一个联系是，某个特定的行动倾向可能不止是一个行动系统的组成部分。例如，伸手拿一些吸引人的东西，可能是以下行动系统的组成部分：能量管理、依附、探索和玩耍。不同的解离部分可以参与乍看是非常相似的，但实际上却有着不同目标的不同行动倾向。例如，幸存者可能有两个不进食的 EP。其中一个 EP 不进食，是因为与别人围桌而坐是这个部分受虐的条件反射信号；另一个 EP 发觉禁食最终会引致停经，这个 EP 为了避免怀孕而不进食。

行动倾向和行动系统之间的另一个联系是，每个行动系统都包括专属于它的行动倾向。因此，非条件化刺激和反应之间的与生俱来的联系，似乎是存在于行动系统之中。例如，幸存者的非条件化反应能力，如惊跳或僵住不动的能力，是属于防御的行动系统；而当幸存者有食欲并看到或闻到食物时就会流口水的非条件反应，则是属于能量管理系统。各解离部分受不同的行动系统调节，所以，它们对于某个特定的刺激会有不同的反应。故此，这些不同的部分彼此并不十分了解。此外，很多人，包括治疗师，会发觉难以理解或明白患者看来反复无常的反应。这些反应可能涉及行动倾向级别的明显转换（例如，“昨天她喜欢我告诉她看起来很好，今天我说同样的话却吓怕了她。你永远不知道她会怎么样”）。这种转变可能发生在解离部分之内或解离部分之间。

191 行动倾向和行动系统的发展同样包括把不同的行动倾向和行动系统整合为我们的人格架构。尽管已经有一些理论假设被提出来，但究竟行动倾向和行动系统是如何整合起来的，现在仍未清楚（Edelman, & Tononi, 2000; G. F. R. Ellis, & Toronchuk, 2005）。这些假设包括以下的想法：较高级别的行动倾向和各个行动系统之间的整合是从较低级别的行动倾向和行动系统发展出来的，但后者不能完全解释前者的整合。这样看来，每一个新的、更高水平的整合步骤涉及一种新的自我组织。这些不相称的改变或许与以下的观察相呼应：进步，包括在治疗中的进步，有时可能是迅速地出现的。

就我们对行动倾向和行动系统的常态发展整合和童年心理创伤如何削弱这些发展的理解来看，这方面的知识将是未来的重要研究课题。一个相关的挑战是，要更好地理解为何有些幸存者尽管经历严重的童年虐待和疏忽照顾，仍能完成这些整合的挑战（即能更多了解他们的强项）。这些研究有一个重要的关注点，即只有当我们整合两个或更多不同行动倾向和行动系统时，才能实现重要的生活目标。这个架构的提示是，行动倾向的级别越高，必须整合的行动系统就越多，而我们用于实现这个行动倾向的目标的心理效能就要越高。要整合大量遭受虐待和疏忽照顾的童年经历，是一个要求极高的行动倾向。

本章小结

行动倾向架构用于评估创伤幸存者所做出的行动倾向级别，用于理解他们必须达到哪个级别才能对克服创伤是很有用的。这个架构从同一个行动系统中最简单、最自动的行动开始，止于完成最困难、最有创意的行动去整合很多行动系统。综合、记忆、调节行动、自我感、时间观和觉知的复杂程度随着行动倾向架构的级别而递增，并且通过越发复杂的感知–动作循环呈现出来。心理受创涉及停滞在极低级别的行动倾向或是倒退到这些级别中，这至少出现在某些人格部分中。当要达成某个目标所需要的行动倾向超出了人格部分的心理效能、心理能量和努力所能承受的范围时，这些人格部分便会做出低级别和前反思期的象征期行动倾向。这样沿着架构倒退的现象往往会突然出现，就好像治疗突然出现进展一样。

193 # 第十章　维持人格结构解离的恐惧

任何（集中营大屠杀的）记忆或记忆碎片即将涌现时，我们都会像面对恶魔般地对抗它。

——阿哈恩·阿佩尔费尔德（Aharon Appelfeld, 1994，第 18 页）

如果幸存者缺乏心理能量和心理效能去整合他们的创伤经验和解离部分，人格结构解离就具有适应生活的价值。由于心智水平有限，幸存者的 ANP 如果能够回避与 EP 相关的创伤记忆，或许更能适应日常生活。尽管幸存者或许已经提升自己的心智水平，变得成熟，有更好的人际支持，而且不再遭受创伤，但仍有很多因素令解离持续出现。

对行动的恐惧

心理受创者对与创伤有关的行动基本上都怀有恐惧，而且这些对行动的恐惧大体上都是复杂的（Janet, 1903, 1922）。也就是说，幸存者不能有效地完成某些与创伤有关的行动，因为他们对这些行动感到恐惧、嫌恶或羞耻，因而回避这些行动，例如他们有某些感受或性欲。恐惧与创伤有关的行动，是维持人格结构解离的替代行动。这些恐惧会干扰幸存者整合被分离的人格所需要的、具有整合功能的心理活动，还会阻止那些增强幸存者适应能力的行为活动，比如，能够果敢坚定或是做出健康的冒险行为（Janet, 1904/1983, 1919/1925; Nijenhuis, Van der Hart, & Steele, 2002, 2004; Steele, Van der Hart, & Nijenhuis, 2005; Van der Hart, Steele, Boon, & Brown, 1993）。194

对行动的核心恐惧包括回避完全综合和觉知创伤经验，即恐惧创伤记忆（Janet, 1904/1983; Van der Hart, Steele et al., 1993）。当许多幸存者把回忆创伤记忆与其他心理活动和行为活动联系起来时，他们便是透过广泛化的学习，建立了额外的与创伤有关的恐惧。例如，马克对自己有愤怒的感受感到羞耻，因为他怕自己会像那个残暴的施虐者一样。桑迪回避与别人目光接触，因为与别人目光接触会激起儿时那种被人嘲弄的痛苦尴尬的感觉。于是，当下的愤怒或与人目光接触的行动会使他们感到害怕或羞耻，因而回避这些行动。幸存者可能回避身体感觉、情感、想法、愿望、需要、行为和人际关系，只要这些是与他们创伤记忆的行动有联系。因此，他们倾向于“在表面意识中活着”（Appelfeld, 1994，第 18 页）。

随着幸存者把自己对创伤记忆的恐惧延伸到其他与创伤有关的刺激，他们会变得越来越退缩和逃避。例如，各解离部分可以彼此产生恐惧，而且有些部分会害怕并开始回避某些感觉、动作、情绪和思想。童年时长期遭受虐待和疏忽照顾的人会对施虐或有疏忽行为的照顾者产生依附恐惧或失去依附的恐惧。这类恐惧可能会延伸到许多其他人际关系中。除了上述所有的恐惧之外，幸存者也可能会恐惧改变和正常的冒险行为。

与创伤有关的恐惧来源

与创伤有关的恐惧来源涉及多个层面相互关联的现象，包括经典条件反射和操作条件反射中那些与创伤有关的刺激，以及整合有差异的行动系统出现困难。而这些行动系统长期被非条件化刺激和条件化刺激所激活。另外，这些恐惧的来源还包括各种不适切的行动倾向，即由于不良榜样、不足的调节、缺乏基本情绪技巧、缺乏反思或其他较高级别的行动倾向而产生的后果（Nijenhuis, Van der Hart, & Steele, 2004; Steele et al., 2005）。与创伤有关的恐惧也会从根深蒂固的心理防御、与创伤有关的不适切认知，以及社交和人际关系方面的不足而演变出来。例如，负面评价以往的经历会增加恐惧。一位幸存者可能相信，他 / 她是疯癫的、肮脏的、软弱的、愚蠢的，或因为有某些想法、感受或需要而感到羞耻。于是，他 / 她回避这些经验。

最后，一些与创伤有关的神经生物学因素也可能令人格结构解离持续出现。这些因素包括下丘脑-垂体-肾上腺轴失调、不能充分整合中枢神经系统和自主神经系统的不同部分、EEG（脑电图）一致性低、前额叶不能抑制人格 EP 的“情绪脑”，以及海马体和海马体旁回的容量小（例如，Bremner, 1999; Ehling, Nijenhuis, & Krikke, 2003; Kowal, 2005; Nijenhuis et al., 2002; Nijenhuis, & Den Boer, 2007; Schore, 2003a; Vermetten et al., 2006）。

与创伤有关的恐惧和经典条件反射

与创伤有关的恐惧是如何产生和维持的，很大程度上可以根据学习理论的原则加以说明，包括经典条件反射、操作条件反射、评价性条件反射、广泛化学习，以及缺乏情景评估（context evaluation）*。除了评价性条件反射之外，PTSD 文献中包含了很多来自学习理论的洞见（Brewin, & Holmes, 2003; Foa, Zinbarg, & Rothbaum, 1992; Peri, Ben Shakhar, Orr, & Shalev, 2000; Rau, DeCola, & Fanselow, 2005）。尽管学习理论对理解和治疗与创伤有关的病症很有关系，但是在人格解离障碍的文献中基本上见不到这些见解。

与任何恐惧一样，与创伤有关的恐惧涉及两个主要部分。一是与创伤经验联系起来的刺激，幸存者透过经典条件反射，对这些刺激产生恐惧或其他厌恶的情绪（例如羞耻、伤心）。这些条件化刺激包括曾经提示心理受创的外在感知刺激[①]（exteroceptive stimuli）（例如，“如果一个男人那样看着我（条件化刺激），他就会打我（非条件化刺激）”），或者强烈地指向心理受创的外在感知刺激（例如，“须后水的气味（条件化刺激）让我想起强奸那件事（非条件化刺激）”）。条件化的外在感知刺激也包括与疏忽照顾或虐待联系起来的社交刺激。例如，他们可能会

---

* 情景评估：指评估事情发生的情景脉络，即在什么情况下出现某些行为、情绪等。——译者注

① 外在感知刺激是个人感知到的外在世界的刺激。

把一句友善的话看作是施虐的前奏。重要的条件化的内在感知刺激[①]（interoceptive conditioned stimuli）跟综合及觉知创伤记忆有关（例如，"如果我完全醒觉到我曾经发生过什么事，我就会疯掉或自杀"）。与创伤有关的恐惧第二个部分是条件化逃避和回避。也就是说：当幸存者感知到与创伤有关的条件化刺激时，就会做出较低水平的前反思期的心理上或行为上的回避和逃避。 196

经典条件化刺激

经典条件反射（Pavlov, 1927; Rescorla, 1998, 2003）在心理创伤中普遍存在，而且涉及较低级别的行动倾向（Shalev, Ragel-Fuchs, & Pitman, 1992; Van der Kolk, 1994）。这种基本形式的联想学习在我们遇到压力事件时特别强烈。而且这类事件都是强烈和重复出现的非条件化厌恶性刺激（Brewin, Andrews, & Valentine, 2000），并且它们的出现是不可预测或无法控制的（Bolstad, & Zinbarg, 1997; Buckley, Blanchard, & Hickling, 1998）。

与创伤有关的条件化刺激会提示或强烈指向某个非条件化刺激，例如，幸存者的某个创伤经验。一般而言，某些刺激比其他刺激更容易成为条件化刺激。因此，经典条件反射取决于这个刺激的强度（显著度），以及它能预测非条件化刺激的程度。此外，我们在心理上和生理上已准备好对厌恶性刺激产生条件化反应，这对我们物种的存活有着重大意义（Garcia, Forthman-Quick, & White, 1984; Mineka, & Öhman, 2002）。例如，我们自然会警惕愤怒的面孔，因为它示意潜在的危险。因此，一位幸存者曾受愤怒面孔的人（幸存者对受虐的条件化刺激）虐待（一组非条件化刺激），会对愤怒面孔的人产生经典条件反射的恐惧。童年时遭受虐待和疏忽照顾包含大量与进化有关的刺激，因为这些虐待对存活构成威胁，因此，暗含着主要的经典条件反射。

然而，我们也能够从进化的角度来了解没有特定生存价值的刺激如何发展出经

① 内在感知刺激通常被定义为对来自身体内部刺激的敏感度。在我们看来，因为身体和心理基本是相互联系的，所以，内在感知刺激不仅包括感知到的感觉和动作，而且还包括感知到的一般的心理活动，以及这些心理活动所产生的体验。

典条件反射的反应。安妮，是一位 37 岁的女性，她被诊断患有 OSDD，她极端害怕乘坐黑色轿车。她幼年时，一位邻居强迫她进入黑色轿车并强奸了她。她后来发展出对黑色轿车的条件化恐惧。于是，对安妮来说，以前黑色轿车的中性刺激变成与创伤有关的条件化刺激。

分辨条件化刺激作为示意（signal）厌恶性非条件化刺激，跟条件化刺激指向（refer to）厌恶性非条件化刺激，都具有临床意义。示意某个创伤经验的刺激意指：同样的事将会再次发生。而指向某个创伤经验的刺激意指：它令幸存者想起过去所发生的事情。

197

> 内尔，是一位曾经遭受身体虐待的求诊者。如果有人突然举手，她就会急忙低下头，用手捂住脑袋。一般来说，某人举手是一个中性刺激。然而，对内尔来说，这是示意将要挨打。她已经学会：“如果某人突然举手，我就会挨打。”原本中性的刺激也可以指向某个创伤事件，从而变成条件化刺激。当内尔看到或嗅到鸡蛋沙拉时，她就会出现严重的呕吐或惊吓。在她八岁那年，她在一次午餐吃鸡蛋沙拉时，受到极度残暴的毒打。施虐者把鸡蛋沙拉胡乱塞进她的喉咙里，噎得她喘不过气。吃鸡蛋沙拉并不是示意受虐待，但却强烈地使她想起受虐待的事件。

当幸存者在治疗中重复面对某个条件化的示意时，例如举手，而没有出现预期的结果（例如挨打），他们就能了解到：这个条件化刺激在当前的情况下并不是示意非条件化刺激（即实际的威胁）。于是，他们学会不再需要做出条件化防御反应。换句话说，他们前反思期的反应就会变成更高级别的行动倾向，包括反思和身处现在的体会：“这个人正在举手是为了表达他 / 她自已，并不意味着我会挨打。”各种暴露疗法的原则是，在当前的情况下，条件化刺激并不示意非条件化刺激。不过，当治疗师让幸存者面对某个指向或让他们想起创伤经历的条件化刺激时，这种暴露疗法并不会改变这个刺激的意义。幸存者反而需要某种形式的反向条件化疗法，去改变有指向性的条件化刺激的意义。例如，内尔需要学会把鸡蛋沙拉与一些正面的刺激联系起来，例如安全的伴侣与她一起分享美好晚餐的喜悦。

经典条件反射和内在感知刺激

在上述事例中，经典条件反射刺激（举手、鸡蛋沙拉的气味，以及看见鸡蛋沙拉）涉及外在感知刺激。经典条件反射也能在感知到内在感知刺激时出现（Goldstein, & Chambless, 1978; Nijenhuis et al., 2002）。内在感知刺激的经典条件反射是维持人格结构解离的关键。幸存者的 ANP 在受到没有预期出现的创伤记忆入侵时，这些条件反射就出现了。创伤记忆的入侵——患者经常体会为混乱、承受不了和自我矛盾（Van der Hart, & Steele, 1999）——包含三个主要的行动次序。第一，幸存者的 EP 再次体验创伤经历（一个系列的心理活动）；第二，幸存者的 ANP 以最低限度综合 EP 部分经验（即能够觉察这个经验）。综合需要另一系列的心理活动。没有这些心理活动，ANP 就不会体验到某个（或其中一部分的）创伤记忆。因而，幸存者的 ANP 并没有继续完全综合或觉知这些记忆。这些整合行动的失败 198 与 ANP 的另一个行动有关，即心理层面的逃离。因此，第三是 ANP 会在心理层面逃离创伤记忆及其相关联的 EP，因为体验创伤记忆本身就是令人厌恶的。作为当初创伤经历的强烈感觉动作和情感的表象，创伤记忆对 ANP 和 EP 来说是以非条件化刺激的模式运作的。

幸存者的 EP 都是停滞在创伤记忆中，故此不能回避，也无法逃脱。然而，假如心智水平足够，幸存者的 ANP 就能回避这些创伤记忆，至少在某些时候能回避。能够回避是由于日常生活行动系统引导幸存者的 ANP 能够抑制防御系统。ANP 的逃避行动往往是强烈示意或指向创伤记忆即将入侵的条件化反应。这些刺激对 ANP 来说是条件化的内在感知刺激。例如，幸存者的 ANP 或许会留意到，入侵性创伤记忆出现前通常会有焦虑。迫近的焦虑遂变成一个条件化信号，促使幸存者的 ANP 逃避这种情绪（例如，一直忙于工作，或者饮酒）。

简而言之，当 ANP 没有心理效能去整合这些创伤记忆时，让 ANP 面对 EP 的创伤记忆，就等同于让 ANP 面对当初的创伤事件一样。在这些情况下，这样的面对意味着幸存者因这些内在感知刺激而再次受创，从而强化了人格结构解离。因此，人格结构解离的理论预测：无法掌控再次体验创伤经历重复出现，会加深

（各）ANP 和（各）EP 之间的分离。随着创伤记忆重复入侵，大量的内在感知刺激成为幸存者的 ANP 与创伤有关的条件化刺激。因此，当某些刺激是强烈示意创伤记忆或随着入侵性创伤记忆出现时，ANP 便学会害怕并回避这些刺激，包括 EP 的哭泣、EP 心率加快的感觉，或是脑海中出现加害者的影像。ANP 更可能会开始害怕 EP，最后还会害怕任何示意或指向 EP 的刺激。

幸存者的 ANP 不仅是在意识层面，也在前意识层面学会回避或逃避 EP 的入侵。那就是说，ANP 有可能在前意识层面综合指向即将出现入侵性创伤记忆的条件化刺激，然后即时透过抑制进一步的综合（例如，通过降低或收窄意识），来回避这个刺激。研究的确表明，幸存者的 ANP 能够阻碍在早期综合阶段的创伤记忆进一步综合（详见本书第九章；Hermans, Nijenhuis, Van Honk, Huntjens, & Van der Hart, 2006; Reinders et al., 2003, 2006）。因此，幸存者的 ANP 一般不会让创伤记忆成为个人历验，也不会有意识地觉察到：正是自己抑制的心理活动导致缺乏个人历验。他们可能只体验到“这个记忆不是我的”。正如阿佩尔费尔德谈到二战后他本人和经历过集中营大屠杀的其他幸存者：“我们从一个奇怪的距离，谈论最近发生 199 的事情，好像这些事情不曾发生在我们身上一样（Appelfeld, 1994，第 18 页）”。

对经典条件化刺激的不同反应

幸存者可以用各种反应去回应某个条件化刺激。这些反应或许像、或许不像原初的防御行动。某个被条件化的威胁刺激最初会激活完整的防御系统，而不只是某一个特定的防御子系统（例如，逃跑）或模式（mode）（例如，蜷缩在角落里）。这跟在很多经典条件反射的情况下，条件化刺激（例如，一个男人说，“我们将要玩个小游戏”）再次激活原本非条件化刺激的记忆（例如，童年性侵犯）有关。因应这个记忆以及他 / 她对目前情况的感知（例如，觉知到现时的体能）而做出反应时，幸存者将会有意识或无意识地从再次被激活的防御系统中，选择某个最适合当前情况的特定回应或回应模式（例如，作为成年人的防御性反抗）。因此，**这个条件化的反应并不是非条件化反应的完全复制**。例如，当加害者把安妮拖到黑色轿车强奸她时，她曾服从加害者并变得一瘸一拐。因此，她最初做出的是顺从反应。然而，作为一个成年人，当她因解离性精神病发作而需要住院时，她做出了另一个不同的反应。一辆黑色出租车来接她，她激烈地反抗两个接她住院的男人，以回避上车，因为这辆轿车是一个条件化刺激。因此，她作为成年人的回应就是反抗，而不是顺从，不过，这仍然是防御行动系统的一部分。

原则上，经典条件反射是适切的。例如，当我们觉知到某个事件（条件化刺激）预示着另一个事件（非条件化刺激）的发生时，我们就能更好地适应环境。这种觉察帮助我们更容易发现有吸引力的非条件化刺激，并回避厌恶性刺激。此外，能够灵活地回应条件化刺激是适切的，因为当下实际的威胁情境可以和原初的威胁情境不同。例如，之前的逃离途径可能受阻，我们必须要采取其他形式的逃离行动，而这个行动仍然是逃跑反应。

然而，我们也应该明白：条件化刺激与非条件化刺激之间的关系并不适用于每一种情况。我们应该评估出现某个条件化刺激的情景（Bouton, 2004; Bouton, Westbrook, Corco- ran, & Maren, 2006）。幸存者正是缺乏这种对情景的评价。因此，他们在面对某个条件化的威胁刺激时，仍然不断地激活自己的防御系统，而不是激活可能更适合当前情景的其他行动系统。

恐惧及操作条件反射

200

对（条件化）刺激做出的反应，还可以受到操作条件反射的影响（Skinner, 1988）。经典条件反射涉及先于行动的刺激对于行动本身的影响（例如，一张愤怒的面孔示意虐待即将发生）。相反地，操作条件反射涉及从自己的行动后果学习。例如，当一位治疗师采用某个新的治疗方法并得到良好的效果时，他/她就学会在合适的情况下，更经常地使用这个方法。治疗产生的结果就是有益的。如果一个孩子哭喊并因此而挨打，他/她可能就学会不哭。哭喊带来惩罚的后果，不哭就是避免惩罚。

有不同类别的“强化物”强化着我们的行动，包括正强化（奖赏）、负强化、惩罚和带来沮丧的无奖赏（即所期待的奖赏没有出现）。其中，我们会聚焦于负强化，因为它在回避恐惧方面起着重要的作用。负强化涉及增加某个特定行为，因为负强化会消除或阻止某个厌恶或不愉快的刺激。与创伤有关的条件化刺激（“提示物”）所激发的内在感知刺激（与创伤有关的情绪、感受、想象、思想等），是幸存者十分厌恶的。因此，他 / 她会设法回避这些刺激。例如，一位幸存者学到：某个特定的行动（例如，一直忙着、放空大脑、避免想过去的事）可以阻止或减轻痛苦的感受或记忆，于是，他 / 她就更倾向于在未来不同的场合做出这些行动。幸存者会定期负强化逃避及回避的策略，因此逐渐增加了其出现的强度和频率。

对于心理受创者来说，被负强化了的行动是广泛存在的。例如，一位幸存者学会对受虐待保持沉默，因为加害者曾威胁他 / 她：说出来会有后果。或者幸存者为了避免受伤害或被拒绝而学会妥协自己去安抚别人。这些被负强化了的反应是强大而难以克服的。举例来说，这些反应会使幸存者难以在治疗时说出曾经发生的事情，或者难以自信果敢，即使情况强烈地有这个需要。负强化还可能导致幸存者接受加害者的说法：他们（即幸存者）懒惰、讨厌、或因犯错而受虐待。对于一个不得不继续与虐待者生活在一起的孩子来说，承认这些说法是虚假的，可能比用前反思期的信念去相信加害者是对的，更加痛苦。同样地，一个孩子可能会依附于虐待及疏忽照顾他 / 她的照顾者，因为依附的感受可以阻止承认“照顾者一直是恶人”这个痛苦的认知。一直依附于虐待自己的照顾者，比起体验到被遗弃的痛苦，可能较少厌恶感。

201 幸存者的 ANP 逃避综合和觉知创伤记忆的努力，也可能得到回报（即**正强化**），因而增加了努力的频率和强度。例如，回避通常能得到社交方面的回报：“继续生活，忘记过去，的确很好。那样你会感觉更好。”这种周而复始的社交回报强化了幸存者对创伤记忆的回避，导致他 / 她相信：有严重的未完之事是错的或不好的。也就是说，它强化了前反思期的错误信念。

回避及逃避感知到的威胁

幸存者可能在行为上回避与创伤有关的刺激。例如，内尔曾经在吃鸡蛋沙拉时被毒打，于是，就回避鸡蛋沙拉。只要看到鸡蛋沙拉，她就感到不舒服。回避与创伤有关的其他行为还包括：回避亲密关系、性关系、人际冲突、淋浴或浴缸、观看或触摸自己的身体、发生虐待的地点，以及心理治疗。

幸存者还可以在行为上回避或逃避自己所害怕的心理活动。例如，他们可能借助自我伤害而暂时逃避创伤记忆，因为这个行动可以产生内源性类阿片肽，从而短暂地阻挡或破坏他们再次激活这些痛苦记忆的能力（Sandman, Barron, & Colman, 1990）。或者幸存者可能会嗑药或饮酒以迷糊自己的意识（Southwick, Bremner, Krystal, & Charney, 1994），或者让自己忙碌不堪，以便阻止或阻挡各种感受和想法。

幸存者还可以在心理层面回避或逃避感知到的外在威胁。我们已经注意到，他们有意识地或前意识地回避整合创伤记忆、人格解离部分和与创伤有关的其他行动。例如，幸存者的 ANP 或许知道，他们正在试图回避自己的创伤记忆："任何（集中营大屠杀的）记忆或记忆片段即将涌现时，我们会像面对恶魔般地对抗它"（Appelfeld, 1994，第 18 页；着重号由作者添加）。回避的行动涉及降低意识水平，包括眩晕、心不在焉、迷茫、迷糊或去人格化。其他替代整合的行动还可以包括意识场收窄，例如强迫地关注日常生活的琐事、逗闹或瞎扯，或者执着于某些看来比其他情绪（例如愤怒）更少威胁的负面情绪（例如，羞耻和内疚）。我们把降低意识水平和收窄意识场这些回避方式称作包含恐惧的意识转换。

包含恐惧的意识转换最极端的表现是：当幸存者被迫面对某些刺激，而这些刺激是某个解离部分所不能或不愿整合时，这个解离部分就会彻底地停止运作。这个替代行动涉及心因性失去意识（psychogenic loss of consciousness），就是患者整个人完全没有反应，又或者出现解离转换（a dissociative switch），即人格的另一个解离部分控制了意识和行动。 202

另一个主要的条件化心理逃避和回避行为包括，把一些重大的刺激当作不重要的。例如，某个 ANP 尽管听到有个 EP 在脑海中哭泣，她却可能告诉治疗师和自己，根本没有什么不对劲的地方。

评估情景和广泛化学习

当一个条件化刺激发出真实危险的信号时，适切的做法是：采取行动保证自己的安全，并设法减少或消除威胁。但是，当危险是错觉，即不是真的时，采取这些行动就不适切。条件化刺激并不一定在每一个情境中都激发条件化反应。但是，很多幸存者无论在何种情况下都特别容易对创伤有关的刺激做出条件反射反应。也就是说，他们经常不顾自己所处的情景而做出条件化反应。然而，适应包括有能力进行情景评估——有能力把某个情景与其他情景区分出来，并且相应地选择自己的行动（Bouton, 2004; Bouton et al., 2006）。这要求幸存者做出的行动倾向比前反思期的行动倾向有更高级别。但是，幸存者在任何情境下都遵从一个前反思期的信念或隐规则："如果一个男人那样看我，他就会虐待我"。不能准确地解读情景，部分原因是因为人格的 EP 通过防御行动系统的镜头过滤所有的东西，并且通常都是在低心智水平运作。除此之外，幸存者的 ANP 也没有充分理解到：一旦他 / 她提升了自己的心智水平，并有人际支持，创伤记忆及其相关的 EP 就可以得到整合。ANP 和 EP 因缺乏情景评估而维持着与创伤有关的恐惧。

与创伤有关的恐惧通过广泛化学习而变得更精细复杂。幸存者学会对于与原初的条件化刺激有些相似的刺激做出类似的反应。即使安妮是在一辆没有轮子的黑色旧车被强奸，她会把她的恐惧泛化到所有黑色轿车。幸存者也可以把他们的反应泛化到人际关系。例如，玛格丽特害怕所有男人；布雷特被女人亲吻时就会变得惊恐不安；桑迪被人拥抱时会即时有羞耻的反应。

当幸存者不能准确地感知到当前情景，并把日常生活中的很多刺激广泛化，以至于他们做出不恰当的反应时，他们就不能完全地活在当下。也就是说，他们缺乏身处现在的体会。正如之前所提到的，身处现在的体会涉及准确地评估现在、过去和未来，并评估三者之间有何关联，同时还要认识到：现在才是最真实的。当幸存者过于203 恐惧并回避创伤记忆、解离部分和其他与创伤有关的行动时，就不能充分或准确地评估其所身处的现在时空。取而代之的是，他们收窄意识场回到过去，以致无法整合自己的创伤经验，并因为缺乏情景评估，而他们会预测一个不太可能发生的未来情况。

评价性条件反射

评价性条件反射（evaluative conditioning）是潜意识地、自动地、持续地把我们（不）喜欢的某个刺激转换成另一个刺激。当我们同时接触一个中性刺激和我们天生（不）喜欢的刺激时，我们也会开始（不）喜欢之前这个中性刺激（Baeyens, Hermans, & Eelen, 1993）。这个中性刺激与这个（不）喜欢的刺激只是一次的配对后，就可以变成本质上（不）讨人喜欢的刺激。例如，当某个人在受到性侵犯时有性感受时，他 / 她所体验到的性感受就变成本质上厌恶的感觉。

评价性条件反射还未在心理创伤研究领域广为人知，其影响却在心理创伤中普遍存在。如果不理解它的影响，便难以治疗这些影响。评价性条件反射在某种程度上说明：为何幸存者在受虐或被疏忽照顾时学会憎恨自己。当他们把自己（“我”）与虐待在本质上配对时，就开始负面地评价自己这个人（例如，“我是坏人”）。举个例子，幸存者把对性侵犯的反感、厌恶、羞耻和恐惧与以下情况联系起来：触碰身体、身体气味、与性相关的声音、自己的身体（例如，“我的身体背叛了我”），以及身体反应、性，甚至对自己作为一个人的看法（例如，“我是肮脏的、令人讨厌的”）。他们可能学会厌恶自己的性别（“女孩是令人恶心的，是软弱的”）。

评价性条件反射也可以在人格解离部分中发生。一个解离部分会变得不喜欢另一个部分，是因为后者与受到负面评价的刺激联系起来。例如，当创伤经历涉及羞耻时，一个 ANP 可能学会鄙视这个与创伤经历有关的 EP，或以它为耻。例如，作为白天的孩子（ANP），玛丽莲·范德堡憎恨那个曾经受到性侵犯的夜晚的孩子（EP）：“我厌恶她，鄙视她，指责她”（Marilyn Van Derbur, 2004，第 191 页）。羞耻感普遍存在于幸存者当中，是自我评价性条件反射的结果。它经常静静地、隐蔽地渗透到幸存者的人生经验中。羞耻感令人难以承受，而且与恐惧和愤怒缠绕在一起，使它不容易被发现。它能抑制其他情感层面的心理活动，特别是在与别人的关系中（Nathanson, 1987; Tomkins, 1963）。例如，羞耻感能够抑制喜悦、性感受、愤怒、悲伤和受伤感。于是，这个被厌恶的情绪会阻止其他情绪的整合。

评价性条件反射不仅出现在幸存者的负面感受中，它还可以与正面感受有关联。例如，幸存者或许把性与亲近的正面感受配对在一起，作为一种不适切的、去亲近别人的方式，因而在性方面变得随便，并不断地寻求性。另一些人可能把掌控感和力量感的正面感受与暴力甚至性虐待配对在一起。于是，他们让自己变成了加害者。 204

条件化的负面评价促使人格结构解离持续出现。例如，屈从者 EP 会恐惧并回避一个反抗者 EP，后者会以前反思期的方式去憎恨、羞辱或伤害这个屈从者 EP。

这些没根据但却可以理解的严酷感受及观念难以改变，因为评价性条件反射并不是消减或矫正认知就可以改变的（Baeyens, Eelen, Van den Bergh, & Crombez, 1989）：只是单单接触条件化刺激和顿悟（insight）并不能改变负面评价。例如，让某个反抗者 EP 去接触某个屈从者 EP 是不够的。有效的治疗包括反向条件化疗法（counterconditioning）。例如，治疗师帮助反抗者 EP 与屈从者 EP（一个负面评价的刺激）透过觉知建立连系：屈从具有生存价值（一个正面评价的刺激）。这样，反抗者 EP 最终会学懂对之前那个受到鄙视的屈从者 EP 表达体谅和感激。反之亦然：让屈从者 EP 学会欣赏反抗者 EP 的生存价值。这样，治疗师支持幸存者去接受自己的所有方面，例如思想、感受、愿望和不同的解离部分。然而，需要指出的是，很多反抗者 EP 不会那么快地接受认知重建的治疗。因此，重复上述治疗工作是必需的。

恐惧与创伤有关的刺激与行动

经典条件反射、操作条件反射、评价性条件反射，以及缺乏情景评估，对于理解与创伤有关的恐惧最为有用。这些恐惧在维持人格结构解离中发挥着重要作用，因此，必须要识别并克服这些恐惧，才能解决人格解离的问题。

恐惧创伤记忆

提起有关战争的创伤记忆，参加过第一次世界大战的老兵埃里克·玛丽亚·雷马克认为："对我来说，把这些东西说出来真是太危险啦！"（Erich Maria Remarque, 1929/1982，第 165 页）。他害怕自己失控："我害怕它们会变得硕大无比，而我再也掌控不了它们"（Erich Maria Remarque , 1929/1982，第 165 页）。对于幸存者来说，如果他 / 她的心智水平偏低，以至于未能整合创伤记忆，并且他 / 她仍然缺乏人际支持，或者威胁依然存在，那么重提创伤记忆这个心理活动就是"危险的"（即承受不了）。但是，如果幸存者具有足够的心理能量、心理效能、人际支持，以及真正安全的环境，即情景已经改变，他 / 她就能循序渐进地整合创伤记忆，并安

205

全地把创伤记忆转化成个人叙事（情节）记忆。这项高要求的工作，也意味着降低过去创伤的真实程度。这也是第二治疗阶段的核心特点之一（详见本书第十六章）。当幸存者继续以前反思期的方式相信：创伤记忆从本质上是危险的，而且回忆会导致失控，那么，他们就会对创伤记忆产生恐惧（Janet, 1904/1983b, 1919/1925; Van der Hart, Steele et al., 1993）。这就是创伤幸存者所恐惧的重要的心理活动。

恐惧由创伤引致的心理活动

恐惧由创伤引致的心理活动，源自对创伤记忆的核心恐惧，并包括幸存者对与创伤记忆有关的心理活动感到恐惧、厌恶和羞耻。因此，幸存者倾向于害怕并回避身体感觉、情绪感受，以及自我反思，这些恐惧由心理活动及其内容的条件化负面评价所造成。例如，幸存者可能相信："我叔叔告诉我：我是脏货；我就是脏货！""我作为一个孩子的需要被否定，所以有需要是不好的。""我在受性侵犯时感觉性兴奋，性感觉是让人作呕的。"一旦给某个强烈的情感、身体感觉或需要（例如，想要被抱）贴上"可怕的"或"败坏的"标签，其他的经验会透过广泛化学习也被贴上同样的标签。

逐步克服对创伤引致的心理活动的恐惧，是克服创伤记忆核心恐惧的先决条件，这是一个在治疗创伤记忆时经常被忽略的事实。

恐惧人格的解离部分

对人格解离部分的恐惧，是一种对创伤产生的心理活动的具体恐惧（Nijenhuis, 1994; Nijenhuis, & Van der Hart, 1999a）。人格的一个部分对另一个部分的感觉可以是不同的，如恐惧、愤怒、厌恶或羞耻。例如，某些 EP 从一个负责照顾别人的 ANP 那里得到一些支持，与回避其他解离部分相比，这些 EP 可能较少回避这个 ANP。实际上，有些创伤幸存者在治疗之前，已经有些人格部分在相互正面交往，例如，两个 ANP 可能在完成日常生活任务方面彼此合作。如果所有情况不变，当解离部分之间存在这种正面合作和体谅关系时，整合这些人格部分比整合那些互不合作或互不喜欢的部分大概会容易一些。

然而，人格的很多解离部分彼此恐惧、鄙视和误解，当它们用前反思期的感觉及思想互动时，可能会不停地出现负面回应循环，最终或会导致创伤后耗竭。

206

萨莉是一位研究生，她被诊断患有 OSDD。每当她试图完成写作一篇有难度的研究论文，就听到一个批评的声音说她“愚蠢”。发出这声音的 EP 暗地里害怕失败（对健康冒险行为的恐惧），从而破坏萨莉的 ANP 进行工作。当 ANP 听到这个 EP 的声音时，这声音对萨莉已变成一个条件化内在感知刺激，因为这个声音是示意并指向猛烈批评的信号。萨莉的前反思期的替代行动就是让自己喝得酩酊大醉，以便去淹没那个声音。结果是，萨莉喝得大醉而不能写完论文。然后，这个被害怕、被鄙视的声音以更猛烈的批评重现，为失败所造成的强烈羞耻感而暴怒。萨莉的 ANP 越听到这个声音，她就越忧郁，越感到自己无价值。为了要回避这些感受，她继续喝酒，于是，这个 EP 进一步在内心谴责。萨莉最终因为酗酒和自杀而住院。

只要 ANP 能够有效地回避人格中的 EP，那么，EP 猛烈的创伤记忆就不会得到解决。这些负面经验经过长期被重复激活，使得它们更强烈，又叫作**引燃**（kindling）（McFarlane, Yehuda, & Clark, 2002）。因此，人格的 EP 越被条件化刺激再次激活，它们的情绪反应就越容易变得强烈；EP 的体验变得越强烈，ANP 就越会回避并鄙视这些 EP。而 ANP 越回避，EP 就越感到被困于过去，就越感到恐惧、被拒绝和愤怒。简而言之，人格的 ANP 和 EP 越是彼此负面回应，它们之间就更加彼此试图回避或逃避。这种螺旋式的回避和敏感化妨碍了 ANP 和 EP 建立身处现在的体会，强烈地促使人格结构解离继续存在。

在三级人格结构解离的情况下，某些 ANP 可能会相互鄙视或不屑，即使它们并不彼此害怕。例如，一个是工作者的 ANP 可能会鄙视一个是照顾者的 ANP，后者会使工作者的 ANP 从工作中分神，而工作是工作者 ANP 的主要纲领。这个部分通过工作来回避感受、对关系的需要以及创伤记忆。因此，在轻蔑之下，其实也是因害怕而回避感受（即工作者 ANP 对心理活动的恐惧）。这只是其中一个例子，说明与创伤有关的各种恐惧如何相互缠绕在一起。

有些解离部分特别容易被其他部分回避。这些部分包括停滞在防御子系统的反抗者 EP，这些 EP 经常不恰当地根据感觉到的威胁来尝试保护幸存者。大多数解离部分更恐惧那些模仿加害者的 EP。这些 EP 是对加害者的内向投射，尤其会在与人格的其他部分的关系中，从加害者的角度重演最初遭受的虐待。不过，它们也可能把暴怒向外指向其他人。

除此之外，那些承载了难以承受的创伤记忆或做出其他极厌恶的心理活动或行为活动的 EP 也会被其他部分极力回避。很多人格部分憎恶或害怕那些承载着被否认的依赖需要、性感受、惊恐、暴怒、羞耻、内疚、孤独、绝望和自杀念头的人格部分。这些感受和愿望被其他部分回避不单因为其程度强烈和痛苦，还因为幸存者经常不能区分“感受”和“行动”，也无法区分心理活动和行为活动：这是有关真实程度的问题，包含缺乏辨识心理活动和行为活动。因此，幸存者的 ANP 会更努力地确保自己与那些他们害怕会掌控和根据不能接受的感受或冲动去行动的人格部分保持距离。克服与创伤有关的其他心理活动的恐惧时，同时也要成功地治疗对解离部分的恐惧，这对随后去克服对创伤记忆的恐惧至关重要。 207

恐惧依附、失去依附和亲密关系

当依附照顾者的行动与情绪痛苦及身体痛楚联系在一起时，受到虐待的儿童往往发展出对依附的恐惧。因此，亲近施虐和疏忽照顾的照顾者会激活幸存者的防御系统，激活防御系统包括与照顾者拉远距离，经常运用低级别的行动倾向（即简单的反射反应和前象征期的调节行动倾向）。然而，当幸存者与照顾者拉开一定的心理距离或身体距离时，就容易激活依附系统，因而激活他们参与社交的行动倾向（例如，重新靠近照顾者并说，“和我在一起”）。

在长期心理受创中，对照顾者的依附恐惧和失去依附恐惧可能会泛化到任何试图成为亲近关系的人，包括治疗师。对于很多幸存者来说，人际关系成为条件化刺激，会挑起那些停滞在趋避矛盾依附模式的解离部分。对依附的恐惧经常自相矛盾地伴随着对失去依附同样强烈的恐惧（Steele, Van der Hart, & Nijenhuis, 2001）。人格的不同部分尤其会同时体验到这两种截然相反的恐惧。这两种恐惧以恶性循环的方式相互激发，感知到某段人际关系中亲近或距离的改变，导致“我恨你，但你不要离开我”这一广为人知的关系模式。用心理生物学术语来说，对依附的恐惧和对失去依附的恐惧使腹侧迷走神经系统（ventral vagal system）停止功能。根据波格斯的观点（Porges, 2001, 2003; 详见 Nijenhuis, & Den Boer, 2007），自主神经系统中的腹侧迷走神经系统可以帮助个人通过社交来调节强烈的情感，例如恐惧和愤怒。这意味着紊乱的依附和缺乏人际支持都会降低幸存者的心理效能。

当人格的某些解离部分回避努力寻找依附的其他部分时，便会维持着人格结构解离。这些回避的人格部分可以包括任何没有受到依附和依附呼求调节的人格部分。另一方面，一些停滞在依附呼求或受到未能满足的依赖需要、悲伤和孤独所驱使的人格部分也会害怕并防止失去依附（Steele et al., 2001）。这些部分或会卷入不分皂白或不健康的人际关系，来极力阻止出现被遗弃的感受，从而增加人际关系中受伤害或受背叛的风险。由此而产生的人际关系困难只是更进一步向幸存者确定：他 / 她是不可爱的，从而更扩大了他 / 她的孤立感和自我憎恶感。

208

对（情绪和性的）亲密关系的恐惧是密切相关的。不同于儿童受心理生理驱使而依附照顾者，亲密程度较为受意志力控制，涉及更多关于展现一个人的自我和需要的选择。依附为各种人际关系提供了整体框架，而亲密关系则是最深在和最有满足感的依附模式，在生命历程中，只有在少数关系中才能找到。许多幸存者能够建立比较表面的社交依附，但他们经常不能完全地与人亲密，因为害怕被了解、被伤害或被背叛。不过，被了解、被明白、被爱，是人的本能需要，对幸存者来说，这些都几乎总是由某些解离部分来表达。亲密关系的风险和对亲密关系的渴望之间所存在的张力，维持着人格结构解离。

恐惧正常的生活

对某些幸存者来说，对创伤引致的心理活动的恐惧变得如此广泛，他们的生活因此而变得很局限。而对另一些幸存者来说，当他们不停地对条件化刺激做出反应，并滞留在那个熟悉的过高反应和纷乱缠绕的世界里时，他们的生活因而变得狂乱。长期激活的防御行动系统妨碍了激活那些可以导向到比较正常和平衡生活的日常生活行动系统。而且即使激活了日常生活行动系统，幸存者的行动倾向也多数没有充分发展，以致他们不能在正常的生活中健康地运作。当幸存者越来越感受到不能处理很多复杂和模糊的生活处境，对生活中的条件化刺激感到难以承受，并尽可能地回避日常生活事务时，幸存者就产生了对正常生活的恐惧（Van der Hart, & Steele, 1999）。

恐惧改变和健康的冒险行为

为了过正常的生活，我们不只必须要身心状态稳定并保持有益的生活规律和习惯，还必须做出健康的调整，并接受不可避免的改变。当然，改变是治疗成功和健康地适应生活的基石。然而，对于幸存者来说，改变经常代表着令人害怕的失去、痛苦、未知的危险，或是重复过去曾经发生的可怕事情。恐惧改变，使得幸存者克服人格结构解离极具挑战。

改变，要求激活探索系统。但是，改变及随之而来的焦虑或不舒服的感受或许会激发防御系统，从而削弱探索性的行动倾向和试验性的行动倾向。

209

格洛丽亚被诊断患有OSDD和BPD，她诉说自己不能吃得健康，不能整理自己的房子，或不能管理自己的感受。她想做这些事情，却感到无法做出必要的改变。当她的治疗师与她探索这个问题时，一切变得清晰：格洛丽亚害怕，如果她做出改变并变好了，她就会决定离开她的婚姻，这是她不想做的。她还害怕，如果她变好了，她的治疗师会离开，而且无论如何她也不配变好。

这些前反思期的核心信念使改变变得困难或让人害怕。幸存者常常相信：改变，意味着“事情会变得更糟”或者“我会被迫做一些违背自己意愿的事情”。一位病人气愤地对她的治疗师说：“你试图要我改变，令我不再是自己；你不接受我本来的样子！”

长期心理受创的幸存者通常把冒险与失败联系在一起。因此，他们一般会害怕健康的冒险行为，恐惧那些冒险行为可能会导致羞辱、羞耻和灾难。这些在他们的童年经验中都是司空见惯的。矛盾的是，很多幸存者却会做出骇人的危险行为和冲动的冒险行为，不过，这些冒险并不是适切改变所需要的那种经过考量和反思的冒险。反之，这些冒险涉及较低级别的反射行为，没有考虑到潜在的负面后果或危险。他们可能会吸毒、酒驾、做出不安全的性行为、夜间在公园游荡、不上班，或者卷入有害的人际关系。但是，他们较少可能冒险去找一份更好的工作，再回到学校接受更好的教育，与伴侣建立有机会受伤但亲密的连系，或者只是学一些新东西；因为他们害怕自己无能或愚笨并最终失败，生活会因此变得更糟糕。恐惧失败、改变和冒险制造了维持内心现状的需要（即人格结构解离）。

维持人格结构解离的代价和克服人格结构解离的获益

整合的人格是一个高度复杂、协调统一和凝聚的系统。所以，人格的很多子系统都是相互联结的。根据不相称 / 非线性动态系统理论（Edelman, & Tononi, 2000; Putnam, 2005; 本书第九章和下文有讨论不相称 / 非线性），相比起整合的人格，人格解离部分是多个过度封闭且简单的子系统。这些部分不能共同地和谐运作，只是被某个或多个有限的行动系统所影响，而且一般会采取过低级别的行动倾向。这些解离部分的意识场只是收窄至某些对它们产生特定影响的行动系统的目标，不包括与其他行动系统的整合。例如，大多数 EP 只参与一小撮的防御行动，因为它们受防御系统中一个或几个组合部分所调节，因此，只能体验到有限度的心理活动和行为活动。

尽管解离部分过分封闭和简单，但如果幸存者的心智水平处于低程度，或者持续遭受虐待时，这些解离部分也会有一定的适应功能，例如长期的防御行动增加生存机会。幸存者的 EP 对于感知到的危险做出的反应通常是自动的、稳定的、即时的，因为这些 EP 主要目标集中在防御上。这些低级别的行动倾向经过反复练习或高度条件化，不会因不同行动系统同时被激活所出现模棱两可或冲突的情况而被困扰。当有真实的危险出现时，这些特征还包含节省能量支出。然而，这些 EP 不能适应以下情境：需要评价大范围的刺激和可选择的行动，或者需要高度意志力去控制感知和动作。例如，正如之前所讨论的，它们没有充分评价某个条件化刺激所出现的情景，意味着在实际安全的情境中仍会做出防御反应。缺乏身处现在的体会，并在相关的替代行动中投入能量和时间，意味着极度浪费心理能量和生理能量，并导致降低心理效能。这种浪费经常涉及心理能量和心理效能之间的不平衡。无效率的能量投入最终导致创伤后衰退，包括疲累透支和身心崩解（Janet, 1928b; Titchener, 1986）。

因此，治疗师的目的是提升各个 EP 和 ANP 的心理效能，从而帮助这些部分达到更高级别的行动倾向（见本书第九章）。根据系统理论，治疗师试图增加人格结构的这些子系统的复杂程度，让它们的自主程度得以降低。当解离部分整合更多的要素时，它们就会变得更复杂；例如，解离部分增加自己的感知–动作行动倾向循环的复杂程度。当这些解离部分成功地以（行动倾向架构中）较高级别的行动倾向去取代较低级别的行动倾向时，就会增加解离部分的感知–动作行动倾向循环的复杂程度。所以，当某个 EP 开始和另一个解离部分有更多的沟通时，这个 EP 的系统就包含了新的要素（即新的行动）。某个子系统（即某个解离部分）的复杂程度牵涉这个（子）系统中以不相称 / 非线性方式联结的要素数量。这些要素之间的联结是不相称 / 非线性的，即当系统中某个要素改变时，会不相称地改变系统中一个或多个其他要素。因为解离部分作为人格的子系统是不相称 / 非线性的，它们的发展可以引起整个系统不成比例的改变。在这个意义上，幸存者的这个解离部分会突然能够较有效率地运用他 / 她的能量。这就是为什么当幸存者发展了一个新的行动时，就会突然能够完成各种新的行动。幸存者重新投入的时间、努力和能量也会增加。

211

ANP 是比 EP 更复杂、更开放的系统。那些高功能的患者具有特别开放且复杂的人格子系统。许多幸存者的 ANP 通常能够整合大范围的刺激，有些 ANP 能够协调许多日常生活的（各）行动系统，而且这种整合允许 ANP 在这方面有更好的运作。然而，在整合与创伤有关的行动方面，所有的 ANP 都是非常封闭的，因而限制了其复杂程度。封闭，会耗费能量，因为它涉及持续的心理回避和逃避。

增加作为人格子系统的解离部分的复杂程度，意味着增加人格整体的复杂程度。首先，解离部分并不完全相互隔离；其次，增加某个人格部分的心理效能通常涉及增加此部分与其他部分的关联性。由于增加了复杂程度，幸存者的行动减少了自动性，从而增加了灵活性。这些较高级别的行动倾向容许幸存者更能适应环境的变化。幸存者逐渐停止用替代行动无效地耗费心理能量和生理能量，并享受更有效率、更有效果的行动成果。随着很好地执行并完成每个适切的行动，他/她的心理能量和心理效能得以提升（Janet, 1919/1925）。

然而，这个获益需要付出的代价是不确定的心情、冲突和延迟回报（详见本书第九章）。例如，当个人发展出具有反思性的信念时，他们也会体验到不确定性（例如，"我有几个选择。什么是我在这种情况下的最佳选择？"）。当他们做出持续具有反思的行动倾向时，他们在获得回报前必须等待。例如，一个人必须勤奋学习和持续地得到好分数，然而，这些行动真正的获益只有到期末才能显现出来。同样地，整合创伤记忆的获益是深远的，但可能要花很长的时间才能实现。所以，幸存者需要从治疗中得到支持，学习容忍不确定性和相互竞争的个人需要及愿望，并延迟获得满足，以便在更高级别的行动倾向中获得成功。

本章小结

以恐惧做出行动来维持人格结构解离，是长期心理受创的幸存者的特征。经典条件反射、操作条件反射和评价性条件反射、广泛化学习、缺乏情景评估和缺乏身处现在的体会，都是产生这些恐惧的关键因素。克服与创伤有关的恐惧，是治疗成功必不可少的要素，因为人格的各个解离部分回避太多的东西。每当遇到害怕和厌恶与创伤有关的刺激时，这些解离部分就会以过分简单和过于封闭的系统，以僵化和反射行动来运作。幸存者在这些行动及其相关的替代行动上浪费太多的能量和时间，例如重复体验创伤事件，导致有些人最终疲累透支和身心崩解。因此，这些解离部分需要变得更开放、更复杂、更灵活、更能反思自己的行动，更能与整个人格开放地合作和协调。所以，治疗师要协助幸存者提升心理能量和心理效能，并且在心理能量和心理效能之间建立更多的平衡，使它们能够更有效地处理比较复杂的内在刺激和外在刺激。

第三篇

治疗长期心理创伤

引　言

凡事都有定期，天下万物都有定时。

——传道书　第三章 1 节（Ecclesiastes 3:1）

她（夜晚孩童）就是关键。我知道，除非我能把夜晚的孩子和白天的孩子整合起来。否则，我的噩梦仍将继续下去。

——玛丽莲·范德堡（Marilyn Van Derbur, 2003, 第 242 页）

本书第三篇将介绍以人格结构解离理论和行动心理学为理论基础的治疗方法，尤其是治疗与创伤有关的恐惧。要想消除每一种恐惧，都需要提升患者的心智水平。这样，他们才能做出较高级别的行动，特别是综合和觉知的整合行动。

单一 PTSD 只包含一个粗略的 EP，其中除创伤记忆外并不包括其他内容。因此，直接使用已被证实的疗法通常就已足够。例如，标准疗法诸如延时暴露疗法、认知行为疗法（Foa, Keane, Friedman, & Cohen 2009; Resick, & Schnicke,1993; Follette, Ruzek, & Abueg, 1998; Rothbaum, Meadows, Resick, & Foy, 2000）和 EMDR（Chemtob, Tolin, Van der Kolk, & Pitman, 2000; Gelinas, 2003; Power et al., 2002）。很久以前，迈尔斯观察曾参与第一次世界大战、急性心理受创的士兵，制定出治疗这类患者人格结构解离的方法：

所推荐的治疗方法……包括让人格“情绪”（部分）消除其病态、偏差和失控的特性，并促使人格的情绪部分与外表正常部分联合起来（Myers, 1940, 第 68—69 页）。

216 迈尔斯观察到，在治疗中，当整合出现时，

> 人格的外表正常部分在外貌、行为和心理层面与最后形成的、完全正常的人格非常不同。（完全正常的人格表现包括[①]）头痛和噩梦消失，循环系统和消化系统变得正常，甚至反射动作也会改变，所有的歇斯底里症状（即解离）都荡然无存（Myers, 1940, 第 69 页）。

患者因此而变得更能适应日常生活，并能够觉知到：他们的创伤记忆只是他们人生历程的一部分，而现在这些事件并没有出现。的确，人格的（重新）整合意味着适应生活的能力增强。

然而，对那些比较长期心理受创者来说，这些直接的治疗方法常常失效或不足。阶段导向治疗方法作为针对长期心理受创者的标准治疗（D. Brown, Scheflin, & Hammond, 1998），被公认为是对这一类患者最有效的治疗方法。该治疗方法特别强调，在直接治疗创伤记忆之前，第一治疗阶段的重点是培养技能和改善心智水平。阶段导向治疗方法把最佳的治疗技巧结合起来，目的是改善日常生活，处理创伤记忆，并帮助患者（重新）整合他 / 她的人格。我们特别感谢治疗复杂 PTSD 和解离障碍领域的当代治疗模式的先行者们，他们是：Daniel Brown, Chris Courtois, Catherine Fine, Erika Fromm, Judith Herman, Richard Kluft, Richard Loewenstein, Erwin Parson, Laurie Pearlman, Frank Putnam 以及 Colin Ross 等。这些治疗师运用阶段导向治疗方法去治疗那些极复杂的个案，去培训其他治疗师使用这些治疗方法，并已取得开创性进展。自 1980 年代以来，用于治疗长期心理受创者的阶段导向治疗方法不断变更（例如 , Brown, & Fromm, 1986; Courtois, 1999, 2004; Forgash, & Copeley, 2007; Gelinas, 2003; Herman, 1992b; Horevitz, & Loewenstein, 1994; Huber, 1995; Kluft, 1999; McCann, & Pearlman, 1990; Parson, 1984; Steele, Van der Hart, & Nijenhuis, 1994; Van der Hart, 1991; Van der Hart, Van der Kolk, & Boon, 1998; 精彩回顾详见 Brown et al., 1998）。他们每一位基本上都参考了皮埃尔 · 让内在一百

---

① 括号内文字为译者所加。

多年前创立并对后续发展有重大影响的治疗方法（Janet, 1898c; 参见 Van der Hart, Brown, & Van der Kolk, 1989）。让内区分出以下（三个）治疗阶段，每个阶段有各自的治疗目的或目标：（1）稳定及减轻症状；（2）治疗创伤记忆；（3）人格（重新）整合及康复。这种治疗方法防止过急去处理创伤记忆。改善日常生活技能的治疗手法（例如，Gold, 2000; Linehan, 1993），是第一治疗阶段的重要组成部分。

我们可以简单直接地运用阶段导向治疗方法去治疗那些不太复杂的二级人格结构解离（Van der Hart et al., 1998）。然而，大多数二级和三级人格结构解离患者需要运用长期、螺旋式向上的阶段导向治疗模式（Courtois, 1999; Steele et al., 2005; Van der Hart et al., 1998）。这意味着在需要时，第二阶段的治疗和第一阶段的治疗可以时常交替进行。在治疗后期，第二阶段的治疗乃至第一阶段的治疗，会再次与第三阶段的治疗交替进行。近期一些临床疗法可以在第一阶段的治疗期间重复进行短暂的第二阶段的治疗（Briere, & Scott, 2006; Ford, & Russo, 2006）。在所有的个案中，那些运用阶段导向治疗方法的治疗师都要理解和尊重患者，并在患者有限的心智水平限度内工作，以及与其人格解离部分一起工作。 217

219 # 第十一章　评估心理受创的求诊者

最常见的是，求诊者和治疗师都没有认识到表征问题与长期心理受创史之间的联系。

——朱迪丝·赫尔曼（Judith Herman, 1992b, 第 123 页）

人格结构解离理论和让内行动心理学是有系统地评估心理受创者的心理活动和行为活动整合程度的指南。该理论指出，心理创伤和人格结构解离的核心是没有整合创伤经历及其后果。因此，治疗的核心目标是帮助患者能够综合和觉知创伤记忆，并进行相关的整合行动，包括在现实生活中做出更有助于适应生活的行动。因此，评估需要多花心思去理解：为何患者不能成功地做出这些行动，以及怎样才能促使他们做出这些有助于适应生活的行动。

治疗师需要理解每一位求诊者所特有的适应问题，以及他们试图怎样解决这些问题。适应问题与低水平的心理效能和 / 或心理能量有关。因此，评估聚焦的重点之一就是求诊者的心智水平和各人格部分的心智水平。在这个背景下，评估还要聚焦于与创伤有关的条件化影响，例如求诊者的各种主要恐惧，最终能通过提升心智水平来克服这些恐惧。这样的评估为有系统的阶段导向治疗奠定基础，并能适切地回应每位求诊者的独特需要，同时也考虑到这些独特需要背后的共通性，例如整合能力不足。

220 对长期心理受创幸存者的初步评估一定要全面且有条不紊，要涵盖各方面的生活能力和心理功能（例如 Briere, 1997, 2004; Chu, 1998a; Courtois, 1999; McCann & Pearlman, 1990）。评估心理受创的幸存者包括三个阶段：阶段一是标准的临床评估，包括询问解离症状；阶段二必须要更具体地评估与创伤有关的症状和病症，从而评估人格结构解离的严重程度；这两个阶段都是为规划治疗方案做出准确的诊断并收集基本事实。阶段三包含持续有系统地分析求诊者及其人格解离的结构、功能和历史。这三个阶段的评估分析各不相同，但又彼此关联，可以帮助治疗师理解求诊者那些有助于适应生活的行动目的和不适切的行动目的，以及人格不同部分的功能和目的。持续进行这样的评估，对于规划治疗方案和调整初步治疗方案是重要的。

阶段一：标准的临床评估

标准的临床评估包括：家族史中可能出现过的精神病问题、虐待和疏忽照顾的跨代模式。询问解离症状和潜在创伤事件的经验，应该是与所有求诊者首次面谈的常规部分（Courtois, 2004; Loewenstein, 1991）。但这些询问只是初步整体了解求诊者所经历的事件。在这一阶段不应该询问细节。如果没有稳固的治疗关系提供安全保障，也不了解求诊者能容忍强烈情绪的程度，因而（详细询问）引发求诊者出现强烈的情绪是不恰当的。治疗师不能以马虎的态度去收集病史，而是要时常以反思的态度探问，并以求诊者的症状和整体表现为指引，目的是理解他 / 她并规划治疗方案。当然，治疗师也要全面评估求诊者的能力和资源，因为整个治疗过程需要依靠这些能力和资源，这也是患者产生自尊感和能力感的源泉（Ogden, Minton, & Pain, 2006）。

治疗师只能够留意到在某一时刻所观察到的情况或求诊者说出来的事情，这些都取决于求诊者显露什么，通常都以人格的 ANP 表现出来，以及他们愿意并能够分享什么。求诊者初期可能无法提供全部相关的历史，这是由于记忆缺失、不能觉知某些事件的影响、受到加害者的威胁不敢说，或者回避一些痛苦的感受，诸如恐惧、羞耻或内疚。治疗师所能做到的是，整合所有得到的资料，作为与求诊者加深关系的基础，最终就能对他们的情况有比较清晰的印象。评估就是以这样的方式持续进行。

221

评估对求诊者的影响

治疗师采用何种方式收集有关求诊者的事实，其本身就是一种治疗。治疗师在评估过程中必须能高度调合求诊者的微妙行为反应及生理反应，监测过低反应或过高反应（Ogden et al., 2006），以及解离症状的指标，例如入侵的声音。由于过低反应和过高反应都涉及心理效能及心理能量之间的平衡问题，因此，治疗师早期评估面谈时，就要开始帮助求诊者找到两者之间较好的平衡方法（参见本书第十二章）。治疗师必须在收集他们的病史和询问解离症状时特别敏锐，小心兼顾心理受创者的节奏（Courtois, 1999; Steinberg, 1995）。因为逃避恐惧是幸存者的核心问题，因此，连珠炮发问或提出让对方觉得受到威胁的问题，可能会使他们感到受侵扰，导致求诊者身心崩解，或者令他们决定不再接受治疗。一个治疗师能明白并恰当地回应求诊者的解离经验以及持续的意识改变，才能使求诊者产生安全感。这样，求诊者就能体验到：治疗不会令他们再次经历心理创伤，而是有机会让他们得到体谅和帮助，去处理那些纷乱、恐惧或羞耻的经验。

因此，治疗师的表现至关重要。镇定、一致和真诚的态度是必不可少的。治疗师需要观察并理解自己的风格如何影响某一求诊者。例如，比较内向、沉默的治疗师可能被视为有所保留，在静静地批判着他们；而比较活泼的治疗师可能被视为表现得过界并盛气凌人。那些能够以真诚和懂得调节回应去面对求诊者行动的治疗师，便是做出比较高级别的行动倾向。这些有疗效的行动能帮助那些调节不足或调节过度的求诊者可以更好地调节自己的行动（改善心理效能）。治疗师的表达应该非常清晰、准确，尽可能不模糊。这常常包括那些即使是对求诊者显而易见的事情，也要清楚地说明。例如，治疗师可以告诉求诊者，他们不一定要回答某些问题，尽管治疗师可能会问他们是什么使他们感到难以回答。

222 求诊者在评估期间的表现

治疗师不仅需要留意求诊者所说的话，还要留意他们说话时的态度，以及那些似乎没有说出口的话。一般的评估包括观察求诊者对提问以及对治疗师的情感反应和身体反应。治疗师有必要留意对方的非言语交流（参见 Ogden et al., 2006）。例如语调、声量、缺乏目光接触或怒目而视、不寻常或刻板的动作或身体姿势，如僵直立正、低头、僵住不动、摇晃身体，或有性含义的姿势。这些印象对于评估都很有用，可以在求诊者准备好分享时进一步了解。例如语调、声量、身体姿势、动作模式和谈话主题突然和重复转换，这些都可能代表不同的解离部分交替出现。当治疗师观察到这些转换时，应该留心注意，但不要立即得出“出现人格结构解离”的结论。治疗师必须悬置判断，等收集到足够的资料，才确认或否定这个可能性。

求诊者的依附模式（例如回避、抗拒、矛盾、紊乱）也提示我们，要从关系取向治疗模式的角度了解求诊者在治疗中需要的是什么。例如，评估可能缓慢地进行，并且会有困难，因为幸存者似乎不信任治疗师。他 / 她可能过于焦虑或抗拒表达自己并保持沉默，或只是非常简略地回答提问。有些求诊者会提出一些这样的问题，“为什么你想知道？”或回应说，“这个问题以前已经被问过一千遍了；浪费我的时间！”当这些行为重复出现时，可能表示他们有不安全依附模式，包括紊乱依附。因此，治疗师要意识到，需要一定程度地留意求诊者对依附和失去依附的恐惧。

求诊者的说话方式也可以提供重要的细节。有关依附的文献一贯强调，为了确定成人的依附模式，需要分析他们的叙事语篇（参见概述 Hesse, 1999）。然而，求诊者说的话还可能显示其他情况，包括用语言表达感受和思想的能力、个人叙事记忆中明显的或潜在的空白，以及解离的主观经验。例如，使用很多间接代词令句子变得混乱（例如它、他们）、突然改变句法或出现不寻常的句法、用第三人称谈论自己、语篇不连续或中断、说话整体含糊不清、突然改变话题，以及突然改变语调或节奏等，都会增加人格结构解离出现的可能性（例如，Loewenstein, 1991）。

求诊者对于个人经历有明显的记忆空白以及其他记忆困难，都令人怀疑有解离失忆或长期意识转换，并同时出现可能由疏忽照顾和虐待造成的神经系统问题。 223

治疗师在评估期间的体会

许多（长期）心理受创的幸存者曾经在不同时期见过不同的治疗师，每一位治疗师都可能做出不同的精神病症诊断。这些诊断的不同可能与症状过多有关，又或者可能因为不同的人格解离部分交替出现支配了意识，导致表现出来的症状不断改变。另外，之前见过的治疗师也会根据各自的理论偏好，从不同的角度理解与创伤有关的症状，从而做出不同的诊断。

评估可能会因为事情的细节、离题、含糊不清以及治疗师受求诊者影响而引起自己的意识转换等情况而出现偏差。这都与人格解离部分试图回避创伤记忆及与其相关的刺激有关（参见 Loewenstein, 1991）。治疗师都曾如此形容：要想从人格解离患者那里获得清楚、简洁的回答，就像捉猫一样难。治疗师若在首次评估心理受创的求诊者时而感到迷乱、困倦、混乱和健忘，这并不稀奇。曾有治疗师这样描述这些挫败的经验："好像吃了迷魂药"、"被催眠"、"在烟幕和镜片阵中游荡"、"一只脚踏离现实"，以及"我突然断了思路"。因此，治疗师必须找办法训练自己保持安住当下，并维持高心智水平和专注力。

治疗师还可能发现，自己对某一求诊者有特定的情感反应，例如悲伤、沉闷、焦虑、烦躁、反感、沮丧或怜惜。这些反应可能不仅标志着治疗师潜在的反向移情[①]，也显示了求诊者对治疗师的移情、求诊者的人际关系模式和投射性认同（Chu, 1998a; Courtois, 1999; Kluft, 1994a; Loewenstein, 1991）。

求诊者先前的治疗史

心理受创求诊者通常有先前治疗失败的经验，或没有完成治疗。治疗师探索这些内容，就能发现治疗可能会遇到的障碍，并以此为治疗目标。有用的做法是，询问先前的治疗是怎样结束的：是鲁莽仓促的决定，还是有计划去结束的？是求诊者主动提出，还是治疗师主动提出？求诊者对治疗结束有何体会？另外，治疗师要探索以前的治疗方式哪些有效、哪些无效。这些都有助于制定治疗方案。

224 先前治疗失败可能是由于求诊者的问题所致，也可能是治疗师的失误，或者两者兼而有之。因此，治疗师一定要小心谨慎，不要给以前的治疗师贴标签为不胜任的，或者假定求诊者不可治愈。然而，许多幸存者会因治疗师而再次经历创伤：因治疗师不够理解与复杂创伤有关的问题并缺乏治疗技巧，或对人格解离障碍存有偏见，或者来自治疗师复杂的反向移情反应。我们认为，大多数的失败治疗是因为治疗师很难让治疗充分配合心理受创者的步伐，而且总是没有考虑求诊者的心理创伤

① 反向移情，即治疗师对求诊者产生了移情。——译注

史，没有考虑求诊者缺乏心理技能，没有想到人格结构解离是规划阶段导向疗法的主要元素。

诊断

诊断有助于决定使用某一种循证治疗方案，包括使用精神科药物（例如 Foa, Keane, & Friedman, 2000; Freeman, & Power, 2005; Nathan, & Gorman, 2002）。有一些评估工具可做诊断用途，包括诊断 ASD（Bryant, & Harvey, 2000）、PTSD（例如 Blake et al., 1995; Brewin,2005a; E. B. Carlson, 1997; Stamm, 1996; J. P. Wilson, & Keane, 2004），以及复杂 PTSD 或极端压力造成的精神病症（Pelcovitz et al., 1997）。还有专门用于筛查和诊断解离障碍的评估工具，这些都会在随后段落更详细地讨论。

然而，长期心理受创者常常符合很多诊断类别，可能是由于各解离部分都有各自不同的明显症状。例如，幸存者的 ANP 似乎有去人格化障碍、精神分裂症或抑郁症的症状，而幸存者的某一 EP 却表现出惊恐障碍的症状，另一个 EP 却符合注意力失调 / 过度活跃症或饮食失调障碍的诊断标准。治疗师很容易对如何优先处理各种不同的诊断感到混乱，不知应该遵循单一诊断的治疗方案，还是合并不同的治疗方案，以符合多种诊断。因此，他们应该有能力整合各种（诊断）指引，以便有效治疗每位患者的复杂问题。

转介接受药物治疗或（神经）心理学评估

如果某位患者的症状可以用药物治疗，除了同时接受心理治疗外，他 / 她还应该被转介做医疗评估和治疗。不过，治疗师首先需要探讨患者以前用药的信念和经验，以便确定他 / 她是否需要心理治疗来处理他 / 她不愿服药的情况。除此之外，225 因为长期心理受创者可能被不知情的精神科医生过度给处方药物，因此，他们有必要看一位熟悉心理创伤对患者身心影响并愿意与心理治疗师合作的精神科医生。

如果患者的表现极不寻常、复杂、混乱，或者存在严重的认知和记忆紊乱，他们便需要接受神经科检查、神经心理测验和心理测量（Brand, Armstrong, & Loewenstein, 2006）。我们永远不应该忽略神经系统的损害对心理创伤者的影响，他们可能受过脑内伤、营养不良、过度用药，或有过可能造成脑损伤的其他经验。

全面的心理测验包括明尼苏达多项人格测验-2（MMPI-2）、米伦临床多轴向测验（the Millon Clinical Multiaxial Inventory, MCMI-II）、SCL-90（the Symptoms Checklist-90），这些都可以协助治疗师确定患者的整体心智水平，弄清持续的社交防御、内心冲突以及与创伤有关的恐惧在患者面对的困难中所扮演的角色（参见 Briere, 2004 的概述）。然而，治疗师应该留意不同心理测验的结果在出现严重解离的患者中可以是不一致的，这都取决于人格的哪些部分参与测验，以及这些解离部分是否抑制了真实的回答。

总而言之，当患者说出似乎是解离症状、出现可能是显示人格结构解离的言语和非言语的表现、说出或间接提到过去曾经历过极端压力事件，或是经历过许多不同诊断和失败的治疗，甚至不只是其中一种特征，而是不同特征的组合时，我们可以怀疑是人格结构解离，但仍然只是怀疑，不能急于下定论。

阶段二：评估与创伤有关的症状及病症

下一个评估阶段涉及更详细地分析求诊者与心理创伤有关的症状和病症。第一步就是收集可能使求诊者产生心理创伤的创伤史。

评估心理创伤史

一般性评估已可显示高度怀疑存在人格结构解离的指标，例如，持续地重复体验创伤经历、失去时间观、有不记得的行为或施奈德症状。如果出现了这些情况，就应该更具体、更详细评估与创伤有关的症状。已有很多为心理受创者进行临床评估的出色参考资料（例如，S.N. Allen, 1994; Bartlett, 1996; Brand et al., 2006; Briere, 1997; Briere, & Spinazzola, 2005; E. B. Carlson, 1997; Chu, 1998a; Courtois, 1999,

226

2004; Loewenstein, 1991; McCann, & Pearlman, 1990; Newman, Kaloupek, & Keane, 1996; Steinberg, 1995; J. P. Wilson, & Keane, 2004）。

我们会使用创伤经验列单（Traumatic Experiences Checklist, TEC），因为这个自我报告工具的心理测量性能良好，对于大多数幸存者来说，不会感到有很大挑衅，大约20分钟便可完成，而且能问询29种潜在创伤事件（Nijenhuis, Van der Hart, & Kruger, 2002）。此外，还可以使用其他的评估工具（参见Carlson, 1997; Courtois, 1999; Ohan, Myers, & Collett, 2002; Stamm, 1996; J. P. Wilson, & Keane, 2004），例如“生命历程压力源评估”（the Evaluation of Lifetime Stressors）（Krinsley, Gallagher, Weathers, Kaloupek, & Vielhauer, 1997）以及成人心理创伤评估（the Trauma Assessment for Adults, Resnick, 1996）。治疗师应该在求诊者心智水平范围内，询问有关虐待、疏忽照顾、造成创伤的医疗程序，以及对被遗弃和死亡的恐惧、承受不了的失去和创伤性哀伤、早年严重的依附紊乱等。如果求诊者有这些经历，就应该进一步评估，逐步弄清这些事件的影响。

即使评估创伤史的过程有压力，大多数求诊者会感谢有这个评估，治疗师也会感到值得（Walker, Newman, Koss, & Bernstein, 1997）。然而，评估创伤史可能会接触到求诊者倾向于回避的记忆和感受，或可能会或多或少引发心理效能严重下降，因而导致出现低级别的行动倾向（参见Courtois, 1999）。治疗师一定要预期心理受创者各解离部分可能会对询问过去的创伤有不同反应，并且只有其中一小部分的反应会在面谈中表现出来。患有解离的人可能会因为人格结构解离以及极度缺乏心理效能，而很难有能力调整自己的节奏。例如，患者的去人格化ANP可能在治疗面谈中详细说出创伤经验，并且平静和踏实地离开。然而，一个或多个不能应对这些创伤记忆的解离部分可能会在治疗面谈后伤害自己或企图自杀。

在评估人格结构解离的过程中，也可能会发生同样预测不到的反应（将在后文讨论）。前来治疗的解离患者可能有过类似的经验：在谈论解离症状时激发这些解离症状。这个经验可能使他们不安，因而限制了他们的心理效能，削弱了他们处理由评估人格结构解离所引发的感受能力和记忆能力。他们可能害怕承认“怪诞的”症状，或者以此为耻，例如表现得像个孩子、听到声音、发现自己蜷缩在衣柜内，或者做出离奇的动作。他们可能不愿意说出那些可能令他们被贴上“疯癫”或“坏人”标签的记忆和症状。因此，求诊者初时可能不会主动说出或承认有过被性侵犯227或身体虐待的经历，或者一些经验诸如听到声音、失去时间观、自我伤害、做出与性有关的行为，或者滥用精神科药物。很多患有复杂解离障碍的人在评估和治疗初期，会试图隐藏自己的解离部分（例如，Kluft, 1987b）。他们可能会展示自己只是一个经历入侵症状的人格部分，但却否认或没有觉察到：他们的人格结构解离才是最根本的问题。有些人格部分可能只是模糊地觉察到或者甚至完全没有觉察到过去的创伤（经验），因为心理受创者的记忆和经验并不协调一致。

评估解离症状的工具

当人格结构解离迹象（例如解离症状）显示出来时，下一步就是使用自评量表，评估心理解离症状和身体解离症状的严重程度，或者使用筛查解离障碍的自评量表。这些量表既能度量人格结构解离的症状，又能度量意识转换的症状。例如，多维度解离目录（Multidimensional Inventory of Dissociation, MID）（Dell, 2002, 2006; Somer, & Dell, 2005）是由多个量表组成，包含168个量度解离症状的自评题目，并且心理测量性能良好。

解离经验量表（Dissociative Experiences Scale, DES）（Bernstein, & Putnam, 1986; E. B. Carlson, & Putnam, 1993）用于评估解离症状和病态的意识转换的严重程度。该量表以30分为临界值，筛查DSM-IV（和DSM-5）的解离障碍（B. Carlson et al., 1993）。Van IJzendoorn and Schuengel（1996）发表了一项有关DES的重要综合分析，包括针对不同诊断类别的DES平均分指标。DES–分类问卷（DES-Taxon, DES-T; Waller, Carlson, & Putnam, 1996）包括8条DES的题目；这8条题目比DES总分更能显示人格结构解离。身体解离问卷（The Somatoform Dissociation Questionnaire, SDQ-20/SDQ-5）（Nijenhuis, Spinhoven, Van Dyck, Van der Hart, & Vanderlinden, 1996, 1997, 1998a）用于评估人格结构解离中身体症状的严重程度。在Nijenhuis（2004）的文章中，可以找到为各种不同精神病症而设的平均分。SDQ-5也是DSM-IV（大概也包括DSM-5）解离障碍的筛查工具，临界值是8。DES和SDQ-5的临界值能准确预测大约30%—45%的精神科门诊求诊者患有DSM-IV

其中一种解离障碍。

这些测量工具的分数越高，就越显示求诊者容易患有 DSM-IV（和 DSM-5）其中一种解离障碍。然而，临界值分数以下的（求诊者）有时也会出现人格结构解离，通常是由于 ANP 缺乏觉察或否认解离症状。解离现象在这些个案中出现是有据可依的，或者只是在长期临床观察之下才变得清晰可见。

极端压力病症预设面谈（the Structured Interview for Disorders of Extreme Stress, SIDES）（Pelcovitz et al., 1997）中的症状群可以被理解为患有解离的基础（参见本书第六章；Van der Hart, Nijenhuis, & Steele, 2005）。 228

对人格结构解离进行有系统的面谈

评估 DSM-IV（和 DSM-5）解离障碍必不可少的面谈包括：详细面谈，例如（为人格结构解离）调整了的精神状态检查（Loewenstein, 1991）；预设面谈，例如“解离障碍预设临床面谈修订版（the Structured Clinical Interview for Dissociative Disorders-Revised，SCID-D-R）（Steinberg, 1995, 2000），或者“解离障碍面谈程序”（the Dissociative Disorder Interview Schedule, DDIS）（C.A. Ross, 1989; Ross et al., 1989）。然而，治疗师必须留意，人格结构解离也会出现在许多其他精神病症中，包括 BPD、PTSD，以及身体解离障碍（详见本书第六章）。

跟随求诊者的节奏，循序渐进地询问求诊者以下情况，包括失忆的片段、神游、去人格化、去真实化、身份混乱、身份转换、施奈德症候群（已在本书第五、六章讨论），以及其他表示可能存在解离的主观经验（International Society for the Study of Dissociation, 2005; Loewenstein, 1991; Ross, 1989; Steinberg, 1995）。除此之外，还要询问求诊者正常的意识转换和病态的意识转换（Steele, Dorahy, Van der Hart, & Nijenhuis, 2009）。治疗师要鼓励求诊者列举可能是解离经验的事例。治疗师应该把这些经验与严重的意识转换或其他现象清楚地区分开来，因为两者的成因不同。例如，模糊的回忆或记忆空白可以是由于长期意识转换、人格结构解离引致，或两者同时引致的。

询问求诊者的 ANP 有关解离症状和潜在创伤事件，容易激发 EP 的出现，所以，（面谈）节奏是非常重要的。评估可能会使求诊者各人格部分之间的冲突显现出来。例如，幸存者的 ANP 为了得到帮助，可能想要说出症状和可怕的记忆，可是，某个 EP 却在内里阻止它这样做，目的是通过缄默不语来维持安全感。在其他时候，孩童 EP 可能会想要诉说一些记忆，目的是想得到关怀和保护；但 ANP 却回避并压抑那个部分，目的是回避依附及与之相关的难受情感。治疗师应该考虑到：求诊者在面谈中出现这些冲突是常见的，因此，要从求诊者的表现中寻找冲突的迹象，比如：闪烁其词、思想入侵或退缩、头脑一片空白、突然转换话题，或者回避目光接触。治疗师一定要觉察到这些现象。当这些现象在第二评估阶段出现时便要处理。治疗师通常最好集中与求诊者出现的解离部分面谈。至于深入分析不同的解离部分，一般应该待到第三评估阶段时才进行。

229

治疗师要尽可能确定，哪些人格部分在日常生活中执行主要功能，哪些人格部分却在干扰日常生活，例如 EP 中的孩童部分、加害者部分，或反抗者部分。在极复杂的个案中，认识求诊者的整个人格解离结构常常需要花数月或数年时间。另外，人格解离结构会随着时间而改变，ANP 可能会觉察到，也可能没有觉察到，这表示需要持续评估求诊者的人格结构解离。

区分 ANP 和 EP 是重要的，因为治疗的优先次序之一就是增强 ANP，且减少 EP 的入侵，而同时仍然承认 EP 的存在。有效的治疗必须对解离部分有基础的知识，包括解离部分的心理活动（例如，感知、决策、感受、记忆、幻想）和行为活动，哪个行动系统调解着它们，激活它们的条件化刺激，以及它们的心理运作水平。

或许最困难的评估就是评估那些混有 ANP 和 EP 的人格部分特征表现的求诊者。这些部分一般运作不良，主要受害怕所驱使。他们的行为防御、社交防御以及与创伤有关的恐惧无处不在。对于这些患者来说，建立内在安全和外在安全成为一个即时的治疗目标。治疗师理解并体谅患者对安全的强烈需要，这可能会降低治疗失败的机会。

向求诊者解说诊断

很多求诊者已经带着耻辱感、“与众不同”或“疯癫”的感受。他们的困难被贴上精神病症的标签，可能会让他们承受不了或者给他们带来污名，甚至使其退出治疗。所以，治疗师一定要抱着尊重的态度，配合求诊者的承受力，及时向他们讲解评估和诊断的结果。治疗师应该诚实并直接告知求诊者相关的诊断，以及透过评估而得到对他们的理解是什么，包括他们的优势和不足（Ogden et al., 2006）。还要用患者能够接受并理解的语言解说。

当治疗师帮助求诊者理解并接受解离障碍和治疗方案时，求诊者才能充分做出知情同意并接受治疗。治疗师在提供心理教育支持和情绪支持时，应该配合求诊者可以达到的行动倾向级别。当他们感受到治疗师的接纳、支持和理解时，就会更愿意踏上费心费力的治疗旅程。治疗师在向他们讲解诊断和治疗的基本信息后，就可以与他们讨论如下内容：

（1）确认问题，及其可能存在与创伤相关的人格结构解离中的根源；（2）求诊者的优势和不足；（3）求诊者和治疗师如何作为“治疗团队”保持最佳合作，共同解决所确认的问题；（4）各解离部分可以如何相互合作，并与治疗师合作。 230

有少数解离患者在听取诊断结果时会有身心崩解的风险，即使治疗师以恰当的方式告知诊断结果。他们十分恐惧创伤记忆、解离部分以及由创伤引致的心理活动和行为活动，而他们的心智水平又非常低下，以至于他们可能无法忍受在意识层面觉察到自己有与创伤有关的病症。另一方面，治疗师拒绝分享诊断及其影响，对于那些努力想要理解复杂且扰人的症状的求诊者并无好处。尽管他们的整合能力有限，但他/她在治疗师提供足够支援下，可以发掘力量去慢慢了解诊断的性质。

阶段三：对患者的人格结构、功能和历史做系统分析

评估患者的解离部分及其行动，是持续的治疗活动，特别是对于那些人格结构解离层次复杂的患者来说更是如此。治疗师应该系统地评估人格各部分之间的结构和互动，以及它们相应的功能和局限。为了达到这个目的，治疗师要做出三种持续的、彼此相关的分析，包括：结构分析、功能分析和历史分析。

患者的人格结构分析

有效的治疗需要深入评估患者的人格结构。只有当患者能面对时，治疗师才能和他们一起探索所存在的解离部分及其核心特征。结构分析包括以下部分：(1) 评估各解离部分解离而生的程度（实际或主观认为能摆脱其他解离部分的影响和独立自主的程度）和细节增加的程度；(2) 评估各部分的行动，以及患者整个人的行动；(3) 调解各部分的行动（子）系统及模式；(4) 评估各部分以及患者整个人的心智水平；(5) 评估患者能够及不能做出的行动倾向，以及他们较偏好哪些行动倾向。

231 **心智水平** 患者的心智水平取决于他 / 她的心理能量和心理效能的整体水平，以及两者之间的动态关系。患者的整体行动质素就是其心智水平的指标，即他们能有目的、带着正念去启动、执行并完成各种行动的程度有多高？心智水平越低，患者（或某一解离部分）就越会寻求替代行动或不适切的行动，也就越会有前反思期的思维和行为，而不是具反思性的思维和行为。重点是，治疗师要理解：需要提升的是心理能量，还是心理效能，或是两者都需要提升，因为两者的治疗方法是不同的（参见本书第十二章）。例如，玛丽极度抑郁，一直无法下床，只是面壁而坐，凝视数小时。她的心理能量过低，治疗师要采用药物治疗和认知治疗来缓解抑郁。另一方面，约瑟夫有轻度躁狂，不能入睡，有着没完没了的想法，并且饮酒过量。相对于他的心理效能水平低，他的心理能量则太多了。因此，治疗师的治疗是提升他的心理效能，包括让他停止饮酒、服药，并鼓励他保持有规律的作息时间。很多治疗失败的根源可能在于没有充分识别到，这些问题是与心智水平的不同范畴有关。

长期心理受创者通常在心智水平方面波动强烈，这视乎是哪些特别的功能。例如，患者可能在工作方面很卓越，但是不能在家庭生活中发挥功能。因此，治疗师除了要评估患者在特定情况下的心智水平，还要评估各 ANP 和 EP 的心智水平。

技能 技能（skills）包括有能力在行动倾向架构中做出适当级别的行动。如前所述，许多心理受创者没有学会足够的心理技能、人际关系技巧和其他生活技能。重要的生活技能包括以下能力：(1) 调节行动倾向（情感和冲动），包括应对压力、自我安抚、寻求恰当的安慰和支持，以及调节社交情绪，例如自我憎恨、羞耻和内疚；(2) 容忍孤独；(3) 用语言表达而不是用行动发泄；(4) 活在当下（正念状态和身处现在的体会）;（5）以理解和体谅的同理心对待自己和别人;（6）与别人保持社交联系和亲密关系;（7）区分内在现实和外在现实，例如，认识到感到愤怒不等于用行动发泄愤怒，内心重演的创伤事件并没有在现实中出现;（8）准确地感知当前的事件及境况；把过去及未来与现在区分开来;（9）准确地感知并明白别人和自己的动机和意图（即心智化）。患者在这些方面的优势和不足都要评估，认识到某些部分比其他部分可能具有更多或不同的技能。 232

因此，结构分析描述了幸存者拥有的不同解离部分，以及它们的核心特征和技能。这个分析是迈向理解这些解离部分作为复杂的人格系统如何运作的必需步骤，包括它们在一般情况和特殊情况下如何运作。

患者的人格功能分析

接下来要评估患者整个人格系统的功能。治疗师要探索患者一般如何尝试实现自己的目标，这些努力的效果如何，以及这些目标是否适当。重要的是，找出患者在哪些生活范畴运作良好（例如，那些相对没有因创伤经验和缺乏技能而受影响的生活范畴），以及幸存者在哪些生活范畴运作不良（Ogden et al., 2006）。另外，要确定患者在整个日常生活中运作不良是由于严重缺乏技巧、低心智水平或解离部分之间产生严重的内在冲突，还是只在某些生活范畴中运作不良，这些都是重要的。

治疗师要评估不同的行动系统发展得如何，也要评估当每个行动系统启动时，患者（或解离部分）的适应如何。他/她要探索哪些行动系统容易被接触到并启动，哪些行动系统运作不足或过度运作且运作不良。例如，某个患者可能过度用功温习功课（探索系统），却睡眠严重不足（能量管理），因为温习功课可以得到外在回报，并提供安全保障，使他/她不必接触诱发创伤记忆和噩梦的身体感受。

治疗师由此可以确定各行动系统相互协调的程度，因为这标志着（未）整合的程度。也就是说，它说明各个部分如何相互联系。它们一般是彼此合作，还是彼此竞争？各部分之间的冲突程度如何？它们的主要冲突是什么？两个或以上的部分是否在某个目标上是一致的（例如，安全感），但实现目标的方式却不一致？它们之间在认知和情绪方面的觉察、同理心、反感、合作和协商的程度有多大？这背后涉及的心理动力是什么？促进各部分之间转换的一般因素是什么？哪些替代行动维持着人格结构解离？

治疗师也需要理解患者（及各解离部分）在某些情境下如何运作。他/她要详细了解幸存者在特别重要的情境下所做出的行动倾向（例如，人际关系和工作），以及这些行动倾向的适切程度如何？治疗师要检查幸存者在哪些情境下的行动是症233 状的表现，包括病态的意识转换、在真实程度架构中被视为真实性过高或过低的经验、过低反应及过高反应，以及其他替代的心理活动或行为活动，例如滥用精神科药物、自我伤害、不适切的幻想和信念。

就这样，治疗师开始理解各解离部分如何在特定情境中努力保持其各自的目标，以及它们应对环境的适切程度如何，这些都显示人格各部分的心智水平。治疗师还可以了解在某个情境下激发这些反应的条件化刺激、人格各部分追求实现的目标，以及它们的行动或反应的后果，例如正强化、负强化，或惩罚（详见本书第十章）。这些分析也应该专注于行动的质素。

桑德拉患有OSDD。她告诉治疗师：当一位工友在身后突然轻拍她的背部时，她会做出很不舒服的反应。桑德拉发现自己身体僵硬，但她并不明白为何如此，并为自己的反应而感到愚痴，因为在意识层面，她并不感到害怕，并且喜欢这样的身体接触。经过进一步追问，事情变得清晰起来：一个EP发现拍背部是非常可怕的，唤起了受到性侵犯的恐惧，因为侵犯者经常从身后靠近她。

分析患者的成长史

治疗师不仅需要了解患者过去的经历，还需要了解某些行动倾向是怎样在他们的成长经历中发展出来的。患者很多现在的行动是强烈受到他/她过去的经历所影响。

约翰患有OSDD，他主动寻求治疗，但在面谈时坐立不安。治疗师观察到一个心力交瘁、意志消沉的ANP，听到他头脑里有一个愤怒的声音告诉他离开，并威胁他如果不离开就伤害他。在治疗后期真相大白，原来愤怒的人格部分不想依附或依赖治疗师，因为这个部分害怕再次受到伤害。ANP 和愤怒的 EP 之间存在内在冲突，解释了 ANP 为何坐立不安。治疗师了解到，约翰的 ANP 能够应对大部分的日常生活，不过也受到一些入侵。ANP 已经变得条件化回避创伤记忆以及相关的 EP，因为这样可以减少他对觉知到自己这些人格部分的恐惧。然而，约翰的 ANP 消耗太多精力去持续心理回避，以至于耗尽他的心理能量。约翰的 ANP 越是筋疲力尽，这个部分就越容易受到 EP 的入侵而出现入侵性创伤记忆和内在声音。约翰的 ANP 最终因为不断受到入侵并心力交瘁，以至于不能继续过正常生活。他不能有效率地工作，导致在物质、社交、情绪方面损失惨重。这些损失使约翰蒙受巨大挫折，并且大大降低了他的心理效能。治疗师还了解到，某些情境会挑起约翰（过去的记忆）。在工作方面，受惊吓的 EP 视他的上司为当初的施虐者。当约翰独自在家时，他容易听到批评、愤怒的声音，叫他伤害自己。这是一种感到孤独和无法承受时的反 234 应，因为约翰的 ANP 不再有白天的生活刺激让他分心。因此，治疗师可以把这两个特别的问题情境作为治疗目标。

这种详细的分析带出几个治疗措施。例如，分析指出，最好首先帮助约翰的 ANP 能更有效率地避开入侵性创伤记忆，这样可以提升他的心智水平。它还显示，约翰在这个方面的心智水平太低，以至于不能完成整合行动，例如承认各 EP 的存在或与它们沟通，更遑论整合创伤记忆。这个分析表明，有些 EP 迫切需要帮助，让它们感到安全些，这样可以减少替代行动，而其他人格部分则需要有关依附的治疗，以便处理对依赖和依附的恐惧和抗拒。

分析与创伤有关的恐惧

处理恐惧是治疗的主要目标之一。治疗师可以在评估时就开始轻声询问患者害怕什么，或者关注什么。例如，如果患者有某些感受或某个念头、承认某个解离部分的存在，又或者向治疗师说出某些事情时，患者的 ANP 会害怕将要发生什么事情吗？如果患者依附某人，他 / 她（或者某个解离部分）会担忧什么？渐渐地，治疗师和患者会更加清楚：哪些是不能忍受的感受、不适切的信念，以及哪些反射（经典条件反射、操作条件反射以及评价性条件反射）在影响着他 / 她。患者需要学习哪些技巧；如何在患者的心智水平范围内克服因这些恐惧而做出的回避策略。

这个评估常常会指出，幸存者持续对与创伤有关的恐惧缺乏觉知，就会令他 / 她很难投入成功的治疗。治疗中的“抗拒”可以被理解为心理受创者的不适切回避和逃避策略。这些策略不仅包括一些 EP 的身体防御，还包括人格中几乎所有部分中明显的社交防御以及与创伤有关的恐惧，因为人际关系、被遗弃、被拒绝和内在经验可以是令人觉得受到承受不了的威胁。

在治疗初期，治疗师应该尽可能试图理解人格各解离部分存在哪些恐惧。这个理解很大程度上指引治疗的方向。例如，一位患者的 EP 反复说道：“我爱狗。我想和我的狗在一起。”这种对狗的执着，是她极端收窄意识场，转向那些让她感到安全的时刻；在极度困扰的家庭里，她作为一个孩子，从狗那里感到安全和被爱。不过，聚焦于狗也帮助她回避被拒绝、被遗弃的痛苦记忆，并阻止她在当前时刻与治疗师合作，阻止她醒觉到自己对于依附的广泛性恐惧和极度回避与人接触。

235

当幸存者不能回避引起恐惧的刺激时，猛烈的情绪会被激活。治疗师要确定患者何时容易倒退到替代行动（例如，当面对被遗弃或被拒绝、孤独、挫折和丧失时）。治疗师应该区分猛烈的情绪及**适切的强烈感受**：适切的强烈感受是在足够的心智水平范围内经验到的，是经过反思后以恰当的方式向别人表达出来的，能够帮助患者更好地生活，并给他 / 她持久而非暂时的解脱（参见 McCoullough et al., 2003）。适切的感受即使强烈，也经常包含自我反思：我们正在经验什么？为什么？这包括以当下为依据的、相对准确的感知和预测，而且更能控制前反思期的反应。

分析患者的社交环境

治疗师应该详细评估患者周遭的社交环境，因为后者对他 / 她的功能有重大影响。要在早期一般性评估中收集患者的心理社交经历，作为整体评估的一部分，包括患者生长的家庭或其他环境状况、他们在学校的经验以及与同伴的经验、他们青少年时期以及成年早期时的爱情关系、患者现在的支持系统，以及他们先前曾接受的临床服务。进一步分析会勾勒出患者如何受到他 / 她目前社交环境的影响，以及他 / 她对目前环境的影响。为了制定治疗方案，至关重要的是要了解患者生命中的重要人物如何回应他们的症状和行为。例如，这些人支持、否定，或是疏忽照顾患者的情况如何？他们是否有意或无意地强化了患者的症状行为？他们是否威胁到患者的安全？他们会否有意干扰治疗带来的改变？是否有其他专业人士在帮助患者？他们如何与患者建立关系？他们在他 / 她的治疗中扮演什么角色？如果患者授予知情同意，可邀请他们的伴侣或其他支持者一同出席一次治疗面谈，并观察他 / 她如何与亲近的人交往，这是有助益的。扎实的治疗方案包括在治疗中善用患者的支持系统。如果患者的重要人物是施虐者或是无法给予情感支持，患者一定要彻底重新塑造自己的社交环境。在很多个案中，这个改变是治疗过程中的首要关注，并且这个改变是持续进行的。

治疗师要了解患者如何与他 / 她的孩子相处。一旦怀疑或证实有虐待或疏忽照顾孩子，应该直接对孩子进行评估（Braun, 1984; Coons, 1984; Silberg, 1996）。在需要的时候，治疗方案要加入为他们的孩子提供心理治疗。 236

预测治疗效果的因素及治疗轨迹

评估的目标之一是对治疗效果做出一般性预测并制定治疗方案（Kluft, 1993a, 1993b）。然而，患者的改变能力有时要经过一段时间治疗后才能明晰，因为改变能力取决于心智水平的提升，这会是长期、艰难的努力。接受门诊治疗的患者一定要符合一些基本标准，包括：在治疗面谈时感到安全；有能力定期出席治疗面谈并付费；就算能力十分有限，仍能与治疗师建立关系；以及没有严重的病态心理，否则需要住院治疗。如果患者继续与加害者或施虐的伴侣住在一起或纠缠不清，他 / 她大多不可能进行有效的治疗。不过，患者的人际关系常常很不理想，这也是治疗的目标。

有关复杂解离障碍的临床文献区分了对三类患者的治疗效果预测（Boon, 1997; Chu, 1998a; Horevitz, & Loewenstein, 1994; Kluft, 1994b, 1997, 1999; Van der Hart, Van der Kolk, & Boon, 1998）。当然，如果治疗成功，患者可以从一个类别转到另一个类别。第一类包括二级解离或三级解离、运作能力高的患者。这些患者有一个或更多个功能极好的 ANP：心智水平相当高、有良好的内在合作及同理心，并有各种社交、教育和专业的资本。加上自我破坏行为极少，而现存共同出现的病症（例如，抑郁）对治疗有良好的反应。在日常生活中运作的主要解离部分至少具备一点点情绪（管理）技巧和人际关系技巧，而且社交防御以及与创伤有关的恐惧防御都可以得到改善。治疗方案通常比较直接，并能进展迅速。

第二类患者包括比较复杂的个案，即 ANP 的运作能力不太好，或 EP 对日常生活事务入侵更多。总体而言，与运作能力高的组别相比，他们的心智水平较低。DSM-IV 第二轴（Axis II）中的障碍是常有的，特别是边缘人格障碍及回避型人格障碍，并且还有其他严重的病症共同出现，诸如情绪病、饮食失调障碍以及滥用精神科药物的病症。这些患者自然出现明显的社交防御和与创伤有关的恐惧，并且他们的情绪（管理）技巧和人际关系技巧较差。他们还在调节各行动系统方面有困237 难，例如能量管理、性行为，以及照顾别人。治疗这类患者比较困难并需时较长，还经常出现危机以及入住精神科病房的情况。对与创伤有关刺激的恐惧反应一般比较顽固，并且抗拒改变。

第三类患者更加难以治疗，不时会出现持续的负面治疗反应，并极端困难地处理日常生活。社交防御及与创伤有关的恐惧根深蒂固，与自我意识一致，（患者）需要面对极大的困难并付出极大的努力，才可以矫治。这样的患者所表现的心智水平最低，导致长期有猛烈的情绪、冲动以及持续低水平的行动倾向。他们容易对治疗师有无法驾驭的依赖，或几乎完全没有依附（参见 Steele, Van der Hart, & Nijenhuis, 2001）。ANP 和 EP 之间存在不可控制的转换，包括迅速、容易的转换。ANP 和 EP 容易在彼此之间以及外在人际关系中出现施虐和受虐的关系。这些患者通常的特点是，持续病态的意识转换。他们经常表现出严重、长期并且难以治疗的自我伤害行为，以替代比较好的适切行动；他们通常有更多精神病症、难治的情绪病以及严重人格障碍的特征。这类患者的治疗效果预测最不理想：治疗通常只限于第一阶段的治疗（Boon, 1997; Van der Hart, & Boon, 1997）。

本章小结

评估心理受创的求诊者分为三个阶段。阶段一为标准的临床评估。在阶段二中，治疗师评估与创伤有关的症状及病症，以及潜在创伤事件史，例如虐待、疏忽照顾和失去依附。治疗师可以用多种自评工具评估解离症状，但需要有系统地进行临床面谈来诊断解离障碍。阶段三包括持续、有系统地评估患者的人格解离结构、人格运作方式，以及这个结构及运作如何随着时间演变。在治疗师和患者努力合作中，人格结构解离理论及其所强调的行动心理学是重要的指引。治疗师运用这个理论，可以清楚理解患者的心理活动和行为活动，并设定特别的治疗目标。

239 # 第十二章　促进适切的行动：一般治疗原则

心理治疗会逐渐帮助（患者）更好地管理心理能量。

——皮埃尔·让内（Pierre Janet, 1937，第 103 页）

人一定要活在当下，而从过去重新起步不一定是有助益的。

——皮埃尔·让内（Pierre Janet，1937, 第 102 页）

本章将以人格结构解离理论和让内行动心理学为基础，介绍阶段导向治疗的原则。只要明白每个心理治疗理论如何帮助患者培育更有效的心理活动和行为活动，那么，不同的心理治疗理论都可以融入这个分阶段的治疗模式中。有效的心理活动和行为活动取决于足够的心智水平（即是充足的心理能量和心理效能，以及两者之间的最佳平衡）。然而，幸存者的心智水平不足以整合自己的创伤经历，而且还常常难以在日常生活中良好运作。因此，（我们的）治疗原则可以被理解为改善"心理经济"（mental economy）（Janet, 1919/1925, 1928b, 1932b），即适切的行为所必需的心理能量及心理效能的水平，以及两者之间的平衡。收支预算平衡，是经济稳定和经济保障必不可少的条件。同样地，我们也必须处理我们现有的"心理"预算，才能适应日常生活（参见 Ellenberger, 1970; Janet, 1919/1925; L. Schwartz, 1951）。我们必须生产、保存和明智地使用（心理）能量。

在阶段导向治疗中，每个阶段都强调一套特定的经济效益原则。第一治疗阶段 240（稳定和减轻症状）的首要目标是增加心理能量，第二个主要目标是提升心理效能。增加心理能量是提升心理效能的基础。在第二治疗阶段（治疗创伤记忆）中，患者必须进一步维持并培育心理能量和心理效能，才能迈出重要的步伐，去处理过往的创伤经历，并达致觉知。第三治疗阶段（人格整合和修复）的治疗重点是提升心智水平，使患者能在主要的生活范畴中成功地过着正常的生活。

以心理经济喻治疗原则

以平衡的心理经济这一概念来理解心理治疗，能够帮助治疗师协助患者更适切地应对日常生活，并且以贴合他们的能力和需要的步伐，去克服过往的创伤经历。某些长期心理受创者有足够的心理能量，但却在维持充足的心理效能方面遇到困难。他们在某些重要的生活范畴做出不适切的行动。有些人会进入更严重的创伤后衰退阶段，从而出现更严重的适应问题。他们既没有足够的心理能量，也没有足够的心理效能，因此，他们长期处于筋疲力竭的状态，难以完成日常生活功能。治疗方案需根据患者的心理能量水平和心理效能质素，以及两者之间的平衡而调校。治疗师必须准确评估幸存者当前的心理经济（水平），并接受这个现实。如果治疗师高估患者的心智水平，便可能要求患者做出对他/她来说过于困难的心理活动和行为活动，患者就会感到灰心和难以承受。如果治疗师低估患者的心智水平，可能会使自己不去要求患者做出稍有难度、能达致进一步整合的行动。例如，治疗师可能会联合患者的 ANP 一起逃避创伤记忆。

像理财一样，心理经济以心理能量和心理效能之间的互动为基础，包括以下四个简单原则：(1）增加收入（包括心理能量和生理能量）；(2）减少或除去不必要的（心理能量）支出；(3）减少并清除债务，即完成那些尚未完成的主要行动（情绪的、历史的、关系的、日常生活作息等方面）。这些未完成的事情正在消耗心理能量并抑制发展较高水平的心理效能；(4）通过增加心理效能，明智地管理所得到的收入（能量），即投资/发展更适切的行动。

培育安全的治疗关系和治疗框架

241

对于幸存者来说，一个核心困难是，他们经常视依附为威胁，因此，他们会逃避依附，但同时也因以为会失去依附而感到威胁。背叛和失去的预期缠绕着他们，因为这些都是他们先前的经验。他们的感知-动作循环一直受到防御系统的强烈影响，因此，他们会过分关注人际关系中的危险提示，因而引致人际关系中的趋避矛盾，处理这个问题便成为开展心理治疗的基本方向。第十三章将详细讨论这个问题（Steele, Van der Hart, & Nijenhuis, 2001）。

安全的治疗关系会逐渐改善患者的心理效能——我们都是在安全的依附关系中有最佳生活运作，因为安全依附可以调节心理功能和生理功能（Bowlby, 1969/1982; Schore,2003a, 2003b）。安全依附可以让患者去验证人际关系中适切或不适切的"如果……那么"规则。例如，"如果我发怒，那么她就会离开我"，"如果我悲伤，那么她就不会取笑我，而会真正聆听我"。患者渐渐地学会在人际关系中做出适切的心理活动和行为活动。安全依附作为一种运作模式，是由患者经过长期经验发展出来的。因此，大部分治疗过程都要不断地培养它。有安全依附的人会享受到人际关系调节的好处，从而改善心理效能。与另一个人建立安全依附关系也显示有较高的心理效能，即有能力准确预测人际关系，而不是错误预测人际关系。

只有治疗师从第一次会面就开始与患者合作培养安全的治疗关系并共同制定治疗框架，阶段导向治疗方法才能成功。培育安全的治疗关系和治疗框架，是为长期心理受创者提供有效心理治疗所必不可少的条件（例如 Cloitre, Chase Stovall-McClough, Miranda, & Chemtob, 2004）。与幸存者建立安全依附的基本条件是自我心理学（self-psychology）所提及的同理共鸣（empathic attunement）（Kohut, 1971; Rowe, & Mac Isaac, 1991），包括：治疗师始终如一地体谅患者与自己和别人接触的经验；治疗师觉察到患者的解离部分并做出恰当回应；治疗师有能力与患者建立安全依附（例如 J.P. Wilson, & Thomas, 2004）。同理共鸣有助于实现那些可以降低患者防御需要的治疗目标，包括对依附的呼求，同时支持启动其他行动系统，例如依附行动系统、社交行动系统和探索行动系统（Cassidy, 1999; McCluskey, Hooper, & Miller, 1999）。只有当治疗师专注于现在并真诚可靠，才能产生有效的同理共鸣。242 也就是说，治疗师必须能够激发出患者（在此刻的）核心性身处现在和（跨越不同时间的）广泛性身处现在的体会。虽然治疗师的同理共鸣能够为幸存者提供学会发展安全依附的社交条件，但这还不够。建立安全依附还需要清晰、一致的界限和限制（即治疗框架）。

治疗框架。治疗框架（therapy frame）是一套人际关系的指引和信念，用以界定治疗师和患者在治疗中的角色和参与程度，为治疗关系提供期望架构（R. S. Epstein, 1994）。治疗框架包括稳定的关系界限、限制，以及治疗规则，即在这些限制内保持灵活，从而支持建立安全依附。这些界限有助于治疗师与患者关系中的远近距离达致理想的平衡状态，例如多久见一次、治疗面谈以外的接触等。这样，患者既不会不适切地依赖，也不会感到得不到支持。同时，治疗师也既不会做出不适切的照顾行为，也不会为了保留自己的私人空间和时间而做出防御反应。这样理想的平衡状态能提升患者和治疗师的心智水平（既包括心理能量，也包括心理效能）。治疗界限保护患者和治疗师不会因这高难度的治疗要求而感到难以承受，因为这可能导致心理能量降低及心理效能不足。例如，如果患者一开始便每天因危机打电话联络治疗师，而治疗师未能在治疗面谈中有效处理患者对依附的呼求和限制患者打电话的次数，患者就会继续升级，治疗师也会变得更加抗拒患者，并感到难以承受。治疗框架会规定治疗师和患者可以怎样成为治疗团队，并清楚界定彼此的角色和期望（例如 Chu, 1998a; Courtois, 1999; Dalenberg, 2000; Pearlman, & Saakvitne, 1995）。界定和维护对治疗双方都最合宜的治疗框架，完全是治疗师的责任。然而，这包括与患者协商（Dalenberg, 2000），当然也包括让患者知道治疗框架及其目的。治疗框架一定要在治疗开始时建立，并在整个治疗过程中小心监控和维护。

或许，对于长期心理受创者来说，没有什么比不一致、不可预测和不确定的事情更能令他们感到受威胁。治疗师持续一致和同理心的态度能够帮助患者理解治疗指引及其重要和有用的原因，同时也要努力保持健康的治疗关系，为患者提供安全、支持和适切的限制，从而产生安全感。为了达到这个目的，治疗师应该带着同理心说明，为什么治疗面谈要准时开始和结束；为什么要限制打电话的次数；为什么无论患者多么渴望，他 / 她与治疗师建立个人关系都是不适切的。尽管很多治疗师想要界定治疗框架的“规则”（即“该做的与不该做的”），不过，我们和其他人一样认为，比较灵活的治疗指引更实用（Borys, 1994; Dalenberg, 2000; Kroll, 2001; Lazarus, 1994; Simon, 2001）。例如，很多治疗师遵循绝不触碰患者身体这一规则。 243

但是，有些时候，没有性含义的身体触碰是恰当的、有效的。治疗框架能帮助患者更多启动负责日常生活的行动系统，更多启动与创伤无关但与当前生活相关的行动倾向。

我们建议治疗师，对照专业协会的指引或伦理守则，从中得到建立并保持治疗框架的具体建议。除此之外，还有很多出版物详细讨论治疗框架的指标（例如 Bridges, 1999; Chu, 1998a; Courtois, 1999; Dalenberg, 2000; R. S. Epstein, 1994; Gabbard, & Lester, 1995; Kluft, 1993a, 1993b; Pearlman, & Saakvitne, 1995）。

增加心理能量

我们一定要在银行存了钱，才有钱用。同样道理，我们需要先存储心理能量，才能在想要使用时动用心理能量（Ellenberger, 1970）。治疗师应该在治疗中及时处理心理“债务”并解决不必要地消耗心理能量的问题。至于其他需要更多心理效能的事情，如果患者现有的心理效能不足以处理，就要在治疗较后的时间处理。**治疗师和患者的一个初期目标是**，**准确地评估对治疗有利、患者当时可以做到的行动**，**并首先集中完成这些行动**。患者接受足够的挑战才能在治疗中进步，但不要让患者面对那些已超出他们的心理资源能够应付的行动，这是重要的。这样就可以保存患者的心理能量（常常是有限的）用于完成他 / 她能力范围内的行动。例如，在处理与创伤记忆有关的困扰情绪之前，要首先鼓励患者学习处理日常生活的目标和情绪，因为处理困扰情绪一般需要很多心理能量和较高心理效能。

增加收入

很多患者因过度工作、忙碌或强迫性照顾别人的行为而耗尽自己的心理（和生理）能量。例如，患有解离的人经常不停地长时间工作。这是由于意识场严重收窄，以及解离部分倾向于把注意力只限制在那些已得到调解的行动子系统或模式，从而阻止整合它们狭窄范围之外的其他需要。由于幸存者没有足够的心理能量而去继续逃避创伤记忆，因此，接踵而至的压力和低心理能量可能会诱发创伤记忆。在这种情况下，主要的治疗目标是减少患者的压力和疲劳，以便增加患者的收入（心理能量），而不是治疗入侵的创伤记忆，因为压力和疲劳会促使入侵性创伤记忆出现。

第一阶段的治疗重心要放在帮助患者学会善用自己的能量管理系统，以便增加心理（和生理）能量。他们一定要透过充分的休息和休闲、有益健康的睡眠、运动、良好的营养和有益健康的饮食、预防疾病、减压，以及放松训练等，练习恒常照顾自己。患者应该变得更能觉察到自己在一天当中的休息需要、每周规律的作息时间，以及一些度假方式。治疗师常常会忽视这些看似很基本的问题。很多长期心理受创者通常需要在这些最基本的自我照顾方面得到具体的帮助，因为这些正是他们的生活难题。

减少消耗

针对心理能量不足的治疗涉及需要患者减少不必要的能量消耗，并解决那些长期消耗能量的问题。如果可能，在治疗初期，治疗师必须处理影响能量的身体状况，不应低估长期心理受创幸存者持续严重的健康问题及其对心理能量的影响（例如 Felitti et al., 1998）。其他消耗能量的情况包括：缺乏人身安全或情感安全、不必要的工作、忧虑或强迫倾向、困难的人际关系、混乱的生活方式，以及长期过高反应或过低反应。由于患者缺乏心理效能，或许未能在治疗初期减轻上述这些消耗能量的情况。其中一个主要消耗心理能量的范畴就是患者在心理上和行为上持续回避恐惧（例如与创伤有关的恐惧）。当患者可以减少这种回避，加上心理效能也一起改善，而且不再害怕入侵时，他 / 她所拥有的心理能量就能用于完成更高级别的行动。否则，他们就会不明智地消耗已获得的心理能量。

建立安全感　最首要也是最重要的是，在心理治疗之初，治疗师不仅要在治疗关系中建立患者的安全感，而且必要时还要建立患者在日常生活中的安全感（Herman, 1992b）。然而，幸存者常常在自己实际上是安全的时候，认为自己遇到威胁（例如在与治疗师的关系中），或者不能综合那些显示他们在其他场合可能是不安全的因素，又或不能让这些因素成为个人历验。因此，治疗师必须做很多工作，才能帮助患者评估并觉察到他们实际上是否安全；如果不安全的话，他们需要做出什么行动。的确，当他们感到不安全时，就会把很多时间和精力投入到不必要的防御行动中。

治疗需要患者有一定程度的心理效能，包括反思。当患者处于不安全的情况时，或者认为自己缺乏人身安全、心理安全或人际关系安全时，就不可能进行反思。相对于人身安全的威胁，没有身体暴力成分的关系威胁或情绪威胁对治疗师来说可能较不明显，但对患者来说这些威胁并不小，例如会施加情绪虐待的伴侣或原生家庭，或剥削自己的朋友。

最后，治疗师应该留意，少数患者不会告诉治疗师他们自己仍继续受到虐待。这些患者的解离程度一般较高，他们的 ANP 会淡化虐待事件，甚至对它失忆。例如，某些 ANP 知道受虐待，但却没有意识到虐待是发生在自己身上，或正影响着自己。它们相信，虐待发生在人格的其他部分，并不属于自己。ANP 也可能会否认涉及受虐的人格其他部分的存在。在数次治疗面谈之后，或经历一次受虐之后，这些患者可能会经历由强烈的内心冲突诱发的（心理）危机：一方面，患者坚定地希望得到加害者的接纳与爱，从而加强了对加害者的忠诚；另一方面，患者希望向治疗师透露仍然发生的受虐经历从而得到帮助。人格各个部分在依附需要与防御需要之间存在难以解决的冲突，可能表现为自我惩罚的行为，和费力地去回避涉及受虐的解离部分，以及范围更广的心理效能长期低下。自我惩罚可能是由模仿加害者人格部分所发起的替代行动，作为控制依赖需要的手段。某些解离部分持续试图回避面对那些涉及受虐的解离部分的需要、经历和记忆，再加上与这些回避相关的替代行动，都会消耗患者大量的心理能量，耗尽他/她的精力。一般来说，这些患者需要长期治疗，其中包括大量的危机干预，去消除对涉及受虐经历的解离部分的恐惧，以及与这种恐惧密切相关的内心冲突：一方面，他们忠于并依附加害者；另一方面，他们需要自我保护，才能使自己感到安全。只有当患者醒觉到，希望得到加害者的接纳和爱是不现实的或是没有帮助的，他们才能克服这些主要冲突。这个痛苦的醒觉涉及哀伤，需要高水平的整合能力（即高水平的心理能量和心理效能），还涉及醒觉到持续受虐的现实，以及最终整合创伤记忆及相关的人格解离部分。

简化日常生活　治疗师应该帮助那些做事太多的患者去简化他们的生活。治疗目标之一就是减少需要支出的能量和时间，以及不必要的日常活动。治疗师在全面评估患者所参与的所有日常活动时，通常会发现他们长期让自己负担过重。例如，患者可能会消耗过多的时间和精力去做清洁或不停地为别人做事。这些（行为）模式可能因为以下问题而产生：逃避的策略；对参与日常生活的人格部分的意识醒觉有限；对它们之间合作的意识醒觉有限，缺乏解决问题的能力或缺乏排列优先次序的能力；时间管理出现困难；或者在设定限制方面缺乏决断性。在患有强迫症的患者中，这些行为模式可能关涉与创伤有关的信念，包括追求完美，或为了避免惩罚而需要做完所有的事。

有些幸存者过于关注生活中某方面，而忽略生活其他方面。例如，他们工作太多，或者不停地玩电子游戏，因而变得过于孤立；脱离其他必要的日常活动，因而感到有压力。有时，做太多事是基于对感受、愿望或记忆的恐惧。于是，忙乱的活动变成一种应对策略，正如玛丽莲·范德堡所表白的那样，“尽管我那时并不理解，但它是我的生存机制，我总是十分忙碌，根本没时间让无法接受的记忆浮现出来”（Marilyn Van Derbur, 2004，第 45 页）。

为苛索的关系设定限制　幸存者常常被身边难以相处的人所包围。这些人缺乏安全依附、情感善变、好争辩、让人内疚、强人所难。这样的人际关系极难伺候，因为不仅要求大量启动社交行动系统、依附行动系统和照顾别人行动系统，而且还会激发患者的防御行动系统（例如，害怕被遗弃和被拒绝，发觉别人难以预测时而过高警觉）。除此之外，许多患者用同样难以相处的行为方式诱发别人的防御反应，他们因而感到受攻击和被拒绝。这样就导致人际关系中冲突与纠缠不清无休止的恶性循环，消耗着每个人的能量。治疗目标之一，就是帮助患者为不合理苛索的人际关系设定限制。这样的限制会节省心理能量。然而，患者改变对难相处的人及其苛索的反应方式，需要更多的心理效能和决断能力，这通常超出他们已有的程度。因此，（这个治疗目标）也包括改善心理效能的治疗原则。实际上，这个治疗任务或许需要持续下去。不过，第一步是帮助患者有意识地觉察到那些不恰当的苛索，觉

246

察到自己隐匿的怨恨和内疚，再逐步帮助患者首先减轻他们在充满冲突的人际关系中承受的压力，然后最终解决那些人际关系。

清偿“债务”

我们可以把完成尚未完结的行动理解为“清偿债务”。尚未完结的主要行动（“未完成之事”）消耗心理能量，并降低心智水平（Janet, 1919/1925; L. Schwartz, 1951）。尚未解决的经验未经处理，总会缠绕着我们（参见本书第九章）。长期心理受创幸存者生命中塞满了大大小小尚未完结的行动。这些未曾完结的行动包括：在生命周期中的成长转变未能成功；以往的冲突尚未解决，包括接触精神卫生机构的痛苦经验；未完成的项目、未完成的学业、不圆满的人际关系；最后就是创伤记忆。

只有当患者有足够的心理能量和心理效能，才能成就尚未完成的心理活动和行为活动。例如，对患者来说，一下子偿还多年拖欠的税金可能负担过重。不过，把碗碟洗好，支付上个月过期的账单，这就容易做到。从情绪债务方面来看，解决不太难的问题（比如，处理对水暖工没修好洗手间的不满）比处理重大问题（比如，处理伴侣有时做出情绪虐待的问题）更容易一些，并且需要较少的心理效能。不过，一点点提高决断能力，假以时日，就可以产生更强的决断能力。债务应该彻底解决，但在初期比较现实的目标是遏制问题，而不是完全解决。总体而言，患者应该掌握这样的理念：完成尚未完结的行动是生命的一部分，也是心理治疗的一部分。

改善心理效能

即使心理创伤幸存者有足够的心理（和生理）能量，他们也常常缺乏心理效能。一般而言，改善心理效能的原则包括让患者学会驾驭日益复杂的心理活动和行为活动，以便支持适切的生活，包括有能力在需要时区分优先次序并调整目标、考虑（主要）行动带来的短暂及长远成本及效益，并且考虑自己整个人的需要。对于患有解离的患者来说，这是特别困难的，因为人格的各个部分或许很少甚至没有觉察到其他部分的需要。人格的各个部分一直没有整合这些需要，它们也可能与其他

247

部分及其目标产生直接冲突。

如果心理效能不足以适当疏导心理能量以完成当前的任务，就会出现心理能量过多而导致烦乱、焦虑及其他替代行动（Janet, 1909a）。在这种情况下，让那些心理能量低的患者过多地休息通常是禁忌；相反，健康的心智活动和体力活动才是治疗选择。

有治疗功效的刺激

有治疗功效的刺激是指在心理效能改善并容许的情况下，鼓励患者完成更复杂、高要求的行动（Janet, 1919/1925）。刺激可以是情绪刺激、认知刺激，或行为刺激，而且通常涉及激发患者的好奇心，以及想要学习和改变的渴望；也就是说，这些刺激可以启动探索的行动系统。患者一定要有足够（潜在）的心理能量，和能用得上的心理效能。这方面的治疗技巧范围广泛，从心理教育，到鼓励患者参与并完成适切的挑战。

治疗师应该帮助患者利用各种机会参与他们感到值得和十分享受的活动。这类行动能改善心理效能，因为患者的能量用于自己喜爱的心理投资和社交投资，而不是回报很少的投资。在这个过程中，患者学会了如何从投资中获得更高的回报。他 / 她随着练习情绪技巧、认知技巧、运动技巧和社交技巧而增加个人资本。这种得到改善的心理效能可以逐渐扩展到生活其他范畴的行动系统中，去支持更高级别的行动。

心理教育

在提升患者的心理效能方面，心理教育是一个非常重要的原则：它涉及分享患者未曾觉察或未能充分理解的重要事实及其含义。如果患者能够聆听，能够开始反思更多，并且能够延后做出（搁置，参见本书第九章）即时行动或反应，心理教育就能改善心理效能。治疗师邀请患者停下来反思，可以激发他们采取更高级别的行动倾向。实际上，思考自己的心理活动这一行动本身就是高级别的认知。高级别认知本身就是一种更高级别的行动。

248 治疗师在心理教育开始之前，首先要对患者当前的心智水平和恐惧进行功能分析（详见本书第十一章）。总体而言，有效的心理教育指引包括:（1）所提供的解释要符合患者当时的综合能力和觉知能力;（2）时常重复新的解释，因为学习通常需要重复;（3）永远不要假定患者完全理解信息。解离患者很难整合那些挑战他们世界观、造成认知差异，或引发痛苦感受的新观念和新信念。这些都是常见的。患者由于看法不准确或抱着前反思期的信念，可能会曲解治疗师的指示；或者某些人格部分把一些领悟排斥在外。因此，如果患者认为将重要的心理教育信息写下或录音后带回家是有帮助的，治疗师这样做便可帮助他们。有时，提供额外读物或其他家庭作业也是有帮助的。最重要的是，患者必须练习，因为熟能生巧。

心理教育是一种持续的、具有治疗功效的行动，能在不同治疗阶段促进特定治疗目标的实现。在治疗初期，治疗师配合患者整合能力的程度，向他们说明心理创伤和人格结构解离的本质，通常对患者都有帮助。治疗师还要协助患者理解治疗框架、阶段导向治疗方法、有关患者的诊断及相关问题的评估资料，以及治疗关系的重要性。治疗师还应该分享治疗合约和治疗目标，包括患者如何向着这个目标做到最好。心理教育还包括教导基本的生活技能，比如适当的营养、健康的睡眠、运动和恰当的界限等。这些都是宝贵的。

患者可能还需要有关平衡各种日常活动及其行动系统的心理教育。治疗师应该帮助患者搁置即时行动，来详细思考自己（行动）的目标，以便更能够在当下一刻和不同时间采取让自己感受到身处现在的行动。患者也需要在以下方面得到心理教育和支持：如何让人格不同部分彼此之间的防御行动倾向松弛下来，如何促进人格不同部分之间的内在同理心和自我照顾（即启动内在照顾能力和社交能力）。

探索“抗拒”

抗拒（resistance）[①]，可以被定义为患者试图保护自己的脆弱方面（Messer, 2002; Rowe, 1996; Stark, 1994）并维持现状，包括（维持）人格结构解离，以防止

① 又译“阻抗”。——译注

他 / 她害怕出现不稳定的情况。抗拒包括“在治疗系统中，那些阻止治疗系统实现（患者的）治疗目标的全部行为”（C. M. Anderson, & Stewart, 1983，第 24 页）。治疗师也可能出现反向抗拒（counterresistance）[①]，以防止出现他 / 她所害怕的不稳定情况，治疗师在潜意识中与患者合谋，阻止治疗中发生适宜的改变（Strean, 1993）。例如，如果治疗师照顾别人的行动系统过度活跃，他 / 她会耗费大量时间和精力让自己感到被人需要，他 / 她可能在潜意识中做出行动来阻止患者更加独立。

患有解离的人因“抗拒”和“未准备好接受治疗”而声名狼藉。他们一直被形容为有破坏性的抗拒，包括：缺乏信任、破坏界限、极端回避处理创伤记忆等（Chu, 1988a, 1988b）。然而，这些患者的某些“抗拒”是对于治疗师的错误做法和缺乏共鸣所做出的反应，这是可以理解的。这是因为治疗师未能理解心理创伤的实质，以及它对于治疗关系的意义，从而采取了不恰当的治疗方法。即使经验丰富的治疗师，如果疏忽大意，会在某种程度上让患者感到难以承受，或要求患者进行他们还不能做到的适切行动，或造成依附困扰，也可能会诱发这样的“抗拒”（Hahn, 2004; Messer, 2002; Rowe, 1996）。

抗拒是不可避免的，也是普遍存在的。治疗师一旦抓住其背后的意义，抗拒常常是可以理解的。导致治疗效果更好或更糟通常不是抗拒本身，而是治疗师回应抗拒的方式。大多数心理学理论和心理治疗方法关注处理抗拒（例如 C. M. Anderson, & Stewart, 1983; Blum, 1986; A. Ellis, 1962; Horner, 2005; Leahy, 2001; McCullough et al., 2003; Messer, 2002; Stark, 1994），都主张治疗师体谅、理解患者的抗拒，并与患者共同面对抗拒，而不是直接对抗，这是处理抗拒最重要的方法之一。

抗拒，涉及患者为了回避所恐惧的东西而采取的防御行动，常常因为患者逃避整合某些可怕的经验，例如各种感受、各种记忆，或各种人际关系冲突等。事实上，我们可以根据各种与创伤有关的恐惧来理解抗拒，例如患者抗拒依附治疗师（恐惧依附），抗拒接纳自己的感受（恐惧那些由创伤引致的心理活动），或者抗拒接受解离部分（恐惧解离部分）。这是因为他们害怕这些行动会导致负面后果。于是，患者会继续根据不良的“如果——那么”规则做出行动：“你会伤害我，或离开我”；“我不能承受我的感受”；“如果我生气，就没人喜欢我”；“如果我接受自

① 来自治疗师自己的抗拒。——译注

己人格中不好的部分，那么，我就是坏人”。然而，战胜这些恐惧并进行彻底整合（综合、个人历验和身处现在的体会），会产生正面的改变，而不是负面的改变。只是患者还未认识到这些道理。因此，治疗师在处理某一抗拒时，有必要向患者探问担忧什么或害怕什么（例如 McCann, & Pearlman, 1990）。

250

抗拒的功能之一就是封闭某些感知-动作循环，令它们不能接触一些外在世界和内心世界的信息；这些信息常被患者（或解离部分）视为威胁。他们害怕这些新的行动（例如觉察到各种感受、照顾自己、聆听人格其他部分）会干扰到僵化但稳定的人格状态，从而出现不稳定状态。然而，治疗的目标就是改变。而且只有患者动摇不适切的感知-动作循环，并能够重新组织更适切的循环，改变才会出现。不过，相比要面对动摇固有的心理活动和行为模式并进行适切的重组，这些抗拒通常需要较少的心理效能，有时需要的心理能量也较少。换句话说，抗拒通常包含心理层面和行为层面的替代行动。

如果治疗师抱着开放的态度去聆听患者指出治疗师自己做错的地方，明白正常的共鸣失误是不可避免的，并理解患者抗拒背后的恐惧和痛苦，这样就最能够帮助患者化解抗拒。为了达到这个目的，治疗师最有效的做法是：避免权威态度，以开放态度与患者协商，体谅患者的固执表现，尊重不同的解决问题手法，避免说服或批评，只在得到允许时才做心理教育，接受患者选择的自由，不过度专注寻求改变，并且认识到改变可能会非常缓慢，而且不能强加于人。治疗师要尽力避免对患者启动自己的防御系统，而是要善用依附、社交能力、探索和玩耍这强而有力的行动系统组合，去与患者建立治疗关系。

培养技能 *

童年时长期遭受心理创伤的幸存者一般会严重缺乏生活各个方面的技能，多数情况是因为在早年生活中，照顾者没有为他们提供运用这些技能的榜样。相反地，他们可能透过模仿而学会了一些低级别的行动倾向，成为不适切的应对策略，

* 技巧通常属于方法的范畴，而技能是指通过学习、训练、经验而获得的能力。——译注

或在没人支持的情况下靠自己应对。因为幸存者经常受到防御行动系统的影响，他们在社交生活中的学习能力也会受到阻碍。文献讨论的技能主要是与处理情感调节失调、冲动调节失调及人际关系相关（例如 J.G. Allen, 2001; Chu, 1998a; Courtois, 1999; Gold, 2000; Linehan, 1993; McCann, & Pearlman, 1990; Van der Kolk, Pelcovitz et al., 1996）。幸存者需要学习和尝试这些基本的心理技能和许多其他技能，直至他们熟练为止。这些技能对发展和保持高心智水平，以及保持心理能量和心理效能的理想平衡状态十分重要。放大视野来看，这些技能使我们整合自己的人生经验，在面对无常人生时仍抱有平衡和泰然的心态。

251

除非治疗师明白并非所有人格部分都能一起学习技能或学得同样好，否则，人格结构解离可能会成为患者学习技能的一个主要障碍。如果行动系统之间缺乏充分的整合，就会妨碍其发挥适切的调节功能去稳定患者的心理活动和行为活动。例如，幸存者 ANP 的调节技能不能影响十分情绪化的 EP。有时候，所有的人格部分需要某一特定技能，例如情感调节。就算一个部分只有一种技巧，治疗师也应该尽量鼓励这个部分与人格其他部分分享这种技能，而不是依靠治疗师的教导。人格各个解离部分尤其一定要学会彼此多些相互聆听和多些相互理解。它们也要学会彼此之间相互合作和协商，并分享技能。在行动倾向架构中，不仅象征期的行动倾向是重要的，而且那些前象征期的行动倾向也是重要的，例如学习分享彼此的身体感觉，感受彼此的情绪。换句话说，这些解离部分只需较少或等量的心理能量，便能更好地达到治疗目标和其他适切的目标。

很多技能主要是通过认知行为疗法来学懂的（J. G. Allen, 2001; Chu, 1998a; Janet, 1919/1925），治疗师应该在治疗初期评估并教导患者这些技能。这些技能常常能够初步改善患者的心理效能。首先要从认知层面学习技能，然后一步一步地在行为层面练习。在理想情况下，不同人格部分都要练习每一个步骤，直到掌握得不错。这样，简单的步骤就为复杂的、有难度的步骤奠定了基础（参见 Ellenberger, 1970; Janet, 1919/1925）。这些实用技能逐渐整合成为适切的生活方式，也是在心理治疗中发展出来高水平行为的一部分。随着新技能所带来的每一个成功经验，患者的心理能量和心理效能之间的平衡得到改善。也就是说，那时，他 / 她不必花费更多的心理能量，就能成功地达到治疗目标和其他合理的生活目标。

学习心理技能涉及一定程度的充分综合、个人历验和身处现在的体会，以及多个行动系统之间的协调。这些都是幸存者之前一直不能做到的。例如，社交技巧有助于启动社交能力以及其他日常生活的行动系统，而不是使用防御。这些技巧都涉及更高级别的复杂的行动倾向。社交技巧不仅在与别人相处方面有用，而且对于人格部分彼此的内在互动也是必不可少的。大多数技能要求患者有能力协调并控制在某一情境下运作的那个行动系统。因此，人格的各个部分必须学会彼此更多协商与合作。这包括每个部分有足够能力去综合（评估）某个刺激或情境的内容和情景，让当时的情境成为个人历验，并领会这些体验都是真实的，从而采取相应的行动。很多技能涉及行动系统的复杂整合，即人格每个部分更高级别行动倾向的复杂整合。例如，自信果敢技巧（assertiveness skills）包含高级别的防御策略与社交能力的组合。放松训练包含心理能量管理，例如，调整追求某个目标所投入的心理能量程度；有时也需要用社交能力与别人保持适当的界限，同时不必启动例如过高警觉这样的防御行动倾向。发展健康的个人界限可以包含能量管理、照顾别人、社交能力、高级别的防御行动系统（例如防止反复受虐）和人格各个部分之间对界限达成的共识。亲子技巧包含启动照顾行动系统和其他日常生活行动系统，同时尽量减少启动EP。技能涉及不同级别的行动倾向。在学习高级别行动倾向之前，必须先学会较低级别和中等级别的行动倾向。例如，患者必须先学会等待，而非立即行动，然后才能够反思自己为何会做出不适切的行动。患者要先学会忍耐和调节在日常生活中出现的情绪，才能处理与创伤有关的情绪。心理受创的患者经常发觉很难身处当下这一刻。他们必须首先学会用意识去短暂地体会身处现在，之后才能较长时间体会到身处现在。在人际关系中，他们可能会对条件化刺激做出缺乏反思的反应，因此，他们一定要学懂：条件化刺激的出现并不一定表示他们会再次遭受心理创伤。只有这样，他们才能够学会人际关系技巧，培育安全的依附关系。

252

掌握一些技能会促使学习其他技能。例如，学习体谅解离部分，与它们沟通、合作及协商，常常会引致把情感调节技巧、时间管理技巧和人际关系技巧学得更好。我们在表12.1列举一些主要技能。因篇幅所限，在此不做进一步讨论。我们鼓励治疗师能够熟练地帮助患者学习这些技能。

表 12.1　技能

心理生理调节（处理过高反应和过低反应）

调节、忍耐和管理情感、冲动和其他心理活动的能力

调节自我意识或社交情绪，诸如自我憎恨、羞耻、内疚

调节其他情绪：狂怒、愤怒、渴望、悲伤、哀伤、孤独

忍耐烦躁

自我安抚和适当向别人寻求安慰和支援

容忍独处

放松技巧

压力管理技巧

能量管理（在工作、休息、娱乐之间做出平衡）

将经验象征化的能力

建立描述个人内心体验和人际关系体验的词汇

人际关系技巧

心智化（准确感知并理解自己和别人的动机和意图；发展高级别认知）

对自己和别人做出体谅、合作和协商行动的能力

自信果敢的技巧

社交技巧

设立和保持健康的个人界限

亲子技巧

准确感知现实的能力

区分现在不是过去和未来

区分内在体验（内省）和外在现实（外察）的分别

活在当下一刻的能力（身处现在的体会，正念）

时间管理技巧（取决于体会身处现在的能力）

组织技巧（有助于组织感知-动作循环）

保持注意力技能

在不同的行动倾向 / 行动系统之内和之间保持专注

调节意识场和意识水平的转换

活在当下一刻的能力（身处现在的体会，正念）

续表

解决问题的技巧
安排优先次序的能力（要求有意识地觉察优先次序并能整合不同的行动系统）
有能力考量不同行动所产生的短暂和长远成本效益（要求有核心性身处现在和广泛性身处现在）
有能力考量整个人的需要（意味着整合所有的行动系统）

把替代行动转化为有效行动

当幸存者需要在某种情况下做出一些行动，但又因为心理效能不足或者心理能量过少而不能做出有效行动时，他们就会做出替代行动，也就是较低级别的行动。某些人格解离部分在大部分时间里都倾向做出替代行动，例如停滞在防御或依附呼求的EP，而ANP则有多些不同的适切行动可供选择。我们区分两类替代行动：一类是缺乏具体目标的替代行动，另一类则是以不适切的方式实现目标的替代行动。

转移（diversions） 第一类替代行动包含最低级别的行动：当个人因为完全缺乏心理效能而无法善用现有的心理能量来达致有目标的行动时，他/她就会出现混乱的行为（详见本书第九章）。让内称之为dérivations，其法语的含义是指心理能量从适切行动的轨道他移别处（Janet, 1909a; 1919/1925）。最严重的转移形式是假性癫痫发作（pseudoseizures）[①]，仅见于少数幸存者（Bowman & Markand, 1996; Janet, 1928b; Kuyk, 1999）。比较常见的转移包括广泛的焦躁不安影响行为、情绪和认知（Janet, 1903, 1909b; 详见本书第九章）。严重的焦躁不安包括尖叫、猛烈地晃动身体、扔东西，或猛撞头部。不太严重的焦躁不安则包括抖动双腿、摇摆（身体）、颤抖、战栗、坐立不安、踱步、抽搐（参见Janet 1919/1925, 1928b）。这些替代行动在目前的学术文献中经常被描述为情感失调的表现（以失控的方式表现出

① 假性癫痫发作是“非自主突发行为模式，模拟癫痫发作的情况，特征是突然、短暂不能控制动作、感觉、自动化、认知、情绪和/或行为的功能，并受心理因素影响”（Kuyk, 1999, 第9页）。

来）。的确，混乱的行为有时是有目的的。例如，当患者做出这些行为时，（潜意识）是为了逃避所害怕的较高水平心理活动和行为活动。

治疗，就是逐渐把患者从很低级别的行动倾向转向更高级别的行动倾向。治疗师首先要能够以温柔但坚决的态度让上述的转移行动停下来，并使用简单的话语和温和的目光与患者建立接触。如果合宜的话，审慎的身体接触也会帮助患者改善身处现在的能力（Hunter, & Struve, 1998）。这些做法启动前象征期的个人社交行动倾向，能够帮助患者更充分地调节他/她的行动倾向（Nijenhuis, & Den Boer, 2009; Porges, 2001; Schore, 2003b）。尽管这些也是较低级别的行动倾向，但它们仍然比原始反射行为或者前象征期的调节行动倾向的级别更高。这是因为社交接触涉及可能出现的人际情绪调节。就像母亲通过目光接触、慈爱的抚摸和安心的话语来安抚受惊吓的孩子一样，治疗师也可以通过修复他们之间的相互关系，去帮助患者克服他/她的惊恐、困扰或其他转移，也可能需要帮助患者逐步提升他们行动倾向的级别。治疗师还要帮助患者再次留意周遭环境，即进行情景评估，并留意一定程度的个人历验和身处现在的体会。他们可以运用一些技巧，重获身心调节（功能），而这一般都要通过社交的参与达成（例如帮助呼吸过于急速的患者调整呼吸）。简而言之，如果治疗师已经或将要失去与患者的连系，就要尽快修复彼此的连系。这个目的同时也培养前象征期的行动倾向。因此，如果可能，需要立即重新启动前象征期的个人社交行动倾向。于是，患者与治疗师可以逐渐参与到更高级别的行动倾向，包括通过有系统的探索和反思，去了解是什么促成了转移，以及是否人格某一部分被激发出来。最后，治疗师可以帮助患者发展更高水平身处现在的体会。为了实现这个目标，治疗师要激发幸存者对近期和遥远未来的情况做出更现实的预测，审慎评价过去的行动和处境，并相应调整他/她的行动。

目标为本的替代行动 第二类替代行动是指有特定的目标，但这些目标在此时此刻是不适切的，或者用于实现目标的行动并不理想。对于治疗师和患者来说，首先要做的就是理解行为的目标或功能，以及目标本身是否是适切的。例如，米莉想要惩罚自己，表面看来这似乎是不适切的目标。但实际上，她相信，如果她（在身体和情绪上）惩罚自己，她就能够纠正她的过失（如果的确有过失，这个目标是适切的）。因此，这要求治疗师和患者去探讨各种有关解离部分评价自己或其他部分对与错的信念（通常是前反思期的信念），即什么是帮助一个人改正自己“过失”的最有效方法，以及对人格所有部分的同理心可以怎样变成适切、有效的心理活动。当然，用这类逻辑并不能迅速减轻自我惩罚。不过，它是一个转折点，用于挑战前反思期的信念和习惯行为，它们存在于人格的某些部分，并且指向其他部分。这也是治疗师带着同理心去理解患者自我伤害背后的需要的一个途径。

人格的不同部分也会做出一些不符合当下情境的行动系统所带出的行动。例如当朋友之间开玩笑被认为是情绪攻击时，人格的某一部分就会自动变得僵呆（是防御行动系统中的一个子系统）。这样的行动（反应）替代了更复杂和更整合的社交活动。

256

克服恐惧 与创伤有关的恐惧是幸存者最普遍的替代行动。它们是改善心理效能的主要障碍：治疗师不要低估患者带着这些恐惧所消耗的能量。克服这些恐惧，涉及帮助患者把这些替代行动转化成适切行动。患者常常深信，他们无法做出克服恐惧的行动，特别是心理活动，他们甚至害怕接近恐惧的刺激物。因此，治疗师帮助患者充分改善心理效能，就要以循序渐进的方式接触创伤刺激物。每一个战胜恐惧的成功经验都能改善心理效能。

克服对内在世界和外在环境的恐惧（例如蜘蛛或是恐高），在治疗方法上没有什么不同。首先都要探索并理解患者恐惧的表现，包括身体感觉和情绪感受、某些念头或幻想，以及回想起的记忆，这些都是回避和逃避的手段。治疗师应以同理心接触（患者）对某些心理内容的抗拒，或是另一说法：对于产生这些心理内容的心理活动的抗拒。奈普对此有很好的描述：

> 治疗师要通过提问，引导求助者不是关注焦躁不安的情感，而是关注那些与回避相关的正面情感（一般是缓解或遏制）。具体而言，（治疗师）可以问求助者，“不回忆那个记忆的好处是什么？”（Knipe, 2007, 第 194 页）

这些治疗方法与心理教育、生活技能训练及体验式练习的方法组合，至少能够缓解一些与心理活动有关的恐惧。患者以循序渐进的方式接触条件化刺激（例如，感受和身体感觉等），并且必定要做出综合和觉知的心理活动（例如，明白“我的胃有这种感觉并不意味着我处于危险之中”），同时避免不适切的反应，例如惊恐。必须首先提升幸存者的心理效能水平（有时加上心理能量水平），以便增加他/她接触刺激物时有能力做出整合行动的机会，而不是采取回避和其他替代行动。在接触刺激物期间，患者成功整合行动能够改善他们的心理效能。幸存者一定要整合如下事实：在当下情境中，条件化刺激并不表示或预示会出现他们恐惧的结果（即非条件化刺激）。例如，如果患者相信“生气的面孔就是身体虐待的先兆”，这就是浪费精力，因为在绝大多数情况下并非如此。

幸存者首先必须面对他们患有恐惧这一事实，才能开始面对他们害怕的对象或经验。有些幸存者初时没有醒觉到他们可能有条件化的回避反应，这些行动都是低级别的行动倾向。此外，由于经常操练，条件化的回避行为可以变得颇为自动化。这些自动化的行动会变成简单的反射动作，也是最低级别的行动倾向，几乎不需要心理能量和心理效能。

第二步是评估由创伤引致的恐惧，并按照其严重程度排序。例如，如果患者只有在突然改变话题、完全抽离或者人格部分转换的情况下，才能谈论愤怒或羞耻，那么，对于与创伤有关的心理活动的恐惧可能很严重，必须慢慢处理（这恐惧与产生某些感受的心理活动有关）。治疗师经常高估患者的能力，以为他们能成功做出整合的心理活动，去感受情绪、理解情绪，并完成处理情绪。

第三步是帮助患者（即所有的解离部分）尽可能用语言表达当她/他要面对与恐惧相关的事物或经验时，他/她害怕什么。这种用语言表达的叙事描述就是用语言把经验变成象征性的表达，而不是经验本身。叙事可以使患者逐渐扎实地觉知到自己所害怕的事物或经验，也使他/她明白可以如何安全地接触它。渐渐地，患者便会发展出足够的心理效能，有能力去诉说他/她害怕将会发生什么。与只是用非言语表达恐惧相比，用语言表达恐惧是一种更高级别的行动倾向。当患者每一次体验到惊恐和恐怖的感觉并不危险时，他/她的心理效能就会提升一些，因为他/她已经学会不必借助替代行动来体验情绪的技巧。整合情绪感受是接纳与承诺疗法的主要目标（Acceptance and Commitment Therapy, ACT）（Hayes, Luoma, Bond, Masuda, & Lillis, 2006）。ACT是行为治疗的一个新趋势，其重点是让患者接触心理活动

（在这种情况下是情绪），并且防止心理逃避（替代行动）。这些原则就是本书介绍的行动心理学的重点。

克服各种恐惧的步骤可以贯穿于整个治疗过程，每个治疗阶段都可以视为克服某些特定恐惧的阶段。在第一治疗阶段（减轻症状和稳定），主要是克服对接触人的恐惧（例如依附）和对失去接触人的恐惧（例如失去对治疗师的依附）、对人格解离部分的恐惧，以及对其他创伤引致的心理活动的恐惧。逐渐消除这些恐惧，可以在一定程度上改善患者的心理效能（并增加他 / 她的心理能量），以至于他 / 她能在第二治疗阶段（治疗创伤记忆）开始克服对加害者不安全依附的恐惧和对创伤记忆的恐惧。第三治疗阶段（人格整合和修复）主要是克服对正常生活、健康的冒险行为和改变的恐惧，以及对亲密关系的恐惧。我们将在后面几章里更详细地讨论这些与创伤有关的恐惧和治疗。

258 完成适切的行动

基本的治疗原则是，让幸存者学会成功完成微小和重大的适切行动。完成一个适切的行动一般会产生正面的回报，包括个人的、社交的，有时是物质的回报，从而增加收入。它既带来社会赞许，产生个人掌控能力和自豪感，又经常符合行动倾向的目标，更概括地说，是符合行动系统的目标。这些效果能改善心理效能。例如，成功地整合一个创伤记忆能够让患者学到他 / 她所需要的技能，并能培育或增强患者具有反思的信念，就是相信自己有能力整合其他的创伤记忆，即使是更痛苦的创伤记忆。正如让内曾指出："已完成的行为可以增强个人的心理张力（心理效能），而未完成、未实现的行为则会降低它"（援引自 Ellenberger, 1970, 第 383 页）。完成一些适切的行动还能停止把心理能量投资到某一特定的行动倾向，因而消除了心理"债务"。

幸存者不仅要学会恒常地完成日常生活中单调的工作和责任，而且还必须学会进行并完成有难度的行动。他们必须有能力向伴侣提出并完结痛苦的话题，而不会抽离或分心。他们必须能够完结某一想法，能够容忍并处理矛盾的感受，并有能力专注地工作。停滞在防御行动的解离部分必须学会克服诸如僵住不动或反抗等条件化行为，学会反思并能够有意识地思量当前发生什么事，觉察当前的境况，以及其他可能有的选择。这还包括学会制止想去立即行动的冲动，学习投入到社交接触，并学会把个人的经验象征化——最初是用非言语的方式表达，然后用更高水平（即更抽象）的语言方式表达，而不是重演创伤经验。

患者必须能够成功地执行不同阶段的行动——既包含心理活动倾向，又包含行为活动倾向：酝酿、规划、启动、执行和完成。许多行动是复杂的，当中也包括不同的行动，患者必须能够启动、执行和完成这些不同的行动，例如，与别人合作顺利，包含多种不同的心理活动和行为活动，包括合作、反思、心智化、分析问题，以及整合社交技巧和工作技能。要完成这些行动很大程度上取决于有能力做出个人历验和身处现在的体会。从行为上来看，犹豫不决、心不在焉、不感兴趣或抽离行为等，或许能完成行动中的动作成分，但却不会出现完成行动的主观感受，甚至可能会降低心理效能（Janet, 1903）。举个例子，若受到性侵犯的患者不接受自己的身体是属于自己的，或受到性侵犯（经历）是自己的经历时，他们会觉得自己"污秽"而出现强迫性清洗自己身体的行为，但这样做仍不会令他们感到释放。若要将行动变成主观上感到是高质素的行动，就必须要有强大的动力和力量去完成这个行动，并且接受这是他们的个人经验。

259

完成行动，清偿债务 患者在治疗初期常常并不具有足够的心理效能去完成未曾完结的行动。但是，随着他们逐渐改善自己的心理效能，他们便能完成这些未完成之事。治疗师必须以循序渐进的方式处理以下三大类未完结的行动（用让内的话说即是"债务"），从最简单的开始，到最复杂的：（1）当前日常生活中的债务；（2）过去遗留但不一定与创伤有关的债务；（3）与创伤有关的债务。首要目标是透过完成行动来解决一些与日常生活基本任务有关的债务。我们越能帮助患者顺利完成日常生活中的任务，设定现实的计划去完成工作，并更有效率地整合行动系统，他们就会有更多的（以前未曾有过的）心理能量去完成复杂的情绪任务，而且他们的心理效能就更自动地得到改善。成功地完成这些任务还包括时间管理和组织技巧，以及如何设定优先次序和目标。治疗师还必须帮助患者学会处理与日常生活相关的心理活动，例如感受、念头和愿望。

第二个治疗目标是，做出一些行动去解决过去未曾完成的情绪和人际关系行动。过去未能完成的事情可能包括：以前未完成或未能成功过渡的生命周期转折，以及过去未曾解决的人际关系。

第三个也是难度最大的治疗目标是，为了抚平创伤记忆而需要完成的行动。创伤记忆是一种特殊的、代价极高的未完成行动："这些患者……一直延续着（创伤）发生时就出现的行动或是企图做出的行动。他们在这些无休止的重复（行动）中把自己弄得精疲力竭"（Janet, 1919/1925, 第 663 页）。抚平创伤记忆可以是一项长期、艰巨的任务，需要很多细小、重复的步骤。它包含执行复杂的整合行动，即是综合和觉知，包括个人历验和身处现在的体会。

培育觉知

未完成重大行动表明，幸存者的核心困难是缺乏觉知，不仅是对他们过去的创伤缺乏觉知，还包括对他们的许多生活范畴缺乏觉知。因此，一贯的治疗原则是，促进所有人格部分之间顺利启动、执行和完成综合行动和觉知行动。这样，幸存者整个人就学会了尽可能以适切的方式理解现实，并通过完成重要的心理活动和行为活动去达至这个目标。在理想情况下，每个治疗目的都是提升患者的心智水平和觉知能力。治疗师要帮助患者在当下一刻和不同时间都能够体会到身处现在，更能专注，更能设定现实的目标，并且为他 / 她的行为承担责任——所有这些都是个人历验和身处现在的组成部分。就这样，治疗师培育并支持患者觉知到：他 / 她是一个能够行动并承担责任的人。

治疗师要以逐步递进的治疗方法，去鼓励幸存者逐渐从低级别的行动倾向转向高级别的行动倾向。正如（本书）第九章所述，不同级别的行动倾向都有各自的个人历验和身处现在的程度。由于患者仍在努力迈向完全觉知，治疗师常常要多些去留意患者的能力，以及他 / 她当前的情况。治疗师根据自身较高水平的觉知能力，一般更能决定患者在每一次治疗中能够采取的步骤。例如，治疗师可以经常提醒患者，尽管人格的某个部分不记得另一个部分的所为，但这两个部分仍属于同一个人："尽管在你看来，它好像不是你的一部分，但实际上它是。我们是否可以想办法更好地去了解你自己的那个部分？”治疗师可以开始用“如果……那么”的提问方式，鼓励患者反思更多，并有意识地试验：“如果你记得的话，那么，你想象一下会发什么？如果你真的向我表达你的愤怒，那么，你会想象我怎样反应？”这样提问可以打开一扇门，让患者去测试灾难性后果是否会真的出现。当幸存者觉知到，他/她的恐惧阻止了自己做出适切的行动时，这已经向整合迈出一大步。

本章小结

本章集中讨论一般治疗原则，用以促进幸存者和人格所有部分做出适切的整合行动。每个原则都是为了支持心理活动和行为活动逐步从低级别转向高级别。最首要的原则是，建立治疗关系和一个稳定但灵活的治疗框架，用以减少诱发治疗师和患者双方的防御，并尽量促进双方彼此都采取更高级别的适切行动。一旦建立起清楚的治疗框架，治疗师和患者的主要任务就要集中于建立患者的心智水平。也就是说，建立充分、均衡的心理能量和心理效能。这是靠遵循心理经济原则来实现的：增加心理能量，减少心理能量不必要的消耗，并且清偿心理“债务”（即未曾完成的行动）。获得足够的心理能量会帮助患者建立更高水平、更持久的心理效能，并做出更复杂的适切行动。提升心理效能也会减少浪费心理能量，甚至可以增加心理能量。最后，治疗师可以鼓励患者做出并完成重大的适切行动，包括觉知，作为日常生活的必然经历。这包括高水平的个人历验及身处现在的体会，以及人格所有部分都有能力评估：他们对于内在现实和外在现实的认知，有多大程度符合人格其他解离部分及其他心理健康的人对于现实的认知。 261

263 # 第十三章　第一治疗阶段及其他：克服依附治疗师及失去依附治疗师的恐惧

> 接触本身就是惧怕的元素，因为它带出无法实现的诺言——慈爱、安全感和安慰，并让（患者）想起突然离开婴孩期的那一刻。
>
> ——劳伦斯·赫奇斯（Lawrence E. Hedges, 1997, 第 114 页）

在治疗长期心理受创者时，会出现一些最首要、也是最艰难的议题，即幸存者在社交和依附方面出现痛苦和难解的困难。因此，许多幸存者在最初几次面谈时，即使尚未建立依附关系，也会害怕并回避与治疗师最基本的接触。他们害怕与治疗师接触的经验，部分原因是因为他们心怀疑虑：单是与治疗师接触便会更加挑起他们那依然缠绕着他们的内在世界。这样的疑虑是对的。不过，在治疗初期，他们并没有认识到，以循序渐进的治疗去接触自己的内在世界，最终能够消除缠绕在心的余悸。这种首先出现恐惧与治疗师的接触，是治疗中需要克服的第一个障碍，也预示着将来在治疗中处理依附和心理内容时会出现痛苦挣扎。许多患者一直维持低心智水平，从而增加了他们做出不适切替代行动的可能性，从而干扰了日常生活和心理治疗中与人建立真实接触和安全依附。这些行动最有害的地方是对依附和失去依附的恐惧：害怕与人亲近，也害怕失去对方，或者害怕被人吞没并失去所有的自主性和控制力；在强烈需要支持、接纳和肯定的情况下，也会害怕被嘲弄、被拒绝或264 被离弃。依附，还会诱发与创伤有关的刺激，例如感受、未曾实现的愿望和未曾满足的需要，以及记忆，这些都是幸存者一直努力回避的。幸存者很难持续付出这些恐惧或其他与创伤有关的恐惧所带来的代价（参见本书第十章），导致他们持续停留在低心智水平，无法在日常生活中适切运作。

对依附的恐惧会在治疗关系中强烈地呈现出来。它们是移情现象的核心，包括重演过去的依附模式。要想治疗成功，就有必要消除对依附的恐惧。整个治疗过程都会出现这些恐惧。实际上，每一次面谈都会出现。一般来说，消除对依附的恐惧是一个缓慢且艰辛的过程。这些对依附的恐惧和消除恐惧的方法都会直接或间接影响着每一个互动和每一次治疗。

依附在治疗中的角色

安全依附支持我们去整合人格，使我们能以最大的潜能，发挥适切的功能：它促使我们“变得更能区分各种功能，并能一致、灵活地运作”（Slade, 1999, 第 584 页）。换句话说，安全依附能提升我们的心智水平，支持我们以最高级别的行动倾向发挥功能。安全依附能抑制启动不适当的防御，并支持那些日常生活的行动系统得到充分的发展（参见本书第三章；Liotti, 1999b; Nijenhuis, & Den Boer, 2007）。然而，即使在最佳的人际关系环境中，依附也并非没有受到伤害和面对失去的风险。那些有安全依附的幸运儿可以适切地面对人际关系所带来的痛苦和失去，因为他 / 她懂得健康的人际关系具有天然的变化规律：调和共鸣（attunement）、破坏（disruption）和修复（repair）。（心理）健康的人能够综合安全的依附关系，使之逐渐变成永久、内化的心理表象（也被认为是内在运作模式或客体关系）。无论所依附的人物是否真正出现，这些心理表象都能够用来给人支持。

但是，长期心理受创者一直都缺乏安全依附，这也常常是创伤的重要一环。幸存者对依附对象和自我仍然维持着未能整合、有害的内在运作模式。这些模式至少是某些人格解离部分的基础（例如，Blizard, 2001, 2003; Howell, 2005; Liotti, 1995; 本书第三章）。这些充满敌意的心智模式使人难有能力提供内在的安抚、支持和肯定，也不能提供足够的心智水平。因此，幸存者或某些解离部分常常在依附范畴内的中间及低级别行动倾向中运作，这也会影响它们在其他范畴的运作。它们或许不能充分综合和明白治疗师当前给予的关系提示，从而将之误读为危险信号；即使他们极度依赖治疗师，他们的防御也被挑起。他们不能做出心智化的行动，并且坚信自己感知到治疗师有意伤害或忽视自己。于是，他们不能准确地预测健康的人际关系是怎样的。

根据学习理论，他们在意识层面和潜意识层面都有不适切的前反思期的“如果……那么”信念：“如果她真正了解我，那么她就会看不起我”，“如果我亲近（别人），那么我就会被控制”。从经典条件反射的立场来看，许多患者仍然不能把现实中的人际关系转化成内心感受到安全的象征（Cassidy, 1999）。（现实中的人际关系）反而示意或提醒他们想起身体的痛楚或情绪的痛苦。条件化的负面评价包含羞耻和恐惧，阻碍患者在治疗初期与治疗师建立正面连结：“我天生就令人讨厌和软弱，而这个治疗师天生就是没用的，或是危险的。”

幸存者很难对治疗情况做出充分的评估，反而诱发了人类所能有的最强烈的负面感受：羞耻、内疚、恼怒、嫉妒、复仇、离弃、惊恐、恐惧、渴望尚未获得的爱与关怀，以及哀伤。另外，也可能激发其他较正面的感受，例如强烈的爱、性感受、温柔、兴奋，或喜悦。患者有可能回避这些感受，并且有些情绪可能作为逃避更痛苦情感的策略。

对依附的恐惧以及对失去依附的恐惧，是一个硬币的两面，都是基于害怕依附在一定程度上是痛苦的。但是，这两种恐惧会诱发不同的行动系统，因而常常挑起人格的不同部分。在对依附的恐惧中，人格部分一般集中用防御来摒除和回避依附及其相关的心理内容：“你是因为收了钱才喜欢我的，所以，这不算数”，“当我和你在一起时，我没感觉。”在对失去依附的恐惧中，人格部分停滞在依附呼求或反抗防御中，用以避免失去依附及其相关的心理内容：“请不要离开我；没有你，我无法活下去”，“如果你离开我，我会让你后悔。”这些相互矛盾的恐惧是紊乱依附的重要成分（参见本书第三章；Liotti, 1999a, 1999b; Main, & Solomon, 1986）。

然而，尽管有这些强烈的恐惧，但治疗关系仍是所有治疗模式的基础。对于幸存者来说，消除其他恐惧和困难常常取决于治疗关系的质素。与幸存者建立安全的治疗关系，是治疗成功的重要条件（Alexander, & Anderson, 1994; Kinsler, 1992; Laub, & Auerhahn, 1989; Olio, & Cornell, 1993; Steele, & Van der Hart, 2004; Steele et al., 2001）。然而，尽管安全的治疗关系必不可少，但在治疗初期一般是不可能达到的（例如 Kluft, 1993a）。相反地，建立安全的治疗关系是循序渐进的工作，其本身就是治疗重点。

在治疗中产生改变，源自关系互动。治疗的一个主要目标是，让治疗师和患者找到并保持关系远近的理想平衡，因为这将促使双方在更高和更稳的心智水平266上运作。这个平衡是动态的，面对不同的患者（和治疗师）、不同的治疗阶段，并在患者人格不同部分和治疗师之间，都需要做出微调。治疗师有时需要坚持比较客观的立场，有时则需要保持亲切的态度（Janet, 1919/1925; Steele, & Van der Hart, 2004b）。

不同治疗阶段中的依附恐惧

对于那些经历过长期关系创伤的幸存者来说，克服对依附的恐惧和对失去依附的恐惧是艰巨的。因此，依附问题在三个治疗阶段中均会显现出来。在第一治疗阶段（即减轻症状和稳定）之初，患者或所呈现的解离部分一般会表现出不同程度的回避。治疗师尝试与其连系，可能会被患者断然拒绝，并且诱发严重的趋避矛盾，而治疗师初时可能没有察觉到这些。有些人格部分会较其他部分放心地透露较多资料，同时也较容易去尝试透过在早期治疗中的“试探”行为，去测试治疗师的可信程度和意图，而不是直接讨论这个议题。

随着治疗关系的发展，害怕依附与需要依附之间的冲突会变得更加强烈。在治疗的第一阶段，治疗师必须警觉患者内心和人格不同部分之间存在这种两难的示意。治疗师必须根据患者的心理效能和人格各个部分的心理效能，特别是那些在治疗时最活跃的人格部分的心理效能，来引导治疗关系。

在第二治疗阶段，即治疗创伤记忆，患者已经获得足够的心智水平，可以有意识地综合并觉知创伤记忆。首先，患者可能在完全觉知之前重演创伤关系，而且会在与治疗师的关系中演绎出来。人格的不同部分都有自己固有的感知-动作循环，它们通过这些循环重复着那些从未整合的过往经验而形成的僵化依附模式。因此，患者会不时给治疗师安上不同的角色：疏忽照顾的父母、残酷的侵犯者、理想化的拯救者，以及引诱者（Courtois, 1999; J. M. Davies, & Frawley, 1994）。其次，患者前反思期的信念，例如认为自己是败坏的、羞耻的或肮脏的，都与受虐待和疏忽照顾有关，可能会强化患者的恐惧，认为治疗师会拒绝、批评或离弃他/她。最后，如果患者一直恐惧某些心理活动和创伤记忆，人格的某些部分会极度渴求并粘着治疗师，希望对方把自己从那些承受不了的情感和冲突中拯救出来。第二治疗阶段的很多工作都以消除与创伤记忆有关的依附恐惧为目标。

267

在第三治疗阶段，即**人格整合及康复**，依附问题会继续存在，但不太强烈。这时，患者与治疗师建立了一定程度的安全依附关系，支持他/她在日常生活中，在与别人的亲密关系中，做出更多的探索和（健康的）冒险行为。当要结束治疗时，患者可能会再次害怕被离弃。因此，治疗师一定要探讨并处理这个恐惧。

初次接触治疗师的恐惧

早在与治疗师建立依附关系前，患者最初要与治疗师接触已能诱发困惑的感觉和情感、不同的解离部分以及创伤记忆。换句话说，初次接触治疗师不仅会激起对依附的恐惧，而且还会挑起对以下内容的恐惧：由创伤引致的心理活动、人格解离部分、创伤记忆以及改变。实际上，投入各种人际关系，意味着幸存者要面对自己经常恐惧的情绪和身体感觉等心理活动。尽管幸存者是为具体问题前来求助，但他们有时会感到或听到内心的提醒或威胁，叫他们不要与治疗师说话或建立关系。羞耻、内疚、恐惧或无法用语言表达自己的经验，也阻碍他们与治疗师建立关系。他们或许害怕他们认为是脆弱的功能会崩溃（Parson, 1998）。他们或许还对于治疗包含什么，特别是创伤治疗包含什么有不准确的看法。

治疗师应该尝试主动去缓解这些没有说出来的恐惧，即表示很多人都会觉得在刚开始时很难谈论自己；欢迎患者以他/她自己的节奏分享；治疗不应该是难以承受的；治疗是双方合作而得到的结果。治疗师应该为患者提供足够的发问机会。在治疗中，要尽量多鼓励患者觉察当下一刻，并尽量有意识地综合和觉知他/她在面谈中的当下此刻的经验。这包括觉察到依附问题和冲突。治疗师可以用语言和非语言的方式表达：他/她会确保界限清楚并对此给予说明；他/她会对患者在人际关系中的恐惧以及其他恐惧和困难有同理共鸣；他/她理解（建立）信任是一个长期的过程，因此，他/她不会期望在治疗初期就能建立信任。在治疗之初就讨论解离部分常常过于吓人；不过，如果治疗师说出类似以下这段话，就已经可以开始处理过度分离和激活的各行动系统：

> 你整个人对于接受心理治疗并分享有关自己的事情，会有一些颇为复杂的感受。我们自己的一个部分想要分享，以便得到帮助，不那么孤独。同时，另一个部分却宁愿不说。这是很常见的。我有信心，我们会找到一些方法来配合你的节奏，聆听和尊重你，并且开始理解你各方面的情况。任何时候你感到心里有争战，你都可以用你自己的方式、以自己的节奏与我分享，这样做会很有帮助。让我们能找到办法去理解并消除你的内心矛盾。

268

治疗师的目标是，在患者能够综合和觉知的水平内，尽量启动患者的依附系统，而不是防御系统。治疗师要调整情感和语言，以适中的方式真实反映患者的情况。治疗师根据自己的判断和患者的言语及非言语的回应，有系统地进行依附治疗，小心留意节奏，并按照逐层递进的步骤进行。这并不表示治疗师要对患者妥协让步，而是要对患者做出同理共鸣，并保持耐性，明白具有治疗功效的改变需要花费时间。

举例来说，治疗师初时参与患者提出的话题及其使用的语言。治疗师不会立即试图改变患者的行动，而是试图找出那些引人注目的替代行动，并试图理解这些替代行动，从而使双方共同理解患者的感受，以及他/她能实现什么，和他/她想要实现什么。透过如此小心调整步伐，治疗关系便开始建立起来。患者会开始信任治疗师，并愿意接受治疗师建议的新行动。因此，治疗师不要提出急速的改变，正确的守则是：不要要求患者做出超出他/她的能力和胆量的新尝试。

例如，一位极端紧张的DID的患者在最初三次面谈中，什么都不敢说。当她紧张地环顾四周，呆望某处，或蜷缩成一团时，治疗师可以只用这样的方式说话：“我看见你总是四处张望……如果我没有猜错的话，你没有感到安全。没关系，只要你需要，就尽量四处看看吧。你会看到，这个房间有白色的墙，外面正是春天时节，我坐在这里，并且会一直坐在这里。你还可以弯着身子……你感到需要怎样做，就怎样做吧。在这里，你不需要做违背你的感觉的事。如果你无法说话，就不需要说话。我会陪着你，静静地等你。"治疗师不断留意患者的非言语行为，尝试说出他/她认为能保持患者注意力的话。患者的一位女精神科医生告诉过治疗师，这位患者曾经遭受过身体虐待、性侵犯、情绪虐待和疏忽照顾。治疗师假定，她害怕治疗师也会对她做那样的事。这就是治疗师为何要强调：他会一直坐在他的椅子上。这个方法使得患者在第三次面谈即将结束时说了几句话。之后，她渐渐地提高了说话能力，也提高了与治疗师交谈的意愿。

依附与治疗师

治疗师在与患者每次接触中，必须经常关注依附问题，包括无论看似多么无关紧要的互动。为了帮助患者克服对依附的恐惧以及对失去依附的恐惧，治疗师必须认识到，不同解离部分在维持这些恐惧中所扮演的角色，并且努力使他们减少用替代行动和防御行动来回避正常人际交往中的依附或离弃的需要。治疗师必须保持高心智水平，用高级别的行动倾向面对患者的反应，因为依附和失去依附能够产生最强烈的情绪，不仅患者如此，治疗师也如此。没有什么比患者的依附问题更能挑战治疗师的心智水平，并且会拉扯他/她做出没有治疗功效的替代行动。正是患者对依附和离弃的恐惧，正是患者强烈的需要和渴望，常常诱使治疗师过分关心或防御，导致产生两种不同的反向移情：纠缠（enmeshment）或疏远（distancing）（Steele et al., 2001; J. P. Wilson, & Lindy, 1994; J. P. Wilson, & Thomas, 2004）。

治疗师必须充分意识到：患者经常重演创伤的依附模式，不仅对治疗师和其他重要人物是这样，而且更重要的是，各解离部分之间也是如此，每个部分都帮着维持重演创伤的依附模式，而不是去帮助解决这个问题（参见 Blizard, 2001, 2003）。除非治疗师帮助患者面对并解决各解离部分之间这些不适切的关系，否则，患者便不能消除对依附和失去依附的恐惧。

269 如果治疗师因回应患者狂轰滥炸般的需要、要求和不适切的行动而令自己的心智水平下降，他 / 她就不能理解（患者情况）的象征含义，因而就不能醒觉到，患者的依附行为其实是需要在治疗中处理的创伤重演和防御行动。另外，患者可能会把自己拒绝承认的感受和经验投射在治疗师身上，治疗师应该体会这些投射，但不要对它们做出反应。然而，如果治疗师的心智水平低，他 / 她可能会承受不了这些强烈的情感（例如，内疚、爱、怜惜、恼怒、羞耻），并且会对这些感受做出反应，而不是按照患者的真实需要而行动。患者真正需要的是一个稳定、始终如一的依附对象，让他 / 她能够预测到这个人能帮助他 / 她整合自己相互冲突的人格部分。于是在上述情况下，治疗师会透过替代行动去逃避或处理自己的强烈感受，而不是把注意力集中在患者的真实需要，却集中在患者以为的需要。

治疗师或许会通过投射认同、真实沮丧，或未曾解决的个人问题而做出防御行动，即变得愤怒和羞耻，抨击患者，或与患者拉开距离；冷漠地解释患者的“病态”；变得消极反抗；或者直截了当地攻击。一个被内疚驱使或过于伤痛的治疗师（不能忍受患者的痛苦），可能会关心过度并破坏治疗界限。治疗师要有能力避免不必要的创伤重演，并当创伤重演时，能觉知到它的出现，这是支持着患者持续建立觉知和创造象征性叙述的能力，而不是持续在人际关系中做出替代行动。

依附治疗师的恐惧与失去依附治疗师的恐惧

在大部分个案中，无论诊断分类如何，患者在日常生活中运作的人格部分（ANP），就是幸存者最初与治疗师直接接触的人格部分。有些幸存者的 ANP 会回避依附，有些则不会。不过，无论 ANP 的依附模式如何，人格的其他部分会把治疗师作为潜在照顾者，并努力避免失去依附，而人格的防御部分则会害怕并回避治疗师。于是，幸存者以趋避矛盾的方式开始建立治疗关系是非常常见的。至关重要的是，治疗师要探寻如何保持适切的关系远近程度。这样，患者就能在他 / 她所能容忍的范围内（即当前的心智水平）承载自己的趋避矛盾。因此，治疗师应该时常牢记，在治疗中要保持平衡，不要刻意强烈挑起患者对依附或失去依附的恐惧。

初期的治疗主要是针对幸存者的日常生活功能（即 ANP）。培养技能的方法首 270

先是心理教育，包括治疗关系、依附、依赖和自主等内容（参见本书第十二章）。在治疗初期，透过 ANP 来与 EP 交谈，是有帮助的。一个常见的错误是，假定了 ANP 在治疗中的经验就是患者的全部经验。因此，治疗师的措辞表达应该让人格的所有部分都感到被听见、被理解。

同理共鸣对于防止并消除治疗僵局是重要的。它不仅是对创伤给幸存者造成的痛苦的必需回应，还是对被视为治疗师与患者之间的依附破坏的回应。无论患者是否误解了所发生的事实，治疗师都不要做出防御反应，而是要重视患者感到依附被破坏的经验。修复治疗关系在于能够对患者的经验产生共鸣，并将它和可能有关的历史源头联系起来，而不在于“要修理”事情或为所发生的事情辩解。治疗师只有在修复治疗关系之后，才能帮助患者纠正不准确的信念或看法。

治疗师始终如一和可预测的表现对于减轻对依附和失去依附的恐惧是重要的，并且也有助于支持患者持续提升心理效能。尽管治疗师不可能每时每刻出现，而且这样做也没益处，但我们极力建议要有可预计的出现（predictable availability）（Gunderson, 1996）。患者应该清楚了解面谈以外可接触的范围和限制，例如有危机时打电话给治疗师，以及治疗师不在时可用的危机支援。

克服依附恐惧

恐惧依附的幸存者或解离部分倾向于尽可能做出阻止或破坏关系的行动。他们抑制与依附相关的情感，以及依附受破坏引致的相关情感（Slade, 1999）。他们已经学会把依附与身体痛楚或情绪痛苦、严苛的拒绝或批评、未曾满足的需要，以及创伤记忆联系起来。他们可能会认为，依赖是令人反感的，是“幼稚”的。他们尤其会避开有依附需要的 EP，特别是那些感到自己有强烈需要的孩童部分或婴孩部分。尤其是那些模仿施虐者的 EP，会鄙视有强烈需要的孩童部分，并对它感到羞耻，也会在重演创伤依附模式中残酷地惩罚它。有些人格部分极力回避依附并停滞在其他行动系统中，以至于它们完全否认任何与人连系的感受和需要：“我只要工作，经营人际关系浪费宝贵时间。”表 13.1 列举一些克服对依附恐惧的基本治疗方法。

表 13.1　克服对依附恐惧的治疗方法

271

- 不要过分鼓励依附，但要保持可预计的出现（而不是每时每刻出现）。
- （治疗师）有必要保持一致和可预测的表现。因为恐惧依附的患者可能不会对治疗师迟到或不一致的表现做出负面反应。这可能使治疗师松懈，进一步维持患者对依附的恐惧。
- 温柔地与人格的不同部分谈论治疗关系。
- 识别并挑战对依附的前反思期的信念，例如，“每个人都是为了捞一把”，“亲近总是让人受伤”，“只有婴孩才会依赖”。
- 识别条件化的负面评价，患者因此害怕被拒绝或受批评，例如，“我不好，我没价值”，“我丢人”，“我是荡妇”。
- 初步与回避的人格部分在其行动系统范围内建立关系（例如，工作），并逐渐支持回避的部分觉察及接触那些较愿意接受依附的其他部分。
- 探索患者对与依附相关的情感感到困难的地方，包括爱、恨、羞耻等。
- 避免对恐惧被离弃的人格部分表示过分强烈的关怀体贴，因为这样做能诱发对恐惧依附的人格部分做出防御行动。
- 逐步帮助患者整个人去讨论对依附的恐惧，例如，拒绝、需要的感受等。
- 除非患者要求，否则，不要给予额外的接触或过渡期的客体对象。但要让他们知道，如果他们要求并对他们有帮助，这些都是可以的。
- 与患者谈论他们认为尽量减少依附的好处，然后逐步带出其中的困难，例如，孤单、缺乏支持。

下面这段节录是一位患者及其治疗师的对话，对依附的恐惧主导着对话内容，不过，对失去依附的恐惧也逐渐明显地表现出来。雷伊是一位患有复杂 PTSD 的患者，他很少打电话给治疗师，却在治疗之外打了一个合情合理的紧急电话。但是，治疗师无法在数小时内回电话。在后来的一次面谈中，雷伊不停地为打电话道歉，但同时也表现出愤怒。他觉得治疗师（不回他电话是）对他生气。治疗师鼓励雷伊分享他的感受，然后，帮助他进一步探索他的依附问题：

272

治疗师：所以，你感到受伤和愤怒，你认为我没有立即给你回电话是因为我对你生气。如果我给你留下那样的印象，我非常抱歉。我想与你谈谈这件

事。（同理共鸣和修复；通过保持在当下，促进身处现在的体会；避免辩解，而是支持启动依附系统和探索系统）

雷伊：是的，嗯，这不是什么大不了的事情（回避感受和依附）。只是我知道你不喜欢我打电话给你，所以，你一定是非常生气。（前反思期的信念；创伤重演；不能心智化；投射）

治疗师：是什么令你有这个想法？（逐渐接近前反思期的信念；试图理解不适切的感知—动作循环）

雷伊：嗯，你的声音好像生气啦。（由防御角度产生的综合）

治疗师：我留意到，当我回你电话时，我很累。我猜，是不是那样让我的声音听起来好像生气？（肯定患者真的留意到有些地方不同）我当时没有察觉到我有这样的感受，但是，我能够明白你怎么会听到我声音中令你不安的东西，并激起了你的痛苦经验。（同理共鸣）所以，你感到生气和受伤害，并想要退缩。（肯定完整的感知—动作循环，从而支持觉知；承认患者当下一刻的经验）

雷伊：是的。或许是这样。不过，我就是这样一个哭哭啼啼、调皮捣蛋的孩子，总是在嘀咕着发牢骚。（前反思期的信念和条件化的负面评价）每个人都讨厌我那个样子。（过度广泛化）我为我真的打了电话而感到羞耻。（羞耻感强化回避接触的需要，并抑制其他情感；显示惧怕某些心理活动，即得到关心和照顾的需要和愿望）

治疗师：那些都是很刻薄描述你的话。或许，我们可以看看这些信念背后是什么。（启动探索的行动系统，让患者参与到更高级别、更有反思性的行动；体会恐惧依附和恐惧失去依附之间的相互影响）。我想知道，你以前是否听过这些话？（鼓励对过去和现在经验的觉知和综合）

273

雷伊：是呀，我爸爸过去经常对我们所有人说那样的话，我有时在脑子里也会听到这些话，简直就像他在这里。（出现一定程度的觉知；暗示模仿加害者的人格部分可能在做出防御）

治疗师：看来你爸爸并不明白你当时的需要，那只是你在努力寻求帮助。

对于一个孩子来说，父母不能认识到他的合理需要，并且因为他有需要而惩罚他，这实在是一件痛苦得难以承受的事情。（同理共鸣，开始帮助患者心智化：明白父亲有他自己的限制，这并不是孩子的错；提供心理教育：有需要是正常的、是可接受的）

雷伊：是呀。我想这一定是很坏的事情。（语言表明：缺乏个人历验）

治疗师：或许你给我打电话的感受，就有一点像那时的感受。（鼓励更多的觉知，包括个人历验，把患者当下一刻的经验和过去的经历联系起来）

雷伊：就是这样！（哭泣）但是，我只听见心里在说：我是一个软弱爱哭的人！（启动了防御痛苦情感和防御与治疗师连系的解离部分）

治疗师：是啊，我可以想象得到，你心里的那个部分还没有完全理解，并且正在尝试保护你的安全，因为对你来说，有需要或像孩子一般哭泣，并不是安全的（提升身处现在的体会）。或许那个部分正在生气和抗拒，就像你认为我也是那样一样。我希望，这个部分现在正在聆听，因为你和我一定能够理解：对于我们所有人来说，在害怕或疼痛时找人帮助，是非常自然的。即使当年这对孩童的你来说是不安全的，但现在是安全的。（通过 [与 ANP]“交谈”，承认并接触解离部分；鼓励更多的反思；提示患者最终一定会觉知到投射；理解到：解离部分根据它们各自的行动系统（防御或依附）在不同级别的行动倾向及其各自不同的角度运作；提供心理教育，用以化解不适切的防御并启动依附系统；支持区分彼时和此时，即准确地描述当前的现实，并准确地评估情景；鼓励人格各部分之间互动，从而促使患者整个人做出更适切的综合和觉知）

雷伊：我仍然感到很惨，不过，很奇怪，感觉竟然好一点。你好像明白了（淡淡地笑）。（患者的心智水平提升了：他能够容忍自己的感受，活在当下，并与治疗师连系；治疗关系成功地得到修复）　274

治疗师：是啊，你真的受苦啦。能够分享并且理解这痛苦是有帮助的。你学会了太过害怕向别人求助，这是令人难过的事。不过，你现在正在冒险与我分享这个经验，你觉得怎么样？（继续强化身处现在的体会，并培育安全依附）

雷伊：不错啊。感觉很好，好像得到了你的理解。是吗？我觉得，我是明白了。（提升觉知，包括个人历验；心智水平已经提升）

克服失去依附的恐惧

恐惧被离弃的幸存者或解离部分，会试图尽量做出带来依附、带来依赖的行动。因为依附呼求涉及惊恐，因此，他们就会过于关注内心不安的状态，以竭力减轻痛苦，并且倾向进入过分纠缠和紧张的人际关系（Slade, 1999）。他们纠结于随时见到治疗师。对于不能见到治疗师，无论是已预先安排还是突然的原因，他们都会感到极度不安。他们习惯对治疗师的一举一动察言观色，经常误以为（治疗师的）行动是拒绝，或是批评，或是即将离弃的信号。换句话说，他们出现前反思期的预测：治疗师真的会离开自己，而加害者 EP 或保护者 EP 或许发出被离弃的内在危险提示，从而增强他们的绝望。他们甚至有时会持续试图从治疗师那里获得关心、支持及保证，并且可能做出许多替代行动，例如自我伤害、打紧急电话，或者要求更多接触。

只要解离部分持续重演创伤的依附模式，幸存者无论与治疗师有多少接触都是不够的。而尝试让依附呼求的人格部分平静下来，并向它们做出保证的治疗方法只有短暂的效果。当患者开始对失去依附出现强烈恐惧时，治疗师不仅要立即处理那些害怕拒绝和离弃的部分，还要处理那些习惯回避依附以及在内心企图干扰治疗关系的部分。因此，要支持患者培育适切的依靠，目标是要建立安全依附，而不是要治疗师每时每刻出现（Steele et al., 2001）。设定一些治疗的限制和界限是必要的，目的是阻止不适切的依赖；不适切的依赖是指过分关注有依附呼求的 EP，却以失去日常生活功能为代价（Steele et al., 2001）。患者必须学会不只依靠治疗师，还要学会更多地依靠自己那些运作良好的人格部分。因此，治疗师要大力鼓励 ANP 和适应良好的 EP 以体谅的态度去回应有强烈需要的 EP。这工作并不是只有治疗师去做，而是人格的所有部分都需要主动参与，帮助解决解离部分之间内在重演创伤关系的问题。

不适切的依赖需要会是难以承受的，从而诱发患者更加拼命地减轻不安，进而导致依赖、绝望和无助这一螺旋式循环。这种螺旋式循环导致患者做出低级别的行动倾向，即替代行动，例如自我伤害或严重破坏与治疗师或重要人物的关系界限。在这些案例中，治疗师越鼓励依赖，越容许替代行动继续下去，患者就会变得更加倒退地依赖。因此，治疗师必须要在以下两者之间找到平衡：一方面，需要接纳患者的依赖需要和渴求，并满足有助于建立安全依附所需的依靠；另一方面，需要帮助患者在他们与治疗师双方都能容忍的范围内（即在他们的心智水平范围之内）承载这些需要。治疗师要确保患者整个人随着治疗关系的进展，以细小和循序渐进的步伐面对情感，这是十分重要的。成功克服对失去依附的恐惧，关键是情感调节，因为羞耻、恼怒和惊吓等情绪常常推动着恐惧。治疗师常犯的错误是：在加深患者的依附同时，却没有提升他们的情感调节技巧。患者必须要稍微觉知到：治疗师不可能满足他 / 她所有的依附需要。表 13.2 列举一些基本的治疗方法，帮助患者在能够承受的范围内克服对失去依附的恐惧。

下面这段节录是关于克服对失去依附的恐惧的治疗片段。丽塔是一位患有身份解离障碍的求诊者，她与治疗师分享一些令她感到羞耻的事情后，挣扎于她会被离弃的恐惧中。

丽塔：（转成似孩童般的 EP）你会离开我吗？我知道，我太坏啦！（对患者来说，分享一些羞耻的经历，是一个被拒绝的条件化刺激，并以前反思期的信念表现出来。条件化刺激诱发被离弃的惊恐。换句话说，患者的感知—动作循环包括：预计说出羞耻的事情会导致被离弃）

治疗师：刚才你的那个部分发生什么事情吗？（在处理惊恐之前，治疗师帮助患者聚焦于转换，这是一种对惊恐的反应）

丽塔：我不知道。你想我走开，是因为我很坏吗？（哭泣，含糊地咕哝着，行为表现得幼小和无助。患者 [在潜意识中] 邀请治疗师照顾并安慰她。有时，某种形式的安慰和保证是必要的，不过，不应该用作回避逐渐面对并解决内心冲突的手段 [例如情绪需要]。倒退到“年幼”的语言表明，患者跌进较低级别的行动倾向；患者也邀请治疗师向她保证：她不坏，以回避觉知内在条件化的负面自我评价）

治疗师： 我想知道，那个部分现在是否可以与你在一起，并且也尽量与其他部分在一起？这样，你们全部都有此刻在这里的感觉，我们就能谈论这个非常重要的话题。你不想让我离开，但是，只要你有些部分没有真正出席（参与）这次会谈，你就会继续有一种感觉：我不是真的为了你而在这里（鼓励内在沟通及合作，这样会提升心智水平，和达致更高水平的个人历验和身处现在的体会；在帮助患者开始处理她害怕被离弃和败坏感之前，首先要集中处理其他部分的回避［行为］）

丽塔： 但是，你不是不喜欢我吗？（继续回避处理其他部分，并继续拉着治疗师向她下保证，从而让冲突外在化）

278

治疗师： 我喜欢你整个人的所有部分。所以，如果可以的话，你的所有部分都在这里是重要的，因为我担心或许是你自己不喜欢自己，还有你因为相信自己内里是坏的，你就以为我会离开你。是这样吗？（真诚地回应，但始终关注患者前反思期的自我评价）

丽塔： 是啊，肯定是这样。你会承诺不离开我吗？我发誓，我会好好表现！（再一次回避内心冲突，停滞在条件化的依附呼求和屈从行为）

治疗师： 你不想让我离开，这是完全可以理解的。而我并没有打算离开，你也不必为了留我在这里而讨好我。我们已经有一个双方都认可的合作协议。我的去留与我对你的感受无关。如果我们多些了解你害怕我离开是因为你不好的这个情况，你觉得可以吗？

丽塔： 是的。我们几乎相信我们是非常坏的，并且我们告诉了你一些太坏的事，所以你现在会因此憎恨我们。每个人都离开我（以偏概全）。他们嘲笑我的原因是因为我很坏。而我就是这样的人（显露出前反思期的信念；个人历验和身处现在的体会非常有限；羞耻感）。

治疗师： 那些都是痛苦的经验。你现在和我（相处）的经验是什么？（同理共鸣；鼓励身处现在的体会；通过减轻依附呼求的防御［不是通过拯救，而是通过调节］，来启动探索和依附）

丽塔： 我想是还可以吧。我（现在）不那么害怕了，内心比较平静。

治疗师： 很好。那么，各部分继续在这里，并且我们这样连系，来继续谈

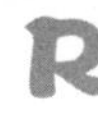

谈这个问题，可以吗？（鼓励内在沟通及合作；确保治疗是在患者整合能力范围之内；回到患者的挣扎）

表 13.2　克服恐惧失去依附的治疗方法

276

- 确保安全依附的关键是：可预计的出现，而不是每时每刻出现。
- 面谈准时开始并准时结束，而且每周约定在同一时间面谈。
- 增加额外的接触和面谈时，需要谨慎考虑患者整个人的需要，以及是否可以容忍。多，未必好；少，也同样。
- 讨论一致性和可预计性的限制，意思即是接触是有限制的，治疗师也是人，也会犯错。
- 说明你在或不在治疗室的一般规律。
- 设立留言板，尽早提前写出预先安排了的不在办公室的时间。
- 如果需要，在离开期间提供后援治疗师。
- 说明如果你或患者迟到或错过了面谈，将会怎样做。
- 与患者谈论他 / 她对于被离弃的恐惧，而不要提出不现实的保证，例如，不要承诺“常在这里”或“永不离开”。
- 要允诺，如果你因不可预期的原因需要离职，你会尽早通知，并帮助患者找一位新的治疗师。
- 认识加害者部分和保护者部分对于维持着拒绝和批评的内在环境所扮演的角色：“你真是一个爱哭的婴孩，难怪那个愚才治疗师憎恨你！”（条件化的负面评价）
- 不要假装、假定或相信：你能够“弥补”患者曾经遭受的失去依附。
- 安慰可能有帮助，但其本身并不是目的，不能减轻严重的失去经历；安慰的目标应该是提升患者的心智水平和提升他们做出更适切行为的能力。
- 与失望和绝望相伴而坐，是治疗过程非常必要的部分。
- 顺着患者的节奏，治疗师必须忍耐，并帮助患者忍耐他们认为自己不能忍耐的事情（“如果我呈现最深的痛苦，你就会跑开”）。
- 探索、挑战并检验与依赖、自主和独立等有关的前反思期的信念。
- 应该讨论并设定有关紧急致电的清晰指引。
- 按照事先约定的方式回电话，而不要强化患者把打电话作为与治疗师接触的方式。
- 打电话应该限制在如下范围：立足现在，有助于方向感和安全感，以及帮助各人格部分在危机中彼此建立适切的联系。

续表

277 • 额外电话联络应该限时，可用于偶尔出现危机时，但不能作为经常、持续的支持，因为对绝大多数患者来说，这样会激发无法节制的依赖。
• 就像处理面谈的内容一样，也应该处理紧急来电的内容，确定其基本根源是否是依附问题。如果是，就应该在面谈时患者直接接触治疗师期间进行讨论。
• 帮助患者学会用象征的方式（如能用语言更好）去表达感受，而不是用行动发泄出来。
• 保持治疗的关系界限。
• 要意识到：人格的不同部分会有不同的需要，以及与（失去）依附问题有关的固有感知-动作循环；并与患者分享这个觉察，以能帮助他 / 她提升综合和觉知的能力。

本章小结

对依附和失去依附的恐惧在长期心理受创的幸存者中普遍存在，并在治疗关系中表现出来，贯穿于整个心理治疗过程的各个治疗阶段。要想让治疗有效，就必须克服这些恐惧，因为依附是所有治疗的基础。支持患者与治疗师建立安全依附，是要通过与治疗师有可预计的接触，而不是要求治疗师每时每刻出现。这样，依附就可以支持患者持续综合和觉知（整合），因而能够提升心智水平。然而，患者和治疗师都会发现，依附是非常困难的，因为患者已经学会在依附与（情绪和身体）痛苦之间建立联系，而且也因为患者已建立与依附有关的固有感知-动作循环。幸存者或各个解离部分恐惧依附，因而做出各种阻止或干扰人际关系的行动。同时，那些恐惧失去依附的（幸存者或解离部分）则会做出各种阻止拒绝或离弃的行动。恐惧依附以及恐惧失去依附交织在一起，彼此相互影响。然而，这两种恐惧由于涉及人格的不同部分，因此，各自挑起不同的行动系统和情感。所以，治疗师必须对识别并处理不同的解离部分有高度的共鸣。一般来说，患者首先恐惧与治疗师接触，这个表现可以理解为回避——不仅回避依附，而且还回避某些心理活动，特别是创伤记忆。（如果）回应患者强烈的感情而降低了治疗师的心智水平，会导致来自治疗师过分纠缠或疏远的反向移情表现（即低级别的替代行动）。治疗师必须在不同治疗方法之间做出平衡，以致对不同的人格部分来说，对依附的恐惧和对失去依附的恐惧都没有被刻意强烈挑起。本章讨论了专门设计用于帮助患者克服这些关系恐惧的具体治疗方法。对依附的恐惧和对失去依附的恐惧，与患者的其他恐惧密切相关，包括：对心理活动的恐惧、对解离部分的恐惧、对创伤记忆的恐惧，以及对改变的恐惧。

281 第十四章　第一治疗阶段及其他：克服由创伤引致的心理活动的恐惧

> 我无法向任何人解释，为什么我这样把自己封闭起来，我的感受被一堵墙隔开，无法触及……接触我的感受，就意味着打开潘多拉的盒子。
>
> ——玛丽莲·范德堡（Marilyn Van Derbur, 2004, 第 98 页）

心理活动，包括我们的感受、思维、愿望、需要和感觉，对发挥适切的生活能力至关重要，也支持着我们发挥最高心智水平。我们的心理活动能否适切地指引着我们，取决于我们是否具备以下能力，包括：准确地感知自己的心理活动；承认属于自己的心理活动（体会个人历验）；以及理解心理活动只是内心体验，并不一定以行为展现出来，从而能够把心理活动放在现实中的适当位置。恐惧能够帮助我们处于安全状态，而爱能使我们在人际关系中出现冲突时也能保持连系。愿望推动我们选择那些我们会为之努力的目标。想法能够赋予意义和理解，从而帮助我们更有效地适应生活。身体感觉帮助我们留意自己的情绪，提示我们是否生病，帮助我们决定如何行动，并且不论好坏都与我们的身体形象有关。心理活动涉及感知、回忆、预测、感受、思维、愿望、需要、决策。因此，它们是我们生活能力的重要成分。没有它们，知觉、记忆、预测、感受、思想、愿望、需要和决策就会失去心理内容。或许除了简单的反射行为，有效率的行为就不可能存在。心理活动有不同的级别，就如肢体活动一样，有的比较简单，而有的比较复杂。其中，某些心理活动的级别已包括在行动倾向架构中（详见本书第九章）。有时，有效的生活能力只需要简单的心理活动。例如，在很多情境下，自动化的心理活动会与肢体活动配合良好，就如看电视、骑自行车等所包含的心理活动一样。而在另外一些情境下，有效的生活能力要求具有反思的心理活动。具有反思的心理活动包括让我们的经验和行为活动成为个人历验和身处现在的体会，并且知道应否以及何时把我们的经验转化成行为活动。

然而，心理受创者及其解离部分经常逃避提高意识去觉察某些心理活动，例如，通过转移注意力，或者通过淡化或否定个人感受和想法等去回避。这种回避可能会损害幸存者日常生活能力的效率和效能。幸存者回避的心理活动一般包括他/她或某个解离部分感到过于痛苦以至于不能觉醒的内容，但这些内容对幸存者完成整合以便有更好的生活能力是必不可少的。例如，具有反思的想法是，“或许我并不像我爸爸所说的那样愚笨。或许他对我所做的是情绪虐待”。如果这样的想法挑起幸存者未曾处理的受虐记忆，而他又未准备好去整合这些记忆，那么，这个想法对幸存者来说是具有威胁的。身体感受，比如有意识地觉察到由自我伤害引起的痛楚和外伤，就与因醒觉到这些痛楚的根源而产生的自我羞耻感和厌恶感一样，也能对幸存者构成威胁。某些情绪和需要也会带来受威胁的感受，例如安全依附的需要。显然，回避这些心理活动本身就是一种心理活动。我们把惧怕并回避这些整合活动（的现象）称为**恐惧由创伤引致的心理活动**。

282

无法综合和觉知到创伤引致的心理活动，是维持人格结构解离和阻碍体会身处现在的一个首要因素。治疗的核心之一就是让幸存者克服自己对创伤引致的感受、想法、愿望、幻想、需要、感觉和记忆的恐惧。实际上，认识这些恐惧有助于理解精神动力学派所指的心理冲突和认知学派所指的认知扭曲（参见 McCullough et al., 2003）。患者发展出一系列的身体活动、社交行为和心理活动，以回避或逃避某些与创伤有关的心理活动，并用某些替代信念延续这种回避（例如，“有感受是不好的”，“我的身体令人讨厌”，“如果我开始哭，我就会不停地感到绝望”）。

为了有效率地实现目标，一个人需要综合各种心理活动和身体活动，包括身体感觉和情绪感受。例如，一个人可能感知到某个情况，并把这个知觉与相关的身体感觉和情绪感受连系起来，从而做出一些行动，以便与所感知到的情况和感受保持一致。我们的一个或以上行动系统的目标会引领我们尝试去综合特定的环境感知、情绪感受与身体感觉、想法与愿望，以及决策。这些就是前面所讨论的感知-动作循环。然而，心理受创者倾向回避或抑制与创伤记忆有关的心理活动和身体活动，因为这些行动会诱发那些他们害怕的体感记忆和强烈的情绪记忆。其中一个害怕和回避的行动类别是，感受到某些情绪。这种对情感的恐惧（McCullough, 1991; McCullough et al., 2003）可以变得颇为广泛，也被描述为回避存在经验（experiential avoidance, Hayes, Wilson, Gifford, Folette, & Strohsahl, 1996，第1154页）。这是很多幸存者的特征，特别是ANP的特征。而且由于恐惧、愤怒和羞耻等情感容易成为某些感知-动作循环的组成部分，因此，对情感的恐惧可能意味着对这些心理活动和行为活动循环的恐惧。例如，害怕出现愤怒情绪的感受能导致惧怕做出防御行动，在行为上表现出抽离并缺乏决断和防御反抗的能力。的确，惧怕心理活动与惧怕创伤引致的行为活动有直接关联（已在本书第十章讨论），后者是许多治疗恐惧手册的重点，在此不做赘述。

对创伤引致的心理活动的恐惧，是对创伤记忆和解离部分感到恐惧的广泛性表现形式。人格的各个解离部分有不同的兴趣、任务和目标，有时是彼此对立的。这些差异常常引起人格各部分之间的冲突，成为患者经常做出冲动行为和不一致行为的背后原因。在治疗之初，治疗师要有系统地分析患者有能力完成的心理活动以及他/她极力回避的心理活动。治疗师进一步分析人格不同部分怎样回避觉知那些它们认为危险的经验和事实，例如，觉知（其他）解离部分和创伤记忆的存在。

治疗师除了分析对创伤引致的心理活动的恐惧，还应该探索患者不能有效调节情感的其他原因。例如，他们可能从来没有学会相关的技巧，或许是由于缺乏良好的榜样。疏忽照顾和施虐的照顾者通常是情感调节失效的榜样。他们不会安慰患者，也不会支持患者尝试调节自己的情感，而是倾向禁止和惩罚恰当的调节行为，诸如适当地表现害怕、悲伤或愤怒、寻找安慰或解决冲突等。他们可能还会强化失效的情感调节，例如颠倒角色——让孩子照顾加害者的需要，使孩子不理会自己的需要。

在每个治疗阶段处理创伤引致的心理活动

在第一治疗阶段首要处理的是对创伤引致的心理活动的恐惧，因为这是处理解离部分和创伤记忆的必要条件。治疗师常犯的一个错误是，在患者尚未学会理解、283 调节和容忍强烈情绪及其他心理活动时，便试图进行处理创伤记忆这项痛苦的治疗工作（第二治疗阶段）（参见 Wald, & Taylor, 2005）。从治疗初期开始，治疗师要同时采用两种主要治疗方法，去帮助患者克服惧怕创伤引致的心理活动。第一种是善用治疗关系作为一个调节因素（D. Brown, Scheflin, & Hammond, 1998）。第二种是由治疗师教导或让患者参加生活技能训练小组，培养患者的调节技巧（见下文）。在开始第二治疗阶段之前，对那些将要参与整合某一创伤记忆的解离部分，治疗师一定要提升它们的心智水平并达到一定的水平，才能令它们能够成功地整合创伤记忆。否则，这些解离部分会承受不了整合的过程。

在第二治疗阶段，治疗的重点是综合和觉知创伤记忆，需要患者承受一定程度的强烈情绪，虽然治疗师应该尽可能调适患者的情绪强度保持在其心智水平范围之内。毕竟，接触创伤记忆涉及痛苦的情绪、感觉、认知及意义。简而言之，参与整合某一创伤记忆的解离部分，需要有动力、有能力去执行并完成必要的心理活动，以及在整合过程中能够彼此合作和体谅。成功之后，这些解离部分既不再回避记忆，也不会受记忆的影响而变得失调，而这些记忆应该成为个人叙事的一部分。

在治疗的最后阶段，即人格的整合及康复，重点是帮助患者学会在生活中以最有效的方式行动。然而，尽管已经处理好许多由创伤引致的心理活动，但仍有一些需要在第三治疗阶段处理。例如，惧怕亲密关系。在这个治疗阶段中，幸存者学会在生活中如何同时面对正面和负面的感受、想法、愿望，如何容忍生活和人际关系中的冲突和矛盾，如何发现觉知到身体感觉、情绪和其他行动能带动有效的行为。

分析对创伤引致的行动的恐惧

我们建议治疗师以循序渐进的方式分析患者整体的人格及其运作方式，特别是对创伤引致的行动的恐惧。这样，治疗师就能确定：哪些解离部分能够并愿意执行某些行动，例如自我反思；哪些解离部分做不到。然后，进一步强化那些心智水平较高的解离部分，鼓励它们在某些心理活动中与那些心理能量和心理效能较低的解离部分进行交往并提供支持。例如，当分析某人的人格结构和功能时，发现他/她的ANP心智水平相对较高，于是，治疗师可以支持它去帮助那个过分惊恐的孩童EP，方法是透过内在安抚和保证，并告知当下安全的信息。透过抱持承载的治疗方法（interventions of containment）能够使心智水平较低的解离部分暂时得到支持，直到它们的心理效能逐渐提升。

284

治疗师应该清楚地分析患者人格的哪些解离部分彼此惧怕，这是分析患者人格功能的部分环节。这种恐惧意味着某一解离部分害怕或不喜欢其他部分的心理活动或身体活动及其内容，即其他部分所感受的、所思考的、所幻想的、所想要的、所决定的，或者所做出的。因此，感到惧怕的人格部分试图与它所害怕的人格部分所做的行动保持心理距离，最终也与这些人格部分本身保持心理距离。不同的解离部分害怕觉知那些属于其他解离部分的心理活动，因此，出现条件化反应来回避这些心理活动。有些解离部分或许回避某些感受和感觉（例如，愤怒和性兴奋），但不回避别的感受和感觉（例如，悲伤和身体疼痛）。有些部分或许会回避所有的感受（例如，情绪麻木或出现理智化的观察者部分）或者身体感觉（例如，那些没有身体感觉或宣称死去的部分）。然而，观察者部分常常对这些部分的感受、感觉、想法和行为有一些了解。总而言之，对其他部分的恐惧可以或多或少，感觉也可以或强或弱。

治疗师应该认识到，人格的不同部分对自己、对其他部分以及不同议题各有其不同的看法。于是，在某一时刻出现在治疗师面前的人格部分，可能并没有觉察到其他部分或许会对某些话题彼此出现内在冲突。某一部分可能没有认识到其他部分会有不同的视角（伴有不同的感觉和感受、想法、需要、兴趣、决定、计划等）。例如，德博拉，一位患有DDNOS的求诊者，她的ANP否认有自杀的想法。不过，治疗师也接触到她的另一个部分：它不仅极其沮丧，而且打算自杀——她将在洗澡时淹死自己。

替代信念和不适切的认知

功能分析可以揭示那些鼓励回避觉知的替代信念和认知。例如，如果心理受创者抱着“愤怒是危险的”替代信念，他们可能会回避觉知自己对加害者的愤怒。“只有爱哭的小孩才会伤心”这一替代信念可能同样会使他们回避觉知自己对曾经发生的事件感到极度悲伤。透过联想，患者还学到：有感受或有其他心理活动是有害的。例如，患者学会了对心理活动感到恐惧，因为他们从来都没有足够的人际支持去改善心理效能，去探索、表达和调节他们难以承受的内在经验。有些幸存者的经历是：他们在童年表达感受时，就受到惩罚或身体伤害，因此，他们学会“如果我表达我的感受，那么我就会被打”；当某些感受浮现出来，并成为身体虐待的条件化刺激时，他们就自然而然地采取身体防御策略。幸存者可能会不由自主去奉承治疗师，并且预计治疗师在他 / 她表达强烈需要时，会突然动手打他 / 她。或是（人格中的）反抗者部分可能认为治疗师会挑起痛苦的感受，或者为了阻止其他部分表达需要关心和注意而威胁治疗师。幸存者还学会了对某些经验感到羞耻，因为他 / 她曾经因为说出这些经验而受到别人的拒绝或嘲弄（Gilbert, 2000），例如，“如果我哭，人们就会嘲笑我并叫我爱哭的小孩。”因此，一些心理活动已成为被拒绝的条件化刺激，而幸存者会回避这些心理活动，以便维持依附和自己在人际关系中的位置。

停留在较低级别行动倾向的患者可能有一些十分简单、刻板的不适切的信念，例如，“如果我感到愤怒，那么我就像我那个常常生气的虐待狂父亲。”治疗的目标是帮助这样的患者达到较高的心智水平，从而产生不同的信念，例如，“我可以用有效的方式表达愤怒；我的感受和行为是不同于我父亲的。”初期治疗的重点是，识别这些前反思期的信念。这些信念过去曾经是适切的，但现在对患者是没用的。于是，治疗师可以鼓励患者逐渐尝试验证这些信念来挑战这些信念，最初在面谈中验证，后来在面谈以外的生活中验证。 285

抑制和挑起创伤引致的心理活动

作为人格功能分析的一部分，治疗师需要确定：哪些解离部分抑制创伤引致的心理活动，以及如何抑制；哪些部分停滞在猛烈的情绪。对创伤引致的心理活动的恐惧可以透过不同程度的回避表达出来。某些解离部分会强烈抑制情感。许多 ANP

都会在某种程度上抑制自己的心理内容。它们面对冲突、痛苦或非常愉悦的感受和感觉时，会感到麻木、回避，并出现去人格化的反应。它们倾向回避紧张的人际关系以及其中的冲突，从而限制挑起强烈的感受。

然而，很多幸存者或解离部分体验到某些心理内容过于强烈，例如强烈的情绪感受和身体感觉。这种现象常见于 EP，不过，也是一些 ANP 的特征。乍一看，那些有强烈感受的幸存者表现得似乎并不惧怕情感，而是过度关注情感，并受情感的影响。然而，幸存者实际上是惧怕那些仍需要他们觉知的情感，例如，他们惧怕一些情感或感觉，因为这些情感和感觉是令他们觉知到曾经被疏忽照顾和虐待的部分过程。ANP 回避这样的觉知，正如有些 EP 不能觉知到这些事件已经结束，因为它们仍停滞在创伤记忆里。例如，有些 EP 卡在难以承受的愤怒、恐惧或惊吓中。它们容易以这些猛烈的情绪去回应日常生活中正常的变迁，特别是当 ANP 遗弃并拒绝它们的时候。在大多数个案中，这些情绪入侵并压垮了 ANP，而且成为回避觉知的心理防御。患者人格的 ANP 因此惧怕和回避创伤记忆和承载创伤记忆的 EP；他们害怕回忆只会带来令他们无法忍受的创伤重演，并导致觉知到那些最好留在黑暗中的恐怖真相。例如，ANP 可能不仅惧怕创伤记忆中受到父母虐待的身体痛楚，还会害怕觉知到他 / 她曾经并永远不会得到父母的爱。患者的 ANP 不能处理好 EP 时，就会卷入回避—入侵创伤重演的恶性循环中。作为 EP 的特征，较低级别的情绪行动是觉知的替代品。觉知需要具备一定程度的心理效能，而 EP 初时通常并不具备这样的心理效能。因此，只有当各个解离部分，即 ANP 和 EP，减少对彼此的恐惧和回避并学会相互支持与合作时，这些不容易的觉知才可以得以实现。通常，ANP 有较高级别的行动倾向，它会帮助提升 EP 的行动倾向级别。

幸存者或不同的解离部分可以很容易被弄得焦躁不安，它们的波动情绪经常在生活中和治疗中造成混乱。尽管表达适切的感受是有益的，但表达猛烈的情绪其实是有害的，因为对于患者来说，这是承受不了的，而且显示心理能量和心理效能之间严重不平衡（即心理能量过高和心理效能不足）。因此，体验并表达猛烈的情绪本身并没有治疗功效。患者真正需要的是整合创伤记忆。他们在整合过程中可能体验到强烈的情绪。单纯表达这些情绪既不必要，也不足以对治疗有助益。

无论患者整个人（或解离部分）是在抑制情感，还是体验到承受不了的情绪，

治疗都是要提升他 / 她的心智水平，并且使心理能量和心理效能之间保持足够的平衡，以便他 / 她能够逐渐接触适切的感受，并能够综合和觉知到这些感受。对于那些有猛烈情绪的人来说，早期治疗包括调节身体，例如立足现在（grounding）和呼吸练习，以及支持反思觉察和思考内在经验的认知技巧（即建立心智理论）。 286

回避正面的心理活动

分析对创伤引致的心理活动的恐惧，不是只关注患者如何及为何回避负面和正面的心理活动。有些心理活动会令人感到强烈的愉快情绪，例如喜悦、性感受或兴奋，以及某些幻想和信念。这些经验通常包括各种适切的感受。然而，许多长期心理受创者有某些替代信念，认为自己不配有好的感受，或者不配有好事发生，或者曾经经历过好事之后必有坏事。此外，某些感觉，例如在慢跑期间心跳加快，可以令人联想起经历创伤期间的各种感觉（参阅条件反射），因此这些感觉便变得有威胁性或令人厌恶。他们发觉，愉悦的兴奋与创伤中过高反应之间的分界变得模糊，甚至还可能把内疚或羞耻与愉悦联系起来（Migdow, 2003; Ogden, Minton, & Pain, 2006）。

患者对创伤引致的心理活动的体会

最后，分析创伤引致的心理活动能帮助治疗师和患者理解患者对心理活动的体会，因为这会帮助双方了解到患者的情绪是否适切，还是相对患者当前的心智水平是过于强烈或不足。如果治疗师不全面探索患者的体会，患者和治疗师可能会错把猛烈的情绪当作适切的感受。治疗师可以问，“当你愤怒的时候，你觉得怎样？”“你身体现在感觉到什么？”“其他人格部分怎样体会这愤怒？”“当你感到愤怒时，你会想什么？”如果患者不能注意到他 / 她的内在经验而且不能用语言表达出来，或者把这些经验形容为难以承受时（例如“像台风”；“像一只怪兽扯我出来要杀掉我”），他 / 她很可能正在体会承受不了的情绪，治疗师此时应该帮助他 / 她减轻这些感觉的程度。因此，治疗师应该注意，患者表达（宣泄）猛烈的情绪并不一定具有治疗功效。

克服对创伤引致的心理活动的恐惧的技巧

尽管分析是持续的，不过，一旦治疗师能够了解患者整体的防御系统、解离部分以及它们的关系，就可以开始处理对创伤引致的心理活动的恐惧。心理教育和技巧训练，是消除这类恐惧的核心。治疗师必须完全明白猛烈的情绪和适切的感受两者之间的不同，这样才可将猛烈的情绪转化成适切的感受。治疗师还应该警惕那些隐藏着的、令患者感到羞耻的心理活动，例如某些感受、信念或幻想。

287

心理教育和技巧训练

治疗师必须持续进行心理教育，教导有关创伤引致的心理活动的功能并使其符合现实的真实程度。患者应该明白，他/她的感受、想法或愿望本是用来帮助他/她生活的能力，并且对他/她的行为和人际关系有影响。许多患者不能分辨感受和行为。例如，如果他们感到愤怒，他们害怕自己会在无法控制的暴怒下做出行动，因此，他们就更加抗拒愤怒的感受、愿望和幻想（详见本书第八章）。治疗师必须强调，心理活动并不必然导致行为活动，并且要通过患者生活中的事例来帮助他们理解这个道理。然后，患者便能开始有更多的反思性思考，而不是做出冲动行为。更具体地说，治疗师应该帮助患者学懂心智化，主要是不断地透过引导患者注意他/她当下一刻的内在体验并用语言讲述出来，鼓励患者观察和理解当下的内在体验（Fonagy, 1997）。对某些患者来说，与治疗师做角色扮演是特别有效的学习工具，患者可以学习如何有不同的行为并觉察自己内在体验，但是要让所有的解离部分觉察到：角色扮演并不是真的。

有一个重点必须重申，就是长期心理受创者在调节技巧和人际关系技巧方面需要特别的训练，这样才会提升他们的心智水平，以便去更好地管理心理活动，特别是情绪管理。现存很多有系统的技巧训练模式可供使用（Cloitre, Koenen, Cohen, & Han, 2002; Donovan, Padin-Rivera, & Kowaliw, 2001; Fallot, & Harris, 2002; Ford, & Russo, 2006; Fosha, 2000, 2001; Linehan, 1993; Najavits, 2002; Rosenberg et al.,

2001; Spiegel, Classen, Thurston, & Butler, 2004; Ford, Courtois, Steele, Van der Hart, & Nijenhuis, 2005）。患者一定要在治疗面谈内外经常练习这些技巧，首先从日常生活中遇到的轻微的感受开始，例如处理烦躁不安、挫折及不喜欢的感觉，然后再练习处理更强烈的情感，例如恼怒和羞耻。

运用象征符号

隐喻和明喻都能够帮助患者开始认识、表达和调节自己的心理内容。不过，许多患者无法在高级别行动倾向中运作，不能使用语言表达，因而只会具体地诉说个人经历。例如，一位患者可能描述胃的感觉“就像在大锅里搅拌”，这表示患者具有象征表达的能力。而另一位患者或许会把这种感觉描述为“像我妈（施虐者）还在那里活着”，这可能表示患者缺乏象征表达的能力，只能在很低级别的行动倾向中运作。如果患者有能力运用象征性语言，治疗师可以继续使用隐喻，促进患者觉知，并建立更广范围的心智理论。治疗师可以使用患者的语言询问，“在大锅里搅拌的是什么？”“是什么使大锅搅拌？”“有什么东西能够让搅拌停下来？”“如果搅拌能说话，它会说什么？”在这类案例中，治疗师还可以运用引导想象练习（Van der Hart, 1985; Witztum, Van der Hart, & Friedman, 1988）。治疗师应该小心谨慎，不要对那些还未具备这个能力的患者使用象征符号。对这样的患者，治疗师需要用现实验证（reality testing），并澄清他们说话的含义：“你妈妈真地活在你的胃里吗？”另一个可行的方法是，邀请患者用图画来代表他/她的感受，并询问图画表达了什么？如果可以把感受变得正面，可以怎样改？治疗师随后可以提示患者画另一幅图画来代表那个改变。

288

关注身体感觉

身体感觉和肢体动作可能会告诉我们很多有关心理活动的信息，以及患者对自己的感受和想法的恐惧（Ogden et al., 2006）。经验里的感觉动作某种程度上能促进治疗师和患者对心理活动的觉察。身体感觉和肢体动作带着很多感受和想法：它们是始于最低级别行动倾向的感知–动作循环内自然组成的部分。例如，受惊吓的患者会感到自己的心跳加快、口干，身体僵硬和紧缩，并且用双眼搜索房间。治疗师可以帮助患者留意他 / 她这一刻的身体经验，例如留意回避或抑制的反应容易出现在哪些部位，挑起的反应可能出现在哪些部位。治疗师可以运用他 / 她对患者感觉动作经验的观察，引导患者更适切地忍耐并调节自己的心理活动（Ogden et al., 2006）。举例来说，罗斯玛丽，一位患有复杂 PTSD 的患者，她的 ANP 惧怕愤怒的感觉。以下治疗面谈节录集中讨论那些发生在罗斯玛丽身上并会令她愤怒的事情。

治疗师：我留意到你的呼吸比先前那一刻加快。你觉察到了吗？

罗斯玛丽：之前没有，不过，我现在觉察到了。

治疗师：只需留意呼吸，看看接下来会怎样。（鼓励身处现在的体会；并没有指导患者对体验赋予意义，只是观察。这样能培养忍耐身体的感觉及其相关的情感。）

289

罗斯玛丽：我感到，我想要逃走。（以逃跑形式表现防御性回避。）

治疗师：现在，你身体里想要逃走的感觉是怎样的？（停留在患者的心理活动体验，没有转向较多认知层面）

罗斯玛丽：我的双腿正在发抖。我全身都紧张，好像我要跳起来跑开。

治疗师：让那些感觉继续待一会儿，不要打扰它们，可以吗？（持续支持忍耐没有行为活动的心理活动；鼓励这些身体感觉完成为止。）

罗斯玛丽：好吧。我想可以。

治疗师：你留意到什么？

罗斯玛丽：我想象自己真的跑得很快，像在摆脱什么似的。

治疗师：很快地跑开要摆脱什么呢？

罗斯玛丽：嗯，我想，是愤怒的感受。当我的双腿停止发抖时，我感到有点愤怒，好像我能够大喊："离我远点儿！！！"（当属于防御性回避的双腿发抖完成它的逃避行为后，患者出现适切的感受。）

有关治疗创伤幸存者的感觉动作经验的大量方法详见别处（Ogden et al., 2006）。

处理对情感的恐惧

其中一个治疗对创伤引致的心理活动的恐惧的重要方法，就是帮助患者或各解离部分停止持续出现猛烈的情绪，取而代之是体验适切的感受。猛烈的情绪并不是强烈的感受，而是低级别的替代行动，维持着患者对心理活动的恐惧。猛烈的情绪令人承受不了，是自动的反射行为，常常不带语言。它们一般不能准确理解当下的情况，并且对未来做出灾难性的预测。患者没有反思他/她现在正在经历什么，没有心智理论的存在。猛烈的情绪使情况变得更糟而不是更好。另一方面，适切的感受，即使有时强烈，却包含了患者反思自己正在经历什么以及为什么，还包含以现在为依据、相对准确的感知和预测，并且包括更能控制即时反应。适切的感受能帮助患者对内在经验和外在经验有相对准确的叙事记述。

有几个主要的情感可能会以螺旋式上升的方式变为猛烈的情绪，从而抑制创伤幸存者出现适切的感受，这些情感包括羞耻、厌恶、内疚、害怕、惊恐、恼怒，以及由无望和无助所造成的持续痛苦情绪。把猛烈的情绪转化为适切的感受，第一步就是制止这些情绪反应，不鼓励把它们表达出来，意思就是增强心理效能（参见本书第十二章）。另一个治疗初期的措施是转介患者接受药物治疗，以帮助调节患者的生理状态。在治疗中，治疗师要鼓励患者慢下来，呼吸，觉察他/她的周围环境，保持与人的接触。治疗师可以支持患者分享他/她认为将会发生什么灾难性的事情，同时不断指导患者留意当下一刻的内在经验，例如，“你现在体会到什么？”治疗师这样做，正是支持较高的心智水平和较高级别的行动倾向，这包括有能力运用语言，并且尽量鼓励身处现在的体会。当患者描述他/她的内在体验时，治疗师和患者都不应该过早地转向认知的解释。治疗师应该教导患者“仔细回味”和反思当前的体验。只有在患者学会忍耐那些由心理活动产生的体验时（例如感到害怕或愤怒，想到有问题的人际关系，想起恐怖事件），给事情赋予意义才会有效。

290

幸存者可能很容易受到刺激，变得激动，有时让治疗师大吃一惊。例如，患者可能会因为治疗师一句看来无关紧要的话而勃然大怒。于是，治疗师做出一些无效的防御反应，这是毫无治疗效果的。在出现这样的情况时，治疗师有必要在下一次面谈时重新回到这个话题，那时，患者和治疗师都有较高的心智水平，治疗师可询问患者，下次他/她作为治疗师做什么是有帮助的。这样可以重新修复关系和建立共鸣，并且当患者再对治疗师生气时，他/她可以对将会发生什么事做出新的预测。治疗师还可以请患者下一次尝试不一样的做法，例如，“让我们谈一谈，怎样为你找到办法让我知道你生气了，而不必大喊大叫。”这样，一套新的感知、评价和预测便可以用来引导治疗师和患者的行为。

羞耻 羞耻（Shame），是心理创伤的必然部分（Leskela, Dieperink,& Thuras, 2002），并且与解离密切相关（Irwin, 1998）。患者一般只有很少的词汇描述羞耻。羞耻常常产生自动化退缩、僵住不动、屈从行为，以及有关自我憎恨的不适切行动，但有时也会出现强烈的反抗反应。治疗师经常没有细心留意到羞耻在维持不适切行动中的显著作用。事实上，有关治疗童年虐待的著作都指出，需要处理幸存者的羞耻感，作为治疗创伤的其一部分，然而，很少有专著告知怎么做。

291 从治疗心理受创的幸存者开始，治疗师就应该意识到，羞耻可能正在施加影响，尽管患者没有说出来。患者把拒绝投射到治疗师身上，并对自己认为的拒绝做出反应，这些常常就是羞耻的表现。解离部分的内在声音可能提醒患者：他/她是多么羞耻。治疗师应该明白，这些内在信息常常不能单靠认知治疗来消除，而是需要运用治疗关系中的经验来应对；同时不仅需要直接处理被羞辱的解离部分，还要处理会去羞辱其他部分的人格部分（也就是保护者部分和加害者部分）。治疗师应鼓励人格各部分彼此有内在同理心，也要对它们的心理活动和行为活动有内在的体谅。

羞耻普遍存在于大多数长期心理受创者中，然而，患者在治疗中却很少主动谈及羞耻，因为在关系中面对羞耻是痛苦的。因此，治疗师有责任帮助患者说出来并谈论它。例如，如果曾受性侵犯的患者在被侵犯时有性反应，羞耻常是明显的。人格的其他部分会看不起参与性行为的解离部分，并对它们感到厌恶和羞耻。因此，治疗师要尽早教导患者：受害者被性侵犯时有性反应是常见的，这是一个正常的、甚至是不可避免的生理过程，正如把糖果放在嘴里时，人就会自动分泌唾液一样。

羞耻通常与特定的事件或行为无关，而是广泛存在的，即“我为自己的存在感到羞耻”，“我为我这个人感到羞耻”。化解这种羞耻会比较缓慢，期间需要不断修复关系，直到第三治疗阶段结束为止。治疗师不应该强势否定患者的羞耻经验，而要体谅患者，并帮助他/她说出并探索羞耻（Nathanson, 1992）。羞耻的身体经验常常包含内在的崩溃感、抑制感、退缩感和隐藏感——这些感觉在现象学层面上类似于僵住不动和屈从的感觉。治疗师帮助患者越多觉察到这些感受，并把这些感受转化成更自信的自我表达的行动，这些都是有助益的。患者由于害怕被拒绝，经常不愿意透露自己各方面的情况。治疗师可以通过如此询问，来帮助患者做出预测，例如，“如果你与我分享一些你感到羞耻的事情，你想象会发生什么？”“在你的想象中，你会发生什么事？”

惧怕 同样地，惧怕（fear）也是幸存者常遇到的问题。它常常抑制某些心理活动（例如性感受、爱、愤怒），并使人格的各个部分互相反感。这是维持解离的核心因素（详见本书第十章）。在某些情况下，惧怕可能产生诱发作用，例如产生逃跑或反抗的倾向。但是，在很多情况下，幸存者的惧怕是过分强烈并会过度挑起一些行为和感受，与当下的情境不相符。不论惧怕会挑起不恰当的反应，或是抑制适切的反应，治疗惧怕的方法都是一样的：以循序渐进的方式接触所回避的适切的心理活动，同时调节焦虑和防止出现回避的心理活动。 292

其他猛烈的情绪 患者发展和维持着解离，主要是由于缺乏整合能力。尽管这个缺陷可能表现为羞耻和惧怕，但也可以包含其他猛烈的情绪，比如内疚、恼怒、惊恐、混乱、病态哀悼，以及躁狂兴奋或欣喜。治疗同样包括减缓患者过度挑起的生理反应，让他/她立足于此时此地，鼓励反思，避免不适切的行为活动，并鼓励身处现在的体会。

下面这段面谈节录说明，患者对悲伤心理活动的恐惧，是与人格某个部分惧怕人格的另一部分有关。贝蒂患有DID，正处于第一治疗阶段的后期。她和治疗师讨论曾经发生在她生命中的伤心事。

贝蒂：我可能会哭，停不下来。很吓人的！（前反思期的信念：体会悲伤是危险的，哭泣是不能停的。）

治疗师：那可能会是挺吓人的。你以前出现过这种情况吗？（对抗拒有同理共鸣，挑战患者的真实经验。）

贝蒂：没有，确实没有。那是因为我感受不到它。但是，内里的小孩总是在哭。（将悲伤归咎于解离部分；通过麻木来回避适切的感受。）

治疗师：或许你那个一直在哭的年幼部分是因为她从来没有得到过解脱，她正在感受的东西从来没有过去，因为她卡住啦。（对ANP和EP做出同理共鸣；通过善用语言，暗地强化更多个人历验，即“你那个部分”；强调解离部分在以往是成功的；针对需要完成的行动进行心理教育。）

贝蒂：我猜就是这样。我只是知道我不喜欢她，而且不能忍受哭泣。（条件化的负面评价）

治疗师：难以忍受的是什么？（协助患者做出反思，而不是自动化反应。）

贝蒂：这样像婴儿一样哭哭啼啼，我会感到羞耻。而且我不喜欢悲伤的感受。是的，我是不会走到这一步。我是一个成年人。（条件化的负面评价；羞耻是对哭泣和感受悲伤的防御式抑制；过分广泛化的认知：小孩子才哭，成年人不哭。）

治疗师：是的。你绝对是成年人。但是，成年人也有感受和需要呀。不过，幸运的成年人有好的榜样，就能学会用和儿童不同的方式来处理这些感受，并且用恰当、有效的方式来满足自己的需要。可是，由于你的父母不知道如何处理这些感受，（他们）只是对你吼叫，或者不让你哭，你就学会了用回避来处理感受，同时害怕这些感受，也对它们感到羞耻。（对防御有同理共鸣；心理教育；提供改变的可能性。）

293

贝蒂：是呀。我只认为感受是不好的。拥有感受就是不怎么安全：每次我哭，都会挨打。（对感受有条件化的负面评价；操作条件反射：她因为有感受而受惩罚；心智水平不足以支持适切的感受。）

治疗师：是的！那时是不安全的，而且对很多事情都感觉很差。你现在仍然感到那样吗？（同理共鸣；引导患者把注意力放在此时此地，从而鼓励身处现在的体会；开始帮助患者区分过去与现在。）

贝蒂：是呀。现在仍然是这样。尽管我脑袋里知道，现在是没问题。但我感觉不到。那些感受让我很受打击，让我心情低落、焦虑不安。然后，我就会什么都不想做，什么地方都不想去。（缺乏觉知；条件化的回应；显示猛烈的情绪消耗着她的心理能量。）

治疗师：重要的是，我们在这里不会做一些令你不能运作的事情。你现在体会到什么？好让我们肯定我们正在做的事没有做过头。如果你把你不安的程度放在 1 至 10 分的刻度上量一下，它现在是什么分数？（再次强化节奏；把注意力放在当前的体会，从而鼓励身处现在；提供治疗[不安的主观衡量单位]，从而帮助患者反思，而不是反应，这样便提升心智水平。）

贝蒂：我现在没怎么样。我猜是 3 分。但是，我听到内里的哭泣，好像离我远了。我猜，我的那个部分总是在15分。它使我感到厌恶。我只是想要避开这个情况，谈别的事，在脑袋里大声唱歌，把它赶走。（呈现ANP和EP有非常不一致的经验；EP缺乏身处现在的体会和觉知；ANP想要回避和逃跑，但能够说出来，而不是做出行动，表明她的心智水平在提升。）

治疗师：那么，有个办法对你有帮助，就是帮助那个部分少感受悲伤，多感受平静，让她知道，如果她需要，就能得到帮助。我相信我们能做到。但是，我也留意到，你在回应那个部分时，会感到很羞耻和害怕。我猜，感到羞耻和害怕也是痛苦的，是吗？（停留在患者"回避"悲伤的目标，但是，用适切的方式重新理解这个目标；同理共鸣；鼓励反思不适切的心理活动所付出的代价；羞耻和害怕是有抑制作用的情感。） 294

贝蒂：是的。有时感受（这痛苦）太多了。于是，我就封闭自己，再没有任何感受。我猜，有感受会使我崩溃，没有感受也会使我崩溃。（麻木是另一种不适切的应对策略）

治疗师：那么，让我们看看，是否能够找到好的办法，摆脱这种左右受困的局面。当我们现在一起谈话时，让我们一起留意你的内在体验。做几个深呼吸，留意你内里现在怎样，并同时保持与我接触。（对替代信念有同理共鸣，并配合心理教育；理解患者还没有足够的心智水平来体会痛苦感受；鼓励身处现在的体会；给患者机会在安全依附关系中拥有内在体验。）

处理对想法的恐惧　幸存者不仅有许多不适切的认知和信念，而且有时会害怕自己的想法，并试图回避这些想法。一般而言，发生这种情况是因为幸存者认为这些想法太过真实，他们因此害怕自己会把这些想法付诸行动。在这种情况下，心理教育配合试验其他心理活动是有助益的。有些患者抱怨说，听到"有声的想法"或他们害怕的声音。当然，这些是解离部分在内里用语言表达的想法。治疗包括：1. 帮助患者接受解离部分，2. 谨慎反思这些想法，3. 如有需要，纠正他们相应的想法，4. 帮助患者觉知到，这些归根到底都是他们自己的想法。

处理对需要的恐惧　患者常常对自己渴望与人接触和得到爱而感到极度害怕或羞耻，而这些都是人类普遍存在的需要。因为他们从来没有充分满足过这些愿望和需要，于是就否认这些愿望和需要，以避免出现失望和被拒绝的感受。在治疗中，最艰难的工作包括帮助患者承认和接受自己的需要，并且让它成为自己的个人历验，以及学会用合宜的方式来满足这些需要。治疗包括有关人类基本需要的心理教育（休息、玩耍、工作、爱与被爱、适时接受照顾和支持等），并逐渐让人格的各个部分接触彼此的不同需要，然后，相互接纳并成为个人历验。

295

处理对愿望和幻想的恐惧 和对待自己的需要一样，心理受创者也常常对愿望和幻想感到羞耻或害怕。患者一般不愿意分享他们想要什么和有什么幻想。有些患者还有一些错误的信念：如果他们渴望或幻想不好的事（例如，“我想要妈妈死”），那事就会变成现实。这表示，他们正在低级别的行动倾向中运作，其特点是具体思维，即前反思期的象征行动倾向。治疗师一定要帮助患者醒觉到，愿望和幻想是内在体验，别人不会知道的，也不会影响到别人。对很多幸存者（或人格解离部分）来说，想要得到照顾和爱的愿望、拥有更好生活或更好童年的愿望，是特别羞耻的。因此，治疗师必须怀着尊重和体谅来带出这些愿望。治疗师必须小心地帮助患者表达这些愿望，而不要让患者以为这些愿望常常可以实现。这些愿望常与童年早期生存的生理需要有关（Steele, Van der Hart, & Nijenhuis, 2001），因此，如果这些需要没有得到满足，患者就承受不了。患者需要了解到：全人类都有这些愿望，这些愿望代表着重要目标（例如接受照顾），但是，他们也必须懂得，是有一些适切的方法可以实现满足这些目标。

幻想可能容易与现实混淆，而且患者会把那些幻想作为自己行为活动（或不活动）的基础。

玛丽是一位患有DID的求诊者，她幻想有一个美好的家庭。她把幻想付诸行动：去做一份保姆工作，照顾别人家的孩子，而自己却没有真正的家，实际上也没有自己的生活。不过，这个幻想也是她原生家庭的重演：“如果你在一个家庭里，你就不允许有自己的生活，你必须过着悲惨的生活。你一定不能有你自己的需要。”治疗师帮助患者（经过几年的治疗）逐渐觉知到，她一定要把幻想作为现实和过去经历的重现改成象征的表达（例如用语言表达，而不是付诸行动）。这样，患者的心智水平逐渐提升，能够得到帮助，并且觉知到现在和过去。

处理对自己身体的恐惧　长期心理受创者通常在一定程度上对自己的身体有恐惧反应，特别是由于羞耻和厌恶造成的恐惧反应。那些身体曾受到袭击的人更是如此，特别是受过性侵犯（Andrew, 2002; Armsworth, Stronk, & Carlson, 1999; Goodwin, & Attias, 1999）。身体羞耻感包含"外貌和身体功能的负面经验，包括各个感官系统"，例如味觉、嗅觉、听觉和视觉（Gilbert, 2002, 第 3 页）。

表 14.1　克服对创伤引致的心理活动的恐惧的治疗方法

296

- 了解患者当前的心智水平，把治疗步伐限定在他 / 她的整合能力范围之内。
- 提供有关心理活动的心理教育（例如：感受本身是信息；感受和幻想不同于行为；人们无法读到你的心思）。
- 提供特别的技巧训练，例如识别和调节情感（参见本书第十二章，Linehan, 1993）。
- 如果治疗师有足够的专业训练，运用催眠技术帮助创伤患者承载及中和情感和感觉会是有用的（参见 Cardeña, Maldonado, Van der Hart, & Spiegel, 2009; Cardeña, 2000; Hammond, 1990; Kluft, 1989, 1992; Peterson, 1996）。
- 如果治疗师在 EMDR 方面有足够的训练，可以改动 EMDR 技术并和催眠技术联合使用，这可能会对那些长期心理受创的幸存者有帮助（Fine, & Berkowitz, 2001; Gelinas, 2003; Phillips, 2001; Twombly, 2000）。
- 教导患者问自己："我的感受、感觉、愿望和需要正在告诉我什么？"（McCullough et al., 2003）。这样，可以让患者有更适切的心智化（Allen et al., 2008; Fonagy, Gergely, Jurist, & Target, 2002）。
- 重复提示患者留意内在体验，因而逐渐少一些前反思期的信念（Grigsby, & Stevens, 2000），从而学会有效的心智化。
- 协助患者提升他 / 她的行动倾向级别，从而有能力说出心理活动，而不是用行为发泄或回避（替代行动）。
- 鼓励患者在有能力时，运用象征手法（隐喻、明喻、仪式）来描述内心体验。
- 鼓励患者对自己的需要、愿望和感受建立同理心和体谅。
- 重新理解抗拒和不适切的行为都是一些无效方法，不能获得安全、满足需要和实现目标。
- 重新理解内在批评的声音 / 想法其实是回避心理活动、回避别人拒绝这些心理活动的方式。
- 治疗师为患者提供安全依附，表达同理共鸣和一致界限，这对患者是一种身心调节剂。

297 续表

- 识别人格的哪些部分可以容忍哪些心理活动、不可以容忍哪些心理活动。不要忽视那些成为恐惧反应来源的幻想和愿望。
- 识别那些阻碍适切心理活动的替代行动，例如猛烈的情绪、回避和逃避策略。
- 识别对心理活动的抗拒，以及相关的社交防御和创伤引致的恐惧。
- 识别引起抑制作用的情感，例如阻碍出现适切感受的情感（惧怕、羞耻、厌恶）。
- 鼓励患者多些觉察回避策略，但不需要做出行动。这些回避策略包括：转移、麻木、引起抑制作用的情感，例如羞耻或惧怕。
- 鼓励患者觉察某个心理活动（例如出现某些想法）如何抑制或挑起某个行为活动。这个方法可以协助患者把他们的心理活动和行为活动连系得更好。
- 识别挑起患者恐惧反应的情感，例如兴奋或喜悦。
- 鼓励患者体验而不是回避正面的心理活动，并区分它们与创伤中的过高反应是不同的。
- 识别需要综合和觉知的适切感受，例如悲伤或愤怒。
- 鼓励表达适切的感受。
- 对于停滞在猛烈情绪的患者或人格部分，运用立足于现在的技巧、呼吸技巧和认知技巧，改善他们的反思能力。
- 避免为那些长期体验猛烈情绪（例如恼怒）的患者做情绪表达（宣泄）治疗，因为他们还未能体验到适切的感受。
- 支持核心性身处现在（即活在当下），这包括正念修习。这样，患者就可以安全地探索和体验当下一刻的心理活动。
- 治疗师做榜样，做出有觉察的心理活动，并用语言分享这些心理活动。
- 以循序渐进的方式让患者人格中某些部分接触到以前回避的负面心理活动，主要从 ANP 开始。
- 以循序渐进的方式让患者接触较轻微的日常情感。当患者的心智水平允许时，再逐渐接触重大的（核心）情感。
- 鼓励患者用很短的时间去感受适切的情绪，并探索他 / 她的情感经验，例如，“对你来说，现在感受到悲伤是怎么样的？”
- 促进内在同理心、合作和协商，以至于不同部分不再回避其他部分的心理活动，并能适切体会和表达这些心理活动这种恐惧的根源是一些替代信念，例如，“我的身体是讨厌的”，“我身体发出的声音和气味很恐怖”。一个常见的信念是，自己的身体是肮脏的或是讨厌的。这种讨厌或羞耻可能包括个人的外表（例如，“我太胖”，“我很丑”）、身体功能以及感觉经验（例如，“我受不了出汗的感觉和气味”，“当我有性反应时，我感到惊恐”，“我受不了有人听到我如厕时的声音”），或者特定的身体部位（如“阴茎让我恶心”，“我讨厌我的乳房”，“我的手看起来就像我妈的手，我想切掉它们”）。 298

这样的恐惧可能包括某些不适切的行为，这取决于患者是被恐惧抑制还是挑起。如果患者（或解离部分）被抑制，他/她就会回避任何他/她感到羞耻或害怕的身体部分。这或许会导致患者在更衣室里不愿意脱衣服，或者不照镜子看自己，或者回避洗澡或触碰自己的身体。如果患者是被挑起，他/她可能会做出一些行为，例如洗澡过多、过分关注个人卫生、有关身体气味或声音的强迫性想法，或者可能会伤害某些身体部位，甚至试图割除这些身体部位。饮食失调障碍与身体羞耻感是密切相关的（Burney, & Irwin, 2000）。

有无数的方法可以用来处理这些对创伤引致的心理活动的恐惧。我们在表 14.1 中列举重要的治疗方法。

本章小结

心理活动——感知、想法、决策、感受、愿望、需要、幻想和身体感觉——对发挥适切的身心功能是必不可少的。它们先于行为，并与行为相伴，最终指引我们的行为活动。然而，幸存者常常对各种心理活动感到恐惧，这是因为这些心理活动示意那些未曾处理的创伤经验——因此，这些心理活动被称为“由创伤引致的心理活动”。而条件化的评价导致患者体会某些创伤引致的心理活动为恐惧、羞耻，或厌恶。于是，幸存者常常惧怕他们自己的感受和想法，以及与之相伴的感觉。治疗师应该评估：哪些心理活动是幸存者难以容忍的，哪些心理活动受到抑制，哪些心理活动被挑起时很容易使患者承受不了。治疗师还要确定：哪些心理活动是各人格解离部分刻意回避和惧怕的。重要的是，治疗师觉察到幸存者不仅回避和惧怕负面的情感和感觉，也会回避和害怕正面的情感和感觉。治疗师和患者可以开始探索患者一直应用于心理活动的不适切“如果……那么”规则：例如，“如果我感到悲伤，那么我就永远不会停止哭泣。”治疗师小心探索患者对心理活动的体会（例如，当299 患者感到愤怒的时候，他/她的体会是什么？诸如某些感觉、听到内在的声音、有负面的想法或信念）。处理对情感的恐惧时，治疗师一定要清楚区分猛烈的、承受不了的、不适切的替代情绪，不同于适切的强烈情绪。患者可能不仅体会到对情感的恐惧，还体会到对想法、需要、愿望、幻想的恐惧，以及对身体感觉和身体的恐惧。本章已介绍多种用于克服对创伤引致的心理活动的恐惧的治疗技巧。

第十五章　第一治疗阶段及其他：克服对解离部分的恐惧

301

无论我接受多少次谈话治疗，我（ANP）都找不到办法与那个被我遗弃、活在黑夜的孩童（EP）建立连系。我就是恨她。我对她根本没有慈悲。我终于理解到，如果不能找到办法停止这样无情的批评，我就会陷在不能正常运作的泥潭中。

——玛丽莲·范德堡（Marilyn Van Derbur, 2004, 第 281 页）

除了前面几章介绍的治疗方法外，还需要特定的方法去治疗对解离部分的恐惧。克服这种恐惧，是促使患者有能力去做出适切行动和整合的主要治疗途径。这包括培养内在同理心（即人格部分相互体谅）和培养人格各部分之间有更多的合作，更加觉知到每个部分是同属于一个“我”（即体会个人历验的过程）。

生活中五花八门的刺激会挑起某些解离部分，使幸存者因自己的基本情绪、目标和行为出现突如其来不适切的转变而受困扰。也就是说，感知-动作循环出了问题。患有人格结构解离的患者把大量心理能量都用在回避他/她所惧怕的人格部分和各部分之间的内在冲突，结果造成心智水平整体降低。

克服对解离部分的恐惧，不但要求患者有高水平的心理活动，也同样对治疗师有这样的要求。所有治疗方法的共同目标是，让患者逐渐学会做出更复杂的整合行动。每一步的成功都在提升某一解离部分的整合能力，或是提升患者整个人的整合能力。在理想情况下，患者提升了他/她的能力，最终能综合并觉知那些最痛苦的经验。治疗师应该明白，针对任何个别人格部分的治疗方法也会对整个人格系统产生影响。理解克服恐惧解离部分的治疗方法，不仅要从学习理论中的循序渐进暴露

302

疗法和逐步接近的技巧来理解，而且还要从动态系统理论的角度来理解——治疗师关注带来适切改变的系统行动（Benyakar, Kutz, Dasberg, & Stern, 1989; Edelman, & Tononi, 2000）。也就是说，治疗师促使人格各部分本身和彼此之间做出适切的心理活动和行为活动，以便支持患者整个人的运作。

对解离部分的恐惧做出功能分析

治疗师应该已经对患者的人格系统及其各个子系统做出初步的功能分析（即解离部分，详见本书第十一章）。若要能选择恰当的治疗方法，治疗师需要做持续的功能分析，包括患者整个人的各解离部分之间有怎样的动态关系；是什么挑起或抑制解离部分，什么会支持行动系统变得更加和谐及协调。有关身份解离障碍的文献有时把这个功能分析描述为“勾勒描绘”患者的人格系统（Fine, 1999; Kluft, 1999; Sachs, & Peterson, 1996），还会用于分析二级人格结构解离。

在功能分析中，以体谅的态度向患者提出开放式问题，其本身就是一种持续的治疗，因为这些提问可以培育患者做出反思行动的能力，例如高层次认知（个人觉察到自己的想法、知觉、感受、防御等）。治疗师询问方式显示他 / 她既不抗拒人格部分出现的想法，也不被它迷住，而是对患者的经验和信念表示体谅和共鸣。治疗师这样做，也在为患者树立榜样：尊重人格的每个部分，对每个部分都是不偏不倚。治疗师应该坚决避免收窄自己的意识场，避免只偏爱对人格某个部分进行治疗工作（例如偏爱思维部分多过情绪部分，偏爱“孩童”部分多过模仿加害者部分）；或者避免无视其他部分存在的事实（Kluft, 1993b, 1999）。这样的榜样会鼓励患者所有的解离部分更能在意识层面觉察彼此的存在以及各自的目标，并觉察患者各个部分作为整体的系统如何运作。

在让各解离部分相互接触之前，治疗师要了解：为什么各个部分彼此惧怕？治疗师要明白，与患者的抗拒建立关系是一个强而有力的治疗方法，即在支持改变之前，先理解抗拒本身的保护功能。治疗师应该仔细探索条件化的回避行动和抗拒。例如，治疗师可以问，“如果你认识自己的愤怒部分，你害怕最糟糕的事

303

情是什么？”然后，治疗师可以逐渐处理患者不适切的预期。“你害怕那部分会破坏整个房间。以前曾经出现过这样的情况吗？你可以和那部分确认一下吗？看看它是否真是这样？”这样，治疗师就能温和地鼓励患者有更多的反思，从而采取试验性行动。这样的方式能够完成未曾完成的行动（在上述事例中即是指适切的愤怒）。

功能分析决定了各种治疗方法的时机和次序。例如，有用的做法是，了解哪些部分是 ANP（即那些在日常生活中发挥功能的人格部分），哪些部分是 EP（即那些停滞在与创伤有关的行动中的人格部分）。然后，治疗师可以先集中增强 ANP 的功能，帮助它们简化生活，建立安全感，从而提升心理能量，然后再处理 EP。如果治疗师能够评估到，患者的 ANP 没有足够的心理效能去接近 EP，治疗就要从提升 ANP 的心智水平开始，而不是努力在条件不成熟的情况下让 ANP 接触 EP。治疗师通过评估某一部分的行动倾向级别，便能采用适合这个部分心智水平的治疗方法。例如，如果人格的某个部分目前不能用语言表达，那么，治疗师就可以找一些非语言方法——较低级别的行动倾向——帮助这个部分去表达。当治疗师评估人格的某些部分比其他部分有较少恐惧时，可以从较少恐惧的部分开始，以循序渐进的暴露疗法让患者接触这部分，并让患者的接触有较高成功的机会，这样就可以提升他 / 她的心智水平，以便继续进一步接触（其他部分）。

如果可以，最好对人格的所有部分进行有系统的治疗。治疗师要意识到，所有针对某一部分的治疗方法，无论好坏，都会对整个人格系统产生影响。评估也会引导治疗师应在何时处理各部分之间的关系。治疗师和患者都未必可以觉察到整个人格系统和存在其中的主要冲突和抗拒。但随着患者逐渐信任治疗师，这信任支持着患者提升自己的整合能力，并且有勇气和动力去善用这个整合能力，以上的觉察便能在治疗过程中建立起来。因此，分析患者的人格功能就是一个持续的、双方合作的过程。

人格某些部分比其他部分较为封闭，不过，明智的做法是，假定各部分之间在意识层面和潜意识层面都有一定程度的连系。尽管治疗师或患者都不一定会觉察到这些连系，但这种连系会让人格部分改变，即使这些部分是相对封闭的系统。例如，当一些主要部分开始对治疗师感到安全时，这安全感便会扩展到其他部分。另一方面，相对封闭的部分可能会试图抵消或破坏其他部分的改变（例如，在人格内部，某个部分伤害另一个部分，或是真正的自伤行为）。如果患者某些部分在抗拒，治疗师应该假定，患者是因良好的动机而回避改变，并且应该以体谅的态度探索（他/她的动机）。最重要的是，治疗师不应该陷入与患者争夺权力的局面，因为这会促使治疗师和患者都处于低级别的行动。

304 处理不同层次的人格结构解离

患者人格结构解离的复杂程度将决定治疗师采用哪种有系统的治疗方法，目的是克服对解离部分的恐惧。

一级人格结构解离

很多童年长期遭受虐待和疏忽照顾的幸存者会出现一级人格结构解离，即有一个 ANP，是成人部分和人格结构中的“大股东”（S. Fraser, 1987），以及一个细节丰富的“孩童”EP，承载着所有虐待和疏忽照顾的创伤记忆。患者的 ANP 通常已对 EP 建立了强烈的条件化惧怕、反感和回避。尽管一些标准化的疗法（认知行为疗法、延长暴露疗法、眼动疗法）对患有单一 PTSD 的患者有良好的效果，但不适合那些比较复杂的心理创伤患者——例如玛丽莲·范德堡所描述的“夜晚孩童”（Marilyn Van Derbur, 2004）——克服对这类 EP 的恐惧是更大的挑战，因为 ANP 极力回避 EP，而 EP 承载着多年创伤经历，而不是单一事件。也就是说，这种 EP 比单一 PTSD 的 EP 有更多种固有的感知-动作循环。

治疗师的首要任务是，支持并改善幸存者 ANP 在日常生活中的运作。首先要让人格中这两个部分彼此认识，然后，在治疗师的帮助下相互理解和体谅，并且相互合作去完成日常任务和在这些部分能力范围内的其他行动。在这阶段的治疗中，（人格部分之间的）相互合作应该聚焦于日常活动，而不是聚焦于处理创伤记忆。这样会直接改善日常生活功能，为最终处理 EP 时提供更高的心理效能。

幸存者常常对自己身为成人有不切实际的看法，比如，他们可能会认为：成年人一定永不能哭，要永远知道如何解决问题，而且不会犯错。这些替代信念的根源常常来自他们在功能失调家庭中学到的东西。他们不能觉知到，作为一个有人性、可犯错的成年人究竟是什么意思。这些前反思期的信念导致患者持续回避任何他们认为是 EP 的“软弱”或“需求强烈”特质。在这种情况下，治疗师提供心理教育和榜样是很有帮助的。

治疗师的第二个任务是，用适当节奏纠正 ANP 对 EP 的条件化负面评价，方法是，通过帮助患者理解 EP 的需要和目标（例如，感到安全，得到安慰，得到同理共鸣），以及帮助患者觉知到，EP 在帮助他们整个人在日常生活中运作有着重要的作用。正如玛丽莲·范德堡（Marilyn Van Derbur, 2004）所观察到的：　305

> 我的夜晚孩童（EP）负责她那部分（的工作）。她已背起了那些负担（即那在童年不断发生的性侵犯及其相关的创伤记忆），直到我（ANP）能有足够的力量和安全感回去拯救她。现在，我没有感激她的自我牺牲，反而是讨厌她，看不起她，并且埋怨她。（第 191 页）

治疗师要体谅 ANP 所承受的重担，它不仅需要应对外在压力，而且还要应对 EP 的入侵和与 EP 的内在冲突。治疗师逐渐引导幸存者的 ANP 与“内在孩童”EP 发展更正面、更体谅的关系，包括模仿做一个真正孩子的好父母。治疗师可以提问：“如果这是一个真正的小孩，你会做什么？”然后，他 / 她可以帮助患者找到方法，把这个知识转换成针对 EP 的适切行动。患者或许可以使用想象（“我可以想象抱着她，告诉她，她现在是安全的”），或者找比较实际直接的方法（“我能向她保证，会有足够的食物给她吃，并且会为自己提供健康的食物”）。治疗师不需要邀请 EP 在治疗面谈中成为主导控制者，除非治疗面谈要促进 ANP 与 EP 的接触，或者特别要引导 EP 醒觉在现在时空。例如，ANP 可以想象坐在沙发上与 EP 谈话。重点是，治疗师应该避免这样的错误做法：成为了“保姆”去安慰或帮助 EP，而让 ANP 继续回避 EP。

二级人格结构解离

上述处理有丰富细节的个别 EP 的许多方法也适用于治疗二级结构解离的患者（即一个 ANP 及两个或以上 EP）。在一级和二级人格解离中，ANP 主要控制患者的日常生活功能。归根结底，人格的这个部分特别受患者的日常生活必需的行动系统所调节，例如日常生活中的能量调节、社交、依附、玩耍和探索。然而，这些行动系统可能仍未发展成熟，并且协调能力很差。因此，患者仍然需要学习发挥适切功能所需的技巧。ANP 还必须学会接近并支持 EP，而不是回避或鄙视它们。此外，ANP 的心理能量经常很低，这是由于抑郁、过劳或其他因素所致。因此，治疗的目标之一就是提升它们的心理能量和心理效能。

尽管幸存者的解离部分可能表现得混乱，但仍有一些处理这些部分的特定次序让治疗师和患者感到有帮助。在第一治疗阶段，治疗师一般应该首先处理负责日常生活运作的人格部分（即 ANP）。在密集处理 EP 之前，先处理 ANP，就能保证在治疗期间维持并且提升稳定感。

306

不过，还有一个关键，就是在第一治疗阶段的某个时刻逐渐开始让各个部分彼此接触，而幸存者的 ANP 必须主动，并以体谅的态度接触其他解离部分。在第一治疗阶段中，治疗师一般不应该等待人格各个部分浮现出来，而是只要患者的心智水平允许探询，就要评估人格各个部分的存在、功能、优点和限制。治疗师被动地等待各个部分明显浮现出来，可能会延长治疗时间（Kluft, 1999）。如果 ANP 仍然过于惧怕 EP，治疗师或许需要主动个别接触这些 EP，目的是为了帮助它们立足于现在并建立安全感，而且在与 EP 互动中，为 ANP 树立榜样。

但是，确定解离部分的存在可能会遇到困难：二级人格结构解离的患者常常有一些 EP 缺乏细节，有时并没有很多可识别的特征，例如年龄或姓名。这些部分主要出现在重演创伤经历的过程中，以及出现在抗拒标准心理治疗方法的症状中（例如，身体疼痛、惊恐、孤独）。患者的 ANP 或许明白这些情况，但却不能做出改变，因为这些症状是来自没有主动控制权的 EP，但同时影响着患者 ANP 的行动。

治疗师应该循序渐进以恰当的节奏询问，避免过分暗示可能存在的一些解离部分。当患有与创伤有关病症的求诊者出现一个症状时，若治疗师怀疑这症状是解离部分的行动，就可以利用症状本身联系这一部分，并直接处理问题或其担忧（Kluft, 1999）。例如，如果患者突然想要自杀，治疗师可以这样问："可否这样想：是否可能有一个特别部分的你现在正在感到想要自杀？如果是这样，或许那个部分能让你知道，为什么自杀好像是最好的选择？"或者如果患者突然感到头痛，治疗师可以这样问："如果疼痛有话要说，它会说什么呢？"或者"如果疼痛能用另一种方式表达自己，它会做什么呢？"又或者"或许某一部分的你更了解这种痛。如果是这样，我们可以邀请这部分伸一伸手指，作为给你和我的示意。"

除了让人格部分彼此接触之外，治疗师可能还需要降低或至少要承载某些 EP 的激动情绪，主要是个别处理这些 EP，并为这些部分学习如何交往及相互理解树立榜样（Kluft, 1999; Ross, 1997; Van der Hart, Van der Kolk, & Boon, 1998）。治疗师帮助这些 EP 立足现在，成为帮助患者在活出"身处现在体会"的漫长治疗道路上迈出一小步。当某些部分能够立足现在并与治疗师有一定的连系时，它们就有能力承受处理创伤记忆的治疗。治疗师可以运用隐喻解释，例如爬山：人并不是就这样径直走去爬山，他 / 她首先需要学习爬山的技巧并有适当的准备。 307

三级人格结构解离

在身份解离障碍患者中，当解离部分明显出现解离而生和细节增加的情况时，就会出现数个 ANP。治疗师应该保证各个部分不会彼此隔离，并且在患者前反思期的信念（即各部分是独立的实体）中开展治疗。

三级人格结构解离患者的人格系统最为复杂，不同患者的复杂程度广为不同。尽管少数部分在日常生活中非常独立、活跃，但 DID 患者许多解离部分是从来没有获得掌控权的，而是主要通过"暗地里影响"运作（Kluft, 1999）。其中某些部分根本缺乏丰富细节，而有些部分则在患者丰富的内在幻想生活中有着复杂精细的生命。

处理三级人格结构解离（DID）的第一步，就是培育不同 ANP 之间的沟通、体谅及合作，因为这样会改善患者的日常生活。治疗师可以从那些最不惧怕和回避的 ANP 开始工作，来帮助减少各 ANP 之间彼此的条件化回避。

玛丽克（DID 患者）有一个 ANP 参与了治疗。她的这个 ANP 尝试通过白天专注于功课和工作、晚上饮酒和吸食大麻，来回避接受她有这个病症，并拒绝与其他解离部分交往，以及回避整合创伤记忆。另一个 ANP 被称为“照顾人的女人”，它照顾着数个带有严重性侵犯和情绪虐待的童年记忆的 EP。玛丽克的回避策略耗尽了她的心理能量，而且“照顾人的女人”也因为竭力想使玛丽克去关心那些感到害怕的孩童 EP 而变得精疲力竭。这样，患者整个人处于低心智水平的悲惨、抑郁状态。治疗师向玛丽克解释，她的回避曾经帮助她在重重困难中取得学业和工作成就，不过，现在却开始阻碍她进步，并且耗尽了她的能量资源。玛丽克尽管在认知层面承认这个解释，但她仍然继续抗拒与“照顾人的女人”交往。当她做出微弱的努力去尝试时，她就说头很疼。治疗师认为，这可能是由于她在心理上用力否认其他 ANP 所导致的。治疗师教导玛丽克想象一个安全的地方，她在那里可以循序逐步与“照顾人的女人”相见。他建议玛丽克可以先看看“照顾人的女人”是什么样子。随后，他教导“照顾人的女人”进入房间并保持沉默。一旦玛丽克逐渐习惯了看着其他 ANP，治疗师就邀请“照顾人的女人”以支持的态度与玛丽克谈话。当玛丽克能够容忍这种程度的接触，并且不再需要从心理上回避时，治疗师就邀请这两个部分讨论些不那么复杂的日常生活话题。这些话题之一涉及“照顾人的女人”证实，玛丽克的头疼是由于她强烈抗拒接受其他解离部分的存在，以及她努力回避这些部分。下一步，治疗师教导两个 ANP 每天见面，去解决日常生活的小问题。玛丽克也接受写报告的作业：记录每次内在聚会的结果，并把这些报告带到治疗面谈中。慢慢地，玛丽克以这样的方式克服了对“照顾人的女人”的恐惧。不过，最初需要每周和治疗师面谈，才能阻止她退回到回避状态。

308

不同的 ANP 和 EP 或许会坚信不疑：它们是不同的人。治疗师必须以温柔的态度处理这些替代信念，但同时要持续挑战这些信念。如果人格各个部分坚持用另一个名字称呼自己，治疗师可以照办。不过，治疗师也应该时常指出，这些部分是整个人的不同方面。可以请各个解离部分留意与它们的自我感不一致的那些方面。例如，可以请“孩童”部分留意自己现在有多高，请有冲动行为的“青少年”部分留意自己现在已婚并且已有孩子。还可以请其他部分在内里与这些部分分享信息（如，“你长大了，而且住在你自己家里”）。这样，治疗师帮助解离而生和细节丰富的人格部分参与整合：把过去与现在区分开来，把内在经验与外在经验区分开来。例如，“我与童年时不一样；我现在是不同的，我现在生活在另一个地方”；“我的不同部分认为它们各自都有自己的身体，但是，它们现在逐渐意识到，我们共有一个身体”。

与此同时，治疗师要帮助患者减少隔离感。他 / 她还要觉知到，不同的部分是在截然不同的行动倾向级别中运作，因此，要制定相应的治疗策略。有些 EP 只能在较低级别的行动倾向中运作。因此，它们很难控制冲动，很难理解复杂、矛盾的人类行为，而且运用语言和象征意义的能力或许有限。例如，某个“幼儿”部分或许不能理解患者 ANP 所能理解的话语。于是，治疗师可以调整自己的词汇，同时仍把患者作为成年人一样尊重对待。其他 EP 可能甚至是缺乏语言的，或者只具备前象征期的调节能力。

治疗策略：克服对解离部分的恐惧的治疗方法

309

治疗师永远应该有系统地考虑患者的情况，认识到所有的治疗方法都是用来尽量接触多些不同的人格部分，并影响它们之间的相互关系。为何某个部分回避另一个部分？怎样才能鼓励它们以适切的方式交往？治疗师对此要以坚持和体谅的态度来带领自己的好奇心，并以此指引自己的行动。要根据患者的需要和各人格部分的心智水平，在人格系统中的不同层面开展治疗工作。

首先，也是最首要的是，治疗师在整个人格层面开展治疗工作。例如，治疗师应该经常向患者解释：所有的部分都属于同一个人，而且各个部分可以用自己的步伐，但一定要学会方法来彼此交流、理解和接纳，并且一起和谐合作。初步有系统的治疗包括："通过"幸存者的ANP对各个部分说话，并且邀请各个部分逐渐觉察它们对治疗工作的忍耐，邀请各个部分以反思的态度一起参与调节治疗节奏。例如，治疗师可以对所有部分说这样的话：

> 无论哪个部分"不参与"治疗，都没关系。所有的部分是否愿意观看并聆听，从而去看看治疗是否有帮助？各个部分是否同意让你整个人知道是否有些事情好像承受不了？各个部分是否能够同意用语言，或者用简单无误的信号（表达自己），而不是去恐吓或伤害其他部分？我能想象到你的某些部分可能迫切想要被聆听并得到帮助，而其他部分可能同样迫切地想要回避处理承受不了的感受、需要、记忆和处境，并且不相信我或许能够帮助你。我们必须尊重你的所有部分的不同需要：你最不愿意的部分和你最心急的部分都带着有关你的需要和你是否准备好处理困难的重要信息。重要的是，我们不偏向某个立场，而是要用心考虑所有情况，找到最适合你的平衡。

治疗师这么说，正是在树立榜样，以适切的方式与解离部分相处，并帮助患者整个人参与治疗和有更高的意识去觉察自己的调节需要，为各个部分提供初步沟通的方法，而不必自我伤害或在内里威胁恐吓自己；帮助患者明白：每个部分都有重要的功能和意义，并向所有的部分保证：它们都会在治疗中得到尊重，而不会被忽视。

第二，**治疗师采用的治疗方法要能够在较宽的人格系统层面促进两个或以上解离部分之间的体谅交往**。一般来说，要促进人格部分之间彼此接触，治疗师需要带着特定目标让各部分彼此认识，这包括：探索抗拒，培养同理心，更有效率完成日常生活任务，分享技巧或知识。

310

第三，**治疗师可以与个别人格部分工作，目的是提升它们的心理效能，并为它们与其他部分接触和交往做准备**。通常，这个层面的治疗主要用于那些心智水平最低而又最害怕其他部分的人格部分，或者用于观察者部分：当相关的部分还未准备好分享时，观察者部分可以与治疗师有系统地沟通发生了什么事。治疗师经常出现的差错之一就是，低估了ANP回避、憎恨或羞辱EP的程度。反之亦然。其后果是，治疗师最终尝试一对一地处理解离部分，就好像它们不是属于同一系统似的，这样就导致治疗进入死胡同以及出现不适切的依赖（Steele et al., 2001）。有很多治疗方法都适合在上述三个人格系统的层面中使用。

下面，我们将根据让内行动心理学，讨论几个主要治疗原则和技巧。然后，以列表的方式列举相关的治疗方法以及它们背后的原则。

有关解离部分的心理教育

心理教育的目的是改善患者的心理效能。对感到害怕或羞耻的患者来说，有关解离部分的心理教育某种程度上可以减轻他们的困扰。一般来说，患者逐渐理解引导着各人格部分的行动系统和动机，是非常有帮助的，就算这些部分会用不适切的方式达到目的。为了做到这一点，治疗师需要对各个人格部分、它们的目的及其所采取的相关行动表示体谅和理解。

然而，与其他治疗方法一样，心理教育也会在一定程度上挑起患者对解离部分的恐惧，至少ANP会如此。因此，治疗师要转变策略，集中探索抗拒的原因，并培养更具有反思性的行动："你觉得，当我们开始讨论你的其他部分时，是什么使你这么害怕或回避呢？"换句话说，患者对其他部分的条件化恐惧、憎恨或厌恶都会有前反思期的信念和回避反应。治疗师要以温和、循序渐进的方式帮助患者把它们转化为具有反思性的信念，并且觉知到解离部分的重要性及其相关的心理活动。

正面标签成为新解释

正面标签的要旨强调：不适切的行动背后可能有适切的目标。因为各人格部分常常彼此出现条件化的厌恶、害怕，或羞耻感，因此，治疗师可以用正面标签重新解释各部分采取的不适切行动（Haley, 1963），即治疗师重新解释这些人格部分对个人是有价值的。例如，"我伤害自己的身体，是因为自我伤害使情绪上的痛苦容易处理一些"，"我有性行为是为了逃避难以忍受的孤单"（Boon, & Van der Hart, 311

2003)。而且治疗师要保持具有反思性的信念：在过去的某个时刻，人格部分的目标是适切的，又或者可能是适切的，即使那些不适切的行为和信念让正面的目标变得模糊。

针对特定类型的人格部分的治疗方法

针对人格个别部分的治疗目标通常是调节、专注于现在时空，处理某一抗拒和防御，并且帮助某些部分参与更高级别的行动倾向。这通常包括改善某个部分的心理效能，让那个部分接触它逃避的事物，挑战不适切或前反思期的核心信念，调节情感和冲动，在患者的生活中建立关系里的安全感，包括与治疗师的关系，以及与内在解离部分的关系。

当某个部分告诉治疗师一些它不想让其他部分知道的话题时，便需要小心。这会捆绑着治疗师去保守存在于患者解离结构之中的秘密。一般而言，治疗师不应该保守这样的秘密，而是应该邀请那些部分在治疗师的帮助下，在它们认为是适当的时候，分享这些秘密。如果事关安全，更要如此。例如，当某个部分用危险的行为发泄时。

不过，有时治疗师或许需要稍后才处理这些话题，就是当患者的心智水平能够让人格部分顺利沟通这些话题时。例如，一位 DID 患者的观察者 EP 告知治疗师，有个特别难处理的创伤记忆，ANP 并没有觉察到它，也未准备好去面对它的存在。若患者并非处于危险之中，也没有挑起那些创伤记忆，治疗师便不用与 ANP 分享 EP 的知识和观点，而是询问 EP：各部分要如何准备来接触这个创伤记忆？而且它们怎样才能知道 ANP 已经准备好面对创伤记忆？

尽管存在很多类型的解离部分（详见本书第四章），但我们在此仅集中介绍治疗师最常见、最难处理的几种 EP：模仿加害者部分、反抗者部分，以及孩童部分。除此之外，我们通过面谈来处理观察者部分和照顾者部分，也可能会对治疗有帮助。

处理人格中的模仿加害者部分　长期心理受创者几乎无一例外有一些在某种程度上认同加害者的 EP。然而，治疗师是否应该在第一治疗阶段就试图直接处理这些部分，取决于这些 EP 在治疗初期影响整个人格系统的程度。这些部分越干扰治疗，治疗师就越有迫切需要及早处理：承认这些部分的存在，并抱着尊重的态度接触它们。在治疗初期，治疗师需要让患者的所有部分都知道：那些模仿加害者部分在他/她的人格系统中的功能运作，即它们曾经在心理受创时发挥必要的保护功能，也就是说，确保当事人能生存下去。为了培养各部分之间的合作和体谅，治疗师必须不断向其他部分说明这些人格部分发挥的保护功能。也就是说，建立正面的重新理解。

治疗师常常过于关注模仿加害者EP的行动，认为它们在人格系统中是有问题的。不过，治疗师还须认识到硬币的另一面：这些部分通过相信自己已变成加害者，以抵御创伤经历中最无法忍受的方面，并成为人格中最不被承认、不被接受的部分。但是，它们正在努力保护患者（L. Goodman, & Peters, 1995; Ross, 1997）。正如罗斯所述：

> 这些（模仿加害者EP）经常被（ANP）和做出转介的治疗师拒绝、贬低和伤害……它们一直被认为是个问题，而且（ANP）通常（把这些部分）看成是问题的原因。从系统的角度来看，模仿加害者（部分）就像是一个家庭系统中的表征患者（the identified patient）。坏（部分）的行为本身并不是问题，这些行为是为了要解决问题。治疗师的工作就是帮助患者理解：他/她正在借助自我虐待的行为想要解决什么问题，然后，帮助系统找到更适切的解决办法（Ross, 1997，第429页）。

一般来说，模仿加害者EP有高水平的心理能量，但心理效能不足。因此，它们经常有猛烈的怒气、蔑视，甚至有施虐狂的行为。它们一般有严重歪曲的时间观和现实感，停滞在过去，相信或模仿自己就是加害者：它们活在创伤时间里。换句话说，这些部分把自己的行动放在真实程度架构中过高的位置，其代价是患者整个人承受强烈的痛苦，以及心理能量和心理效能下降。模仿加害者EP常常不愿意直接参与治疗，并“藏于背后”来破坏治疗的进展——它们认为治疗是危险的，并且对内在系统“脆弱”的平衡构成威胁。它们很少有能力，或者根本没有能力做出具有反思性的行动、心智化，或说出自己的惧怕或期望。尽管需要数年的艰苦治疗工作，不过，一旦这些部分让痛苦感受和记忆成为个人历验，并且不再需要抗拒它们，那么，患者整体的心智水平就会得到相应的提升，有时是非常显著的提升。整个人格系统明显变得更能合作、解决问题，以及做出适切的决定。

313 治疗师要努力改善人格中这些（及其他）部分的心理效能：让它们觉察到现在时空，帮助它们感到更安全，与它们营造安全的治疗关系，纠正认知错误，帮助它们理解自己的羞耻和内在憎恶的根源，并且减少人格其他部分对它们的内在憎恶和恐惧。这些部分能够学懂的是：它们的施虐行为是强力的替代行动，是用来防御极度的脆弱感和无助感。

治疗师很容易坠入对这些部分让步、屈从或与它们对抗的风险（Young, Klosko, & Weishaar, 2003）——这些都是不适切的行动。因此，治疗师必须保持高水平的心理效能，并且尽力保持对患者的同理共鸣，而不是挑起自己的防御反应。也就是说，治疗师以同理心和好奇为主要情感来对待解离部分，支持着治疗师能够以直接和尊重的态度接触这些 EP。这种接触需要配合坚决限制攻击行为、延迟不适切的行为，以及培养技巧（参见 Van der Hart et al., 1998）。如果治疗师长期与那些用语言攻击或威胁他 / 她的模仿加害者部分对抗，就会产生难以处理的负面治疗反应。如果治疗师最终表现得防御，他 / 她一定要承认做出了错误反应，努力与患者重新建立共鸣，并且继续尝试与模仿加害者部分建立关系。为了治疗成功，治疗师一定不能回避这些部分，而是要全面与模仿加害者 EP 建立关系。这一点必须反复强调。

处理人格中的保护者（反抗者）部分 许多处理模仿加害者部分的方法也适用于保护者（反抗者）部分，不过，仍有些许不同。治疗师以体谅态度回应反抗者部分，这个 EP 卡在反抗的行动子系统中，有时，其心理能量多于心理效能，因此会出现不恰当的愤怒和防御，特别是当创伤记忆被激活时。这些部分可能会刺激别人和其他内在人格部分，而且就算认为是最轻微的威吓也会使他们躁动。治疗师一定要帮助反抗者部分学会用“现在是安全的”角度来看待治疗关系，而不是威胁的角度。因此，治疗师要尽量保持尊重、可预测和始终如一的态度，例如不要在治疗面谈中做出患者没有预计的动作。治疗师可以说：“现在，我要起身到办公桌取我的预约本。没问题吧？”治疗师要明白，不要坐在挡住患者可直接走向门口的位置，而且要了解究竟是拉开窗帘还是关上窗帘才能让患者感到安全。当治疗师直接接触反抗者部分，他/她便应处理猛烈的愤怒情绪，并帮助患者把它转化成适切的愤怒：让它以恰当的方式表达出来，并指向正确的对象，这些部分需要对它们自己的愤怒有更多的反思，而不是以前反思期的方式发泄出来。例如，治疗师可以说：314

> 我明白，打墙可能会让你即时缓和一点恼怒，但是，我们都知道，这只是暂时的，此时这样做是没用的。你是否愿意和我一起留意一下你的呼吸？……现在，你比较能和我在一起专注于现在时刻，你能试着用说话（或者图画）说说你内心的感受是怎样的，以及那恼怒缠上你时像什么吗？或许，现在你内里有一些部分能帮你处理这恼怒。这样，你不仅可以从我这里得到帮助，还可以从你内在得到帮助。

反抗者（及模仿加害者）部分常常对服从部分或是有强烈需要的部分有强烈的条件化负面评价，抗拒着无助感和未曾满足的核心需要。治疗师针对（在受创时）完全屈从对生存的意义和人类普遍的需要方面做心理教育，有助于建立患者的内在同理心。玛莎（详见本书第十六章）是一位患有DID的女性，她有个极强的反抗者部分，这部分憎恨并蔑视容易（完全）服从的孩童部分。反抗者部分认为，保护其他部分免遭暴力是自己的使命。治疗师问它对孩童部分的憎恨是从哪里来的。反抗者部分告诉治疗师：玛莎17岁时被群匪强奸的时候他曾全力反抗施暴者，但是孩童部分"接管"后，施暴者用暴力强奸了玛莎。因此，他相信是因为孩童部分的行为，导致他未能阻止那次强奸发生。治疗师问，"你是否想过，如果你继续反抗，孩童部分不接管，会发生什么呢？"反抗者部分沉静片刻，显然有些震惊，随后回答道："那么，我们都会被杀死。""那么，你就会被杀死"，治疗师重复道。"换句话说，你们所有的部分都被这小家伙救回一条命。不是吗？""是的。""这样，似乎你应该感激她，而不是憎恨她。对吗？""是的。"于是，反抗者部分不仅开始对孩童部分产生同理心，而且还对她建立了尊重和感恩。

治疗师做得好的地方是向其他部分表示，他/她会定时询问这些有力量、精力充沛的部分：当要参与处理创伤记忆时，它们是否感到安全，并且欢迎这些部分对治疗历程提出反对或赞同的声音（即治疗师支持他们主动参与治疗）。透过重新理解和正面标签，治疗师一定要重复对这些部分采取的防御立场表达同理共鸣：持续重复这个讯息是必要的。

处理人格的“孩童”部分　“孩童”部分一般承载着创伤记忆，处理这些部分一定要小心配合患者的心智水平，特别是这些孩童部分的心智水平。停滞在渴求依附的 EP 会过快依附治疗师，从而诱发惧怕依附的 EP 做出强烈的防御反应。治疗师若过早或过于频密地处理“孩童”EP，可能会导致过分诱发创伤记忆和替代行动，例如来自反抗者 EP 和模仿加害者 EP 的自我伤害行为，以及 ANP 进一步身心崩解（Boon, & Van der Hart, 2003）。

在处理“孩童”EP 方面还有几个困难。首先，治疗师最容易把孩童部分具体化，把它们真的当作小孩来对待，自己也可能被牵扯进而做出过多前反思期的亲子行为，包括不恰当的照顾行为。第二，孩童部分常常承载着最强烈的痛苦、孤独、惊慌和羞耻，这些情绪容易使治疗师承受不了，从而做出退缩或与患者纠缠的行为反应。

最后，孩童部分一般是在低级别的行动倾向上运作。有时，它们没有能力说出、概括、理解基本的概念，不能为长远目标而采取有系统的延续行动。孩童 EP 或其他“有强烈需要”的 EP 在治疗初期就会显现出来，因为当患者专注于创伤记忆时，这些部分就会因条件化反应而被挑起。除此之外，这些 EP 停滞在与依附有关的行动系统，因而对治疗师产生强烈依附（或预防失去对治疗师的依附）。患者的 ANP 可能会希望治疗师照顾这些被蔑视及有强烈需要的 EP，因而把它们展现给治疗师去“修理”。

315

治疗师可以和这些部分合作，帮助它们更加专注于现在的安全环境并调整自己，但还必须牢记：去学习接受和应对患者自己的这些部分，这主要是患者整个人的责任。在这方面，治疗师能够充当导师，指导 ANP 或其他照顾者部分去照顾孩童部分及其他有强烈需要的部分。琳达与治疗师分享她的个人事例就是这类自我照顾的例子：“我是否曾经对你说过，当我十分惊恐时，街上那个小女孩突然走到我身边吗？而且我决定看着她，她就是微缩的我。我认出了她，而且看到她是多么不开心。她太小了，以至于不能理解发生了什么。我决定和她一起，把她放在我里面，然后向她说明当时的情况，并且照顾她……于是，惊恐消失了，并且我能够想到，为什么那个惊恐以前一直存在以及它是从哪来的。那个惊恐（有特定的理由）从此再也没出现了。”

培育融合

克服对解离部分的恐惧最终应该包括融合（fusion），即“把两个或更多的人格部分带到一起的行动或情况，是为了让它们融为一体”（Braun, 1986, 第 xv 页；参见 Kluft, 1993c）。幸存者常常惧怕并回避融合。这种逃避可以被理解为惧怕解离部分的特别类型。为了让患者克服这种恐惧，治疗师必须努力探索患者抗拒融合的原因，并在患者心智水平未能接受时不要坚持让各个部分融合。

当所有解离部分完全统合在一起，就是患者的人格转化，即各整合行动持续地聚合起来，成为完整的觉知（a complete realization）。患者不同的行动系统和感知–动作循环明显变得更包容、协调、灵活及凝聚。而 ANP 和 EP 不再过于分离。于是，患者有更多不同的行动倾向，让他 / 她在某一情况下做出具有反思性的选择，并以更高的心理效能来行动。在统合期间及统合之后，幸存者拥抱自己的过去、现在和将来。他们开始形成完整的人格，包含一个“我”（me），拥有独立完整的自我观、世界观，以及与世界关系的观念（Nijenhuis, 2012）。使两个或更多解离部分整合起来的行动属于第三治疗阶段的工作（参见本书第十七章）。然而，部分的人格融合也可能出现在较早的治疗阶段，这种情况可以视为短暂进入第三治疗阶段。

善用有反思能力的、较高级别的心理活动：“内在智慧之源”

在心理学或解离障碍研究领域中，运用内在智慧（inner wisdom）并不是新观点（Comstock, 1991）。埃伦伯格（Ellenberger, 1970）指出，让内的患者贾丝廷把让内内化为一位智者。当她向这位心理表象寻求忠告时，“他会给好的建议，不过，有趣的是，这些忠告不只是重复他实际说过的话，而是新颖和智慧的新建议（第 369 页）”。

316

表 15.1 治疗策略：克服对解离部分的恐惧

- 一般来说，治疗从 ANP 开始：首先改善一级人格结构解离、二级人格结构解离和三级人格结构解离中的日常生活能力，即提升日常生活运作所需要的心理能量和心理效能
- 在三级人格结构解离中，从促进各 ANP 合作开始治疗，这些部分活跃在日常生活中（即在持续具有反思的及试验性的行动倾向级别上，培养各 ANP 彼此的社交行动倾向）
- 逐渐让各解离部分相互接触，不要超出这些部分的心智水平（即以循序渐进方式接触，避免症状复发；透过安全的试验去培养整合行动）
- 首先处理最不相互惧怕的解离部分之间的关系，然后转向那些最相互惧怕的解离部分（逐渐接触和逐步接近）
- 鼓励具有反思的行动，从而带来内在同理心、调节和指引（促进心智化，发展内在社交技巧）
- 透过 ANP 做“中间人”角色，与各个部分沟通（Kluft, 1982; Ross, 1997）（以整个人格系统的层面做介入点，培养较高水平的心理效能）
- 邀请孩童 EP 去“听与看”，或者透过一个“成年”ANP 的眼睛去观看（通过尝试新的社交行动，培养综合及觉知；内在人格相互合作；发展技巧）
- 建立一个想象的共享安全空间或个人安全空间，例如，对各 EP 而言，有一个可以彼此聚集的地方，让各个部分一起讨论：在什么情况下，各部分需要待在各自的安全地方（提升综合及觉知；通过运用象征符号和其他想象的方法，促进心智化，进而推动试验性的行动倾向）
- 帮助各部分发展内在会面的地方，例如会议室（G. A. Fraser, 1991, 2003; Krakauer, 2001），包括各部分特定的会面时间（通过具有象征意义的想象方法，在持续具有反思的及试验性的行动倾向级别培养社交活动倾向）
- 运用想象的通话装置或电话系统，建立各部分之间的内在沟通（通过运用有象征意义的想象方法，培养整合的行动倾向）
- 对功能水平较低的 EP 使用非语言的沟通模式（在较低级别让这些部分连系，即非语言、前象征期的行动倾向）
- 运用不同的手指动作代表讯息的示意方法与那些在治疗中不愿意直接说话的部分沟通（Hammond, & Cheek, 1988; Putnam, 1989）
- 运用图画或其他艺术活动，帮助各部分相互沟通
- 让其他部分为某个没有言语或没有回应的部分说话

续表

• 当某些部分转换时，容许它们出现。但总要询问它们为何要转换，同时，询问离开的那部分是否能够继续聆听和参与（通过增加人格各部分之间的开放性和灵活性，来促进整合和觉知）
• 帮助各部分练习共同合作去解决日常生活的难题，例如，用小组讨论的方式（发展技巧；在持续具有反思的行动倾向层面培养各部分之间的社交行动倾向）
• 鼓励或激发各个部分一起执行日常生活的任务（培养合作，促进较高级别的行动倾向和行动系统的整合；发展内在社交技巧）
• 邀请个别部分“出来”进行特别的治疗工作。有些患者需要催眠的帮助，例如从 5 数到 1（增加某个部分的心理效能，以便影响人格所有其他部分的改变）
• 透过运用五官，引导某一部分专注并立足于现在时空（在身体感觉层面扩大患者的意识场，让患者在现在时空感觉到最大程度的真实感）
• 做出专注于现在时空的陈述：“你在这里是安全的。你现在正在我的办公室。你没有再受到伤害，并且曾经伤害过你的人并不在这里”（让患者在安全的现在时空感到最大程度的真实感；培养安全的依附）
• 给某个部分做心理教育，例如，在性侵犯过程中，性感觉是怎样产生的，这样可缓和与这些感受相关的羞耻感。有些施暴者尝试让受害人出现性感受和性反应。出现这样的反应是可能的，尽管是受害者不想要的，因为那是我们身体的功能。邀请其他各部分也来聆听（改善心理效能，以处理难以承受的情绪问题）
• 讨论某个部分与其他部分之间的关系，例如，“你能帮助我明白为什么你不喜欢或者回避那个部分吗？”（探索抗拒和条件化反应）
• 避免集中讨论事情的内容，关注各部分之间的关系（以循序渐进方式接触）
• 向观察者 EP 询问有关患者的其他部分或生活中其他问题（Boon, & Van der Hart, 2003）（善用患者的反思能力）
• 与照顾者部分商讨：如何在内在可以更有效回应有强烈需要的 EP（促进各行动系统为内在目标而整合，培养社交行动倾向，包括促进心智化）
• 让有依附恐惧的部分逐渐与其他各部分建立关系，并与治疗师建立治疗关系（培养安全依附）

317

许多解离的患者似乎有更高级别的心理活动出现在观察者 EP，例如智慧和反

318

思能力。这些部分还没有能力把这些心理活动付诸实践，它们仍然能够用说出来与其他部分分享。治疗师或许会发现，识别出这些部分是很有帮助的，因为它们可以帮助促进人格部分的内在合作，包括提升依靠自己的能力。

这种治疗方法来自心理治疗传统中使用的“间接暗示”催眠治疗。在这种治疗方法中，治疗师可以建议患者审视自己的“潜意识”（或“内在心智”，或“高手”），以得到存在问题（existential problems）的解决方法（Erickson, 1980; Van der Hart, 1988a）。Krakauer（2001）把这种治疗方法扩展到治疗复杂解离障碍的患者。她会向患者建议：让人格的某些部分向“潜意识的内在智慧”请教。Linehan（1993）一直用“智慧心智”（wise mind）这一概念治疗边缘人格障碍患者。当然，治疗师不能要患者的“内在智慧”为治疗负起全部责任，但要认真对待这个内在资源，因为它能增强患者的自主感，从而抵消对治疗师不适切的依赖（参见 Steele et al., 2001）。

表 15.1 列举了一系列其他治疗原则和技巧，这些都与上述讨论相关，也与第十二章所介绍的基本治疗原则相关。

本章小结

随着患者的解离部分克服了对依附的恐惧和对创伤引致的心理活动的恐惧，治疗师以适当的步伐和尊重的态度，逐渐让人格的不同解离部分彼此接触。治疗师成功的关键是，要以同理共鸣的态度对待患者的信念、体验和抗拒，同时保持稳固的现实感（即各解离部分都属于同一个人格）。因此，治疗师要有系统理论的思维，认识到所有的治疗方法都会对人格系统产生影响。指引治疗师使用何种治疗方法的是，全面和持续对人格各个部分及其角色和相互关系做功能分析。治疗方法可以在人格的不同层面进行，包括整个人格系统、人格中两个或更多子系统（部分）之间，或者个别解离部分。然而，所有治疗的目的都是为了减少人格结构解离，同时促进患者整个人的觉知。除此之外，本章还讨论了治疗几种常见的 EP，即模仿加害者部分、反抗者部分、孩童部分和观察者部分。

第十六章　第二治疗阶段：克服对创伤记忆的恐惧 319

你怎么可能让我忍受那些我一直努力回避的创伤痛苦而又不让我重新分离，意思是我不会再有精神病症……？它不就是一个不可能完成的任务吗？

——佚名女士

援引自桑多·费伦兹（Sandor Ferenczi, 1988，第 181 页）

一旦实现了第一治疗阶段的目标，就可以着手治疗创伤记忆。在第二治疗阶段中，治疗师必须有系统地、以循序渐进方式处理以下恐惧：对加害者不安全依附的恐惧、EP 对治疗师依附和失去依附的恐惧，以及对创伤记忆的核心恐惧。克服对创伤记忆的恐惧需要由治疗师引导综合，再加上各人格部分觉知到创伤经验的存在，从而使患者逐渐不再需要出现人格结构解离。患者必须综合创伤经验的核心要素，让 ANP 和 EP 相互分享，并且觉知到彼此的存在。也就是说，把创伤记忆转化成象征性语言的描述，使它成为患者的个人历验和身处现在的体会。如此觉知，创伤事件便成为个人叙事记忆，患者的行动便能适应现在的生活，而不是应付过去的创伤经历。

克服对加害者不安全依附的恐惧 320

对于在家庭中受虐的幸存者，某些人格部分会出现对治疗师安全依附和对加害者不安全依附之间的矛盾。这种情况在治疗初期便会变得明显。在第二治疗阶段中，当与依附有关的创伤记忆变成治疗的焦点时，这类矛盾会变得更明显。患者（或不同的解离部分）可能会感到，他 / 她必须在治疗师和加害者之间“做出选择”，这是因为患者习惯在运作失衡的家庭中陷入极度忠诚与纠缠不清的关系捆绑中。除此之外，不同的解离部分会交替出现对加害者的依附或防御。当创伤记忆被激活时，这个模式就凸显出来。有些解离部分，例如ANP，甚至还会继续与其施虐或疏忽照顾的父母纠缠在一起，而某些EP却对父母感到强烈的憎恨、愤怒或惊恐。停滞在对依附渴求的EP可能会出现对加害者缠人的行为，以及有不适切的依赖和屈从，而且可能没有醒觉到当中的危险（Steele, Van der Hart, & Nijenhuis, 2001）。

幸存者的ANP会试图压抑那些憎恨加害者的解离部分，而带着防御的EP却试图破坏ANP与加害者的接触。幸存者的ANP试图与家人设定限制时，可能会感到强烈的内疚和羞耻；想到分离时，可能会感到被遗弃的惊恐；而EP却尽可能回避甚至避开加害者。治疗师一定不能落入这个矛盾中去站在患者一边去对抗加害者，而是要体谅和探索患者对施虐者所有不同的感受。治疗师有必要为患者提供关于良好界限的心理教育，逐渐教导患者针对家人的侵扰或纠缠设立合适的限制。

然而，如果患者目前仍然受到加害者的伤害，治疗师一定要支持患者寻找安全保障。不过，治疗师一定不要强制他/她，否则，治疗师很容易卷入权力斗争而输掉。因此，治疗师不要禁止患者接触他/她的家人，不要与加害者对质，也不要表达对这些人的正面感受或负面感受，不要坚持患者或患者的人格部分对加害者持有的特定看法，不论是正面的还是负面的。相反地，治疗师要鼓励各个解离部分表达自己赞同或不赞同这些行动（“内在的每一位都同意吗？”），相互交流各自对加害者的感受和看法，并学习体谅彼此的立场。这样，患者整个人就能够承载自己极度矛盾的心理，并最终消除它。

对停滞在创伤记忆的情绪部分初步治疗

许多EP停滞在防御行动子系统和复原行动子系统中。它们把过去当作现在，因而保持以类似于童年或少年时代的方式与人交往。换句话说，他们活在“创伤时空”。

321 治疗师针对这些人格部分的初步治疗目标并不是依附本身，因为试图立刻建立依附只会激发更多的防御。反之，治疗师可以努力弱化这些人格部分中防御系统的固有特性。首先，即使所有相关的人格部分未必会和治疗师接触，也应该感到现在是安全的。治疗师重复透过“中间人（其他部分）”和那些停滞在过去创伤中（即创伤时空）的EP交谈，鼓励它们观察并听听治疗师，去体会自己是否安全。治疗师可以鼓励这些EP与那些能与治疗师建立关系和比较专注现在时空的人格部分交流。不过，如前所述，治疗师必须为人格中有攻击性的部分提供大量的治疗，才能使它真正变得能体谅及合作。治疗师也要承认这些部分的目标具有生存价值。如果治疗师激发这些部分去评估现在的情境并鼓励它们更加专注在当下（身处现在的体会），人格中僵化停滞的防御部分就会逐渐发展出灵活性（详见第十章）。随着发展出更灵活多变、较少出现解离的防御系统，再加上各部分能够更加专注于现在时空，幸存者就较少需要做出防御行动。这种改变让幸存者能够对治疗师建立一定程度的依附，从而逐渐提高这些部分的心理效能。至关重要的是，EP和ANP之间能建立更安全的依附关系。否则，治疗师与患者建立的治疗关系会强化患者出现被治疗师拯救的幻想。

克服对创伤记忆的恐惧

这是最难克服的恐惧之一，要求幸存者的ANP和EP有持续的、很高水平的整合能力。治疗成功的关键是，治疗师要小心调整治疗步伐，同时调节患者过高反应和过低反应。治疗师应该严格遵守不能启动这个治疗阶段的各种指标（Boon, 1997; Kluft, 1997; Steele, & Colrain, 1990; Van der Hart, & Boon, 1997）。这些指标包括严重精神病、停滞在较低级别的行动倾向、出现（人格部分）快速或广泛的转换、降低心智水平的身体状况、不稳定的生活、持续受到虐待以及其他涉及患者心智水平不足的问题。患者的心智水平越低，治疗的步伐就越要放慢，并要经常回到第一阶段的治疗中。

治疗创伤记忆包括两个主要部分：引导综合创伤记忆，及引导觉知创伤记忆。引导综合包括调节和控制与创伤记忆接触。治疗师要主动帮助患者维持专注于现在时空的状态，并同时综合以前解离了的心理活动和创伤记忆内容（Van der Hart, &

Steele, 2000）。也就是说，不同的人格部分彼此分享记忆中的认知、感觉动作，以及情感和行为。引导觉知是一个持续的治疗过程，帮助患者觉知到他 / 她的过去，为失去的一切而哀伤，并且迈向更高水平的个人历验和身处现在的体会。

最重要的是，当患者出现创伤记忆入侵时，治疗师不要开始治疗创伤记忆。治疗师要向患者解释，他 / 她不需要像是当初经历承受不了的事件那样再经历创伤记忆；也就是说，**创伤记忆不需要**，**也不应该重演**。患者（以及各解离部分）一定要先专注于现在的安全时空且立足于此，并遏制创伤记忆入侵。只有这样，治疗师才有可能和患者共同做出决定：患者是否已经准备好接受引导综合的治疗。

在解离障碍研究领域中，尽管有些词汇经常用于描述这个过程，例如**调节情绪发泄或情绪发泄治疗**（例如 Fine, 1993; Kluft, 1988, 1994a; Putnam, 1989; C.A. Ross, 1989），不过，我们选择使用的概念是“**引导综合**”和“**引导觉知创伤记忆**”。这些概念强调，当中所涉及的心理活动具有整合性质，同时避免以为“宣泄猛烈的情绪就有治疗效果”（评论分析详见 Howell, 2005; Huber, 2003; Van der Hart, Steele, Boon, & Brown, 1993; 参见 Van der Hart, & Brown, 1992）。

治疗师在处理创伤记忆时可能容易受到两种反向移情的影响（Van der Hart, & Steele, 1999）。第一种，他 / 她可能会对患者的创伤记忆内容过分着迷，在态度上拒绝留意患者对创伤记忆的恐惧。这样或许导致过分及过早聚焦于创伤内容，忽视培养患者必须有的日常生活技能和调节技巧。第二，治疗师可能会过分认同患者缺乏觉知的能力，与患者联合起来完全回避处理创伤记忆。治疗师应该真诚检讨自己的动机，以及这些动机如何影响他 / 她去照顾患者福祉的治疗标准和治疗过程。治疗师很容易对患者的创伤经验感到难以承受，而且感到难以承载他们的情感痛苦和极度的孤独感。因此，治疗师应该定期接受专业咨询建议或个人治疗，并需要有同事支持处理自己承受不了的感受。

治疗创伤记忆有三个阶段（Van der Hart, Steele et al., 1993）:（1）**准备**：要小心规划;（2）**引导综合**：让各解离部分彼此分享创伤记忆的所有要素;（3）**引导觉知**：包括初步（对创伤记忆）的叙事记述，以至于最终容纳人格的所有部分，并且提升个人历验和身处现在的体会。这一最后阶段主要是以治疗过程为重，并且需要一段时间处理。这一至关重要的环节在治疗创伤记忆中常常被漏掉，因为有些治疗师把“恢复”创伤记忆或综合创伤记忆看作是治疗的结束。其实，这一最后阶段只 323 是长期心理受创的幸存者在艰难而漫长的觉知历程中开始起步。尽管综合和不同程度的觉知偶尔会首先出现于不同的 EP，但让幸存者的 ANP 参与这部分的治疗是必要的。例如，受不同行动（子）系统引导的各 EP 首先成功整合，然后，治疗师才处理 ANP 对创伤记忆的觉知。

准备

治疗师要协助患者为处理创伤记忆做好准备，这包括：帮助患者能够好好地专注于现在时空，并能立足现在；能够与治疗师保持良好的接触。在处理创伤记忆的过程中，治疗师要尽力小心维持患者立足现在的状态。在理想情况下，治疗师可以从某些人格部分得到对创伤记忆的整体认知，而不出现失控的创伤经验重现，例如，可从观察者部分那里得知有关内容。治疗师要避免重现创伤经验或创伤记忆入侵。重要的是，要避免让患者出现过高反应或过低反应。同时，患者和治疗师都要能充分控制猛烈的情绪——应该避免患者处于惊恐、再次解离创伤记忆，以及在过低反应状态中仍然陷在创伤记忆里。

记忆有开始，也有结束，治疗师有这个想法是特别有助益的。这样就能为记忆提供一个时间边界，帮助患者觉知到：记忆有开始、有中间，也有结束（参见 Sachs, & Peterson, 1996）。解离部分或许还没有能力觉知到：某个经历实际上已经结束了，因此，帮助解离部分觉知到这一点是第二阶段治疗的关键。如果治疗师能了解心理病原核心或热点（参见本书第一章），即患者不计代价想要回避创伤记忆中最恐怖的部分，这也是有用的。治疗师若要和观察者 EP 一起了解心理病原核心，可以让那些还没有准备聆听的其他解离部分想象自己在各自安全的地方，以防止再现创伤经验。为了处理并整合创伤记忆，患者有必要综合这些心理病原核心。

除了内容之外，治疗计划要集中处理的问题是：哪些部分应该先参与治疗。一般来说，先参与治疗的人格部分包括：一个或多个承载着创伤记忆的人格部分，以及能够承担帮助者角色的人格部分，例如在综合期间或之后，有勇气、有条理或能提供安慰的人格部分。然而，对某些患者来说，第一治疗阶段的工作已经足够使所有的人格部分同时参与引导综合的治疗。

324

有很多患者的观察者部分能在纯粹认知的层面上分享创伤内容。为这些患者做准备时，需要帮助其所有的人格部分探索各自的信念，这样做有助于识别心理病原核心："根据这个记忆，你相信自己是怎样的？""你相信别人是怎样的？"治疗师也要帮助患者预计最坏的情况可能是怎样的："根据你所记得的，你想象你可能要应付的最坏情况是什么？"以及"如果那种情况真的发生，我们怎样帮你是最好的？""你是否还有一些其他事情难以处理？"

治疗师谨慎地为引导综合治疗做准备，能让患者具有足够整合创伤记忆所需要的心智水平。在引导综合之前、期间和之后，治疗师和患者要尽力防止或阻止那些干扰整合创伤记忆的回避行动。这些回避行动的范围可以包括从降低患者的意识水平，到产生猛烈的情绪反应和自毁行为。

治疗师有计划地延长面谈时间，是可以有帮助的。这不是要增加面对创伤经验的强度和时间，而是让患者可以慢慢接触创伤记忆，并有足够时间再次立足现在，且再次完全专注于现在时空。患者应该充分理解整合创伤经验的目的和体验。催眠技术有助于调节创伤记忆刺激的强度，有助于患者在引导综合期间维持专注于当下的状态。如果治疗师受过正规的催眠训练，得到患者的知情同意，而且患者以前曾成功接受过催眠治疗，治疗师就可以运用催眠技术（Hammond, 1990; Kluft, 1988, 1989; Putnam, 1989; Van der Hart, Boon, & Van Everdingen, 1990）。眼动疗法（EMDR）是一个重要的治疗方法，为下文阐述的引导综合治疗提供了另一种治疗方法的选择。前提是治疗师要严格遵守阶段导向治疗指引，并且已经接受过专门训练，懂得运用眼动疗法去治疗人格解离的患者（例如 Forgash, & Copeley, 2007, Gelinas, 2003; Twombly, 2005）。

引导综合治疗创伤记忆

引导综合治疗的重点是，治疗师引导解离部分把创伤记忆中被解离的部分内容激活起来，并与其他部分分享这些记忆（参见 Foa, 2006; Leskin et al., 1998; Rothbaum, & Schwartz, 2002）。**接触创伤记忆的密集程度和时间要适合幸存者的心智水平。**幸存者的心智水平和动机，以及对于创伤事件严重性的主观判断，决定了幸存者在某一时间内能够综合并觉知到多少与创伤相关的事情，不论是同时大量接触创伤记忆，还是以循序渐进的方式接触创伤记忆。治疗师不能也不应该强迫患者进行综合治疗，他 / 她只能在患者愿意的情况下让患者接触与创伤相关的事情。因此，常见的是，对某一个别创伤记忆进行引导综合通常不止一次，而是要进行几轮。在本章结尾，玛莎（Martha）和弗丽达（Frieda）两个案例描述了引导综合治疗的实用范例。

视乎治疗师的技巧和患者的个人需要，治疗师可以采取不同的方法进行引导综合治疗。对于某些患者来说，最有效的方法是，在整合记忆时只让一些人格部分出现，而其他部分则留在安全的地方，直到它们有足够高的心智水平时才出现。例 325 如，史蒂夫有五个清晰的 EP。其中一个是极度惊恐并极力抗拒回忆。他曾遭受过残酷的身体虐待。治疗师以前曾帮助史蒂夫为这个 EP 建立一个想象的安全空间。其他四个 EP 和史蒂夫的 ANP 都觉得它们已经准备好分享这些痛苦的记忆。当它们这样做时，那个害怕的 EP 就待在隔音的安全空间里。这样引导综合的治疗改善了人格所有参与部分的心智水平，而这些部分后来就能支持害怕的 EP 更有能力专注现在时空，更能逐渐觉知曾经发生过什么事情，同时无需再重演创伤经历。

另一些患者觉得，当人格所有部分在某一时间一起出现时才去综合创伤记忆，是比较有效的方法。尽管治疗师已经尽力，有些患者在引导综合期间会变得较其他患者更"迷失"在记忆中。由于不同患者存在着巨大差异，因此，为每个患者计划适合他们个别需要的创伤记忆治疗历程，是十分重要的。

一般来说，治疗师和患者都应该明白，所有的治疗面谈，包括综合治疗面谈，要分为三个部分，即"三分之一规则"（Kluft, 1993b）。治疗面谈的第一个三分之一包括为综合做准备，或是启动综合。治疗面谈的第二个三分之一是进行引导综合治疗。治疗面谈的最后三分之一用于总结、认知治疗，并且再次帮助患者完全专注于现在时空。治疗师永远不应该让综合治疗持续到面谈结束。这样做，是为了确保治疗创伤记忆能保持在患者的心智水平范围之内。治疗师应该维护安全的治疗框架，而且应该准时结束治疗面谈。当然，在治疗结束时，帮患者立足于现在所需要的时间长短会因人而异。

引导综合治疗的初期阶段可能会把所有的部分"聚集"在一起，治疗师首先要促使这些部分彼此建立强大的连结感和同理心（例如，建议彼此站近并一起手握手，就像非常慈爱和亲近的家人在一起哀悼一样）。治疗师还可以加上其他建议，例如每个部分都是独特的，彼此一起时会让每个部分更有力量，因为当那些不同的力量交织在一起时，每个部分可以提供帮助，并从其他部分获得帮助和支持。接着，还可以建议人格各个部分与现在的安全时空和治疗师连系起来，然后，治疗师可以开始慢慢引入创伤记忆，同时需要时常提醒各部分待在一起，并专注于现在时空。

若要在一节面谈中进行多次综合治疗，让患者在综合之间小休一会儿，是有帮助的。在小休期间，要鼓励患者专注于放松和调节呼吸，并保持和治疗师的接触。提示有扭曲的时间观，对患者是有帮助的，比如，体验到综合治疗所用的时间比真正的时间短（例如，“数分钟感觉像是数秒，很难留意到时间流逝了”），以及体验到小休时间很长（例如，“几分钟的小休好像过了几小时的放松，几小时的时间就好像是漫长、 326 慵懒和放松的好几天”）。还要建议休息并恢复体力，例如，想象有疗愈能量的白光照耀自己，或安然地浮在有疗愈能量的水池里，或者是患者提供的其他比喻。

引导综合治疗可以是快速、紧凑地发生，也可以是循序渐进地出现，这取决于患者的心智水平。无论节奏怎样，治疗师都需要提供有治疗功效的刺激，例如，表示鼓励、相信患者有能力以自己的步伐完成综合任务。

快速引导综合治疗 夏安诺（Van der Hart, et al., 1993）曾描述一种快速引导综合治疗的方法。治疗师与观察者部分一起详细准备期间，建构出一个对创伤记忆的认知叙述，这个叙述拥有去人格化的特征，当中还至少包含心理病原核心。这个叙述分为几个片段，每个片段都配以一个数字代表（例如，从 1 到 5，或从 1 到 10）。随着治疗师提示（“开始！”），患者开始综合，治疗师逐一读出数字，每个数字都和患者一连串的创伤核心相关联，并鼓励各解离部分相互分享各自的经验。当一轮的读数完结时，治疗师宣布“停止：现在让它走”，并提议患者调节呼吸，和立足于现在时空。经过几轮重复读数之后，治疗师可以询问：已分享了整个创伤记忆的百分之几？哪些方面仍然没有分享？如果解离部分仍然没有分享包括心理病原核心在内的创伤记忆的关键内容，治疗师就要与患者商量进行另外几轮读数，或者与患者共同决定另外安排治疗时间处理余下的创伤记忆。

分次引导综合治疗　分次引导综合治疗是一个循序渐进的治疗方法。也就是说，把综合一个或一连串创伤记忆的过程分成几个较小的步骤，这可能包含数次甚至更多次的治疗面谈（Fine, 1993; Huber, 2003; Kluft, 1988, 1994a, 1999; Sachs, & Peterson, 1996; Van der Hart, Steele et al., 1993）。如果患者的心理效能非常有限，却无法避免要综合某一个特定的创伤记忆，我们特别建议使用这个方法（Kluft, 1989）。这种分次综合治疗可以有无限的变化形式，例如，可参考本章结尾所描述的弗丽达案例。

一节的引导综合治疗可能只限定在感觉动作方面（Ogden, & Minton, 2000; Ogden et al., 2006），或者集中处理惧怕、痛苦或愤怒，或者只分享一个 EP 的经验，又或者分享创伤经验中的某一时段。治疗师可以用较少次数来组织综合；例如，分为 5 段，而不是 10 段；每完成一段综合都要停一停，建议患者休息，舒适地呼吸，并保持与治疗师的连系。分次综合也可以配合放松（relaxation）及静心（calmness）训练（Kluft, 1989; Van der Hart, & Spiegel, 1993），即系统脱敏疗法（systematic desensitization）。最后，除了分次综合，治疗师还可以建议患者循序渐进或慢慢分享不同时段的情感（Kluft, 1989）。例如，玛丽得到的指示是：允许自己所有的人格部分体会与某创伤事件相关的情感不超过百分之五。治疗师建议酷爱烹饪的苏珊：她回想的内容不需多，也不需少，足够就可以，就像让面包膨大所需的酵母确切用量。卡尔是一位电脑工程师，他得到的建议是：让自己只处理有关参战创伤经历中 10 个字节 / 位元组（bytes）的信息。在这些个案中，患者自主决定体验多少情感（或感受等），并且能够在治疗师的支持下调节它们。在综合治疗过程中，还可以使用滴定综合法（titrated synthesis）和眼动疗法（EMDR），并在治疗过程中常常使用主观困扰量表（例如，Gelinas, 2003; Twombly, 2000, 2005）。然而，对长期心理受创者使用 EMDR 是存在风险的。这种方法常常过快地诱发过多的创伤记忆。因此，在这里讨论的治疗框架中使用 EMDR 要格外小心。

327

针对心理病原核心表述的引导综合治疗　治疗师最终必须与人格所有部分一起处理有关加害者和创伤经验的替代信念。这些信念常常包括理想化照顾者 / 加害者，同时贬低自己（例如，“我爸爸爱我，他从来不会伤害我。是我引诱他，这是我的错”，“我是一个坏孩子，活该这样”，“我太愚蠢、太无能”）。保护者 EP 和模仿加害者 EP 用这些有破坏力的信息在内里不断地烦扰孩童 EP 和 ANP。这些替代信念促使患者停滞在不能觉知到这些信念背后难以忍受的创伤经验（Janet, 1945）。

治疗这些信念包括以下几个步骤。第一步，识别替代信念。第二步，探索拥有这些信念的解离部分。第三步，治疗师不必直接或立即反驳患者的信念（例如，“不，你不是个坏孩子”），而是表示好奇：患者如何建立这个特定的信念（例如，“是什么使你相信你是个坏孩子？”）。第四步，治疗师帮助解离部分探索与替代信念相关的感受（例如，“你能告诉我吗，当你相信你是个坏孩子、你有错时，你的感觉如何？”）。这样，治疗师在挑战不适切的信念之前，先要对患者的信念抱有同理共鸣。最后，治疗师帮助患者找到更适切的信念，以及当下反例的客观证据，并鼓励人格各部分相互支持，觉知到这些信念是不准确的。治疗师可以请人格各部分彼此分享比较正面的表述、经验或特点（例如，“我工作表现很好”，“我是一个仁慈的人”，“发生在我身上的虐待不是由我引起的”）。这样做就是正面的引导综合（例如，Twombly, 2000, 2005）。

328

很多替代信念源于与创伤经验有关的心理病原核心表述，而 ANP 并没有觉察到这些经验。这些表述可能是施暴者在施暴时说的话（“你是荡妇，你喜欢这么做”，“如果你说出去，我知道后就会杀了你”），也可能是患者在遭受心理创伤时产生的信念（“我快要死了”，“这样的状况永远不会结束”，“这是无法忍受的”）。这些表述会像恶性催眠提示般运作，抗拒单纯的认知治疗。出现这些表述或信念的条件是：当某个解离部分处于极度过高反应的状态时，它的意识场非常有限，不能体会到这些表述和信念在现在时空中是不正确的。针对这些心理病原核心表述及其相关的感受及感觉动作进行综合治疗，可以使患者有能力克服这些表述的影响（例如，“如果我说出来，他是再也不可能知道的”，“我不想被强奸”，“那件事真的已经完结了”）。

利奥妮是一位患有 DID 的求诊者。她 15 岁时被父亲强奸。父亲后来用刀杀了她的兔子，然后把刀放在她的喉咙上，并威胁她说，如果她告诉任何人，就会有同样的下场。当利奥妮曾经受到威胁的 EP 开始告诉治疗师自己遭受性侵犯的经历时，她变得极度焦虑，有自杀倾向。利奥妮的 ANP 能够觉知到，她的父亲不可能发现她把性侵犯的经历告诉别人，更不可能因此杀掉她。但是，对于利奥妮的EP，这威胁非常真实，无法单用认知疗法处理。相反地，治疗需要综合整个创伤记忆，并且让EP觉知到：她是活在现在时空，她已是个成年人。

针对与创伤有关的主要情感进行引导综合治疗　引导综合治疗还能处理广泛化的负面情感（这通常与心理病原核心表述有关），例如，强烈的孤独感、无价值感，或想要自杀的感觉。这些情感未必与某一创伤事件有直接关系，却是普遍存在的，比如与严重疏忽照顾相关的孤独感。引导综合涉及在患者心智水平范围内分享这些情感。有时，还可以用这种方法治疗与这些情感有关的替代行动，例如自杀行动。

针对与创伤有关的完全屈从进行引导综合治疗　创伤记忆或许涉及那些采取动物式防御的EP，比如完全屈从，或“假死”，这些都涉及背侧迷走神经信号的增加（Porges, 2001, 2003; Nijenhuis, & Den Boer, 2007, 2009）。这些EP完全没有反应并且了无生机。涉及完全屈从的创伤记忆及其固有的过低反应状态是很难治疗的，这包括受害人因被药物或酒精迷晕而被性侵犯的记忆。综合创伤记忆需要费心耗力的心理活动，但在以上情况下，这种心理活动是完全不存在的。就算有治疗师说话鼓励也不够。 329

埃尔茜是一位患有OSDDN的求诊者，当她在引导综合治疗过程中接触到某一创伤记忆的部分时，她会变得极度嗜睡，不能动，也不能思考。治疗师使用立足现在的治疗技巧也不奏效。治疗师理解，这种情况是完全屈从的表现，因为当时（患者）完全承受不了创伤经验。这个EP缺乏细节，只是被描述为“瘸腿的小女孩”，而幸存者的ANP感到“那不是我”。这种完全屈从的情况出现了几次之后，患者的ANP能够在其中一次治疗中告诉治疗师，这个“小女孩”相信自己已经死了，没有人来帮她。这部分显然没有觉知到：创伤事件已经过去。这段描述表明，有两个心理病原核心成为恶性催眠提示：“我死了”和“没有人会帮我”。治疗师问，幸存者的ANP能否和自己的内在智慧一同把这个"小女孩"带到当下。患者回答说"不能"，但她能走到小女孩那里。于是，治疗师问，小女孩能否"陪"患者一起去，患者回答说"可以"。通过想象，治疗师、患者的 ANP 及其内在智慧幻化成一位穿长袍的人物，一同去到小女孩那里。ANP 告诉 EP，创伤事件已经过去，她现在是安全的，而且已经长大了："即使你不能理解，我请你相信我。我们现在来这里是帮助你的。"小女孩没有回应。治疗师告诉患者：在创伤事件初期活跃的"反抗的我"（反抗者行动子系统）和在创伤事件发生之后活跃的"疗愈的我"（具有复原力的行动子系统）可以去到她身边，围在她左右。这两个方面都非常有力，能够帮她活下去。ANP 想到一个影像，就是向小女孩吹一口生命的气息；当它这样做了，EP 就"苏醒过来"，并且看到周围有关心她的"人"——那些能够帮助并支持她有能力反抗和疗愈的人。她受到鼓励，去感受自己的呼吸和心跳。然后，她做一些细微的动作，例如眨眨眼睛。于是，她可以在治疗室中立足现在。ANP 继续向 EP 保证：现在，她是安全的，并且得到照顾。在这次综合治疗后，患者再也没有在治疗中出现"关闸"的情况，而且有更多的生理能量和心理能量应付日常生活。

然而，当创伤记忆包含那些患者在迷晕或大量酒精影响下受到虐待时，就会出现严重的过低反应状态，需要更直接的治疗方法。治疗师可以问患者：如果他 / 她允许治疗师触碰自己的手，能否稍微动一动食指示意。在这个微小信号之后，治疗师一边重复轻微挤压患者的手，一边数数，同时鼓励患者的人格部分在内里分享这个经验，并以微小的手部动作回馈给治疗师。这种治疗包含了适当的身体接触，有助于激活涉及腹侧迷走神经系统的社交系统（Porges, 2001, 2003，详见本书第九章），从而增加心理效能，逐渐使综合治疗成功。

330

承载 在引导综合治疗期间，患者可以想象自己用一个电子变阻器或是尺度表来调节并承载自己的反应。例如，在 1 至 5 的尺度表中，困扰可以被度量为 3。治疗师在整个综合治疗过程中，要经常核查患者的反应程度，并且留意过高反应或过低反应的身体指标。治疗师可以教导人格部分："只需要体会那些有必要知道、理解和疗愈的事情"，或者"只需要想起你准备好想起的事情"。治疗师和患者一起坚持不懈，努力保持接触，帮助解离部分立足现在。可以要求人格部分不要“回到过去，而是把记忆带到现在时空与我们在一起”。

一般来说，在一次引导综合治疗之后，那些仍未分享的创伤记忆部分应该放在下一次面谈中处理，或尽快处理。治疗师要采取预防措施，避免患者在面谈以外时间对这些记忆部分感到难以承受。患者可以运用想象来承载这些记忆部分。例如，把它们储存在想象的银行保险库中，或者叫人格各部分不要在治疗面谈以外透露这些记忆部分。这些预防措施包括运用患者的解离技巧去达到治疗目的，以循序渐进的方式接触创伤记忆。在引导综合治疗面谈节数之间加入认知治疗面谈常常是有用的，因为患者需要时间和支持才能充分觉知创伤记忆（即承认创伤经历是个人历验）。患者还应该学会一些技巧，去处理治疗面谈以外的反应状态。

引导觉知

有了充分的综合，入侵性创伤记忆就不再出现在感觉动作层面。然而，只用综合治疗来帮助人格整合是不够的。为了使创伤记忆变成个人叙事记忆，患者必须觉知创伤记忆，也就是让创伤记忆成为患者的个人历验和身处现在的体会（详见本书第八章）。在综合治疗面谈期间或之后，幸存者经常会突然声称：“它发生在我身上！”这标志着允许创伤记忆成为个人历验。有时候，ANP 可能开始把 EP 作为它的个人历验：“那个小女孩就是我！”这些陈述标志着患者正走在通往完全觉知的道路上。

不过，如果没有身处现在的体会，觉知仍是未完成的。治疗师要支持患者觉知到，现在跟过去有什么不同：“我不用再害怕”，“我不用再担心使某人生气”，“我现在有需要是正常的”。这样，幸存者所描述的现在是受过去塑造的，但他 / 她不再任其摆布。他 / 她从曾经发生的一切中找到意义，并且创造更一致的时间观、现实感、自我观和经历，从而改变了幸存者现在的行为。 331

治疗师鼓励患者说出这种觉知的话，并且在跟进的治疗中支持他 / 她做出新颖和有创意的行动。这样，新的感受、新的观念和新的行为能伴随着新的认知信念（即新的感知–动作循环）。一位患者能够开始自己的事业，因为他觉知到，“如果我犯错，没有人会打我。我是聪明的，足以应付”。另一位患者决定要生孩子，因为她觉知到，“我不像我妈妈，我不会伤害我的孩子”。第三位患者第一次感到与异性接触是自在的，“我醒觉到，现在没人会伤害我。我懂得怎样找到不伤害人的人”。在第二和第三治疗阶段中，这种觉知会在幸存者的生活中回荡。治疗师鼓励患者继续以新的、适切的方式谈论这些觉知，并付诸行动。而当患者不需要回避创伤记忆时，就能改善心理能量和心理效能。例如发呆的意识状态转换就会消失，因为幸存者能够感受到自己更能身处现在，更能专注于当下时刻。治疗师要监察并鼓励患者在日常生活中保持这种身处现在的体会。

患者现在能够在讲述以往创伤经历时，仍然保持身处现在的状态。当幸存者能够更少回避和更多接纳各 EP 时（第一治疗阶段），幸存者的 ANP 需要培养承认过去经历的能力（体会个人历验），用叙事方式讲述创伤经验，而不再解离。简而言之：

> 患者必须懂得如何把创伤经验与自己生命中其他事件联系起来，如何在人生历程中给它一席之地。我们每个人都不停地建构自己的生命历程，它成为塑造我们人格必不可少的要素。我们若想处理好某个人生境遇，并把它彻底地融入自己的人生中，我们不仅要在行动上对外有所反应，而且还要对内里做出反应；那就是透过我们对自己说的话，透过整理向别人和自己讲述所发生的事件，并透过把这些叙述变成自己人生历程中的篇章（Janet, 1919/1925, 第 662 页）。

关于恢复记忆的真实性问题，一直存在很多争议：有些已经得到证实，另一些尚未得到证实（D. Brown, Scheflin, & Hammond, 1998; Courtois, 1999; Kluft, 1996b）。一般来说，觉知意味着患者一定要接受他 / 她生命中曾经发生的现实。然而，有些幸存者不能在认知层面充分了解所发生的一切，不过，这并不会妨碍他们完全觉知。有一位患者，显然有前语言期的创伤经历，她说出很多不同的创伤情境，但没有一个她能肯定是真的。不过，治疗师肯定地告诉她：她不必去评定这些故事是否真实，也能善用这些故事疗愈创伤。于是，这位患者说：“我知道有坏事曾经发生在我身上。我受到伤害和惊吓。我完全承受不了。当我需要帮助的时候，我得不到帮助。对我来说，明白这些就够了，并且可以继续前行。”治疗师或许永不知道某些记忆是否真实，也不应该充当评判者去判定哪个是客观事实（Courtois, 1999）。尽管如此，治疗师终会对这件事发展出反思和看法，有时需要与患者分享这些看法，而不是对患者有所保留（Van der Hart, & Nijenhuis, 1999）。

觉知涉及面对巨大的丧失经历。成功度过哀伤历程，对于人格的终极整合是十分重要的。完成整合这些心理活动对于消除人格结构解离是必不可少的，而失败的话就会引致人格结构解离持续下去。在第二治疗阶段中，治疗师支持着患者，帮助他们哀悼破碎的童年。不过，治疗师一定要保持自己的觉知，明白没有什么能够取代患者所失去的一切。相反地，当患者仍为过去的事情哀伤并渐渐平静时，治疗师要帮助患者在现在时空中转向新的经验。在第三治疗阶段，许多幸存者或许会感到更深切的悲伤，因为他们觉知到，创伤经验一直阻碍自己过好日子直到现在，而且某些希望和梦想实际上已不再切实可行。

玛莎：引导综合治疗的示范案例

玛莎是一位 48 岁患有 DID 的求助者。我们这个案例要说明的是：当患者已经准备好时，第一治疗阶段的工作可以顺利过渡到第二治疗阶段，以及如何运用想象之一治疗技巧。在第一治疗阶段，治疗师与患者之间，以及各解离部分之间彼此的合作不断增加。解离部分遵从治疗师的建议，建立出内在安全空间和内在会面室，它们每天会面两次，计划并评价它们每天的活动，但不会分享创伤事件的资料。

当玛莎的 ANP 需要接受一系列入侵性医疗程序时，她完成不了；有一次她中途走开，因为她遭受暴力虐待的创伤记忆被激活了。治疗师向玛莎建议，EP 可在它们的内在世界和外在世界之间制造一道想象的闸门。治疗师跟着询问：在下周接受医疗程序时，人格的哪些部分能够忍耐着在场，并且鼓励玛莎的解离部分根据自己的心智水平尽量在场。当玛莎识别出这些能在场的解离部分，治疗师就建议其余的解离部分练习待在隔音闸门后，并且鼓励玛莎每天练习这个方法 20 分钟。治疗师还与玛莎讨论，如何设定一个信号，表示闸门后的人格部分可以再次出来，即与

333

其他部分接触。在下一次治疗面谈时，玛莎表示，在接受入侵性医疗程序时，她感到从未有过的平静。

这次正面的经验为治疗创伤记忆奠定基础。治疗师向玛莎解释要保护人格部分的因由和方法，因为那些记忆实在太恐怖了。三个经历过某个创伤经验的人格部分，和两个充当帮助者的人格部分在内在“隔音室”中汇聚，共同分享创伤事件的事实。在下一次治疗面谈时，玛莎说出四个最痛苦的时刻（心理病原核心），并与治疗师讨论。而那些没有足够整合能力的人格部分并没有参与这次讨论。

治疗师再次解释引导综合治疗程序之后，邀请那五个部分出场，并让其他部分在内在闸门后面安全地待着。治疗师要求这五个部分与他保持接触，如果需要休息就举手。然后，他读出第一个心理病原核心的内容，然后（从 1 到 5）逐一读出数字，每读出一个数字，就提议它们彼此分享创伤经验，让创伤经验“成为一个完整的经验”。数到 5 后，治疗师建议停止综合，并请玛莎调节自己的呼吸，“让人格所有部分一同呼吸”。当玛莎表示她已经准备好时，这些部分继续这个练习。治疗师询问：他是否应该再读出同一内容，还是读下一个内容。这样，整个综合治疗历时大约 15 分钟，而患者在当中有非常强烈的体会。结束时，治疗师问：已经分享的经验占整个创伤经验的百分之几？回答是“全部”。然后，治疗师建议一些自我安慰和善待自己的方法。玛莎的 ANP 和其他有参与的部分都为这个练习的强烈程度和自己的成功表现感到满意。

治疗师在下一次治疗面谈时，把引导综合治疗与创伤记忆在认知层面上整合起来，用玛莎自己的话说：（这些创伤记忆）仍然需要“在人格系统中占有一席之地”。但让治疗师吃惊的是，玛莎在那次引导综合治疗后需要短期住院，因为她表示，那记忆实在是令人承受不了。治疗师暂时回到第一阶段的治疗，一个月之后再次尝试做引导综合治疗。之后，玛莎再次需要短期住院。治疗师很惊讶，并询问玛莎：有了极其成功的综合，怎么会承受不了创伤记忆呢？有一个 EP 指出，为了进一步觉知，那些参与综合的人格部分曾经鼓励这些待在隔音闸门后的人格部分“偷听”。它们所听到的内容，对某些人格部分是承受不了的，因此，她需要住院。这样的情况表明，治疗师疏忽了那些未曾参与综合的解离部分如何分享了创伤记忆。这也说明，如果患者只根据某些解离部分的心智水平（做判断），会在一定程度上

334

高估或低估自己的整体心智水平。唯有时间能证实，患者参与综合和觉知有多成功。幸运的是，玛莎能够找到恰当的解决办法。

在一连串成功的引导综合治疗面谈节数之间，总有属于第一治疗阶段的面谈穿插其中，随后，患者写下她已成功地学会调节自己的创伤经验：

> 在引导综合治疗面谈早早之前（即1–2周之前），我们在隔音室聚在一起。我们在那里与那些想要分享创伤记忆的人格部分讨论下一次引导综合治疗的情况……我们与其他不会出现在引导综合治疗的人格部分之间建造一道半通透的墙（“膜”）。这样，分享了的创伤经验知识，就会一滴一滴顺畅地渗透到（人格）系统和其他部分中，而其他部分就能更好地接收和明白这些经验。于是，我们不需要用残酷的事实直接冲击这些部分，我们因此也不需要再被送到危机中心。

这个办法包括患者对自己采用渐进接触的方法，来平衡心智水平有限的人格部分。这些人格部分需要较慢的节奏去综合和觉知那些创伤经验。玛莎后来表示，“正常的”治疗面谈与引导综合治疗面谈之间的差异变得越来越小。简而言之，患者已经能够建立自己循序渐进的方式去接触创伤记忆，从而把综合和觉知的复杂任务分成可以掌控的一小步。通过第二阶段治疗与第一阶段治疗交替进行，她的生活质素明显提升。

弗丽达：分次引导综合治疗的示范案例

弗丽达是一位31岁的女士，她童年长期遭受心理创伤。她被诊断患有DID之前，曾住院长达15年之久。她有频密的自我伤害行为，并有严重的自杀倾向。在第一治疗阶段，她的自杀行为与以下情况有关：没有能力调节强烈的悲伤情绪和愤怒情绪，而且对依附有严重的恐惧。她的EP没有一个敢表达情感。它们害怕一旦哭起来就不能停止，并会使弗丽达（的ANP）疯狂，还会因哭泣和表达愤怒而受

335 到严厉的惩罚。它们还常透过创伤记忆和难以承受的感受去入侵各 ANP，使日常生活十分艰难。治疗师与弗丽达的解离部分以第一治疗阶段的目标开展工作：稳定状态、学习技巧和建立治疗关系。这些解离部分一直不能为自己创造一个内在安全的地方。她在童年长期受到父母和其他照顾者伤害和疏忽照顾，在青少年时期受到一位精神科医生的性侵犯和情绪虐待，并很长时间被隔离在单独房间里。因此，人格部分不相信有安全。治疗师鼓励它们想一想：在治疗面谈中，哪些时候它们的不安全感会稍微少一些。治疗师帮助它们逐渐觉知到，它们在治疗面谈中不会感到不安全，并且有时确实体验到一种新的感受，而它们最终能把这种新的感受标示为一种安全感。经过一段时间，某些 ANP 能够想象自己在治疗师的办公室时感到安全。治疗师开始运用这个想象，去帮助各 EP 更能专注于现在时空并感到安全，同时也鼓励 ANP 在内在这样做，还要鼓励 ANP 以更体谅、更开放的态度对待它们之前回避的 EP 的难受感觉。然后，治疗师运用分次引导综合治疗，阻止 EP 长期以创伤记忆来入侵 ANP 的日常生活。治疗师还协助 ANP 去体会并容忍来自 EP 的一点儿入侵性情绪，同时鼓励这些 EP 轻微表达自己的情感。他建议，那个看来有最高整合能力的 ANP 可以容许某个悲伤的 EP 流出几滴眼泪，但只是几秒钟。当这个 ANP 成功越过这个挑战时，治疗师就称赞弗丽达，并把焦点放在她完成这个行动过程中的喜悦：她笑了。接下来，治疗师提议，她可以多有一些泪水，持续时间长一些。下一步就是给她的眼泪赋予一些认知层面的理解，即轻微了解她悲伤的理由。这些步骤及后续步骤穿插着带来成功喜悦的行动，例如弗丽达的 ANP 大笑和说笑。

治疗在第一治疗阶段和第二治疗阶段重复交替中进行。第二阶段的治疗方法让弗丽达非常缓慢地整合她的创伤记忆。例如，弗丽达以分成细小部分的方式觉知到，自己曾经受到精神科医生的性侵犯。一次治疗是处理她对他的恐惧和敬畏，另一次治疗是处理对他的抚摸的恐惧，再另一次治疗是处理强迫性交的疼痛。另外几次治疗处理她的羞耻感和因得到他的关注而产生自豪感的混杂感受。就这样，患者随着时间一点点地觉知创伤记忆，直到每一个解离部分都能完整地说出这件事，并且不再恐惧有关精神科医生侵犯的创伤记忆。在这个过程中，弗丽达人格的不同部分体会到：那些感受不是致命的，也不是永无休止的；来自别人和自己的体谅和支持可以用来帮助自己面对这些情感。这个觉知还强化了人格部分对治疗师的安全依附，强化了他们的自信和对自己的信任。这是一种全新感觉。

本章小结

336

治疗创伤记忆，是一个艰难的治疗阶段。在第二治疗阶段的历程中，治疗师必须有系统地、以循序渐进的方式处理各种恐惧：有关对加害者不安全依附的恐惧、有关 EP 对依附和失去依附的恐惧，以及对创伤记忆的核心恐惧。治疗创伤记忆的主要目标是：把它们整合到患者整个人格中（即综合和觉知，当中包括个人历验和身处现在的体会）。引导综合治疗是有系统地（以循序渐进的方式）让人格各部分接触创伤记忆，防止再出现解离或回避。这必须在患者的心智水平范围之内进行，才能实现这一治疗目标。快速综合和分次综合是两种主要的引导综合治疗方法，尽管还有无数的不同做法。这一治疗技巧不仅用于治疗个别创伤记忆，而且还可以用于治疗心理病原核心表述、恶性催眠提示、与创伤有关的严重情感，甚至可以用于整合正面经验。要达致完全整合，综合是必要的，但还不是足够的。完全整合还需要进一步的工作——觉知，包括个人历验和身处现在的体会。

337 # 第十七章　第三治疗阶段：人格整合与克服对正常生活的恐惧

我们想到一些更雄心勃勃的治疗方法，其目的不仅是运用或保留患者已有的一切，而且还要提升患者的能力去学会更多的（行动）倾向，或者修复那些曾经失去的（行动）倾向。

——皮埃尔·让内（Pierre Janet, 1919/1925, 第 709 页）

如果第二阶段的治疗做得足够，患者能够整合他 / 她的大多数创伤记忆，并且把它们变成个人叙事，治疗师就可以启动第三治疗阶段。这个阶段的治疗目标是迈向最大程度的人格整合。在大多数情况下，它涉及人格统一，并且集中建立最高级别的行动倾向，从而带来最适宜的生活。一般来说，当患者开始主动探索第三阶段的治疗议题时，会自然地往返于第二阶段的治疗。

学术文献常常缺少有关第三治疗阶段的详细解说，部分原因是因为治疗师和患者在第一治疗阶段和第二治疗阶段均需要很多复杂的技巧，因此，大部分文献都集中在这两个阶段上（参见 L. Brown, Russell, Thornton, & Dunn, 1999; Kluft, 1993b, 1993c）。另外，常见的误解是，认为只需要整合创伤经验就足以跨越心理创伤。实际上，第三治疗阶段还包括一些最艰难的治疗（Van der Hart, Steele, Boon, & Brown, 1993）。患者会陷入痛苦的哀伤中，需要放下长期执着的核心替代信念，并 338 挣扎着用新的心理活动和行为活动去适应生活。这些行动需要持续的高水平心理效能，直至患者熟悉并习惯使用它们。治疗师一定要鼓励患者时常实践那些能提升个人历验和身处现在体会的行动，从而拓宽意识场，并且提升意识水平。治疗师要鼓励患者做出最高级别的行动倾向，特别是那些涉及有系统地在生活中探索和尝试的行动，以及那些有助于提升患者生活质素和生命意义的行动。

人格解离部分的融合

有些患者并不需要治疗师去推动，就能自行展开他们某些人格解离部分的融合。玛莎是一位患有 DID 的求诊者，她有细节十分丰富的解离部分，经过数年极度抗拒融合后，出现了满意的进展，“一旦（各部分之间的）整合开始了，你就无法停止整合”。原则上，由相同或相似的行动系统调节的解离部分较容易彼此融合，而由不同类型的行动系统调节的人格部分较不容易彼此融合。例如，让数个 ANP 融合，或许比让一个 ANP 和一个 EP 融合所需的努力较少。ANP 主要是由负责日常生活功能的行动系统所启动，包括处理被视为有吸引力的生活情境。另一方面，EP 主要是由负责身体防御的行动系统（及其子系统）所调节，包括避开明显或真正存在的危险。此外，相对于一个十分独立的部分去与那些较少解离而生的部分或一个发展很有限的部分彼此融合而言，那些拥有解离而生和再次细节丰富特征的人格部分彼此融合较为缓慢。在比较严重的二级人格结构解离和 DID（三级人格结构解离）的个案中，人格部分的融合一般比较缓慢，需要治疗师更多辅导，去帮助它们不会随着时间变得那么分离和独立。当它们慢慢克服对彼此的恐惧、对创伤记忆的恐惧，以及对其他由创伤引致的行动的恐惧时，它们便不会那么分离。

有些人格解离的患者把很多精力用在人格分离的行动上，因而对融合产生恐惧，这是患者人格解离部分感到恐惧的一个特征。他们可能会珍惜这些“分离”的人格部分强力的过渡期内在客体对象，并且为失去这些人格部分而极度哀伤。他们可能感到孤独、空虚，并抱怨内在“过于寂静”，因为以前习惯了有其他部分“陪伴”（Somer, & Nave, 2001）。黛比是一位患有复杂 PTSD 的求诊者，她表达了 EP 的恐惧：“我不再是我自己了”；而玛莎的 ANP 起初也极为惧怕治疗师会“谋杀我内在的那些人”。当出现这种抗拒时，治疗师要帮助患者（或人格解离部分）表达这些对失去的恐惧和担忧，并提醒患者想想以往曾对她有帮助的融合。如果强行进行融合，失败是不可避免的，因为患者没有足够的动机或心智水平去维持融合，或者他 / 她害怕在融合过程中会有所失去。一般来说，当融合发生时，患者不会失去那些人格部分的技巧和特性，反而是学会以更适切的方式善用它们。心理效能得到如此提升，可能是各解离部分之间融合带来的、不同行动系统整合的结果。

339 马丁的 ANP 一直能够高度专注于工作并取得成功，因为他能够回避所惧怕的人格部分及其心理内容，从而避免与它们发生冲突，也觉察不到它们的感觉、感受和需要。当马丁的 ANP 开始与其他人格部分融合时，他开始觉察到这些内在感知的刺激，因此，他专注于工作的能力受到干扰。他抱怨自己失去了专注能力。实际上，作为整合的人格，他的确是失去了在工作时完全回避和忽视这些内在感知的能力。他逐渐学会适当平衡他的个人感受及需要（即融合带来的个人历验）和他的工作要求后，就不再有这种失去感。

有些患者会极不情愿参与最终融合（合一）的心理活动，甚至停止治疗。这常常是由于他们对生命中最严重的创伤经验或状况的恐惧，比如，在完全体会个人历验和身处现在的过程中，（他们）觉知到父母一直在拒绝自己，从来不爱自己，而且自己一直是处于难以承受的孤独之中。这种觉知要求患者具有最高级别的心智水平，而患者也需要用这种觉知来克服对亲密关系的恐惧，以及把“活下去的人生”彻底转化为“真正活着的人生”。为了帮助患者跨越这个最后的困难，治疗师需要用非常体谅并十分耐心的态度对待患者。因此，他 / 她需要十分尊重患者决定放弃这个重要整合的挑战，同时保留可回头再试的选择：等待适当的治疗时机是重要的。

治疗师可以采用几种不同的方法引导各个解离部分进行融合：预先计划的正式融合仪式；有或没有加上催眠疗法都可以。另一个方法是鼓励人格部分暂时聚在一起（例如 Kluft, 1993c）。随着患者逐渐克服对各解离部分的恐惧，由此发展出来的内在同理心和内在合作会持续一段很长时间，直到患者消除对融合的恐惧。治疗师可以尝试在某次治疗面谈中鼓励各解离部分模拟短暂融合作为试验（Fine, & Comstock, 1989），然后，在日常生活中尝试这个模拟练习。另外，可以邀请各部分“一起感受某一种感觉”，或者“一起想同一个想法”，或者“一起参与一个行动”。

有些患者倾向或需要有正式的仪式来完成各解离部分的融合。采用与融合有关的比喻是有帮助的，特别是由患者自己提出的比喻。治疗师可表示对患者有信心，相信他/她能够找到自己独特的办法“（使自己）变得完整”。一些常见的比喻包括“手牵手”“进入彼此的地盘”、“一起围成一个圈”、“一起走向一束有疗愈效果的白光，并与之成为一体”。当治疗师寻找最后隐藏着的抗拒时，他/她要询问患者：是否有什么原因令人格各部分不应该在一起？

治疗行动需要持续支持这些整合步骤，因为这些整合步骤可能会受到现实生活中出现的危机或新的创伤记忆干扰。事实上，在第三治疗阶段中，浮现出更多的创伤记忆是颇为常见的，出现其他人格部分也是常见的。后者在三级人格结构解离（DID）的情况中特别常见。在心理创伤的复杂个案治疗过程中，这样再次回去处理创伤记忆也在预料之内。当患者的 ANP 逐渐觉察到新出现的记忆时，有时是需要重新回到第一阶段和第二阶段的治疗。以前尚未处理的替代信念浮现出来，才有机会改变，例如，“我没有能力维持人际关系”，“好事不会发生在我身上”，“性是令人恶心的”。患者必须重新评价并改变一些对事物的基本假设和信念，包括安全、意义、孤独、因果联系和控制点、权力、信任和亲密关系、自主和相互依赖，以及拥有未来感和归属感（L. Brown et al., 1999; Janoff- Bulman, 1992; McCann, & Pearlman, 1990）。 340

治疗师常常过早假设所有的解离部分已经全部融合。这样，他/她就可能忽略仍要继续的治疗工作。因此，一般的治疗原则就是，人格解离部分之间看似是“最终融合”，但并不是最后一次。Kluft（1993c）根据他观察的大量治疗案例指出，DID 患者只有在持续 27 个月不再出现人格解离，才能有把握地说：整合的确稳妥了。这说明，治疗师需要长时间地全面跟进患者的情况。

克服对正常生活的恐惧

在第三治疗阶段处理的恐惧包括学会过正常生活而不被创伤记忆入侵。这包括幸存者以循序渐进方式接触更多的正常生活，而在此之前，他/她一直生活混乱，或者逃避生活。最重要的是，幸存者学会持续做出更高级别的行动，这需要高水平的心理能量和心理效能。

克服对正常生活的抗拒

在开始第二治疗阶段之前，幸存者长期以来一直对那些在正常生活中诱发创伤记忆的条件化刺激做出情绪反应。因此，幸存者学会了回避并限制自己各方面的生活。正常生活需要适应并整合形形色色的复杂行动。有时，这些行动是不容易的，而且相互冲突。如果患者一直以限制、回避、否认和人格结构解离来安排自己的生活，那么，要过正常生活对患者来说是一项令人畏缩的任务。

在第三治疗阶段中，治疗师一定要首先评估患者的生活，了解其生活的实际常态程度（显然，被认为是“正常的”范围广泛），包括患者想要怎样过自己的生活。341 在这个治疗阶段中，患者会发展出他 / 她以前无法想象的新目标，例如建立一段亲密关系、重返学校，或者找一份更好的工作。治疗师必须确定患者是否有相对平衡的生活，包括工作、玩耍、休息和人际关系，以及这些生活经验是否对患者有意义、是否有个人历验的体会。换句话说，患者需要有能力根据自己对生活的渴望和需要，适切地运行各个行动系统。但在第三治疗阶段之初，患者通常未能这样做。尽管到第三治疗阶段时，已经完成很多综合和觉知的治疗，不过，治疗师仍要处理如何彻底启动并改进各个行动系统，以及它们之间彼此的依靠。

> 特里是一位患有复杂 PTSD 的求诊者。她的 ANP 是一位杰出母亲，能够成功整合几个孩童 EP。然而，ANP 和其他 EP 都缺乏探索和玩耍行动系统的经验（尽管特里的 ANP 非常支持她的孩子们去玩耍和探索，这是她发挥照顾者功能的部分）。因此，特里的生活依然缺少娱乐、幽默，以及在人际关系中的好玩部分。特里透过接受心理教育，以循序渐进方式尝试做出长时间的复杂活动（Van der Hart et al., 1989），观察别人，并逐渐与几位比较擅长玩耍和探索的人士建立友谊，有时还加上处理一些替代信念和创伤记忆，她的玩耍系统和探索系统逐渐被启动运作。

患者必须学会面对常规生活，学会面对新生活中一定程度的单调乏味，让生活不再混乱，因此也不再时常感到刺激的生活或过高反应。初时，他/她可能会把平静和安详混同于过低反应和麻木，因而不愿意过比较安宁、平稳的生活。患者还必须学会区分：兴趣与沉溺（例如对工作）的分别、狭隘生活模式与适切稳定生活的分别，以及刻板固定的生活与健康规律的生活之间有不同。安吉拉已经处理好身份解离障碍的问题。不过，她在最后治疗阶段享受新生活的同时，也面对新生活的挣扎：

> 今天上午，我去市场购物时想到，工作、和我爱的人一起时的舒适、在周末做我想要做的事等，这些都正在成为我的日常生活。我想，我已经接受了新的未来，并且我希望它会持续下去。新的未来不只是为了活下去或短暂赶走痛苦而承受一切，而是就在此时此地活着。我可以为我希望过的生活做点什么。我能够为我想要的生活实际做一些事情，并且我能够有意识地带着目标去付诸行动，因为我拥有未来。这对我来说是全新的。我不知道自己如何在情绪上适应这一切的改变。我为这些改变而感动，也为此激动：一切是如此新颖，同时也令我感到困惑，因为我还不习惯。现在，一切都结合起来，我终于能够成为我自己。我只是喜极而泣。我终于能活在此时此地了。

适切的哀伤

342

沉浸在正常生活，每一个新的收获和正面体验常常带来强烈的喜悦和兴奋。但与此同时，也会为错过正常生活如此之久而出现深切的哀伤！喜与悲，都关乎觉知到新的收获，同时又感到过去长久地错过了这些生活。每个新收获都伴随着哀伤重现，因为患者更进一步觉知到，这些失去与心理创伤累积的痛苦有关。幸存者还开始更清楚地觉知到，正常生活有时充满着失落、痛苦、失望和其他困境。这并不是他/她希望有的金色幻想。

在哀伤中，与创伤有关的愤怒可能会出现一段时间。那时，患者尚未准备好接受失去，而是试图去报复，或者关注曾经发生在他/她身上那些不公义的事情。幸存者会挣扎于“生命是不公平的”现实体会。只是让患者发泄这种恼怒是不够的，治疗师必须帮助他 / 她以适切的方式完成哀悼。意思是说，他 / 她最终一定要找到方法，放下愤怒和怨恨。这或许是通过原谅，尽管这不是必须的步骤。有时，强烈觉知到“过去是不能改变的”，就足以使幸存者把他 / 她的心理能量放在现在时空，规划一个适合自己的未来。换句话说，患者有能力去投入到核心性和延伸性身处现在的体会中。

适切的哀伤会让幸存者有很强的身处现在的体会，有能力安抚自己并接受他人的安慰，并且为生活中的新收获感到满足，为能与他人建立关系感到满足。幸存者必定要接受丧失这一现实，要经历痛苦、哀伤、愤怒和失望，然后调整自己继续生活，并且重新把情绪能量放在现在时空（Worden, 2001）。但这说来容易做着难。哀伤是艰难的，需要坚强的情感，还会消耗很多心理能量和心理效能。有时，哀伤会令幸存者承受不了，而且有强烈的身体反应，与创伤的感觉相似，包括焦虑、愤怒、不安、害怕、疑心、绝望、孤独、内疚、羞愧。正如刘易斯在丧妻后一篇描写哀伤的散文中写道：“没有人告诉过我，哀伤的感受和恐惧是那么相似”（C. S. Lewis, 1961, 第 7 页）。哀伤的感受可以和心理受创时出现的感受十分相似，因此可能成为幸存者长期回避的条件化刺激，这使他们更难以进入哀伤过程，并且哀伤是长存的。尽管治疗师可能会对幸存者在这个阶段偶尔放慢治疗步伐感到不耐烦，不过，哀伤“其实不是一种状态，而是一个过程。它需要的不是一张地图，而是一段历史”（C. S. Lewis, 1961, 第 47 页）。

治疗师能够在成功治疗哀伤中扮演着重要角色，就是以同理心见证着幸存者所承受的痛苦（以及随后的疗愈），同时帮助他 / 她立足现在，从而重建与自己、与别人、与世界的谅解关系。这些关系是在遭受心理创伤期间曾经失去的，这也可能是患者第一次学会建立的关系（Herman, 1992b; Laub, & Auerhahn, 1989; Van der Hart, Steele et al., 1993; Van der Hart, & Nijenhuis, 1999）。治疗师还要探索抗拒度过哀伤的原因及其相关的核心信念：“我不能忍受悲伤”，“我已经失去太多，我永远不能恢复过来”，“不值得活下去”。然后，治疗师协助患者整合悲伤和失去，这可透过帮助他 / 她接触这些感受，鼓励他 / 她体会这些感受（个人历验），并且觉知和根据现在的情况做出适切的行动（身处现在的体会）。放下一拿取仪式的治疗方法

343

可以很有效：患者能够象征地放下过去失去的一切（Van der Hart, 1988a, 1998b）。渐渐地，患者会觉知到“失去，是创伤不可避免的部分，而平静地消化因哀伤重复出现的情绪起伏，是终生的功课”（Van der Hart, Steele et al., 1993, 第 173 页）。

在第三治疗阶段中，可能会出现以前未知的解离部分，这些部分是被尚未整合且通常发展尚未成熟的（子）行动系统（例如，性）所支配。这些解离部分及其相关的（子）行动系统需要通过互相接纳和恰当合作而得到整合（随后继续发展）。当然，这里强调的是，鼓励各部分合一。循序渐进接触包含新的适应模式和学习情境，这对处理有关对正常生活的恐惧十分重要。不过，这些新的生活经验还会诱发其他相关的恐惧，即恐惧健康的冒险和改变。

克服对健康的冒险和改变的恐惧

冒险和改变，对于持续适应现况是必不可少的。然而，许多心理受创者一般都惧怕改变，导致生活方式单调和受限，因为大多数患者对时常混乱的生活有熟悉感。让内指出，适应新环境的恐惧是首先出现的困难之一，标志着患者的心智水平降低（Janet, 1903, 1909a）。在严重的情况下，这种恐惧可能表现为极度回避行为并害怕任何内在改变或外在改变。个人在生活的不同方面有机会成长和发展，会不断迈向个人化发展，即最高级别的行动倾向，因而，出现一定程度的痛苦和焦虑是正常的（Firestone, & Catlett, 1999）。忽视、回避或抗拒改变，则是人性的自然倾向（Caissy, 1998）。在很多时候，我们能够克服对改变的正常恐惧并继续前行。不过，幸存者已学会回避改变中必然有的焦虑和不确定性，并且建立了抑制自己和自我伤害的习惯去阻止改变的出现。这些恐惧是由于幸存者害怕自己做出不同以往的行为时会感到羞耻。因为被嘲笑曾经是经常在家里发生的事情。

惧怕改变，是由于害怕失败，也由于害怕改变会使生活变得更糟。因此，心理受创者既回避整个人的改变，也回避那些有反思性的冒险行动，虽然这些行动能带来有效果又有效率的改变。幸存者把悲惨的过去投射到未来，并透过回避改变，试图防止他 / 她认为会发生的不幸出现。他们体会改变就如会失去控制。当然，生活中的许多改变的确是被强加在我们身上的。不过，我们如何回应非自愿的改变，会带出不同的结果："我不能控制发生的事情，不过，我能控制自己。如果外面的事情不能改变来适应我，我就调整自己去适应它们"（De Montaigne, 1588, 第 37 页）。为了好好地生活，我们必须甘冒健康的风险，去改变那些在我们控制范围之内的事物，就算改变的只能是我们的心理活动和行为活动，也就是我们的反应。

然而，要做出必需和主动的决定去改变，对幸存者来说是不容易的。这些决定常常意味着，他们要通过深思熟虑的预测和计划去做出具有反思和计算过的冒险行动。很多人格部分普遍存在着惧怕做出主动和必需的改变以及健康的冒险行动。对它们来说，改变常常代表不幸和灾难，从而挑起许多不舒服的感受，例如无助、绝望、恼怒、羞愧、无目标，以及恐惧，包括恐惧失败。在这个背景下，当前面对改变的挑战能够挑起类似的情绪。某些 ANP 会强烈地缠附在一个美化了（但没有根据）的过去景象。它们会激烈抗拒对自己的生活及生活境况建立更现实的看法。它们选择记着过去生活中比较正面的地方，并且回避负面的地方，因此，它们倾向抓实一些幻想，认为过去生活是很好的，或者至少不太坏。这样回避觉知真实的过去，即缺乏持续身处现在的体会，是完全可以理解的。不过，这会阻碍觉知现在（核心性身处现在），也会阻碍觉知未来可能出现的事情（广泛性身处现在的另一部分）。患者这样的 ANP 将不能用"现实的"眼光看待自己的现在、过去和未来，因此，他们有做出错误决定的危险。他们在面对眼前种种挑战时，不感到个人有需要去调整生活，因而不会在这方面做出相应的行动。这种限制不仅植根于惧怕，也植根于缺乏学习有效率地做出决定和冒险的经验。实际上，改变我们回应生活状况的方式本身就是一种心理改变。这也是所有健康改变的基础。因此，治疗师要鼓励患者对个人历验和身处现在有持续的体会。当患者越是能够实现这些目标，就越是能主动去尝试他 / 她所渴望的其他改变和健康的冒险行动。在这方面的任何成功经验及其带来的成功喜悦的行动，都会激励患者尝试他 / 她所渴望的其他改变和经过反思的冒险行动。

344 在第三阶段的治疗中，有些患者开始醒觉到，他们害怕"变得更好"，因为他们把"变得更好"与"改变是负面的"想法联系起来。治疗师一定要留意这种可能性，并与患者探讨可能出现的抗拒及其相关的替代信念。例如，某个患者害怕：如果她变得更好，她就要完全靠自己，再也没人会帮助她。另一个患者担心：变得更

 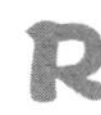

好意味着要离开治疗师，这是他不能忍受的。第三个患者害怕：变得更好意味着变成另外一个人，而不再是她自己。上述每位患者都对“变得更好”有不适切的看法，认为改变包含着痛苦、失去和离弃。

治疗包括纠正关于改变的替代信念（例如，改变是危险的，是不能忍受的，是不可回转的，会使他 / 她们无助和无能）。有时，这些信念的根源来自残留的创伤记忆，需要回到第二阶段的治疗去处理。

> 雷切尔是一位患有复杂 PTSD 的求诊者，她对自己害怕做出任何改变与性侵犯的经历有非常清晰和具体的关联：“当我父亲开始与我有性行为时，一切都改变了。对我来说，改变代表着发生最可怕的事情，性会伤害人。所以，改变也会带来伤害。”

因此，改变常常被患者看作是一种严重的威胁。当患者视每个改变都是威胁时，治疗师首先应该支持他 / 她尝试一些细微的改变，并尝试适应这些改变。当进展顺利时，便可以尝试一些比较大的改变，最终尝试些重大改变。这样，治疗师能帮助患者逐渐体会（综合）到：改变可以带来正面的结果。患者需要有以上那些经验，才能使他们醒觉到，他们可以尝试一些经过细心考虑的冒险行动，而且可以有回报。患者也可以尝试举行一些标志重大改变的过渡仪式，并从中受益（Van der Hart, 1983）。举行这样的仪式可以帮助患者建立对改变的个人历验和身处现在的体会。这标志着他 / 她迈向生命的新阶段。

克服对亲密关系的恐惧

达到成功治疗的最高峰，或许就是克服对亲密关系的恐惧。治疗师应该协助患者以循序渐进的方式学习亲密关系。在克服对身体亲密接触和性亲密关系的恐惧之前，需要先克服对情绪亲密的恐惧，因为前者通常要求首先出现情绪亲密。亲密关系需要整合个人意识场内许多行动系统，还需要具有最高水平的个人历验和持续身处现在的体会。例如，最佳的亲密关系不仅包括依附，还包括他 / 她对另

345

一方的开放态度和好奇（探索）、闹着玩儿（玩耍）、与亲密关系以外的人有社交、好好地照顾自己的身体和情绪（能量调节），并且能够在需要时照顾别人（照顾者的行为）。

与人亲密，意味着自己整个人投入到关系中。若要有成熟的亲密关系，一个人必须克服对创伤引致的心理活动的恐惧、对依附的恐惧、对创伤记忆的恐惧、对冒险和改变的恐惧，以及对正常生活的恐惧。我们大多数人常常根据自己能去爱的能力来考量亲密关系，这是我们人类的核心挑战之一。

亲密关系可以有多种形式，例如，情绪上的亲密关系、身体上的（没有性含义的）亲密接触，以及性亲密关系。恐惧或许是针对某些形式或所有形式的亲密关系：不同的幸存者对不同的亲密关系都有不同程度的恐惧。处理对情绪亲密关系的恐惧主要是在治疗关系中进行。治疗关系应该让幸存者体会到安全依附，让他/她们在当中真正认识自己的各个方面。然而，要克服对亲密关系的恐惧，表示患者需要觉知到，一个人有建立亲密关系的能力并不表示只是与某一个人建立关系（即治疗师）。只有当患者能在较难控制的情况下，即在“真正的”世界中，与别人建立亲密关系，这种觉知才算完成。

治疗师必须分析患者有关亲密关系的替代信念和心理病原核心的表述。治疗师可以帮助患者了解自己有关亲近、性关系和情绪脆弱等信念。这样，治疗师就能够以体谅的态度挑战一些前反思期的核心信念。有些信念涉及经典条件反射的影响，例如，“我再也不信任其他男人”；又或者包含了负面预期，例如，“去爱只是另一种受伤害的途径”，“最好永远不要与别人分享感受，因为他们会利用这些感受对付你”。这些与创伤有关的核心信念常常包含一些承诺（其他前反思期的信念）去回避一些条件化刺激，例如“我永远不会再与别人亲近”，“我永远不会再分享我内在最深的感受”。前反思期缺乏反思的信念也可能代表着条件化的负面评价，例如，“身体与性是令人讨厌的；我憎恨我的身体，我讨厌性”。治疗这些前反思期的信念取决于它们的状况。暴露疗法可以阻止出现条件化的回避反应，这样就能证明那些条件化的预测是错的。于是，幸存者透过得到支持（而不是拒绝）能够学到：表达自己内在最深的感受并不危险。反向条件化疗法可以改变条件化的负面评价。例如，一位幸存者在自己可控制的情况下一点点地学会：身体与性都有不同的正面特

346

质，不同于自己曾经有过的那些经历。

人格的不同部分或许有一些相互矛盾、通常是前反思期的信念，例如，ANP希望有亲密关系（有个伴侣就太好啦），而EP却不能信任任何人。患者可能越来越觉察到这些不同信念的差距。要建立更具有反思性的信念或许会经历矛盾心理。经历怀疑、不确定和混乱，有时是因为同时启动了不止一个行动（子）系统的结果（例如，“我今天应该休息，还是与朋友外出？”）。透过代表着不同兴趣的不同的人格部分，患有人格解离的患者就这样回避矛盾心理。在融合期间及之后，幸存者开始体验到更多的矛盾心理和人际冲突，因为他们开始综合并觉知到不同的兴趣及其相关的行动。体验到矛盾心理和人际冲突，是整合逐渐增加所产生的副作用。若要完成整合不同兴趣，患者便需要学会留意并容忍矛盾心理和人际冲突，如果可以的话，也去解决这些矛盾和人际冲突。

治疗师帮助患者审视他/她日常生活中人际关系的质与量，因为患者现在能够有更多的整合，或许还能处理以前不可能解决的关系问题。随着患者的改变和拥有更健康的情绪，许多现存的人际关系可能会中断。患者开始想建立更健康的人际关系，这可能对他们的友谊、合作关系和婚姻产生影响。婚姻治疗和家庭治疗通常是第三治疗阶段的重要一环。在一些个案中，治疗师要支持患者去决定，是否应该放弃或维持某个关系。治疗师显然不能替患者决定他/她是否应该结束一桩负面的关系，但却要和幸存者讨论这个问题，从而帮助他/她看清这个关系的优劣。治疗师要帮助患者处理对这方面改变的恐惧，还要支持患者面对失去这些关系的哀伤，并鼓励他们度过孤独阶段，继而寻找更健康的新关系。从健康的支持系统角度来看，治疗师必须极为敏锐地留意什么对患者来说是合情合理的，什么是他/她渴望得到的。

患者通常会极力抗拒体会失去，虽然这是亲密关系中普遍存在而又非常符合人性的风险。随着患者身处现在的体会逐渐提升，他/她就能避免活在自以为是充满不能承受的失去和灾难的将来里，或是活在一个充满失去关系和经历伤害的过去里。除此之外，患者一定要能够容忍目前正常亲密关系中出现的一般摩擦和困难。患者一定要觉知到回避人际关系或卷入无界限的人际关系所付出的代价。这些高水平的人际关系行动要求具有足够的技巧去处理冲突、有同理心、有足够能力去自我

安抚和反思，而不是做出前反思期的行动，并且要有能力辨识人际关系中不同程度
347 的困难。这样，就不会出现过度反应或反应不足的情况。换句话说，这一切都需要患者做出最高级别的行动倾向。

亲密关系要求在内在关系和外在关系中有灵活且稳定的限制和界限。一般来说，患者必须了解个人界限的重要性，学会何时及如何使用界限，并认识“好篱笆塑造好邻居“的道理，从而对别人的界限做出有效的反应，而不是感到被拒绝。有效的界限可以降低对亲密关系的惧怕，赋予一定的个人掌控感，并且平衡人际关系中的权力状态。治疗师要鼓励幸存者在想象中或在角色扮演中练习健康的人际交往（D. Brown, & Fromm, 1986）。也就是说，治疗师鼓励患者在心理上和行为上为将来做出适切反应进行模拟学习。这样，治疗师就能帮助幸存者用比较现实的方式预期不远的将来。在很多个案中，这样更适切地体会身处现在的方式对改变幸存者在现实生活中的行动是重要的一步。患者会逐渐觉知到真正亲密关系的吊诡之处，即并不是与别人合二为一，或一模一样，也不是被另一方照顾，而是要发展出强大的个人化和自主能力。这使患者能够平衡适当依赖和适当自主（Steele et al., 2001）。高水平的个人化发展和自主能力不是容易达到的，因为这要求至少拥有执行持续反思能力的行动倾向。

亲密关系与身体　亲密关系涉及被别人留意，包括以身体接触的方式留意。幸存者经常对自己的容貌和身体很敏感。在第三阶段的治疗中，患者需要学会接纳自己的身体和欲望。这意味着，他们需要克服对身体感觉和情绪感受的恐惧，因为情绪感受与身体感觉是紧密相连的。当他们能够成功地接纳这些感受时，就能更好地照顾自己的身体，并且或许更有能力感到自己是一个有渴望的人。要克服这种对身体感觉和情绪感受的恐惧，通常可以透过反向条件化疗法去达成。例如，帮助幸存者把身体感觉与比较愉悦的经验联系起来。举个例子，体验爱侣的触摸或爱抚是愉悦的，即爱侣的抚摸只在患者许可并享受的范围内。如果患者需要停，就要停止。重要的是，幸存者接触以前回避的事物时，能够控制他 / 她接触时的形式、程度和时间长短。这样，幸存者就会待在他 / 她的整合能力范围之内，使他 / 她能够学习。

不幸的是，长期的、有时甚至是严重的身体问题常见于童年时心理受创的成年幸存者（Felitti et al.,1998; Landau, & Litwin, 2000; Romans, Belaise, Martin, Morris,

& Raffi,2002; Schnurr, & Jankowski, 1999）。在后期治疗阶段中，有些幸存者或许会与持续的身体问题搏斗。他们希望这些身体问题会随着处理创伤记忆而消失。或者随着年老，他们被诊断患有严重的慢性病。或许还有哀伤、愤怒、抑郁和惧怕，这些都与健康不佳有关，因为患者从挣扎中觉知到：现在并不总是像自己希望的那样。这种对身体健康的恐惧或许会惧怕挑起与创伤有关的议题——疼痛、死亡、无助、拒绝和依赖。治疗师必须要短暂回到第二阶段的治疗来处理这些困难，因为这些惧怕的根源常常是仍然未曾处理的创伤记忆。不过，有些幸存者的健康状况良好，这或许是治疗的贡献。幸存者在治疗师及其他人的支持下，开始能够关爱自己的身体。因为他们建立了健康而规律的运动、进食和放松方式。 348

性亲密关系　幸存者在性亲密关系方面会出现一系列特定的障碍，特别是那些遭受性侵犯的幸存者。首先，这些障碍涉及幸存者的身体，因为身体主要卷入到心理创伤过程中（参见本书第十四章）。在诱发创伤记忆方面，身体扮演着重要角色，很多患者都会出现身体症状，不论这些症状是否有解离部分。因为身体与负面经验有很强的连系，有些患者相信，自己的身体是导致悲伤和痛苦的原因，并且他们以自己的身体和肉体的欲望为耻。其次，性亲密关系尤其涉及依附，后者又有一系列相应的恐惧（参见本书第十四章）。最后，性行为本身可能是高度条件化刺激，能够诱发性侵犯的创伤记忆及其相关的灾难性前反思期的信念。玛丽亚是一位患有BPD的求诊者，她声称“在所有事物中，我最憎恨的就是性！它提醒我，我是一个被人利用的脏‘货’。”这些都是对身体、性感受，以及性本身的条件化负面评价。

人格已整合的患者或许开始第一次有性感受，这些感受以前曾隐蔽在某个解离部分中。他 / 她也许对性开始感到安全和享受。治疗师可以鼓励患者找出适合他 / 她的步伐去拥有这些性感受，去学会尊重界限（例如，D. Brown, & Fromm, 1986）。很多治疗技巧可用来帮助幸存者克服他们对性的恐惧（例如，Brown, & Fromm, 1986; Maltz, 2001）。很多这类的治疗方法包括循序渐进暴露疗法和预防复发、放松训练和系统脱敏疗法。这一切都要在患者的心智水平范围内进行。

托妮是一位患有DID的求诊者，她已有稳定的人格整合，但仍然惧怕与伴侣有性行为。然而，她想要体验性关系中的亲密感。治疗师就鼓励她与她的伴侣谈论这个问题，并达成共识：托妮会主动做出一些没有性含义的触摸。当她感到舒服时，她就可以多做一些性接触。这包括事先计划，并在安全环境中以循序渐进方式、在自己控制之内进行触摸，以便在触摸、控制、愉悦三者之间建立新的连系。几个月来，托妮及其伴侣定时练习，由托妮决定所有的触摸。治疗师告诉托妮，当她感到焦虑时，可以停下来，觉察自己不适切的想法（例如，“这会带来伤害”，“我将会被强奸”），并进行愉悦的渐进式放松。然后，她再去与伴侣练习（预防回避倾向，慢慢地回到接触和练习）。在治疗面谈中，她和治疗师处理她关于性行为和性的替代信念（“认知”治疗）。渐渐地，托妮感到更能接受没有性含义的身体触摸（自我产生正面强化的身体接触）。她开始主动做出有性含义的身体触摸，尽管最初也是害怕的。不过，当她遵循停止、放松和再进行的流程时，她感到越来越有掌控感，并能让自己在与另一个人一起时感受到性欢愉。她为自己感到自豪，而且她的性伴侣也为她感到自豪（带来成功喜悦的行动；正面强化）。

349

培育最高级别的行动倾向

当人在最高级别的行动倾向中运作时，就能做出新颖的、有创意的、高度复杂的心理活动和身体活动，这需要有持续的、高水平的心理能量和心理效能。他们有能力工作、娱乐，并有能力好好去爱。他们对世界好奇，对自己好奇，去创造有情趣和有刺激的生活，而且不害怕尝试新事物。这样的生活是相对丰富和完整的。当然，这并不表示生活是完美的。而是说，无论在生命中遇到好事还是坏事，健康的人都有能力发现当中的意义和目的，与那些他们爱的人保持连系，并能够平和、幽默、谦恭地面对生活。

禅宗有句话说：“开悟前，砍柴、担水。开悟后，砍柴、担水。”这个公案是说，如果我们要寻找意义和满足，并探索最深层的人生经验，我们即使在最平凡的日常活动中，也需要有完全身处现在和个人历验的体会。这个持续反思行动涉及在不同时间都能带着正念持续行动的能力，当中包括能专注、有目的、有主动性。我们有能力为理想和长远的目标而努力。这些反思行动是必需的，这不仅对我们喜爱

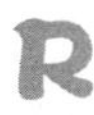

的工作是如此，对于家务以及其他平凡但必要的日常生活作息也是如此的。

幸存者在日常事务及家务方面遇到的困难，就是他们持续出现意识转换，从而降低了他们的兴趣和专注。治疗要包括支持患者练习以正念觉察当下的活动（例如，洗碗、付账单），还要达致更能以意识去控制过度的意识转换；而这些意识转换是条件化反应。这样做，就能促进持续的个人历验和身处现在的体会。这类工作应该在第一治疗阶段就开始，在第三治疗阶段要更广泛应用于患者的整体的生活，因为他 / 她开始成为一个人格完整的人去生活。

达到这个境界的患者会接受符合逻辑的规律，并且能够相对准确地看待自己和别人。这是因为各个行动系统彼此协调良好，而且患者有能力投入到最适合当下一刻的“感知–动作循环”。我们在持续反思的行动层面上，更能培养出对自己和对别人的义务和责任。幸存者或许变得更乐于承担自我照顾的责任，因为得到了回报。而且他 / 她或许还想要参与社交活动和照顾别人，这不是为了相互依赖，而是出于一种道德责任感，是真诚的利他行为。

患者在这个层面上到达“行动协调和生活统一”的阶段（Ellenberger, 1970，第 393 页）。然而，除非幸存者有能力达到更高级别的行动倾向，否则，他 / 她或许会变得迂腐、循规蹈矩和不切实际。他 / 她可能倾向于传统基要派的思维（fundamentalist thinking）[①]，即个人的判断过于照本宣科和依赖僵化的道德原则。下一个级别的行动倾向就是试验性的行动倾向。我们以轻松、刺激和好奇的态度去探索自己和世界（Brown, & Fromm, 1986）。这需要各个行动系统之间有十分高水平的整合，这些系统包括：探索、玩耍、依附、善于交际和能量调节。 350

我们从经验和错误中学习，用于规划未来和决定如何在当前做出行动。我们抱着开放的态度面对选择，并以创意的方式接受这些选择。我们不断学习，从而能够有意识地评价并调整自己的行动。在这个阶段，幸存者内心充满挣扎，因为他们惧怕改变和冒险。治疗包括慢慢地循序渐进接触改变和挑战，不断鼓励患者把成功和失败都看作是学习经验。不过，如果幸存者未能跨越这个级别的行动倾向，他 / 她或许会尝试过多的新事物却又未能充分整合当中的经验。这样的试验性的行动倾向

① 变得保守。——译注

容易引致生活不稳定。

任何人都能达到属于最高级别的行动倾向，即先进的行动倾向。这时，他/她有明显的独立自主体会，并且能够投身于灵性上的追求，或者追求其他高层次的生命意义。幸存者能够掌握非常抽象的理念，并有更多的自由和能量去探索存在的意义和哲学议题。他/她有能力心智化，并能够好好地洞察不同的动机，从而把它转化为持久的行为改变。

当患者开始在更高级别（的行动倾向）运作时，就能够发展并巩固对现实持有鲜明的个人看法（Steele, & Van der Hart, 1994）。也就是说，他们能够觉知过去、现在和将来，也能觉知个人身份并理解别人，而且能够带着目的并运用反思能力做出行动。对现实的个人看法包括六种能力，这些都是透过稳固的个人历验和身处现在的体会而得到的。

第一个是维持稳定关系的能力。这是透过在人与人的关系远近之间找到理想的平衡而达到的。这种能力包括患者在依附、社交和照顾别人方面有最高级别的行动系统。他/她学会在照顾自己和照顾别人之间找到平衡。

第二个能力是，患者能够有效率地整合他/她生命中发生的事情：他/她能够充分觉知到正在发生的一切，并且因应当下的情况调整感知–动作循环以做出适应。这不仅标志着核心性身处现在，也包括把过去、现在和未来准确地安置在真实程度架构中恰当的位置（广泛性身处现在）。这表示，患者能够有意识地醒觉到内在现实（例如，“打某人的孩子一巴掌这一想法挑起了焦虑”）和外在现实（例如，“安心地肯定自己实际上并没有打那孩子一巴掌”）的分别。

351

第三，患者有能力在快乐和痛苦之间找到平衡。他/她不只是不假思索地反应，而是忍耐痛苦，以便实现更长远的目标，甚至能够理解到：痛苦也可以是有价值的，我们可以从中学到东西。这个平衡意味着，患者能够对自己、对别人，甚至对世界有反思性的信念。

第四，患者有能力以谦恭和现实的态度接纳自己作为一个人的限制和脆弱，同时也接受自己的优点和独特性。患者不再事事追求完美，而是追求适切的现实生活。这表示，他/她必须使自己和世界理想化的幻想与真实世界相符，从而达到真实程度架构中的最高级别。

第五，患者有健康的幽默感（Kohut, 1971），意味着他/她有高心智水平，能够以心智化的态度面对现存困境，而且还能用幽默的方式与别人建立关系并感到安全。它还显示，患者有抽象和创意的能力。

最后，患者建立起清晰的个人（及专业）道德标准。他 / 她能整合道德、伦理、灵性，以及对自己、对别人和对世界的反思和谅解。患者有意识地尽力让世界变得更美好。他 / 她能理解：未来是不确定的，他 / 她能够以开放的态度面对未来及当中无法避免的改变。患者努力了解自己，这包括愿意面对自己不太好的方面。

幸存者仍然会为过往的经历挣扎。不过，总的来说，他 / 她能够十分协调一致地生活，不再持续被过去的幽灵缠绕。

结束治疗

成功结束一段长期治疗，困难之大与回报之高在程度上可能是相当的。结束本身也是一种治疗。它向患者示范：在安全依附的自然循环中有时也包括完结。在治疗关系中，治疗师和患者可能度过了无数次的绝望、愤怒、失败、哀伤、羞耻和无望的时刻，这当中，他们经历了强烈的连系经验。这种关系已经成为幸存者在康复道路上遇到暴风雨时的避风港，他 / 她不可能轻易放弃它。不过，本质上，治疗是有时限的，因此，患者和治疗师都同样必须决定何时结束治疗是恰当的。

当心理创伤幸存者感到内在协调一致和完整、能够放下自己的历史、为现在的生活负责，并计划未来时，他们一般都有能力结束治疗。一般来说，即使过去仍会偶尔被轻轻挑起，他们应该不会再被过去缠绕。幸存者应该不再需要抑制或惧怕大部分的人生经验。他们应该能够在工作、玩耍、休息和放松层面建立健康的人际关系，并感受到生活的乐趣。因为他们在日常生活中比以往成功，他们能够在生命中不停地体会带来成功喜悦的行动。另外，他们能够不再受生命无常的困扰。 352

然而，即使某位幸存者拥有结束治疗的条件，结束治疗的过程仍是艰难的（D. Brown et al., 1998; Courtois, 1988; Herman, 1992b）。预期会结束治疗常常挑起以往的失去，因此，如果太急速去结束治疗，患者可能很容易变得抑郁，或者感到难以承受。在结束治疗之前，患者可能会经历长时间的哀伤。

结束治疗有多种方法。可以在双方同意一定次数治疗面谈之后完结，或者更灵活地决定。开始时，可以减少患者面谈的频密度：隔周一次而不是每周一次，然后，每月一次而不是一个月两次。如此放慢的过程使患者逐渐习惯长时间没有治疗师的直接参与。

结束治疗本身应反映患者和治疗师双方的行动倾向达到最高级别。因此，结束治疗，需要是一个圆满的行动，双方要充分讨论各个方面。治疗师要鼓励患者讨论他们之间的关系，包括：希望某些事情可以是不一样的，治疗师对患者特别有共鸣的时刻，以及特别不能有助益甚至是有伤害的时刻。治疗结束时，患者和治疗师都应该有完成的感觉。让患者学懂：某些警告信号出现时，明智的做法是提高警惕并重返治疗。治疗师仍然接纳患者将来有可能短暂回来接受一些其他治疗（Herman, 1992b）。治疗结束后，治疗师和患者是否保持接触，取决于患者的需要和意愿，同时也取决于什么是对患者有效的。患者偶尔接触治疗师谈谈他 / 她生活的近况，也是可以接受的。

本章小结

透过循序渐进暴露疗法，治疗师能够支持患者投入到以前回避的日常生活中。接触以前回避的事物具有治疗效果，但其本身并不是目的，而是用于培育整合行动。整合行动一般给以往僵化、局限以及不适切的感知–动作循环加入新的视野、想法、感受和行为活动。这个阶段的治疗目标是，患者的人格所有部分完全融合成更协调一致的人格系统。患者不再感到人格分离，而且各个行动系统有良好的合作并能协调一致。实现融合可以有多种方法，是受患者和治疗师的创意决定的。如果患者不能成功完成第三阶段的治疗，就会持续在日常生活中遇到困难，尽管已经不再受创伤记忆入侵的困扰。第三阶段的治疗是集中克服对正常生活的恐惧，特别是惧怕改变和健康的冒险行动，以及惧怕亲密关系。遭受严重心理创伤的患者会持续有解离倾向，并且在压力之下会降低或缩窄意识。因此，第三治疗阶段中必不可少的功课是，持续学习预防复发，包括压力免疫练习和自我照顾活动。治疗师要鼓励患者做出持续反思的行动倾向、试验性的行动倾向以及先进的行动倾向。恰当结束治疗是一个重大转折，治疗师和患者双方都应该谨慎并长期关注它的实行。对一个圆满的治疗来说，能够成功导航结束治疗是必不可少的。

353

后　　记

补偿是没有捷径的。任何找捷径的尝试只会带来更多的否定和失落。

——杰里米·霍姆斯（Jeremy Holmes, 1991，第 104 页）

写作本书，是一个环环相扣的接力赛，其中包括我们三位作者彼此手稿的你来我往，以及长达四年的马拉松式阅读、讨论、电子邮件、电话会议和写作。这个既令人振奋又使人沮丧的历程，让我们大开眼界；尽管我们有时感到困惑，但更多时却是感到满足。发展具有实用价值的新理论并非小事一桩，而是需要有几乎永不满足的好奇、耐心、毅力和谦逊。当然，也需要高心智水平！我们希望能对自己挚爱的学术领域做出重大贡献，为治疗师和研究人员提供支持，以便他们能够更有效地帮助心理受创者。即使我们在这过程中犯错并笨拙地尝试修正，但无论如何，我们这一主要目标从未改变。

在这篇后记中，我们最后想谈的两个议题是：第一，我们的理论还需要得到进一步的发展和科学探究，而由这个理论衍生出来的治疗模式尚未开始有对照验证的研究。第二，在本书结束之前，我们不能不说的是，治疗师的行动是治疗长期心理受创者成败的主要因素。

理论和疗法的进化本质

正如我们在本书伊始所言，人格结构解离理论与让内行动心理学相结合，形成了我们的治疗模式，都源自我们治疗长期心理受创者的大量临床经验、理论反思、实证研究，以及许多同行的影响。我们一直密切关注以往宗师们留下的文献，当中

356 包含一些鲜为人知的瑰宝，特别是皮埃尔・让内。无论是理论，还是从中发展出来的治疗模式，都不是一个固定不变的封闭系统，而是要在运用中不断改进，还要做更多的工作去证实理论，或纠正理论上的错误。正如我们在后续的相关著作中所验证的那样，其中一个主要挑战是发展并检测评估人格结构解离程度的测量工具。由此，我们邀请有兴趣的同行和我们一道去发展并改进理论。最重要的是，我们盼望有人会开始用实证研究去验证这个理论的基本假设。

人格结构解离理论极富启发性。由这一理论提出的某些假设已经成功地得到科学验证（例如，Reinders et al., 2003, 2006, 2008；参见本书第十章）。迄今为止，已被证实的结论包括：心理健康的女性根据指导语去主动模仿 ANP 和 EP 的状态，她们的心理生理反应模式和脑反应模式，与那些患有 DID 女性的 ANP 和 EP 状态是截然不同的（Reinders et al., 2008, 2009）。DID 女性患者会以 EP 去听一个创伤经历的描述，而心理健康的女性所听到的描述，是一段很不开心但并非创伤的个人经历。在模仿 ANP 和 EP 的对照组中，低幻想倾向和高幻想倾向的女性都未能产生如真正 ANP 和 EP 特有的心理生理反应。为了确保对照组女性与 DID 女患者有程度相近的幻想倾向，该研究对照组中所有高幻想倾向的女性在同一项幻想倾向测量工具中所得的平均分明显高于 DID 患者所得的平均分。这项研究结果具有重大的理论意义。因为社会认知理论在解释 DID 时指出，DID 主要是由高幻想倾向、易受暗示和来自治疗师的暗示共同产生的结果（Spanos, 1994; Lilienfeld, & Lynn, 2003; Lilienfeld et al., 1999）。而赖恩德斯等人（Reinders, 2008）的研究结果与人格结构解离理论是一致的，并严正质疑社会认知理论的可信度。

还有其他近期的研究结果也与我们的（人格结构解离）理论吻合。约翰斯顿等人（Johnston, Dorahy, Courtney, Batles, and O'Kane, 2009）通过研究 BPD 的失衡的基本思维模式（chema modes）、童年创伤和解离状态发现，一个人出现越多失衡的基本思维模式，就越有可能出现解离症状。从我们来看，这些基本思维模式很可能与 EP 有关。此外，有两个基本思维模式能独立预测解离经验，那就是“愤怒和冲动的孩童”以及“被遗弃和被虐待的孩童”。研究文献记载的研究结论还包括：患有严重解离症状的患者，其心智水平比解离症状少的患者的心智水平为低（Haaland, & Landrø, 2009）; DID 患者的“主人”（即 ANP）在止静状态时，大脑活动模式有别于那些对照组内健康被试者的大脑活动模式（Şar, V., Unal, S.N., & Öztürk, 2007）。这些研究发现与我们的假设一致，即DID患者的ANP心理功能低于心理健康对照组的心理功能。

进一步的证据显示，与心理健康对照组相比，OSDD患者的双侧海马体容量和双侧海马体旁回容量（即与个人叙事记忆能力有关的两个脑结构）特别小，而DID患者这两个脑结构的容量则更小（Ehling, Nijenhuis, & Krikke, 2008; Vermetten et al., 2006）。另外，有关PTSD患者的对照研究也显示，他们的海马体容量比较小（综述详见Karl et al., 2006）。研究显示，对比心理健康对照组，PTSD患者、OSDD（DDNOS）患者和DID患者的海马体容量依次缩小，其中PTSD（一级人格结构解离）患者缩小约10%，OSDD（二级人格结构解离）患者缩小约15%；DID（三级人格结构解离）患者缩小约20%。这些研究结果呈现出一种特别关系，即人格结构解离越严重，海马体容量越小。另外，Ehling et al.（2008）发现，这些脑结构的容量与心理症状和身体症状不但高度相关，而且也与自述有创伤性事件的严重程度高度相关。这些脑结构的容量与一般心理病态的严重程度和幻想倾向程度相关性较低，或是在统计上没有显著相关性。人格结构解离理论认为以下因素是有关联的：遭遇逆境事件的严重程度、对幸存者特定发展阶段的脑结构整合的伤害程度、解离症状的严重程度，以及人格结构解离的复杂程度。尽管上述大量的研究并没有直接验证这些假设，但研究结果却无悬念地与这个理论保持一致。

有几个心理生理研究正在进行中，去验证由人格结构解离理论衍生的一些假设，其中一个研究是探索DID患者下意识地接触有关威胁的提示时，他们在ANP和EP状态时的脑部反应模式（Schlumpf, Nijenhuis, Reinders, & Jäncke, 研究尚未完成）。

本书提出的阶段导向治疗模式对童年时长期遭受虐待和疏忽照顾的幸存者疗效如何？我们和那些学过本书所阐释的理论和治疗模式的同行们都积累了大量临床经验，证实这种治疗模式对很多被视作无法医治的患者有疗效。尚无证据显示，不去理会人格结构解离症状就能解决这些症状（Coons, & Bowman, 2001; Kluft, 1993c, 2006）。几个没有设立对照组的研究显示，阶段导向治疗模式对复杂人格结构解离有疗效（Coons, & Bowman, 2001）。布兰德及其同事（Brand, et al., 2009）一项对DID患者和OSDD（DDNOS）患者进行心理治疗疗效的研究最先报道（阶段导向治疗模式）正面结果；布兰德及其同事的心理治疗方法与国际心理创伤及解离研究协会（the International Society for the Study of Trauma and Dissociation, ISSTD）颁布的 DID 成人治疗指南（ISSD, 2005）是一致的。这些治疗指南的主要部分包括阶段导向治疗模式，即我们在本书所支持的治疗方法。研究发现，在治疗阶段后期的患者比在治疗初期的患者较少出现解离和 PTSD 的症状及痛苦，较少做出自伤行为，较少住院，而且整体功能得分较高。除此之外，治疗初期（M=2.8 年 , SD 2.0 年）和治疗后期（M=8.4 年 , SD 4.8 年）的疗效差异，与那些研究遭遇童年创伤、出现抑郁并有 BPD 的长期 PTSD 患者的疗效相若。这些研究人员得出的结论是，基于复杂解离障碍的患病率、严重性和长期性，以及高昂的医药成本，长期心理治疗是有利的，而且需要进一步研究 DID 和 OSDD 的（阶段导向）心理治疗疗效。此外，Ehling, Nijenhuis 和 Krikke（2003）研究了 14 位患有 DID 并完全康复的成年女性，她们都接受过阶段导向的长期心理治疗。在此之前，这些患者中有许多人曾接受过其他疗法，其中包括不理会解离症状的疗法，或只服用抗严重精神病症的药物。这些药物对她们无效甚或有损害。研究还发现，这些女性从 DID 完全康复，她们的海马体容量比患有明显 DID 的女性显著较大，并达到统计上的显著差异。进一步的研究要验证这些差异是否与心理治疗的成功有关。

如果我们能对本书所倡导的阶段导向治疗模式进行随机对照组试验就太好啦。不幸的是，还没有这样的研究。而一个主要原因是，对长期复杂的创伤治疗进行疗效研究是困难的，因为治疗时间跨度很长，当中会有很多变数，而且也几乎不可能建立可接受的比较模式；设立等待治疗的对照组是不可能的；若以那些临床观察一次又一次地显示是无效的方法，去为长期心理受创幸存者做长期治疗也似乎不符合伦理。不过，如果从现在开始建立一个数据库，储存对患者身心功能进行有系统测量的数据以供后续分析，这会是一个不太复杂的好做法。

我们提出的阶段导向治疗模式是以（长期）个人心理治疗为依据的。然而，这种个人心理治疗方法可以与预先设定的治疗小组很好地结合起来，特别是在第一治疗阶段。辅助性治疗小组可以包括有系统的心理教育和技巧训练。例如，学习使用更有效的方法去让自己更懂身处现在及调节情绪。这些治疗小组应该按小组成员的具体需要来设定。例如，DID 患者的特点是三级人格结构解离，因此，适合他们的

357

治疗小组会不同于适合 BPD 和复杂 PTSD 患者的治疗小组；因为后者的特点是二级人格结构解离。本书第十二章提出的许多治疗原则适用于这些类型的治疗小组。

治疗师

我们在作为治疗师的旅程中学到最重要的一课就是，让内行动心理学与每个人都息息相关，包括治疗师本人。我们更多关注自己的心智水平、自己不适切的行动和适切的行动、自己的综合和觉知能力，以及自己在心理治疗工作和生活的其他层面达致较高级别行动倾向的成与败。

我们发现，对心理受创者善用行动心理学的最有效方法是，治疗师本人在面对患者时，把行动心理学运用在自己的心理活动和行为活动中。给童年时长期遭受虐待和疏忽照顾的幸存者进行心理治疗，对患者和治疗师都是一个持续的重大挑战，而治疗师一定要保持有水准的治疗和维持最高的伦理原则。因此，治疗师需要在治疗中持续在高级别的行动倾向中运作。这意味着，当患者做出僵化且较低级别的行动倾向时，治疗师不要做出同样的反应，而是要做出比较灵活、适切的行动。

治疗师至少一定要掌握持续具有反思的行动倾向，其中包括强烈的个人责任感和能力感、主动态度、毅力和耐心。治疗师还必须做出试验性的行动倾向，包括有能力去耐心等待行动的结果（即长时段的治疗介入）、承认并分析错误和个人的限制，同时尊重自己和患者。治疗师从经验中学习，例如，每件事都需要一定的时机；抗拒改变几乎是必然存在的，也是意料中的事；患者处于较低级别的行动倾向时，他们可能会做出特定却可预计的行动；治疗师善于治疗某类患者，不一定擅长治疗其他类型的患者。治疗师需要谦恭和谦逊，有强烈的渴望去聆听患者和同行，同时也向他们学习，而不是以为自己知道所有答案。治疗师还应该有坚定的性格，包括强烈的个人道德观及专业伦理观，以及长期的适切投入和自律。

换句话说，治疗师投身于长时段治疗童年时长期心理受创的幸存者，需要具备 358

高水平的心理健康特征。一般来说，做一名治疗师并不是一件容易的工作，而作为长期心理受创者的治疗师则要求更高。治疗师必须考虑很多变数，除了患者复杂的内心世界，还包括那些可能会影响自己作为治疗师行动的个人生活状况，这些状况包括社会因素，例如治疗师当前与家人及朋友的关系、当前的压力源、收入状况、工作处境、身心健康、个人强项和弱点，包括平常的心理能量和心理效能水平，以及专业专长或不足等。

当治疗师不能对患者保持高心智水平时，无论原因如何，他 / 她都容易做出较低级别的行动。在这些不适切的行动中，有些可以被看作是反向移情；这一现象在创伤文献中有详尽的描述（Dalenberg, 2000; J. M. Davies, & Frawley, 1994; Figley, 1995; Kluft, 1994a; Loewenstein, 1991; McCann, & Pearlman, 1990; Pearlman, & Saakvitne, 1995; Rothschild, 2006; Tauber, 1998; J. P. Wilson, & Lindy, 1994; J. P. Wilson, & Thomas, 2004）。例如，治疗师一般能够在较高级别的行动倾向中运作，但当患者因治疗师迟到五分钟而变得异常愤怒时，治疗师会突然跌至前反思期的行动，治疗师心想："只不过五分钟而已，真荒谬！这位患者想这样操控我！"于是，他 / 她也变得愤怒和防卫，进而使患者更加恼火。在这种情况下，治疗师正在暂时失去心智化能力、体谅能力，以及理解这位患者不切实际的期望其实源自他 / 她的害怕。心智化是一种高级别的行动。治疗师做出较低级别的行动倾向可能会和患者的行动互补，例如导致双方都停滞在受害者—加害者或受害者—拯救者的角色。由于治疗师自身的防御系统或不安全依附可能被患者激发，他 / 她有时或会倾向运用过于僵化的治疗框架，或有时治疗框架变得过于宽松。他 / 她也可能想要回避不愉快的冲突，或想安抚患者，或者缓和他 / 她对患者的负面情绪，例如内疚、无助、厌恶或恼怒。

治疗师的心理效能如此降低，可能与他 / 她当前的个人经验有关，例如疲劳或生病、面对过多的要求，或者缺乏专业经验或专业知识。也有可能涉及反向移情，患者的行为激发治疗师个人未处理的过去经历，治疗师因为反向移情而做出较低级别的行动。于是，治疗师像患者一样做出僵化及条件化的行动。这些行动有时可能源自治疗师发展粗略且处于潜伏状态的情绪部分（EP）。例如，当患者的EP 向某位治疗师表达强烈的痛苦并怪责他带来难以承受的痛苦时，治疗师体验到

359

强烈的内疚和不足感，以及退缩的倾向。当这类情况发生时，治疗师不太能清晰地思考和保持治疗框架。治疗师的退缩和沉默只会增加患者的害怕、愤怒和痛苦，这些反过来又加强治疗师的退缩和内疚。于是，患者和治疗师都卡在反复出现、与创伤有关的移情—反向移情行动的恶性循环里。治疗师觉知到这种不适切的模式，会促使他/她去寻求个人辅导；从中他/她逐渐觉察到患者的痛苦和责备是怎么再次挑起他/她强烈的挫败感和害怕，这些感受是源于童年时他/她母亲患有危及生命并非常痛苦的疾病，这些感受都属于发展粗略的孩童 EP。这样的觉知鼓励他更好地照顾自己，体谅并照顾自己这个感到难以承受和不堪重负的人格部分。

事实上，有些治疗师本人有心理受创的经历（Elliott, & Guy, 1993），可能会发现人格结构解离理论和行动心理学有助于他们个人的创伤疗愈。我们认为，为童年时遭受虐待和疏忽照顾的幸存者提供长期心理治疗比其他种类的辅导更会挑起治疗师的痛苦经历，包括创伤经验。我们极力倡导为治疗师提供个人咨询、督导，以及在需要时提供心理治疗（J. G. Allen, 2001; Pearlman, & Saakvitne, 1995）。

第二治疗阶段以综合和觉知创伤记忆为主要焦点，而其中一个主要的危险可能是与创伤有关的反向移情而导致治疗师的心理效能下降。正如本书第十六章所述，有两种与患者创伤记忆有关的、重要的反向移情错误（Van der Hart, & Steele, 1999）。第一，治疗师可能对患者的创伤记忆持有某种反向移情的态度，引致向他/她施以不恰当的、前反思期的、缺乏反思的压力，强迫患者面对他/她的创伤经历。对于尚没有足够心智水平的患者来说，这是灾难性的，会导致身心崩解或其他极端严重的负面结果。对于那些较有能力的患者来说，这会让他/她再次经历被强迫参与一些痛苦的事情，违背他/她的意愿。第二个反向移情错误是过分认同患者，以至于出现对求诊者创伤记忆的恐惧：这种恐惧不应该混同于准确评估患者因心智水平不足而不能成功综合和觉知到某一创伤记忆的情况。相反地，这种恐惧有可能是基于治疗师逃避他/她自己尚未解决的创伤记忆，或因为治疗师相信患者的失去和伤痛对自己是过于痛苦而刻意回避。 360

总而言之，人格结构解离理论关注心理受创者未能做到整合的行动，关注不适切的行动替代比较适切的行动。行动心理学描述了可以如何鼓励一个人做出更加整合、更加适切的行动。毕竟，要想活得好，我们必须学会在乎自己、照顾自己，也在乎别人、照顾别人；学会认识自己，也学会认识别人；学会拥有自己的经验，也重视别人的经验；同时，学会以我们所知道的最好方式去把握现在和做好现在。最终，这种做得好的能力就是我们所拥有的能力，同时也定义了我们的人性。我们可以用犹太拉比希勒尔（Rabbi Hillel）那句名言来总结行动心理学的精髓：

"如果我不为自己而活，我身为何人？
如果我不与人共存，我心为何物？
如果不在此刻，更待何时？"[①]

① 原文为"If I am not for myself, then who am I？If I am not with others, what am I? If not now, then when?"经查，希勒尔的话流传有多种版本，大意类似而词句微异，如有一种版本为"If I am not for myself, who will befor me? But if I am only for myself, who am I? If not now, when?"意为"如果我不为自己而活，谁会为我而活？但如果我只为自己而活，我何以谓人？如果不在此刻，更待何时？"谨列出供读者参考。——译注

参考文献

Abelson, R. P. (1963). "Computer simulation of "hot cognitions." In S. Tomkins, & S. Messick (Eds.), *Computer simulation and personality: Frontier of psychological theory.* (pp. 277–298) New York: Wiley.

Aderibigbe,Y. A., Bloch, R. M., & Walker, W. R. (2001). Prevalence of depersonalization and derealization experiences in a rural population. *Social Psychiatry and Psychiatric Epidemiology, 36*, 63–69.

Agrawal, H. R., Gunderson, J., Holmes, B. M., & Lyons-Ruth, K. (2004). Attachment studies with borderline patients: A review. *Harvard Review of Psychiatry, 12*, 94–104.

Alexander, P. C. (1992). Application of attachment theory to the study of sexual abuse. *Journal of Consulting, & Clinical Psychology, 60*, 185–195.

Alexander, P. C., & Anderson, C. L. (1994). An attachment approach to psychotherapy with the incest survivor. *Psychotherapy, 31*, 665–675.

Allen, J. G. (2001). *Traumatic relationships and serious mental disorders*. NewYork: Wiley.

Allen, J. G., Console, D. A., & Lewis, L. (1999). Dissociative detachment and memory impairment: Reversible amnesia or encoding failure? *Comprehensive Psychiatry, 40*, 160–71.

Allen, J. G., Coyne, L., & Console, D. A. (1997). Dissociative detachment relates to psychotic symptoms and personality decompensation. *Comprehensive Psychiatry, 38*, 327–334.

Allen, J. G., Coyne, L., & Console, D. A. (1996). Dissociation contributes to anxiety and psychoticism on the Brief Symptom Inventory. *Journal of Nervous and Mental Disease, 184*, 639–641.

Allen, J. G., Coyne, L., & Huntoon, J. (1998). Complex posttraumatic stress disorder in women from a psychometric perspective. *Journal of Personality Assessment, 70*, 277–298.

Allen, J.G., Fonagy, P., Bateman, A.W. (2008). *Mentalizing in clinical practice*. Washington, DC: American Psychiatric Publishing.

Allen, S. N. (1994). Psychological assessment of post-traumatic stress disorder. Psychometrics, current trends, and future directions. *Psychiatric Clinics of North America, 17*, 327–349.

Allport, G. W. (1961). *Pattern and growth in personality*. New York: Holt, Rinehart, & Winston.

American Psychiatric Association. (1994). *Diagnostic and statistical manual of mental disorders 4th ed.* Washington, DC: Author.

American Psychiatric Association. (2015). *Diagnostic and statistical manual of mental disorders* (5th ed.). Washington, DC: Author.

Anda, R. F., Felitti, V. J., Bremner, J. D., Walker, J. D., Whitfield, C., Perry, B. D., Dube, S. R., & Giles, W. H. (2006). The enduring effects of abuse and related adverse experiences in childhood: A convergence of evidence from neurobiology and epidemiology. *European Archives of Psychiatry and Clinical Neuroscience, 256*, 174–186.

Anderson, C. M., & Stewart, S. (1983). *Mastering resistance: A practical guide to family therapy.* New York: Guilford.

Anderson, G., Yasenik, L., & Ross, C. A. (1993). Dissociative experiences and disorders among women who identify themselves as sexual abuse survivors. *Child Abuse, & Neglect, 17*(5), 677–686.

Anderson, M. C., & Green, C. (2001). Suppressing unwanted memories by executive control. *Nature, 410*, 366–369.

Anderson, M. C., Ochsner, K. N., Kuhl, B., Cooper, J., Robertson, E., Gabrieli, S. W. et al. (2004). Neural systems underlying the suppression of unwanted memories. *Science, 303*, 232–235.

Andreski, P., Chilcoat, H., & Breslau, N. (1998). Post-traumatic stress disorder and somatization symptoms: A prospective study. *Psychiatry Residency, 79*, 131–138.

Andrews, B. (2002). Body shame and abuse in childhood. In P. Gilbert, & J. Miles (Eds.), *Body shame: Conceptualisation, research and treatment* (pp. 256–266). New York: Brunner-Routledge.

Andrews, B., Brewin, C. R., Rose, S., & Kirk, M. (2000). Predicting PTSD symptoms in victims of violent crime: The role of shame, anger, and childhood abuse. *Journal of Abnormal Psychology, 109*, 69–73.

Appelfeld, A. (1994). *Beyond despair*. New York: Fromm.

Arbib, M.A., (1981). Perceptual structures and distributed motor control. In V.B. Brooks (Ed.), *Handbook of physiology,* Vol. 2, part 2 (pp. 1449–1480). Bethesda, MD: American Physiological Society.

Armstrong, J. (1991). The psychological organization of multiple personality disordered patients as revealed in psychological testing. *Psychiatric Clinics of North America, 14*, 533–546.

Armsworth, M. T., Stronk, K., & Carlson, C. D. (1999). Body image and self-perception in women with histories of incest. In J. Goodwin, & R. Attias (Eds.), *Splintered reflections:*

Images of the body in trauma (pp. 137–153). New York: Basic Books.

Arnold, M. B. (1960). *Emotion and personality*. New York: Columbia University Press.

Atlas, J. A., Wolfson, M. A., & Lipschitz, D. S. (1995). Dissociation and somatization in adolescent inpatients with and without history of abuse. Psychology Reports, *76*(2), 1101–1102.

Azam, A. (1876). Le dédoublement de la personnalité, suite de l'histoire de Félida X***. Revue Scientifique [Doubling of the personality, followed by the history of Félida X***]. 2nd series, 265–269.

Baeyens, F., Eelen, P., Van den Berg, O., & Crombez, G. (1989). Acquired affective-evaluative value: Conservative but not unchangeable. *Behavioral Research, & Therapy, 27*, 279–287.

Baeyens, F., Hermans, D., & Eelen, P. (1993). The role of CS–US contingency in human evaluative conditioning. *Behavioral Research, & Therapy, 31*, 731–737. Bailey, P. (1928). The psychology of human conduct: A review. *American Journal of Psychiatry, 8*, 209–234.

Bain, A. (1855). *The senses and the intellect.* London: Parker.

Baker, D., Hunter, E., Lawrence, E., Medford, N., Patel, M., Senior, C., Sierra, M., Lambert, M. V., Phillips, M. L., & David, A. S. (2003). Depersonalisation disorder: Clinical features of 204 cases. *British Journal of Psychiatry, 182*, 428–433.

Barach, P. (2004, November). *"If love be good, from whence comes my woe?"* Third Annual Pierre Janet Memorial Lecture. Presented at the 21st Annual Meeting of the International Society for the Study of Dissociation, New Orleans, LA.

Barkley, R. A. (2001). The executive functions and self-regulation: An evolutionary neuropsychological perspective. *Neuropsychology Review, 11*, 1–29.

Barkow, J., Cosmides, L., & Tooby, J. (Eds.) (1992). *The adapted mind: Evolutionary psychology and the generation of culture*. New York: Oxford University Press.

Bartlett, A. B. (1996). Clinical assessment of sexual trauma: Interviewing adult survivors of childhood abuse. *Bulletin of the Menninger Clinic, 60*, 147–159.

Beaunis, H. (1887). *Le somnambulisme provoqué* [Instigated somnambulism]. (2nd., enlarged ed.). Paris: J.-B. Bailière, & Fils.

Becker-Blease, K. A., Deater-Deckard, K., Eley, T., Freyd, J. J., Stevenson, J., & Plomin, R. (2004). A genetic analysis of individual differences in dissociative behaviors in childhood and adolescence. *Journal of Child Psychology and Psychiatry, 45*, 522–532.

Benyakar, M., Kutz, I., Dasberg, H., & Stern, M. (1989). The collapse of a structure: A structural approach to trauma. *Journal of Traumatic Stress, 2*, 431–450.

Berk, J. H. (1998). Trauma and resilience during war: A look at the children and humanitarian aid workers of Bosnia. *Psychoanalytic Review, 85*, 639–658.

Berlucchi, G., & Aglioti, S. (1997). The body in the brain: Neural bases for corporeal awareness. *Trends in Neurosciences, 20*, 560–564.

Bernstein, E. M., & Putnam, F. W. (1986). Development, reliability, and validity of a dissociation scale. *Journal of Nervous and Mental Disease, 174*, 727–735.

Berrington, W. P., Liddell, D. W., & Foulds, G. A. (1956). A re-evaluation of the fugue. *Journal of Mental Science, 102*, 280–286.

Berthoz, A. (2000). *The brain's sense of movement*. Cambridge, MA: Harvard University Press.

Berthoz, A. (2006). *Emotion, & reason: The cognitive neuroscience of decision making*. Oxford: Oxford University Press.

Binet, A. (1977). *Alterations of personality*. Washington, DC: University Publications of America. (Original work published 1892–1896).

Blake, D. D., Weathers, F. W., Nagy, L. M., Kaloupek, D. G., Gusman, F. D., Charney, D. S. et al. (1995). The development of a clinician-administered PTSD scale. *Journal of Traumatic Stress, 8*, 75–90.

Bleich, A., & Moskowits, L. (2000). Post traumatic stress disorder with psychotic features. *Croatian Medical Journal, 41*, 442–445.

Blizard, R. A. (1997). The origins of dissociative identity disorder from an object relations and attachment theory perspective. *Dissociation, 10*, 223–229.

Blizard, R. A. (2001). Masochistic and sadistic ego states: Dissociative solutions to the dilemma of attachment to an abusive caretaker. *Journal of Trauma and Dissociation, 2*(4), 37–58.

Blizard, R. A. (2003). Disorganized attachment: Development of dissociated self states and a relational approach to treatment. *Journal of Trauma and Dissociation, 4*(3), 27–50.

Blum, H. P. (Ed.) (1986). *Defenses and resistances: Historical perspectives and current concepts*. Madison, CT: International Universities Press.

Bolstad, B. R., & Zinbarg, R. E. (1997). Sexual victimization, generalized perception of control, and posttraumatic stress disorder symptom severity. *Journal of Anxiety Disorders, 11*, 523–540.

Boney-McCoy, S., & Finkelhor, D. (1996). Is youth victimization related to trauma symptoms and depression after controlling for prior symptoms and family relationships? A longitudinal, prospective study. *Journal of Consulting and Clinical Psychology, 64*, 1406–1416.

Boon, S. (1997). The treatment of traumatic memories in DID: Indications and contra-indications. *Dissociation, 10*, 65–79.

Boon, S., & Draijer, N. (1993). *Multiple personality disorder in the Netherlands*. Lisse, the

Netherlands: Swets, & Zeitlinger.

Boon, S., & Van der Hart, O. (2003). De behandeling van de dissociatieve identiteitsstoornis [Treatment of dissociative identity disorder]. In O. Van der Hart (Ed.), *Trauma, dissociatie en hypnose* [Trauma, dissociation and hypnosis] (4th ed., pp. 193–238). Lisse, the Netherlands: Swets, & Zeitlinger.

Borkovec, T. D., & Sharpless, B. (2004). Generalized anxiety disorder: Bringing cognitive-behavioral therapy into the valued present. In S. C. Hayes, V. M. Folette, & M. M. Linehan (Eds.), *Mindfulness and acceptance: Expanding the cognitive–behavioral tradition* (pp. 209–243). New York: Guilford.

Borys, D. S. (1994). Maintaining therapeutic boundaries: The motive is therapeutic effectiveness, not defensive practice. *Ethics and Behavior, 4*, 267–273.

Bouton, M. E. (2004). Context and behavioral processes in extinction. *Learning and Memory, 11*, 485–494.

Bouton, M. E., Westbrook, R. F., Corcoran, K. A., & Maren, S. (2006). Contextual and temporary modulation of extinction: Behavioral and biological mechanisms. *Biological Psychiatry, 60,* 352–360.

Bowlby, J. (1982). *Attachment* (2nd ed., Vol. 1). New York: Basic Books. (Original work published in 1969).

Bowman, E. (2006). Why conversion seizures should be classified as a dissociative disorder. *Psychiatric Clinics of North America, 29*(1), 185–211.

Bowman, E. S., & Markand, O. N. (1996). Psychodynamics and psychiatric diagnoses of pseudoseizure subjects. *American Journal of Psychiatry, 153*, 57–63.

Brady, K. T. (1997). Posttraumatic stress disorder and comorbidity: Recognizingthe many faces of PTSD. *Journal of Clinical Psychiatry, 58*(Suppl. 9), 12–15.

Brady, K. T., Killeen, T. K., Brewerton, T., & Lucerini, S. (2000). Comorbidity of psychiatric disorders and posttraumatic stress disorder. *Journal of Clinical Psychiatry, 61*(Suppl. 7), 22–32.

Brand, B., Classen, C., Lanius, R., Loewenstein, R., McNary, S., & Pain, C. (2009). A naturalistic study of dissociative identity disorder and dissociative disorder not otherwise specified patients treated by community clinicians. *Psychological Trauma: Theory, Research, Practice, and Policy, 1*, 153–171.

Brand, B. L., Armstrong, J. G., & Loewenstein, R. J. (2006). Psychological assessment of patients with dissociative identity disorder. *Psychiatric Clinics of North America, 29*, 145–168.

Braude, S. E. (1995). *First person plural: Multiple personality and the philosophy of mind* (rev. ed.). London/New York: Routledge.

Braun, B. G. (1984). The transgenerational incidence of dissociation and multiple personality disorder; A preliminary report. In R. P. Kluft (Ed.), *Childhood antecedents of multiple personality* (pp. 127–150). Washington, DC: American Psychiatric Press.

Braun, B. G. (1986). Introduction. In B. G. Braun (Ed.), *Treatment of multiple personality disorder* (pp. xi–xxi). Washington, DC: American Psychiatric Press.

Braun, B. G. (1990). Dissociative disorders as sequelae to incest. In R. P. Kluft (Ed.), *Incest-related syndromes of adult psychopathology* (pp. 227–245). Washington, DC: American Psychiatric Press.

Bremner, J. D. (1999). Acute and chronic responses to psychological trauma: Where do we go from here? *American Journal of Psychiatry, 156*, 349–351.

Bremner, J., Southwick, S., Darnell, A., & Charney, D. (1996). Chronic PTSD in Vietnam combat veterans: Course of illness and substance abuse. *American Journal of Psychiatry, 153*, 369–375.

Bremner, J. D., Southwick, S. M., Brett, E., Fontana, A., Rosenheck, R., & Charney, D. S. (1992). Dissociation and posttraumatic stress disorder in Vietnam combat veterans. *American Journal of Psychiatry, 149*, 328–332.

Bremner, J. D., Southwick, S. M., Johnson, D. R., Yehuda, R., & Charney, D. (1993). Childhood physical abuse in combat-related posttraumatic stress disorder. *American Journal of Psychiatry, 150*, 235–239.

Bremner, J. D., Steinberg, M., Southwick, S. M., Johnson, D. R., & Charney, D. S. (1993). Use of the Structured Clinical Interview for DSM-IV Dissociative Disorders for systematic assessment of dissociative symptoms in posttraumatic stress disorder. *American Journal of Psychiatry, 150*, 1011–1014.

Bremner, J. D., Vermetten, E., Southwick, S. M., Krystal, J. H., & Charney, D. S. (1998). Trauma, memory, and dissociation: An integrative formulation. In J. D. Bremner, & C. R. Marmar (Eds.), *Trauma, memory, and dissociation* (pp. 365–402). Washington, DC: American Psychiatric Press.

Breslau, N., Davis, G. C., Andreski, P., & Peterson, E. (1991). Traumatic events and posttraumatic stress disorder in an urban population of young adults. *Archives of General Psychiatry, 48*, 216–222.

Breslau, N. (2001). The epidemiology of posttraumatic stress disorder: What is the extent of the problem? *Journal of Clinical Psychiatry, 62*(Suppl. 17), 16–22.

Breslau, N., Chilcoat, H. D., Kessler, R. C., Peterson, E. L., & Lucia, V. C. (1999). Vulnerability to assaultive violence: Further specification of sex difference in post-traumatic stress disorder. *Psychology and Medicine, 29*, 813–821.

Breslau, N., Davis, G., & Andreski, P. (1995). Risk factors for PTSD-related traumatic events: A prospective analysis. *American Journal of Psychiatry, 152*, 529–504.

Brett, E. A. (1996). The classification of posttraumatic stress disorder. In B. A. Van der Kolk, A. C. McFarlane, & L. Weisaeth (Eds.), *Traumatic stress: The overwhelming experience on mind, body, and society* (pp. 117–128). New York: Guilford.

Brett, E. A., & Ostroff, R. (1985). Imagery and posttraumatic stress disorder: An overview. *American Journal of Psychiatry, 142*, 417–424.

Breuer, J., & Freud, S. (1955a). Studies on hysteria. In J. Struchey (Ed., & Trans.), *The standard edition of the complete psychological works of Sigmund Freud* (Vol. 2). London: Hogarth Press. (Original work published in 1893–1895).

Breuer, J., & Freud, S. (1955b). On the psychical mechanism of hysterical phenomena: Preliminary communication. In J. Strachey (Ed., & Trans.), *The standard edition of the complete psychological works of Sigmund Freud* (Vol. 2, pp. 3–17). London: Hogarth Press. (Original work published in 1893).

Brewin, C. R. (2001). A cognitive neuroscience account of posttraumatic stress disorder and its treatment. *Behaviour Research and Therapy, 39*, 373–393. Brewin, C. R. (2003). *Posttraumatic stress disorder: Malady or myth?* New Haven, CT: Yale University Press.

Brewin, C. R. (2005a). Systematic review of screening instruments for adults at risk of PTSD. *Journal of Traumatic Stress, 18*, 53–62.

Brewin, C. R. (2005b, November). "Voices" in PTSD: A window of identity. *Proceedings of the 21st Annual Meeting of the International Society for Traumatic Stress Studies*, p. 79. Toronto, Canada.

Brewin, C. R., Andrews, B., Rose, S., & Kirk, M. (1999). Acute Stress Disorder and Posttraumatic Stress Disorder in victims of violent crime. *American Journal of Psychiatry, 156*, 360–366.

Brewin, C. R., Andrews, B., & Valentine, J. D. (2000). Meta-analysis of risk factors for posttraumatic stress disorder in trauma-exposed adults. *Journal of Consulting and Clinical Psychology, 68*, 748–766.

Brewin, C. R., Dalgleish, T., & Joseph, S. (1996). A dual representation theory of post traumatic stress. *Psychological Review, 103*, 670–686.

Brewin, C. R., & Holmes, E. A. (2003). Psychological theories of posttraumatic stress disorder. *Clinical Psychology Review, 23*, 339–376.

Brewin, C. R., & Patel, T. (2010). Auditory pseudohallucinations in United Kingdom war veterans and civilians with posttraumatic stress disorder. *Journal of Clinical Psychiatry, 71,* 419–425.

Brewin, C. R., & Smart, L. (2005). Working memory capacity and suppression of intrusive thoughts. *Journal of Behavior Therapy and Experimental Psychiatry, 36*, 61–68.

Bridges, N. A. (1999). Psychodynamic perspective on therapeutic boundaries: Creative clinical possibilities. *Journal of Psychotherapy Practice, & Research, 8*, 292–300.

Briere, J. (1997). *Psychological assessment of adult posttraumatic states*. Washington, DC: American Psychological Press.

Briere, J. (2004). *Psychological assessment of adult posttraumatic states: Phenomenology, diagnosis, and measurement* (2nd ed.). Washington, DC: American Psychological Association.

Briere, J., & Scott, C. (2006). *Principles of trauma therapy: A guide to symptoms, evaluation, and treatment*. Thousand Oaks, CA: Sage.

Briere, J., & Spinazzola, J. (2005). Phenomenology and psychological assessment of complex posttraumatic states. *Journal of Traumatic Stress, 18*, 401–412.

Brodsky, B. S., Cloitre, M., & Dulit, R. A. (1995). Relationship of dissociation to self-mutilation and childhood abuse in borderline personality disorder. *American Journal of Psychiatry, 152*, 1788–1792.

Brown, D., & Fromm, E. (1986). *Hypnotherapy and hypnoanalysis*. Hillsdale, NJ: Lawrence Erlbaum.

Brown, D., Scheflin, A. W., & Hammond, D. C. (1998). *Memory, trauma treatment, and the law*. New York: Norton.

Brown, L., Russell, J., Thornton, C., & Dunn, S. (1999). Dissociation, abuse and the eating disorders: Evidence from an Australian population. *Australian, & New Zealand Journal of Psychiatry, 33*, 521–528.

Brown, R. J., Schrag, A., & Trimble, M. R. (2005). Dissociation, childhood interpersonal trauma, and family functioning in patients with somatization disorder. *American Journal of Psychiatry, 162*, 899–905.

Brown, R., Cardeña, E., Nijenhuis, E., Şar, V., & Van der Hart, O. (2007). Should conversion disorder be re-classified as a dissociative disorder in DSM-V? *Psychosomatics, 48*, 369–378.

Brown, W. (1919). War neuroses: A comparison of early cases seen in the field with those seen at the base. *Lancet, ii*, 833–836.

Brunet, A., Weiss, D. S., Metzler, T. J., Best, S. R., Neylan, T. C., Rogers, C. et al. (2001). The peritraumatic distress inventory: A proposed measure of PTSD criterion A2. *American Journal of Psychiatry, 158*, 1480–1485.

Bryant, R. A., & Harvey, A. G. (2000). *Acute stress disorder: A handbook of theory, assessment, and treatment*. Washington, DC: American Psychological Association.

Bryant, R. A., & Panasetis, P. (2001). Panic symptoms during trauma and acute stress disorder.

Behavioural Research and Therapy, 39, 961–966.

Bucci, W. (2003). Varieties of dissociative experiences: A multiple code account and a discussion of Bromberg's case of William. *Psychoanalytic Psychology, Vol. 20, No. 3,* 542–557.

Buchheim, A., Strauss, B., & Kachele, H. (2002). The differential relevance of attachment classification for psychological disorders. *Psychotherapy, & Psychosomatic Medical Psychology, 52*, 128–133.

Buckley, T. C., Blanchard, E. B., & Hickling, E. J. (1998). A confirmatory factor analysis of posttraumatic stress symptoms. *Behavior, Research, and Therapy, 36*, 1091–1099.

Buckley, T. C., Blanchard, E. B., & Neill, W. T. (2000). Information processing and PTSD: A review of the empirical literature. *Clinical Psychology Review, 20*, 1041–1065.

Burney, J., & Irwin, H. J. (2000). Shame and guilt in women with eating-disorder symptomatology. *Journal of Clinical Psychology, 56*, 51–61.

Buss, D. M. (2004). *Evolutionary psychology: The new science of the mind* (2nd ed.). Boston: Allyn, & Bacon.

Buss, D. M. (2005). *The handbook of evolutionary psychology.* Hoboken: Wiley.

Butler, L. D., Duran, R. E. F., Jasiukaitis, P., Koopman, C., & Spiegel, D. (1996). Hypnotizability and traumatic experiences: A diathesis-stress model of dissociative symptomatology. *American Journal of Psychiatry, 153*(Festschrift Suppl.), 42–63.

Butler, R. W., Mueser, K. T., Spock, J., & Braff, D.L . (1996). Positive symptoms of psychosis in posttraumatic stress disorder. *Biological Psychiatry, 39*, 839–844.

Butzel, J. S., Talbot, N. L., Duberstein, P. R., Houghtalen, R. P., Cox, C., & Giles, D. E. (2000). The relationship between traumatic events and dissociation among women with histories of childhood sexual abuse. *Journal of Nervous and Mental Disease, 188*, 547–549.

Caffo, E., & Belaise, C. (2003). Psychological aspects of traumatic injury in children and adolescents. *Child and Adolescent Psychiatric Clinics of North America, 12*, 493–535.

Caissy, G. (1998). *Unlock the fear: How to open yourself up to face and accept change*. New York: Insight Books.

Cameron, C. (2000). *Resolving childhood trauma: A long-term study of abuse survivors.* Thousand Oaks, CA: Sage.

Cardeña, E. (1994). The domain of dissociation. In S. J. Lynn, & J. W. Rhue (Eds.), *Dissociation: Clinical and theoretical perspectives* (pp. 15–31). New York: Guilford.

Cardeña, E. (2000). Hypnosis in the treatment of trauma: A promising, but not fully supported, efficacious intervention. *International Journal of Clinical and Experimental Hypnosis, 48*, 225–238.

Cardeña, E., & Spiegel, D. (1993). Dissociative reactions to the San Francisco Bay Area earthquake of 1989. *American Journal of Psychiatry, 150*, 474–478.

Cardeña, E., Maldonado, J.R., Van der Hart, O., & Spiegel, D. (2009a). Hypnosis. In E.B. Foa, T.M. Keane, M.J. Friedman, & J.A. Cohen (Eds.), *Effective treatments for PTSD* (pp. 427–457). New York: Guilford Press.

Cardeña, E., Maldonado, J.R., Van der Hart, O., & Spiegel, D. (2009b). Hypnosis [Treatment guidelines]. In E.B. Foa, T.M. Keane, M.J. Friedman, & J.A. Cohen (Eds.), *Effective treatments for PTSD* (pp. 592–505). New York: Guilford Press.

Carlson, E. A. (1998). A prospective longitudinal study of disorganized/disoriented attachment. *Child Development, 69*, 1107–1128.

Carlson, E. B. (1994). Studying the interaction between physical and psychological states with the Dissociative Experiences scale. In D. Spiegel (Ed.), *Dissociation: Culture, mind, and body* (pp. 41–58). Washington, DC: American Psychiatric Press.

Carlson, E. B. (1997) *Trauma assessments: A clinician's guide*. New York. Guilford.

Carlson, E. B., & Dalenberg, C. (2000). A conceptual framework for the impact of traumatic experiences. *Trauma, Violence, and Abuse, 1*, 4–28.

Carlson, E. B., & Putnam, F. W. (1993). An update on the Dissociative Experiences scale. *Dissociation, 6*, 16–27.

Carlson, E. B., Putnam, F. W., Ross, C. A., Torem, M., Coons, P. M., Dill, D. L., Loewenstein, R. J., & Braun, B. G. (1993). Validity of the Dissociative Experiences Scale in screening for multiple personality disorder: A multicenter study. *American Journal of Psychiatry, 150*, 1030–1036.

Carrion, V. G., & Steiner, H. (2000). Trauma and dissociation in delinquent adolescents. *Journal of the American Academy of Child and Adolescent Psychiatry, 39*, 353–359.

Carruthers, P., & Smith, P.K. (Eds.) (1996). *Theories of theories of mind.* Cambridge, UK: Cambridge University Press.

Carver, C. S., & Scheier, M. F. (2000). Scaling back goals and recalibration of the affect system are processes in normal adaptive self-regulation: Understanding "response shift" phenomena. *Social Science and Medicine, 50*, 1715–1722.

Carver, C. S., Sutton, S. K., & Scheier, M. F. (2000). Action, emotion, and personality: Emerging conceptual integration. *Personality and Social Psychology Bulletin, 26*, 741–751.

Cassidy, J. (1994). Emotion regulation: Influences of attachment relations. In N. A. Fox (Ed.), *The development of emotion regulation: Biological and behavioral considerations* (Vol. 59, pp. 228–249). Chicago: University of Chicago Press.

Cassidy, J. (1999). The nature of the child's ties. In J. Cassidy, & P. R. Shaver (Eds.).

Handbook of attachment: Theory, research, and clinical applications (pp. 3–20). New York: Guilford.

Cattell, J. P., & Cattell, J. S. (1974). Depersonalization: Psychological and social perspectives. In S. Arieti (Ed.), *American Handbook of Psychiatry* (2nd ed., pp. 766–799). New York: Basic Books.

Charcot, J. M. (1887). *Clinical lectures on diseases of the nervous system*. London: New Sydenham Society.

Chefetz, R. A. (2000). Affect dysregulation as a way of life. *Journal of the American Academy of Psychoanalysis, 28*, 289–303.

Chemtob, C. M., Tolin, D. F., Van der Kolk, B. A., & Pitman, R. K. (2000). Eye movement desensitization and reprocessing. In E. B. Foa, T. M. Keane, & M. J. Friedman (Eds.), *Effective treatments for PTSD* (pp. 139–154). New York: Guilford.

Christianson, S. A. (1992). Emotional stress and eye-witness memory: A critical review. *Psychological Bulletin, 112*, 284–309.

Chu, J. A. (1988a). Ten traps for therapists in the treatment of trauma survivors. *Dissociation, 1*(4), 24–32.

Chu, J. A. (1988b). Some aspects of resistance in the treatment of multiple personality disorder. *Dissociation, 1*(2), 34–38.

Chu, J. A. (1998a). *Rebuilding shattered lives: The responsible treatment of complex post-traumatic and dissociative disorders*. New York: Wiley.

Chu, J. A. (1998b). Dissociative symptomatology in adult patients with histories of childhood physical and sexual abuse. In J. D. Bremner, & C. R. Marmar (Eds.), *Trauma, memory, and dissociation* (pp. 179–203). Washington, DC: Ameri-can Psychiatric Press.

Chu, J. A., & Dill, D. L. (1990). Dissociation, borderline personality disorder, and childhood trauma. *American Journal of Psychiatry, 148*, 812.

Chu, J. A., Frey, L. M., Ganzel, B. L., & Matthews, J. A. (1999). Memories of childhood abuse: Dissociation, amnesia, and corroboration. *American Journal of Psychiatry, 156*, 749–763.

Classen, C., Cheryl, K., Hales, R., & Spiegel, D. (1998). Acute stress disorder as a predictor of posttraumatic stress symptoms. *American Journal of Psychiatry, 155*, 620–624.

Cloete, S. (1972). *A Victorian son: An autobiography*. London: Collins.

Clohessy, S., & Ehlers, A. (1999). PTSD symptoms, response to intrusive memories and coping in ambulance service workers. *British Journal of Clinical Psychology, 38*, 251–265.

Cloitre, M., Chase Stovall-McClough, K., Miranda, R., & Chemtob, C. M. (2004). Therapeutic alliance, negative mood regulation, and treatment outcome in child abuse-related posttraumatic stress disorder. *Journal of Consulting and Clinical Psychology, 72*, 411–416.

Cloitre, M., Koenen, K., Cohen, L., & Han, H. (2002). Skills training in affective and interpersonal regulation followed by exposure. *Journal of Consulting and Clinical Psychology, 70*, 1067–1074.

Cohen, J. A., Perel, J. M., De Bellis, M. D., Friedman, M. J., & Putnam, F. W. (2002). Treating traumatized children: Clinical implications of the psychobiology of posttraumatic stress disorder. *Trauma, Violence, and Abuse: A Review Journal, 3*, 91–108.

Comstock, C. M. (1991). The inner self helper and concepts of inner guidance: Historical antecendents, its role within dissociation, and clinical utilization. *Dissociation, 4*, 165–177.

Conlon, L., Fahy, T. J., & Conroy, R. (1999). PTSD in ambulant RTA victims: A randomized controlled trial of debriefing. *Journal of Psychosomatic Research, 46*, 37–44.

Coons, P. M. (1984). Children of parents with multiple personality disorder. In R. P. Kluft (Ed.), *Childhood antecedents of multiple personality* (pp. 151–165). Washington, DC: American Psychiatric Press.

Coons, P. M. (1992). Dissociative disorder not otherwise specified: A clinical investigation of 50 cases with suggestions for typology and treatment. *Dissociation, 5*(4), 187–196.

Coons, P. M. (1994). Confirmation of childhood abuse in child and adolescent cases of multiple personality disorder and dissociative disorder not otherwise specified. *Journal of Nervous and Mental Disease, 182*, 461–464.

Coons, P. M. (1996). Depersonalization and derealization. In L. Michelson, & W. J. Ray (Eds.), *Handbook of dissociation: Theoretical, empirical, and clinical perspectives* (pp. 291–605). New York: Plenum Press.

Coons, P. M., & Bowman, E. S. (2001). Ten-year follow-up study of patients with dissociative identity disorder. *Journal of Trauma and Dissociation, 2* (1), 73–89.

Coons, P. M., & Milstein, V. (1992). Psychogenic amnesia: A clinical investigation of 25 cases. *Dissociation, 4*, 73–79.

Cosmides, L., & Tooby, J. (1992). Cognitive adaptations for social change. In J. Barkow, L. Cosmides, & J. Tooby (Eds.), *The adaptive mind* (pp. 162–228). New York: Oxford University Press.

Courtois, C. A. (1988). *Healing the incest wound: Adult survivors in therapy*. New York: Norton.

Courtois, C. A. (1999). *Recollections of sexual abuse: Treatment principles and guidelines*. New York: Norton.

Courtois, C. A. (2004). Complex trauma, complex reactions: Assessment and treatment. *Psychotherapy: Theory, Research, Practice, and Training, 41*, 412–425.

Crabtree, A. (1993). *From Mesmer to Freud: Magnetic sleep and the roots of psychological healing*. New Haven, CT: Yale University Press.

Craine, L. S., Henson, C. E., Colliver, J. A., & MacLean, D. G. (1988). Prevalence of a history of sexual abuse among female psychiatric patients in a state hospital system. *Hospital, & Community Psychiatry, 39*, 300–304.

Crocq, L. (1999). *Les traumatismes psychiques de guerre*. [Psychological trauma of war]. Paris: Editions Odile Jacob.

Culpin, M. (1931). *Recent advances in the study of the psychoneuroses*. Philadelphia: P. Blakiston's Son.

Dalenberg, C. J. (2000). *Countertransference and the treatment of trauma*. Washington, DC: American Psychological Association.

Damasio, A. (1999). *The feeling of what happens: Body and emotion in the making of consciousness*. Orlando, FL: Harcourt Brace.

Darves-Bornoz, J. M., Degiovanni, A., & Gaillard, P. (1999). Validation of a French version of the Dissociative Experiences scale in a rape-victim population. *Canadian Journal of Psychiatry, 44*, 271–275.

Darves-Bornoz, J. M., Delmotte, I., Benhamou, P., Degiovanni, A., & Gaillard, P. (1996). Syndrome secondaire à un stress traumatique (PTSD) et conduites addictives [Syndrome secondary to post-traumatic stress disorder and addictive behaviors]. *Annales Médico-Psychologiques, 154*, 190–194.

Darves-Bornoz, J. M., Lépine, J. P., Choquet, M., Berger, C., Degiovanni, A., & Gaillard, P. (1998). Predictive factors of chronic post-traumatic stress disorder in rape victims. *European Psychiatry, 13*, 281–287.

David, D., Kutcher, G. S., Jackson, E. I., & Mellman, T. A. (1999). Psychotic symptoms in combat-related posttraumatic stress disorder. *Journal of Clinical Psychiatry, 60*, 29–32.

Davies, J. M., & Frawley, M. G. (1994). *The psychoanalytic treatment of adult survivors of childhood sexual abuse*. New York: Basic Books.

Davies, M. I., & Clark, D. M. (1998). Thought suppression produced a rebound effect with analogue post-traumatic intrusions. *Behaviour, Research, and Therapy, 36*, 571–582.

Delbo, C. (1985). *La mémoire et les jours*. [Days and memory] Paris: Berg International.

Dell, P. F. (1998). Axis II pathology in outpatients with dissociative identity disorder. *Journal of Nervous and Mental Disease, 186*, 352–356.

Dell, P. F. (2002). Dissociative phenomenology of dissociative identity disorder. *Journal of Nervous and Mental Disease, 190*, 10–15.

Dell, P. F. (2006a). A new model of dissociative identity disorder. *Psychiatric Clinics of North America, 29*, 1–26.

Dell, P. F. (2006b). The multidimensional inventory of dissociation (MID): A comprehensive measure of pathological dissociation. *Journal of Trauma and Dis-sociation, 7*(2), 77–106.

De Montaigne, M. (1993). *Michel de Montaigne: The complete essays* (Trans. M. A. Screech). New York: Penguin Books.

Dickinson, L. M., DeGruy, F. V., Dickinson, P., & Candib, L. (1999). Health-related quality of life and symptom profiles of female survivors of sexual abuse. *Archives of Family Medicine,* 8, 35–43.

Donovan, B. S., Padin-Rivera, E., Dowd, T., & Blake, D. D. (1996). Childhood factors and war zone stress in chronic PTSD. *Journal of Traumatic Stress, 9,*361–368.

Donovan, B. S., Padin-Rivera, E., & Kowaliw, S. (2001). "Transcend:" Initial outcomes from a post traumatic stress disorder/substance abuse treatment program. *Journal of Traumatic Stress, 14*, 757–772.

Draijer, N. (1990). *Seksuele traumatisering in de jeugd: Gevolgen op lange termijn van seksueel misbruik van meisjes door verwanten* [Sexual traumatiza-tion in childhood: Long-term sequelae of sexual abuse of girls by relatives]. Amsterdam: SUA.

Draijer, N., & Boon, S. (1993). Trauma, dissociation, and dissociative disorders. In S. Boon, & N. Draijer (Eds.), *Multiple personality in the Netherlands: A study on reliability and validity of the diagnosis* (pp. 177–193). Amsterdam/ Lisse: Swets, & Zeitlinger.

Draijer, N., & Boon, S. (1999). The imitation of dissociative identity disorder: Patients at risk, therapists at risk. *Journal of Psychiatry, & Law, 11*, 301–322.

Draijer, N., & Langeland, W. (1999). Childhood trauma and perceived parental dysfunction in the etiology of dissociative symptoms in psychiatric inpatients. *American Journal of Psychiatry, 156*, 379–385.

Drever, J. (1952). *Penguin dictionary of psychology*. Harmondsworth, Middlesex: Penguin Books.

Driessen, M., Beblo, T., Reddemann, L., Rau, H., Lange, W., Silva, A. et al. (2002). Ist die Borderline-Persönlichkeitsstörung eine komplexe posttraumatische Störung? [Is borderline personality disorder a complex posttraumatic disorder?] *Nervenartz, 73*, 820–829.

Dube, S. R., Anda, R. F., Felitti, V. J., Chapman, D. P., Williamson, D. F., & Giles, W. H. (2001). Childhood abuse, household dysfunction, and the risk of attempted suicide throughout the life span: Findings from the Adverse Childhood Experiences Study. *Journal of the American Medical Association, 286*, 3089–3096.

Dube, S. R., Felitti, V. J., Dong, M., Chapman, D. P., Giles, W. H., & Anda, R. F. (2003).

Childhood abuse, neglect, and household dysfunction and the risk of illicit drug use: The Adverse Childhood Experiences Study. *Pediatrics, 111*(3), 564–572.

Dube, S. R., Felitti, V. J., Dong, M., Giles, W. H., & Anda, R. F. (2003). The impact of adverse childhood experiences on health problems: Evidence from four birth cohorts dating back to 1900. *Preventive Medicine, 37*, 268–277.

Dutton, M. A., Burghardt, K. J., Perrin, S. G., Chrestman, K. R., & Halle, P. M. (1994). Battered women's cognitive schemata. *Journal of Traumatic Stress, 7*, 237–255.

Edelman, G. M. (1989). *Bright air, brilliant fire: On the matter of the mind*. New York: Basic Books.

Edelman, G. M., & Tononi, G. (2000). *A universe of consciousness: How matter becomes imagination*. New York: Basic Books.

Ehlers, A., Mayou, R. A., & Bryant, B. (2003). Cognitive predictors of posttraumatic stress disorder in children: Results of a prospective longitudinal study. *Behavior, Research, and Therapy, 41*, 1–10.

Ehling, T., Nijenhuis, E. R. S., & Krikke, A. P. (November, 2003). *Volume of discrete brain structures in florid and recovered DID, DDNOS, and healthy controls*. Presentation at the 20th International Fall Conference of the International Society for the Study of Dissociation, Chicago, IL.

Ehling, T., Nienhuis, E.R.S., & Krikke, A.P. (2008). Volume of discrete brain structures in complex dissociative disorders: Preliminary findings. *Progress in Brain Research, 167*, 307–310.

El-Hage, W., Darves-Bornoz, J.-M., Allilaire, J.-F., & Gaillard, P. (2002). Posttraumatic somatoform dissociation in French psychiatric outpatients. *Journal of Trauma and Dissociation, 3*(3), 59–73.

Ellason, J. W., & Ross, C. A. (1995). Positive and negative symptoms in dissociative identity disorder and schizophrenia: A comparative analysis. *Journal of Nervous and Mental Disease, 183*, 236–241.

Ellason, J. W., Ross, C. A., & Fuchs, D. L. (1996). Lifetime axis I and II comorbidity and childhood trauma history in dissociative identity disorder. *Psychiatry, 59*, 255–266.

Ellenberger, H. F. (1970). *The discovery of the unconscious*. New York: Basic Books.

Elliott, D., & Guy, J. D. (1993). Mental health professionals versus non-mental health professionals: Childhood trauma and adult functioning. *Professional Psychology: Research and Practice, 24*, 83–89.

Ellis, A. (1962). *Reason and emotion in psychotherapy*. New York: Lyle-Stuart.

Ellis, G. F. R. (2005). *Physics and the real world*. Paper presented at Science and Religion: Global perspectives. Philadelphia: Metanexus Institute, http://www. metanexus.net.

Ellis, G. F. R., & Toronchuk, J. (2005). Affective neural Darwinism. In R. D. Ellis, & N. Newton (Eds.), *Consciousness and emotion: Agency, conscious choice, and selective perception* (pp. 81–119). Amsterdam: John Benjamins.

Emily, J. O., Best, S. R., Lipsey, T. L., & Weiss, D. S. (2003). Predictors of posttraumatic stress disorder and symptoms in adults: A meta-analysis. *Psychological Bulletin, 129*, 52–73.

Engelhard, I. M., & Arntz, A. (2005). The fallacy of ex-consequentia reasoning and the persistence of PTSD. *Journal of Behavioral Therapy and Experimental Psychiatry, 36*, 35–42.

Epstein, R. S. (1994). *Keeping boundaries: Maintaining safety and integrity in the therapeutic process*. Washington, DC: American Psychiatric Press.

Epstein, S. (Ed.) (1991). *The self concept, the traumatic neurosis, and the structure of personality* (Vol. 3). London: Jessica Kingsley Publishers.

Erickson, M. H. (1980). *The collected papers of Milton H. Erickson on hypnosis* Ed. by E. L. Rossi, (Vols. 1–4). New York: Irvington.

Espirito Santo, H.A., & Pio Abreu, J.L. (2007). Dissociative disorders and other psychopathological groups: Exploring the differences through Somatoform Dissociation Questionnaire (SDQ–20). *Revista Brasileira de Psyquiatria, 29*, 354–358.

Eulenberg, A. (1878). *Lehrbuch der Nervenkrankheiten* [Textbook of nervous disorders]. Berlin: August Hirschwald.

Fallot, R., & Harris, M. (2002). The trauma recovery and empowerment model (TREM). *Community Mental Health Journal, 38*, 475–485.

Fanselow, M. S., & Lester, L. S. (1988). A functional behavioristic approach to aversively motivated behavior: Predatory imminence as a determinant of the topography of defensive behavior. In R. C. Bolles, & M. D. Beecher (Eds.), *Evolution and learning* (pp. 185–212). Hillsdale, NJ: Lawrence Erlbaum.

Feeny, N. C., Zoellner, L. A., & Foa, E. B. (2002). Treatment outcome for chronic PTSD among female assault victims with borderline personality characteristics: A preliminary examination. *Journal of Personality Disorders, 16*, 30–40.

Felitti, V. J., Anda, R. F., Nordenberg, D., Williamson, D. F., Spitz, A. M., Edwards, V. et al. (1998). Relationship of childhood abuse and household dysfunction to many of the leading causes of death of adults: The Adverse Childhood Expe-riences (ACE) Study. *American Journal of Preventive Medicine, 14*, 245–258.

Ferenczi, S. (1919). Die Psychoanalyse der Kriegsneurose [Psychoanalysis of war neuroses] n. In

S. Freud et al., *Zur Psychoanalyse der Kriegsneurosen* [Psychoanalysis of war neuroses] (pp. 9–30). Vienna: Internationaler Psychoanalytischer Verlag.

Ferenczi, S. (1926). *Further contributions to the theory and technique of psychoanalysis*. London: Hogarth Press.

Ferenczi, S. (1949). Confusion of tongues between adults and the child. *International Journal of Psychoanalysis, 30*, 225–231.

Ferenczi, S. (1988). *The clinical diary of Sándor Ferenczi*. (J. Dupont, Ed.). Cambridge, MA: Harvard University Press.

Figley, C. R. (1978). *Stress disorders among Vietnam veterans*. New York: Brunner/ Mazel.

Figley, C. (1995). *Compassion fatigue: Coping with secondary traumatic stress disorder in those who treat the traumatized*. Philadelphia: Brunner/Mazel.

Fine, C. G. (1993). A tactical integrationist perspective on the treatment of multiple personality disorder. In R. P. Kluft, & C. G. Fine (Eds.), *Clinical perspectives on multiple personality disorder* (pp. 135–154). Washington, DC: American Psychiatric Press.

Fine, C. G. (1999). The tactical-integration model for the treatment of dissociative identity disorder and allied dissociative disorders. *American Journal of Psychotherapy, 53*, 361–376.

Fine, C. G., & Berkowitz, A. S. (2001). The wreathing protocol: The imbrication of hypnosis and EMDR in the treatment of dissociative identity disorder and other dissociative responses. *American Journal of Clinical Hypnosis, 43*, 275–290.

Fine, C. G., & Comstock, C. M. (November, 1989). *The completion of cognitive schemata and affective realms through the temporary blending of personalities*. Paper Presented at the Fifth International Conference on Multiple Personality/Disssociative States, Chicago, IL.

Firestone, R. W., & Catlett, J. (1999). *Fear of intimacy*. Washington, DC: American Psychological Association.

Foa, E. B. (2006). Psychosocial therapy for posttraumatic stress disorder. *Journal of Clinical Psychiatry, 67* [Suppl 2], 40–45.

Foa, E. B., Keane, T. M., & Friedman, M. J., & Cohen, A. (Eds.) (2009). *Effective treatments for PTSD: Practice guidelines from the International Society of Traumatic Stress Studies*, sec.ed. New York: Guilford.

Foa, E. B., & Rothbaum, B. O. (1998). *Treating the trauma of rape: Cognitive-behavioral treatment for PTSD*. New York: Guilford.

Foa, E. B., Zinbarg, R., & Rothbaum, B. O. (1992). Uncontrollability and unpredictability in post-traumatic stress disorder: An animal model. *Psychological Bulletin, 112*, 218–238.

Follette, V. M., Ruzek, J., & Abueg, F. R. (Eds.) (1998). *Cognitive-behavioral therapies for trauma*. New York: Guilford.

Fonagy, P. M. (1997). Multiple voices vs. meta-cognition: An attachment theory perspective. *Journal of Psychotherapy Integration, 7*, 181–194.

Fonagy, P. M., Gergely, G., Jurist, E. L., & Target, M. (2002). *Affect regulation, mentalization, and the development of the self*. New York: Other Press.

Fonagy, P., & Target, M. (1996). Playing with reality: I. Theory of mind and the normal development of psychic reality. *International Journal of Psychoanalysis, 77*, 217–233.

Fonagy, P., & Target, M. (1997). Attachment and reflective function: Their role in self-organization. *Developmental Psychopathology, 9*, 679–700.

Ford, J. (1999). Disorder of extreme stress following war-zone military trauma: Associated features of posttraumatic stress disorder or comorbid but distinct syndromes? *Journal of Consulting and Clinical Psychology, 67*, 3–12.

Ford. J. D., Courtois, C. A., Steele, K., Van der Hart, O., & Nijenhuis, E. R. S. (2005). Treatment of complex posttraumatic self-dysregulation. *Journal of Traumatic Stress, 18*, 437–448.

Ford, J. D., & Kidd, P. (1998). Early childhood trauma and disorders of extreme stress as predictors of treatment outcome with chronic posttraumatic stress disorder. *Journal of Traumatic Stress, 11*, 743–761.

Ford, J. D., Racusin, R., Ellis, C. G., Daviss, W. B., Reiser, J., Fleischer, A., & Thomas, J. (2000). Child maltreatment, other trauma exposure, and posttraumatic symptomatology among children with oppositional defiant and attention deficit hyperactivity disorders. *Child Maltreatment, 5*, 205–217.

Ford, J. D., & Russo, E. (2006). A trauma-focused, present-centered, emotional self-regulation approach to integrated treatment for post-traumatic stress and addiction: Trauma Adaptive Recovery Group Education and Therapy (TARGET). *American Journal of Psychotherapy: 60*, 335–355.

Forgash, C., & Copeley, M. (Eds.) (2007). *Healing the heart of trauma and dissociation with EMDR and ego state therapy*. New York: Springer.

Fosha, D. (2000). *The transforming power of affect: A model of accelerated change*. New York: Basic Books.

Fosha, D. (2001). The dyadic regulation of affect. *Journal of Clinical Psychology, 57*, 227–242.

Fraser, G. A. (1991). The dissociation table technique: A strategy for working with ego states in dissociative disorders and ego-state therapy. *Dissociation, 4*, 205–213.

Fraser, G. A. (2003). Fraser's "Dissociative Table Technique" revisited, revised: A strategy for working with ego states in dissociative disorders and ego-state therapy. *Journal of Trauma and*

Dissociation, 4(4), 5–28.

Fraser, S. (1987). *My father's house: A memoir of incest and of healing*. Toronto: Doubleday Canada.

Freeman, L., & Power, M. J. (2005). *Handbook of evidence-based psychotherapy*. New York: Wiley.

Freyd, J. J. (1996). *Betrayal trauma: The logic of forgetting childhood trauma*. Cambridge, MA: Harvard University Press.

Frijda, N. (1986). *The emotions*. Cambridge, UK: Cambridge University Press.

Fromm, E. (1965). Hypnoanalysis: Theory and two case excerpts. *Psychotherapy: Theory, Research, and Practice, 2*, 127–133.

Fuster, J. M. (1997). *The prefrontal cortex: Anatomy, physiology, and neuropsychology of the frontal lobe*. Philadelphia: Lippincott-Raven.

Fuster, J. M. (2003). *Cortex and mind: Unifying cognition*. New York: Oxford University Press.

Gabbard, G. O., & Lester, E. P. (1995). *Boundaries and boundary violations in psychoanalysis*. New York: Basic Books.

Gallese, V. (2003). The roots of empathy: The shared manifold hypothesis and the neural basis of intersubjectivity. *Psychopathology, 36*, 171–180.

Gallese, V., Keysers, C., & Rizzolatti, G. (2004). A unifying view of the basis of social cognition. *Trends in Cognitive Science, 8*, 396–403.

Galloucis, M., Silverman, M. S., & Francek, H. M. (2000). The impact of trauma exposure on the cognitive schemas of a sample of paramedics. *International Journal of Emergency Mental Health, 2*, 5–18.

Garbarini, F., & Adenzato, M. (2004). At the root of embodied cognition: Cognitive science meets neurophysiology. *Brain and Cognition, 56*, 100–106.

Garcia, J., Forthman-Quick, D., & White, B. (1984). Conditioned disgust and fear from mollusk to monkey. In D. L. Alkon, & J. Farley (Eds.), *Primary neural substrates of learning and behavioral change* (pp. 47–61). New York: Cambridge University Press.

Gelinas, D. J. (1983). The persisting negative effects of incest. *American Journal of Psychiatry, 46*, 312–332.

Gelinas, D. J. (2003). Integrating EMDR into phase-oriented treatment for trauma. *Journal of Trauma, & Dissociation, 4*(3), 91–135.

Gershuny, B. S., & Thayer, J. F. (1999). Relations among psychological trauma, dissociative phenomena, and trauma-related distress: A review and integration. *Clinical Psychology Review, 19*, 631–657.

Gilbert, P. (1989). *Human nature and suffering.* London: Lawrence Erlbaum Associates.

Gilbert, P. (2000). The relationship of shame, social anxiety, and depression: The role of evaluation and social rank. *Clinical Psychology and Psychotherapy, 7,* 174–189.

Gilbert, P. (2001). Evolution and social anxiety: The role of attraction, social competition, and social hierarchies. *Psychiatric Clinics of North America, 24*(4), 723–751.

Gilbert, P. (2002). Body shame: A biopsychosocial conceptualization and overview with treatment implications. In P. Gilbert, & J. N. V. Miles (Eds.), *Body shame: Conceptualization, research, & treatment* (pp. 3–54). Hove: Brunner Routledge.

Gilbert, P., & Gerlsma, C. (1999). Recall of shame and favouritism in relation to psychopathology. *British Journal of Clinical Psychology, 38*, 357–373.

Glaser, D. (2000). Child abuse and neglect and the brain: A review. *Journal of Child Psychology and Psychiatry, 41*, 97–116.

Gleaves, D. H. (1996). The sociocognitive model of dissociative identity disorder. *Psychological Bulletin, 120*, 42–59.

Gold, S. N. (2000). *Not trauma alone*. Philadelphia: Brunner/Routledge.

Goldstein, A. J., & Chambless, D. L. (1978). A reanalysis of agoraphobia. *Behavior Therapy, 9*, 47–59.

Golier, J. A., Yehuda, R., Lupien, S. J., Harvey, P. D., Grossman, R., & Elkin, A. (2002). Memory performance in Holocaust survivors with posttraumatic stress disorder. *American Journal of Psychiatry, 159*, 1682–1688.

Golier, J. A., Yehuda, R., Schmeidler, J., & Siever, L. J. (2001). Variability and severity of depression and anxiety in post traumatic stress disorder and major depressive disorder. *Depression and Anxiety, 13*, 97–100.

Golynkina, K., & Ryle, A. (1999). The identification and characteristics of the partially dissociated states of patients with borderline personality disorder. *British Journal of Medical Psychology, 72*, 429–445.

Goodman, L., & Peters, J. (1995). Persecutory alters and ego states: Protectors, friends, and allies. *Dissociation, 8*, 91–99.

Goodman, L. A., Rosenberg, S. D., Mueser, K. T., & Drake, R. E. (1997). Physical and sexual assault history in women with serious mental illness: Prevalence, correlates, treatment, and future research directions. *Schizophrenia Bulletin, 23*, 685–696.

Goodman, L. A., Thompson, K., Weinfurt, K., Corl, S., Acker, P., & Mueser, K. T. (1999). Reliability of reports of violent victimization and posttraumatic stress disorder among men and women with serious mental illness. *Journal of Traumatic Stress, 12*, 587–599.

Goodwin, J., & Attias, R. (1999). Conversations with the body: Psychotherapeutic approaches to body image and body ego. In J. M. Goodwin, & R. Attias (Eds.), *Splintered reflections: Images of the body in trauma* (pp. 167–182). New York: Basic Books.

Gould, J. L. (1982). *Ethology: The mechanisms and evolution of behavior*. New York: Norton.

Graham, C., & Thavasotby, R. (1995). Dissociative psychosis: An atypical presentation and response to cognitive–analytic therapy. *Irish Journal of Psychological Medicine, 12*, 109–111.

Grey, N., Holmes, E., & Brewin, C.R. (2001). Peritraumatic emotional "hot-spots" in memory. *Behavioural and Cognitive Psychotherapy, 29*, 367–372.

Grieger, T. A., Staab, J. P., Cardeña, E., McCarroll, J. E., Brandt, G. T., Fullerton, C. S., & Ursano, R. I. (2000). Acute stress disorder and subsequent post-traumatic stress disorder in a group of exposed disaster workers. *Depression, & Anxiety, 11*, 183–184.

Grigsby, J., & Stevens, D. (2000). *Neurodynamics of personality*. New York: Guilford.

Gunderson, J. (1996). The borderline patient's intolerance of aloneness: Insecure attachments and therapist availability. *American Journal of Psychiatry, 153*, 752–758.

Gunderson, J. G., & Sabo, A. (1993). The phenomenological and conceptual interface between borderline personality disorder and post-traumatic stress disorder. *American Journal of Psychiatry, 150*, 19–27.

Guralnik, O., Schmeidler, J., & Simeon, D. (2000) Feeling unreal: Cognitive processes in depersonalization. *American Journal of Psychiatry, 157*, 103–109.

Haaland, V. Ø., & Landrø, N. I. (2009) Pathological dissociation and neuropsychological functioning in borderline personality disorder. *Acta Psychiatrica Scandinavica, 119*, 383–392.

Hahn, W. K. (2004). The role of shame in negative therapeutic reactions. *Psychotherapy: Theory, Research, Practice, Training, 41*, 3–12.

Haley, J. (1963). *Strategies of psychotherapy*. New York: Grune, & Stratton.

Hammond, D. C. (Ed.) (1990). *Handbook of hypnotic suggestions and metaphors*. New York: Norton.

Hammond, D. C., & Cheek, D. B. (1988). Ideomotor signaling: A method for rapid unconscious exploration. In D. C. Hammond (Ed.), *Hypnotic induction and suggestion: An introductory manual* (pp. 90–97). Des Plaines, IL: American Society of Clinical Hypnosis.

Hamner, M. B., Frueh, B. C., Ulmer, H. G., Huber, M. G., Twomey, T. J., Tyson, C., et al. (2000). Psychotic features in chronic posttraumatic stress disorder and schizophrenia: Comparative severity. *Journal of Nervous and Mental Disease, 188*, 217–221.

Hamner, M. B., Frueh, B. C., Ulmer, H. G., & Arana, G. W. (1999). Psychotic features and illness severity in combat veterans with chronic posttraumatic stress disorder. *Biological Psychiatry,*

45, 846–852.

Harter, S. (1999). *The construction of the self: A developmental perspective*. New York: Guilford.

Harvey, A. G., & Bryant, R. A. (1998). The relationship between acute stress disorder and posttraumatic stress disorder: A prospective evaluation of motor vehicle accident survivors. *Journal of Consulting and Clinical Psychology, 66*, 507–512.

Harvey, A. G., & Bryant, R. A. (1999a). A qualitative investigation of the organization of traumatic memories. *British Journal of Clinical Psychology, 38*, 401–405.

Harvey, A. G., & Bryant, R. A. (1999b). Dissociative symptoms in acute stress disorder. *Journal of Traumatic Stress, 12*, 673–680.

Haugen, M. C., & Castillo, R. J. (1999). Unrecognized dissociation in psychotic outpatients and implications of ethnicity. *Journal of Nervous and Mental Disease, 187*, 751–754.

Hayes, S. C., Wilson, K.G., Gifford, E. V., Folette, V. M., & Strohsahl, K. (1996). Emotional avoidance and behavioral disorders: A functional dimensional approach to diagnosis and treatment. *Journal of Consulting and Clinical Psychology, 64*, 1152–1168.

Hayes, S. C., Folette, V. M., & Linehan, M. M. (Eds.) (2004). *Mindfulness and acceptance: Expanding the cognitive-behavioral tradition*. New York: Guilford.

Hayes, S. C., Luoma, J. B., Bond, F. W., Masuda, A., & Lillis, J. (2006). Acceptance and commitment therapy: Model, processes and outcomes. *Behavioral Research and Therapy, 44*, 1–25.

Hedges, L. E. (1997). Surviving the transference psychosis. In L. E. Hedges, R. Hilton, V. W. Hilton, & O. B. Caudill, Jr. (Eds.), *Therapists at risk: Perils of the intimacy of the therapeutic relationship* (pp. 109–145). Northvale, NJ: Jason Aronson.

Heim, G., & Bühler, K. E. (2003). Les idées fixes et la psychologie de l'action de Pierre Janet. [Fixed ideas and Pierre Janet's action psychology] *Annales Médico Psychologiques, 161*, 579–586.

Henry, D. L. (2001). Resilient children: What they tell us about coping with maltreatment. *Social Work in Health Care, 34*, 283–298.

Herman, J. L. (1992a). Complex PTSD: A syndrome in survivors of prolonged and repeated trauma. *Journal of Traumatic Stress 5*, 377–392.

Herman, J. L. (1992b). *Trauma and recovery*. New York: Basic Books.

Herman, J. L. (1993). Sequelae of prolonged and repeated trauma: Evidence for a complex posttraumatic syndrome (DESNOS). In J. R. T. Davidson, & E. B. Foa (Eds.), *Posttraumatic stress disorder: DSM-IV and beyond* (pp. 213–228). Washington, DC: American Psychiatric Press.

Herman, J. L., Perry, J. C., & Van der Kolk, B. A. (1989). Childhood trauma in borderline personality disorder. *American Journal of Psychiatry, 146*, 490–495.

Hermans, E. J., Nijenhuis, E. R. S., Van Honk, J., Huntjens, R., & Van der Hart, O. (2006). State dependent attentional bias for facial threat in dissociative identity disorder. *Psychiatry Research, 141*, 233–236.

Hesse, E. (1999). The adult attachment interview: Historical and current perspective. In J. Cassidy, & P. R. Shaver (Eds.), *Handbook of attachment: Theory, research, and clinical applications* (pp. 395–433). New York: Guilford.

Hilgard, E. R. (1977). *Divided consciousness: Multiple controls in human thought and action*. New York: Wiley.

Hillis, S. D., Anda, R. F., Dube, S. R., Felitti, V. J., Marchbanks, P. A., & Marks, J. S. (2004). The association between adverse childhood experiences and adolescent pregnancy, long-term psychosocial consequences, and fetal death. *Pediatrics, 113*, 320–327.

Holbrook, T. L., Hoyt, D. B., Stein, M. B., & Sieber, W. J. (2001). Perceived threat to life predicts posttraumatic stress disorder after major trauma: Risk factors and functional outcome. *Journal of Trauma-Injury Infection, & Critical Care, 51*, 287–293.

Holbrook, T. L., Hoyt, D. B., Stein, M. B., & Sieber, W. J. (2002). Gender differences in long-term posttraumatic stress disorder outcomes after major trauma: Women are at higher risk of adverse outcomes than men. *Journal of Trauma, 53*, 882–888.

Hollender, M. H., & Hirsch, S. J. (1964). Hysterical psychosis. *American Journal of Psychiatry, 120*, 1066–1074.

Holmes, J. (1991). Psychotherapy 2000: Some predictions for the coming decade. *British Journal of Psychiatry, 159*, 149–155.

Holmes, E. A., Brown, R. J., Mansell, W., Fearon, R. P., Hunter, E. C., Frasquilho, F., & Oakley, D. A. (2005). Are there two qualitatively distinct forms of dissociation? A review and some clinical implications. *Clinical Psychology Review, 25*, 1–23.

Holowka, D. W., King, S., Saheb, D., Pukall, M., & Brunet, A. (2003). Childhood abuse and dissociative symptoms in adult schizophrenia. *Schizophrenia Research, 60*, 87–90.

Horner, A. J. (2005). *Dealing with resistance in psychotherapy*. Lanham, MD: Jason Aronson.

Horevitz, R., & Loewenstein, R. J. (1994). The rational treatment of multiple personality disorder. In S. J. Lynn, & J. W. Rhue (Eds.), *Dissociation: Clinical and theoretical perspectives* (pp. 289–316). New York: Guilford.

Hornstein, N. L., & Putnam, F. W. (1992). Clinical phenomenology of child and adolescent dissociative disorders. *Journal of the American Academy of Child and Adolescent Psychiatry,*

31, 1077–1085.

Horowitz, M. J. (1986). *Stress response syndromes* (2nd ed.). Northvale, NJ: Jason Aronson.

Howell, E. (2005). *The dissociative mind*. Mahwah, NJ: Analytic Press.

Huber, M. (1995). *Multiple Persönlichkeiten: Überlebenden extremer Gewalt* [Multiple personalities: Survivors of extreme violence]. Frankfurt: Fischer. Huber, M. (2003). *Wege der Traumabehandlung: Trauma und Traumabehandlung, Teil 2* [Trauma treatment: Trauma and trauma treatment, Part 2]. Paderborn, Germany: Junfermann Verlag.

Hunter, M., & Struve, J. (1998). *The ethical use of touch in psychotherapy*. Thousand Oaks, CA: Sage.

Hurley, S. L. (1998). *Consciousness in action*. Cambridge, MA: Harvard University Press.

Ide, N., & Paez, A. (2000). Complex PTSD: A review of current issues. *International Journal of Emergency Mental Health, 2*, 43–49.

International Society for the Study of Dissociation (2005). [Chu, J. A., Loewenstein, R., Dell, P. F., Barach, P. M., Somer, E., Kluft, R. P., Gelinas, D. J., Van der Hart, O., Dalenberg, C. J., Nijenhuis, E. R. S., Bowman, E. S., Boon, S., Goodwin, J., Jacobson, M., Ross, C. A., Şar, V., Fine, C. G., Frankel, A. S., Coons, P. M., Courtois, C. A., Gold, S. N., & Howell, E.] Guidelines for treating dissociative identity disorder in adults. *Journal of Trauma, & Dissociation, 6*(4), 69–149.

Irwin, H. J. (1996). Traumatic childhood events, perceived availability of emotional support, and the development of dissociative tendencies. *Child Abuse, & Neglect, 20*, 701–707.

Irwin, H. J. (1998). Affective predictors of dissociation. II: Shame and guilt. *Journal of Clinical Psychology, 54*, 237–245.

Irwin, H. J. (1999). Pathological and nonpathological dissociation: The relevance of childhood trauma. *Journal of Psychology, 133*, 157–164.

Izquierdo, I., Cammarota, M., Vianna, M. M., & Bevilaqua, L. R. (2004). The inhibition of acquired fear. *Neurotoxicity Research, 6*, 175–188.

Jackson, J. H. (1931–1932). *Selected writings of John Hughlings Jackson* (Vol. 1–2). London: Milford.

Janet, P. (1887). L'anesthésie systématisée et la dissociation des phénomènes psychologiques [Systematic anesthesia and the dissociation of psychological phenomena]. In P. Janet, *Premiers écrits psychologiques* [First psychological writings] (pp. 87–112) (edited by S. Nicolas). Paris: L'Harmattan (Original work published in 1887).

Janet, P. (1889). *L'automatisme psychologique* [Psychological automatism]. Paris: Félix Alcan.

Janet, P. (1898a). *Névroses et idées fixes*, Vol. 1., [Neuroses and fixed ideas]. Paris: Félix Alcan.

Janet, P. (1898b). Un cas de possession et l'exorcisme moderne [A case of possession and modern exorcism]. In P. Janet (1898), *Névroses et idées fixes*, Vol. 1 [Neuroses and fixed ideas]. (pp. 375–406). Paris: Félix Alcan. (Original work published in 1894–1895).

Janet, P. (1898c). Histoire d'une idée fixe [History of a fixed idea]. In P. Janet, *Névroses et idées fixes* [Neuroses and fixed ideas], Vol. 1. Paris: Félix Alcan. (Original work published in 1894).

Janet, P. (1898d). L'amnésie continue [Continuous amnesia]. In P. Janet, *Névroses et idées fixes* [Neuroses and fixed ideas], Vol. 1 (pp. 109–155). Paris: F. Alcan. (Original work published in 1893).

Janet, P. (1903). *Les obsessions et la psychasthénie* [Obsessions and psychasthenia], Vol. 1. Paris: Félix Alcan.

Janet, P. (1907). *The major symptoms of hysteria.* London, & New York: Macmillan.

Janet, P. (1909a). Problèmes psychologiques de l'émotion [Psychological problems of emotion]. *Revue Neurologique, 17*, 1551–1687.

Janet, P. (1909b). *Les névroses* [The neuroses]. Paris: E. Flammarion.

Janet, P. (1910–1911). Les problèmes de la suggestion [The problems of suggestion]. *Medizinische Psychologie und Psychotherapie* [Medical Psychology and Psychotherapy], *17*, 323–343.

Janet, P. (1921–1922). La tension psychologique, ses degrés, ses oscillations. [Psychological tension, its degrees, its oscillations] *British Journal of Psychology, Medical Section, 1*, 1–15, 144–164, 209–224.

Janet, P. (1922). The fear of action. *Journal of Abnormal and Social Psychology, 16*, 150–160.

Janet, P. (1925). *Psychological healing.* New York: Macmillan. (Original work published as *Les médications psychologiques.* (1919) Paris: Félix Alcan).

Janet, P. (1926a). *Les stades de l'évolution psychologique et le rôle de la faiblesse dans le fonctionnement de l'esprit* [Stages of psychological evolution and the role of weakness in the functioning of the mind]. Paris: A. Chahine.

Janet, P. (1926b). *De l'angoisse à l'extase*, Vol. 1, *Un délire religieux, La croyance.* [From agony to ecstasy, Vol. 1, A religious delirium, belief]. Paris: F. Alcan.

Janet, P. (1927). *La pensée intérieure et ses troubles* [Inner thought and its troubles]. Paris: A. Chahine.

Janet, P. (1928a). *L'évolution de la mémoire et de la notion du temps* [The evolution of memory and of the notion of time]. Paris: A. Chahine.

Janet, P. (1928b). *De l'angoisse à l'extase*, Vol. 2, *Les sentiments fondamentaux* [From agony to ecstasy, Vol. 2, The fundamental feelings]. Paris: F. Alcan.

Janet, P. (1929a). *L'évolution psychologique de la personnalité* [The psychological evolution of the personality]. Paris: A. Chahine.

Janet, P. (1929b). Les sentiments régulations de l'action [The regulating feelings of action]. *Bulletin de la Société Française de Philosophie, 29*, 73–103.

Janet, P. (1932a). On memories which are too real. In C. MacFie Campbell (Ed.), *Problems of personality* (pp. 141–150). New York: Harcourt, Brace, and Company.

Janet, P. (1932b). *La force et la faiblesse psychologiques* [Psychological strength and weakness]. Paris: N. Maloine.

Janet, P. (1932c). *L'amour et la haine* [Love and hate]. Paris: N. Maloine.

Janet, P. (1934). *La tension psychologique et ses oscillations* [Psychological tension and its oscillations]. In G. Dumas (Ed.), *Nouveau traité de psychologie* [New textbook of psychology] (pp. 386–411). Paris: F. Alcan.

Janet, P. (1935a). Réalisation et interprétation [Realization and interpretation]. *Annales Médico-Psychologiques, 93*, 329–366.

Janet, P. (1935b). *Les débuts de l'intelligence* [The beginnings of intelligence]. Paris: Flammarion.

Janet, P. (1936). *L'intelligence avant le language* [Intelligence before language]. Paris: Flammarion.

Janet, P. (1937). Psychological strength and weakness in mental diseases. In R. K.

Janet, P. (1938). La psychologie de la conduite [The psychology of action]. In Merton (Ed.), *Factors determining human behavior* (pp. 64–106). Cambridge, MA: Harvard University Press.

Janet, P. (1945). La croyance délirante [Delirious beliefs]. *Schweizerische Zeitschrift für Psychologie, 4*, 173–187.

Janet, P. (1977). *The mental state of hystericals: A study of mental stigmata and mental accidents* (edited and with prefaces by D. N. Robinson). Washington, DC: University Publications of America. (Original work published in 1901).

Janet, P. (1983a). *L'état mental des hystériques* [The mental state of hystericals], 2nd ed. Marseille: Lafitte. (Original work published in 1911).

Janet, P. (1983b). L'amnésie et la dissociation des souvenirs par l'émotion [Amnesia and the dissociation of memories by emotion]. In P. Janet, *L'état mental des hystériques* [The mental state of hystericals], 2nd ed. (pp. 506–544). Marseille: Lafitte. (Original work published in 1904).

Janet, P. (1983c). Le traitement psychologique de l'hystérie [Psychological treatment of hysteria]. In P. Janet (1911), *L'état mental des hystériques* [The mental state of hystericals], 2nd ed. (pp.

619–688). Marseille: Lafitte. (Original work published in 1898/1911).

Jang, K. L., Stein, M. B., Taylor, S., Asmundson, G. J., & Livesley, W. J. (2003). Exposure to traumatic events and experiences: Aetiological relationships with personality function. *Psychiatry Research, 120*, 61–69.

Janoff-Bulman, R. (1992). *Shattered assumptions: Towards as new psychology of trauma*. New York: The Free Press.

Janssen, I., Krabbendam, L., Hanssen, M., Bak, M., Vollebergh, W., De Graaf, R. et al. (2005). Are apparent associations between parental representations and psychosis risk mediated by early trauma? *Acta Psychiatrica Scandinavica, 112*, 372–375.

Jenkins, M. A., Langlais, P. J., Delis, D. A., & Cohen, R. A. (2000). Attentional dysfunction associated with posttraumatic stress disorder among rape survivors. *Clinical Neuropsychology, 14*, 7–12.

Johnson, D. M., Pike, J. L., & Chard, K. M. (2001). Factors predicting PTSD, depression, and dissociative severity in female treatment-seeking childhood sexual abuse survivors. *Child Abuse, & Neglect, 25*, 179–198.

Johnston, C., Dorahy, M.J., Courtney, D., Batles, T., & O'Kane, M. (2009). Dysfunctional schema modes, childhood trauma and dissociation in borderline personality disorder, *Journal of Behavior Therapy and Experimental Psychiatry, 40,* 248–255.

Joseph, B. (1975). The patient who is difficult to reach. In P. L. Giovacchini (Ed.), *Tactics and techniques in psychoanalytic therapy:* Vol. 2. *Countertransference* (pp. 205–216). New York: Jason Aronson.

Kardiner, A. (1941). *The traumatic neuroses of war*. New York: Paul Hoeber.

Kardiner, A., & Spiegel, H. (1947). *War stress and neurotic illness*. New York: Hoeber.

Karl, A., Schaefer, M., Malta, L.S., Dorfel, D., Rohleder, N., & Werner, A. (2006) A meta-analysis of structural brain abnormalities in PTSD, *Neuroscience and Biobehavioral Reviews, 30,* 1004–1031.

Kellerman, N. P. (2001). Psychopathology in children of Holocaust survivors: A review of the research literature. *Israel Journal of Psychiatry and Related Sciences, 38*, 36–46.

Kellogg, N. D., & Hoffman, T. J. (1997). Child sexual revictimization by multiple perpetrators. *Child Abuse, & Neglect, 21*, 953–964.

Kessler, R. C., Sonnega, A., Bromet, E., Hughes, M., & Nelson, C. B. (1995). Posttraumatic stress disorder in the National Comorbidity Survey. *Archives of General Psychiatry, 52*, 1048–1060.

Keysers, C., & Perrett, D. I. (2004). Demystifying social cognition: A Hebbian perspective. *Trends in Cognitive Science, 8,* 501–507.

Keysers, C., Wicker, B., Gazzola, V., Anton, J. L., Fogassi, L., & Gallese, V. (2004). A touching sight: SII/PV activation during the observation and experience of touch. *Neuron, 42,* 335–346.

Kihlstrom, J. F. (1992). Dissociation and conversion disorders. In D. J. Stein, & J. E. Young (Eds.), *Cognitive science and clinical disorders* (pp. 247–270). San Diego, CA: Academic Press.

Kinsler, P. J. (1992). The centrality of the therapeutic relationship: What's *not* being said. *Dissociation, 5*, 166–170.

Kirshner, L. A. (1973). Dissociative reactions: An historical review and clinical study. *Acta Psychiatrica Scandinavia, 49*, 698–711.

Kleber, R. J., & Brom, D. (1992). *Coping with trauma: Theory, prevention and treatment.* Lisse, The Netherlands: Swets, & Zeitlinger.

Kluft, R. P. (1982). Varieties of hypnotic interventions in the treatment of multiple personality. *American Journal of Clinical Hypnosis, 24,* 230–240

Kluft, R. P. (1984). An introduction to multiple personality disorder. *Psychiatric Annals*, *14*, 19–24.

Kluft, R. P. (1985). The natural history of multiple personality disorder. In R. P. Kluft (Ed.), *Childhood antecedents of multiple personality* (pp. 197–238). Washington, DC: American Psychiatric Press.

Kluft, R. P. (1987a). First-rank symptoms as a diagnostic clue to multiple personality disorder. *American Journal of Psychiatry, 144*, 293–298.

Kluft, R. P. (1987b). The simulation and dissimulation of multiple personality disorder. *American Journal of Clinical Hypnosis, 30*, 104–118.

Kluft, R. P. (1988). The dissociative disorders. In J. A. Talbot, R. E. Hale, & S. C.Yudofsky (Eds.), *The American Psychiatric Press Textbook of Psychiatry* (Vol. 10, pp. 557–584). Washington, DC: American Psychiatric Press.

Kluft, R. P. (1989). Playing for time: Temporizing techniques in the treatment of multiple personality disorder. *American Journal of Clinical Hypnosis, 32*, 90–98.

Kluft, R. P. (1991). Multiple personality disorder. In A. Tasman, & S. M. Goldfinger (Eds.), *American Psychiatric Press Review of Psychiatry* (Vol. 10, pp. 161–188). Washington, DC: American Psychiatric Press.

Kluft, R. P. (1992). Hypnosis with multiple personality disorder. *American Journal of Preventive Psychiatry and Neurology, 3*, 19–27.

Kluft, R. P. (1993a). The initial stages of psychotherapy in the treatment of multiple personality disorder patients. *Dissociation, 6*, 145–161.

Kluft, R. P. (1993b). Basic principles in conducting the psychotherapy of multiple personality disorder. In R. P. Kluft, & C. G. Fine (Eds.), *Clinical perspectives on multiple personality disorder* (pp. 19–50). Washington, DC: American Psychiatric Press.

Kluft, R. P. (1993c). Clinical approaches to the integration of personalities. In R. P. Kluft, & C. G. Fine (Eds.), *Clinical perspectives on multiple personality disorder* (pp. 101–133). Washington, DC: American Psychiatric Press.

Kluft, R. P. (1994a). Countertransference in the treatment of multiple personality disorder. In J. P. Wilson, & J. D. Lindy (Eds.), *Countertransference in the treatment of PTSD* (pp. 122–150). New York: Guilford.

Kluft, R. P. (1994b). Treatment trajectories in multiple personality disorder. *Dissociation, 7*, 63–76.

Kluft, R. P. (1996a). Dissociative identity disorder. In L. Michelson, & W. J. Ray (Eds.), *Handbook of dissociation: Theoretical, empirical, and clinical perspectives* (pp. 337–366). New York: Plenum Press.

Kluft, R. P. (1996b).Treating the traumatic memories of patients with dissociative identity disorder. *American Journal of Psychiatry, 153*(Festschrift Suppl.), 103–110.

Kluft, R. P. (1997). On the treatment of traumatic memories: Always? Never? Sometimes? Now? Later? *Dissociation, 10*, 80–90.

Kluft, R. P. (1999). An overview of the psychotherapy of dissociative identity disorder. *American Journal of Psychotherapy, 53*, 289–319.

Kluft, R. P. (2006). Dealing with alters: A pragmatic clinical perspective. *Psychiatric Clinics of North America, 29*, 281–304.

Knipe, J. (2007). Loving eyes: Procedures to therapeutically reverse dissociative processes while preserving emotional safety. In C. Forgash, & M. Copeley (Eds.), *Healing the heart of trauma and dissociation with EMDR and ego state therapy* (pp. 181–225). New York: Springer.

Kohut, H. (1971). *The analysis of the self: A systematic approach to the psychoanalytic treatment of narcissistic personality disorder*. New York: International Universities Press.

Kopelman, M. D. (1987). Crime and amnesia: A review. *Behavioral Sciences and the Law, 5*, 323–342.

Koss, M. P., Figueredo, A. J., & Prince, R. J. (2002). Cognitive mediation of rape's mental, physical, and social health impact: Test of four models in cross-sectional data. *Journal of Consulting and Clinical Psychology, 70*, 926–941.

Kowal, J. (2005). QEEG comparisons of persons with and without DID. *Proceedings of the 22nd Fall Conference of the International Society for the Study of Dissociation*, p. 47. Toronto, November 6–8.

Krakauer, S. Y. (2001). *Treating dissociative identity disorder: The power of the collective heart.* Philadephia: Brunner-Routledge.

Kramer, N. A. (1990). Comparison of therapeutic touch and casual touch in stress reduction of hospitalized children. *Pediatric Nursing, 16*, 483−485.

Krinsley, K. E., Gallagher, J. G., Weathers, F. W., Kaloupek, D. G., & Vielhauer, M. (1997). *Reliability and validity of the Evaluation of Lifetime Stressors Questionnaire*. Unpublished manuscript.

Kroll, J. (2001). Boundary violations: A culture-bound syndrome. *Journal of the American Academy of Psychiatry and Law, 29*, 274−283.

Krystal, J. H., Bannett, A., Bremner, J. D., Southwick, S. M., & Charney, D. S. (1996). Recent developments in the neurobiology of dissociation: Implications for posttraumatic stress disorder. In L. Michelson, & W. J. Ray (Eds.), *Handbook of dissociation: Theoretical, empirical, and clinical perspectives* (pp. 163−190). New York: Plenum Press.

Krystal, J. H., Bremner, J. D., Southwick, S. M., & Charney, D. S. (1998). The emerging neurobiology of dissociation: Implications for the treatment of posttraumatic stress disorder. In J. D. Bremner, & C. R. Marmar (Eds.), *Trauma, memory, and dissociation* (pp. 321−363). Washington DC: American Psychiatric Press.

Kubany, E. S., Hill, E. E., & Owens, J. A. (2003). Cognitive trauma therapy for battered women with PTSD: Preliminary findings. *Journal of Traumatic Stress, 16*, 81−91.

Kuipers, T. (1992). *Stille waters ... over de meting en beoordeling van negatieve symptomen*. [Still waters ... on the measurement and evaluation of negative symptoms] Utrecht, the Netherlands: Department of Medicine, Utrecht University.

Kuyk, J. (1999). *Pseudo-epileptic seizures: Differential diagnosis and psychological characteristics*. Amsterdam: Vrije Universiteit.

Kuyk, J., Spinhoven, P., Van Emde Boas, W., & Van Dyck, R. (1999). Dissociation in temporal lobe epilepsy and pseudo-epileptic seizure patients. *Journal of Nervous and Mental Disease, 187*, 713−720.

Kundakci, T., Şar, V., Kiziltan, E., Yargic, L. I., & Tutkun, H. (1998). *The reliability and validity of the Turkish version of the SCID-D*. Paper presented at the 15th Annual Meeting of the International Society got the Study of Dissociation, Seattle.

Laddis, A., Dell, P. F., Cotton, M., & Fridley, D. (2001, December 4). *A comparison of the dissociative experiences of patients with schizophrenia and patients with DID*. Presented at the annual meeting of the International Society for the Study of Dissociation. New Orleans, LA.

Landau, R., & Litwin, H. (2000). The effects of extreme early stress in very old age. *Journal of*

Traumatic Stress, 13, 473–487.

Lang, P. J. (1995). The emotion probe: Studies of motivation and attention. *American Psychologist, 50*, 372–385.

Lang, P. J., Bradley, M. M., & Cuthbert, B. N. (1998). Emotion, motivation, and anxiety: Brain mechanisms and psychophysiology. *Biological Psychiatry, 44*, 1248–1263.

Lang, P. J., Davis, M., & Öhman, A. (2000). Fear and anxiety: Animal models and human cognitive psychophysiology. *Journal of Affective Disorders, 61*, 137–159.

Langer, L. L. (1999). *Holocaust testimonies: The ruins of memory*. New Haven, CT: Yale University Press.

Lanius, R. A., Hopper, J. W., & Menon, R. S. (2003). Individual differences in a husband and wife who developed PTSD after a motor vehicle accident: A functional MRI case study. *American Journal of Psychiatry, 160*, 667–669.

Laporte, L., & Guttman, H. (1996). Traumatic childhood experiences as risk factors for borderline and other personality disorders. *Journal of Personal Disorders, 10*, 247–259.

Laub, D., & Auerhahn, N. C. (1989). Failed empathy–A central theme in the survivor's Holocaust experiences. *Psychoanalytic Psychology, 6*, 377–400.

Laub, D., & Auerhahn, N. C. (1993). Knowing and not knowing massive psychic trauma: Forms of traumatic memory. *International Journal of Psycho-Analysis, 74*, 287–302.

Laufer, R. S. (1988). The serial self: War trauma, identity and adult development. In J. P. Wilson, Z. Harel, & B. Kahana (Eds.), *Human adaptation to extreme stress: From the Holocaust to Vietnam* (pp. 33–53). New York: Plenum Press.

Lazarus, A. A. (1994). How certain boundaries and ethics diminish therapeutic effectiveness. *Ethics and Behavior, 4*, 255–261.

Leahy, R. L. (2001). *Overcoming resistance in cognitive therapy*. New York: Guilford.

Leavitt, F. (2001). MMPI profile characteristics of women with varying levels of normal dissociation. *Journal of Clinical Psychology, 57*, 1469–1477.

Leeds, A.M. (2009). *A guide to the standard EMDR protocols for clinicians, supervisors, and consultants*. New York: Springer Publishing Company.

Léri, A. (1918). *Commotions et émotions de guerre* [Commotions and emotions of war]. Paris: Masson, & Cie.

Lensvelt-Mulders, G., Van der Hart, O., Van Ochten, J.M., Van Son, M.J.M., Steele, K., & Breeman, L. (2008). Relations amon peritraumatic dissociation and posttraumatic stress: A meta-analysis. *Clinical Psychology Review, 28*, 1138–1151.

Leskela, J., Dieperink, M., & Thuras, P. (2002). Shame and posttraumatic stress disorder. *Journal of Traumatic Stress, 15*, 223–226.

Leskin, G. A., Kaloupek, D. G., & Keane, T. M. (1998). Treatment for traumatic memories: Review and recommendations. *Clinical Psychology Review, 18*, 983–1001.

Lewis, C. S. (1961). *A grief observed*. New York: The Seabury Press.

Lewis, D. O., Yeager, C. A., Swica, Y., Pincus, J. H., & Lewis, M. (1997). Objective documentation of child abuse and dissociation in 12 murderers with dissociative identity disorder. *American Journal of Psychiatry, 154*, 1703–1710.

Levin, R., & Sprei, E. (2003). Relationship of purported measures of pathological and nonpathological dissociation to self-reported psychological distress and fantasy immersion. *Assessment, 11*, 160–168.

Liberzon, I., & Phan, K. L. (2003). Brain-imaging studies of posttraumatic stress disorder. *CNS Spectrum, 8*, 641–650.

Lilienfeld, S.O., & Lynn, S.J. (2003). Dissociative identity disorder: Multiple personalities, multiple controversies. In S.O. Lilienfeld, S.J. Lynn, & J.M. Lohr (Eds.), *Science and pseudoscience in clinical psychology* (pp. 109–142). New York: Guilford.

Linehan, M. M. (1993). *Cognitive behavioral treatment of borderline personality disorder.* New York: Guildford Press.

Liotti, G. (1992). Disorganized/disoriented attachment in the etiology of dissociative disorders. *Dissociation, 5*, 196–204.

Liotti, G. (1995). Disorganized/disoriented attachment in the psychotherapy of the dissociative disorders. In S. Goldberg, R. Muir, & J. Kerr (Eds.), *Attachment theory: Social, developmental and clinical perspectives* (pp. 343–363). Hills-dale, NJ: Analytic Press.

Liotti, G. (1999a). Disorganization of attachment as a model for understanding dissociative psychopathology. In J. Solomon, & C. George (Eds.), *Attachment disorganization* (pp. 297–317). New York: Guilford.

Liotti, G. (1999b). Understanding the dissociative process: The contributions of attachment theory. *Psychoanalytic Inquiry, 19*, 757–783.

Liotti, G., & Pasquini, P. (2000). Predictive factors for borderline personality disorder: Patients' early traumatic experiences and losses suffered by the attachment figure. The Italian Group for the Study of Dissociation. *Acta Psychiatrica Scandanavia, 102*, 282–289.

Lipschitz, D. S., Winegar, R. K., Hartnick, E., Foote, B., & Southwick, S. M. (1999). Posttraumatic stress disorder in hospitalized adolescents: Psychiatric comorbidity and clinical correlates. *Journal of the American Academy of Child and Adolescent Psychiatry, 38*, 385–392.

Llinás, R. R. (2001). *I of the vortex: From neurons to self*. Cambridge, MA: MIT Press.

Loevinger, J. (1976). *Ego development*. San Francisco: Jossey-Bass.

Loewenstein, R. J. (1991). An office mental status examination for complex chronic dissociative symptoms and multiple personality disorder. *Psychiatric Clinics of North America, 14*, 567–604.

Loewenstein, R. J. (1993). Psychogenic amnesia and psychogenic fugue: A comprehensive review. In D. Spiegel (Ed.), *Dissociative disorders: A clinical review* (pp. 45–78).Lutherville, MD: Sidran Press.

Loewenstein, R. J. (1996). Dissociative amnesia and dissociative fugue. In L. Michelson, & W. J. Ray (Eds.), *Handbook of dissociation: Theoretical, empirical, and clinical perspectives* (pp. 307–336). New York: Plenum Press.

Lotterman, A. C. (1985). Prolonged psychotic states in borderline personality disorder. *Psychiatric Quarterly, 57*, 33–46.

Lou, H. C., Luber, B., Crupain, M., Keenan, J. P., Nowak, M., Kjaer, T. W. et al. (2004). Parietal cortex and representation of the mental self. *Proceedings of the National Academy of Sciences U.S.A, 101*, 6827–6832.

Luria, A. R. (1968). *The mind of a mnemonist*. New York: Avon.

Lyons-Ruth, K. (1999). Two person unconscious: Intersubjective dialogue, enactive relational representation, and the emergence of new forms of relational organization. *Psychoanalytic Inquiry, 19*, 576–617.

Lyons-Ruth, K. (2001). The two person construction of defense: Disorganized attachment strategies, unintegrated mental states and hostile/helpless relational processes. *Psychologist Psychoanalyst, 21*, 40–45.

Lyons-Ruth, K. (2003). Dissociation and the parent-infant dialogue: A longitudinal perspective from attachment research. *Journal of the American Psychoanalytic Association, 51*, 883–911.

Lyons-Ruth, K., Yellin, C., Melnick, S., & Atwood, G. (2003). Childhood experiences of trauma and loss have different relations to maternal unresolved and hostile-helpless states of mind on the AAI. *Attachment and Human Development, 5*, 330–352.

Lyons-Ruth, K., Yellin, C., Melnick, S., & Atwood, G. (2005). Expanding the concept of unresolved mental states: Hostile/helpless states of mind on the Adult Attachment Interview are associated with disrupted mother-infant communication and infant disorganization. *Developmental Psychopathology, 17*, 1–23.

Macfie, J., Cicchetti, D., & Toth, S. L. (2001a). The development of dissociation in maltreated preschool-aged children. *Development and Psychopathology, 13*, 233–254.

Macfie, J., Cicchetti, D., & Toth, S. L. (2001b). Dissociation in maltreated versus nonmaltreated preschool-aged children. *Child Abuse, & Neglect, 25*, 1253–1267.

Main, M. (1995). Recent studies in attachment: Overview with selected implica-tions for clinical work. In S. Goldberg, R. Muir, & J. Kerr (Eds.). *Attachment theory: Social, developmental and clinical perspectives* (pp. 407–472). Hills-dale, NJ: Analytic Press.

Main, M., & Morgan, H. (1996). Disorganization and disorientation in infant Strange Situation behavior: Phenotypic resemblance to dissociative states? In L. Michelson, & W. Ray (Eds.), *Handbook of dissociation* (pp. 107–137). New York: Plenum.

Main, M., & Solomon, J. (1986). Discovery of a new, insecure-disorganized/disoriented attachment pattern. In T. B. Brazelton, & M. W. Yogman (Eds.), *Affective development in infancy* (pp. 95–124). Norwood, NJ: Ablex.

Maltz, W. (2001). *The sexual healing journey: A guide for survivors of sexual abuse* (rev. ed.). New York: HarperCollins.

Marmar, C. R., Weiss, D. S., Schlenger, W. E., Fairbank, J. A., Jordan, K., Kulka, R. A. et al. (1994). Peritraumatic dissociation and posttraumatic stress in male Vietnam theater veterans. *American Journal of Psychiatry, 151*, 902–907.

Marmar, C. R., Weiss, D. S., Metzler, T. J., Ronfeldt, H. M., & Foreman, C. (1996). Stress responses of emergency services personnel to the Loma Prieta earthquake Interstate 880 freeway collapse and control traumatic incidents. *Journal of Traumatic Stress, 9*, 63–85.

Marshall, R. D., Spitzer, R., & Liebowitz, M. R. (1999). Review and critique of the new DSM-IV diagnosis of acute stress disorder. *American Journal of Psychiatry, 156*, 1677–1685.

McCann, I. L., & Pearlman, L. A. (1990). *Psychological trauma and the adult survivor: Theory, therapy, and transformation*. New York: Brunner/Mazel.

McClellan, J., Adams, J., Douglas, D., McCurry, C., & Storck, M. (1995). Clinical characteristics related to severity of sexual abuse: A study of seriously mentally ill youth. *Child Abuse, & Neglect, 19*, 1245–1254.

McCluskey, U., Hooper, C. A., & Miller, L. B. (1999). Goal-corrected empathic attunement: Developing and rating the concept within an attachment perspective. *Psychotherapy: Theory, Research, Practice, Training, 36*, 80–90.

McCoullough, L. (1991). Davanloo's short-term dynamic psychotherapy: A cross-theoretical analysis of change mechanisms. In R. Curtis, & G. Stricker (Eds.), *How people change: Inside and outside of therapy* (pp. 59–79). New York: Plenum.

McCullough, L., Kuhn, N., Andrews, S., Kaplan, A., Wolf, J., Hurley, C. L., & Hurley, C. (2003). *Treating affect phobia: A manual for short-term dynamic psychotherapy.* New York: Guilford.

McDougall, W. (1926). *An outline of abnormal psychology*. London: Methuen.

McDowell, D. M., Levin, F. R., & Nunes, E. V. (1999). Dissociative identity disorder and substance abuse: The forgotten relationship. *Journal of Psychoactive Drugs, 31,* 71–83.

McFarlane, A. C. (2000). Posttraumatic stress disorder: A model of the longitudinal course and the role of risk factors. *Journal of Clinical Psychiatry, 61*(Suppl. 5), 15–20.

McFarlane, A. C., & Papay, P. (1992). Multiple diagnoses in posttraumatic stress disorder in the victims of a natural disaster. *Journal of Nervous and Mental Disease, 180*, 498–504.

McFarlane, A. C., & Van der Kolk, B. A. (1996). Conclusions and future directions. In B. A. Van der Kolk, A. C. McFarlane, & L. Weisaeth (Eds.), *Traumatic stress: The effects of overwhelming experience on mind, body, and society* (pp. 559–575). New York: Guilford.

McFarlane, A. C., Yehuda, R., & Clark, C. R. (2002). Biologic models of traumatic memories and post-traumatic stress disorder. The role of neural networks. *Psychiatric Clinics of North America, 25*, 253–270.

McGloin, J. M., & Widom, C. S. (2001). Resilience among abused and neglected children grown up. *Development and Psychopathology, 13*, 1021–1038.

McLean, L. M., & Gallop, R. (2003). Implications of childhood sexual abuse for adult borderline personality disorder and complex posttraumatic stress disorder. *American Journal of Psychiatry, 160*, 369–371.

McNally, R. (2003). *Remembering trauma*. Boston: Belknap Press.

Meares, R. (1999). The contribution of Hughlings Jackson to an understanding of dissociation. *American Journal of Psychiatry, 156*, 1850–1855.

Meares, R., Stevenson, J., & Gordon, E. (1999). A Jacksonian and biopsychosocial hypothesis concerning borderline and related phenomena. *Australian and New Zealand Journal of Psychiatry, 33*, 831–840.

Messer, S. B. (2002). A psychodynamic perspective on resistance in psychotherapy: Vive la resistance. *Journal of Clinical Psychology, 58*, 157–163.

Metzinger, T. (2003). *Being no one: The self-model theory of subjectivity*. Cambridge, MA: MIT Press.

Migdow, J. (2003). The problem with pleasure. *Journal of Trauma and Dissociation, 4*(1), 5–25.

Miller, F. T., Abrams, T., Dulit, R., & Fyer, M. (1993). Psychotic symptoms in patients with borderline personality disorder and concurrent Axis I disorder. *Hospital and Community Psychiatry, 44*, 59–61.

Mineka S., & Öhman A. (2002). Phobias and preparedness: The selective, automatic, and encapsulated nature of fear. *Biological Psychiatry, 52*, 927–937.

Misslin, R. (2003). The defense system of fear: Behavior and neurocircuitry. *Neurophysiology Clinic, 33*, 55–66.

Mitchell, T.W. (1922). *Medical psychology and psychical research*. London: Society of Psychical Research.

Modai, I. (1994). Forgetting childhood: A defense mechanism against psychosis in a Holocaust survivor. *Clinical Gerontologist, 14*, 67–71.

Modell, A. (1990). *Other times, other realities: Towards a theory of psychoanalytic treatment.* Cambridge, MA: Harvard University Press.

Moene, F. C., Spinhoven, P., Hoogduin, C. A. L., Sandijck, P., & Roelofs, K. (2001). Hypnotizability, dissociation, and trauma in patients with a conversion disorder: An exploratory study. *Clinical Psychology and Psychotherapy, 8*, 400–410.

Moradi, A. R., Taghavi, M. R., Neshat Doost, H. T., Yule, W., & Dalgleish, T. (1999). Performance of children and adolescents with PTSD on the Stroop colour-naming task. *Psychological Medicine, 29*, 415–419.

Moreau, C., & Zisook, S. (2002). Rationale for a posttraumatic stress spectrum disorder. *Psychiatric Clinics of North America, 25*, 775–790.

Moreau de Tours, J. J. (1845). *Du haschish et de l'aliénation mentale: Études psychologiques* [Hashish and Mental derangement: Psychological studies]. Paris: Fortin, Masson, & Cie. English edition: *Hashish and mental illness*. New York: Raven Press, 1973.

Moreau de Tours, J. J. (1865). *De la folie hystérique et de quelques phénomènes nerveux propres à l'hystérie convulsive, à l'hystérie-épilepsie et à l'épilepsie* [On hysterical madness and some of its nervous phenomena in hysterical convulsions, hysterical epilepsy, and epilepsy]. Paris: Masson.

Morgan III, C. A., Hazlett, G., Wang, S., Richardson, E. G., Schnurr, P., & Southwick, S. (2001). Symptoms of dissociation in humans experiencing acute uncontrollable stress: A prospective investigation. *American Journal of Psychiatry, 158*, 1239–1247.

Morgan III, C. A., Hill, S., Fox, P., Kingham, P., & Southwick, S. M. (1999). Anniversary reactions in Gulf war veterans: A follow-up inquiry 6 years after the war. *American Journal of Psychiatry, 156*, 1075–1079.

Mueser, K. T., Goodman, L. B., Trumbetta, S. L., Rosenberg, S. D., Osher, C., Vidaver, R., et al. (1998). Trauma and posttraumatic stress disorder in severe mental illness. *Journal of Consulting, & Clinical Psychology, 66*, 493–499.

Mulder, R. T., Beautrais, A. L., Joyce, P. R., & Fergusson, D. M. (1998). Relationship between dissociation, childhood sexual abuse, childhood physical abuse, and mental illness in a general population sample. *American Journal of Psychiatry, 155,* 806–811.

Myers, C. S. (1916a, March 18). Contributions to the study of shell shock. *The Lancet,* 608–613.

Myers, C. S. (1916b, September 9). Contributions to the study of shell shock. *The Lancet,* 461–467.

Myers, C. S. (1940). *Shell shock in France 1914–1918*. Cambridge: Cambridge University Press.

Najavits, L. (2002). *Seeking safety.* New York: Guilford.

Nathan, P., & Gorman, J. (2002). *A guide to treatments that work*. Oxford: Oxford University Press.

Nathanson, D. L. (Ed.) (1987). *The many faces of shame*. New York: Guilford.

Nathanson, D.L. (1992), *Shame and pride: Affect, sex, and the birth of self.* New York: Norton.

Nemiah, J. C. (1989). Janet redivivus: The centenary of *L'automatisme psychologique*. *American Journal of Psychiatry, 146*, 1527–1529.

Nemiah, J. C. (1991). Dissociation, conversion, and somatization. In A. Tasman, & S. M. Goldfinger (Eds.), *American Psychiatric Press review of psychiatry* (Vol. 10, pp. 248–260). Washington, DC: American Psychiatric Press.

Nemiah, J. C. (1998). Early concepts of trauma, dissociation, and the unconsciousness: Their history and current implications. In J. D. Bremner, & C. R. Marmar (Eds.), *Trauma, memory, and dissociation* (pp. 1–26). Washington, DC: American Psychiatric Press.

Newman, E., Kaloupek, D., & Keane, T. M. (1996). Assessment of posttraumatic stress disorder in clinical and research settings. In B. A. Van der Kolk, A. C. McFarlane, & L. Weisaeth (Eds.). *Traumatic stress: The effects of overwhelming experience on mind, body, and society* (pp. 242–275). New York: Guilford.

Nijenhuis, E. R. S. (1994). *Dissociatieve stoornissen en psychotrauma* [Dissociative disorders and psychological trauma]. Houten, The Netherlands: Bohn Stafleu Van Loghum.

Nijenhuis, E. R. S. (1996). Dissociative identity disorder in a forensic psychiatric patient: A case report. *Dissociation,* 9, 282–288.

Nijenhuis, E. R. S. (2004). *Somatoform dissociation: Phenomena, measurement, and theoretical issues*. New York: Norton. (Original work published in 1999).

Nijenhuis, E.R.S. (2012). Consciousness and self-consciousness in dissociative disorders. In V. Sinason (Ed.), *Trauma, dissociation and multiplicity* (pp. 111–153). London: Routledge.

Nijenhuis, E.R.S., & Den Boer, J. A. (2007). Psychobiology of traumatization and trauma-related structural dissociation of the personality. In E. Vermetten, M. J. Dorahy, and D. Spiegel (Eds.), *Traumatic Dissociation: Neurobiology and treatment*: (pp. 219–236) Arlington, VA: American Psychiatric Press.

Nijenhuis, E.R.S., & De Boer, J. A. (2009). Psychobiology of traumatisation and trauma-related structural dissociation of the personality. In P.F. Dell, & J.A. O'Neil (Eds.), *Dissociation and the dissociative disorders: DSM-V and beyond* (pp. 337–367). New York: Routledge.

Nijenhuis, E. R. S., Matthess, H., & Ehling, T. (2004, November). Psychobiological studies of structural dissociation. *Proceedings of the 21st International Society for the Study of Dissociation*, pp. 19–20. New Orleans, LA.

Nijenhuis, E. R. S., Spinhoven, P., Vanderlinden, J., Van Dyck, R., & Van der Hart, O. (1998). Somatoform dissociative symptoms as related to animal defense reactions to predatory imminence and injury. *Journal of Abnormal Psychology, 107*, 63–73.

Nijenhuis, E. R. S., Spinhoven, P., Van Dyck, R., Van der Hart, O., & Vanderlinden, J. (1996). The development and psychometric characteristics of the Somato-form Dissociation Questionnaire (SDQ-20). *Journal of Nervous and Mental Disease, 184*, 688–694.

Nijenhuis, E. R. S., Spinhoven, P., Van Dyck, R., Van der Hart, O., & Vanderlinden, J. (1997). The development of the Somatoform Dissociation Questionnaire (SDQ-5) as a screening instrument for dissociative disorders. *Acta Psychiatrica Scandinavica, 96*, 311–318.

Nijenhuis, E. R. S., Spinhoven, P., Van Dyck, R., Van der Hart, O., & Vanderlinden, J. (1998a). Psychometric characteristics of the Somatoform Dissociation Questionnaire: A replication study. *Psychotherapy and Psychosomatics, 67*, 17–23.

Nijenhuis, E. R. S., Spinhoven, P., Van Dyck, R., Van der Hart, O., & Vanderlinden, J. (1998b). Degree of somatoform and psychological dissociation in dissociative disorders is correlated with reported trauma. *Journal of Traumatic Stress, 11*, 711–730.

Nijenhuis, E. R. S., & Van der Hart, O. (1999a). Forgetting and reexperiencing trauma. In J. Goodwin, & R. Attias (Eds.), *Splintered reflections: Images of the body in trauma* (pp. 39–65). New York: Basic Books.

Nijenhuis, E. R. S., & Van der Hart, O. (1999b). Somatoform dissociative phenomena: A Janetian perspective. In J. Goodwin, & R. Attias (Eds.), *Splintered reflections: Images of the body in trauma* (pp. 89–127). New York: Basic Books.

Nijenhuis, E. R. S., & Van der Hart, O. (2011). Defining dissociation in trauma. *Journal of Trauma, & Dissociation, 12*(4), 464–473.

Nijenhuis, E. R. S., Van der Hart, O., & Kruger, K. (2002). The psychometric characteristics of the Traumatic Experiences Questionnaire (TEC): First findings among psychiatric outpatients. *Clinical Psychology and Psychotherapy, 9*, 200–210.

Nijenhuis, E. R. S., Van der Hart, O., Kruger, K., & Steele, K. (2004). Somatoform dissociation, reported abuse, and animal defence–like reactions. *Australian and New Zealand Journal of*

Psychiatry, 38, 678–686.

Nijenhuis, E. R. S., Van der Hart, O., & Steele, K. (2002). The emerging psychobiology of trauma-related dissociation and dissociative disorders. In H. D'Haenen, J. A. den Boer, & P. Willner (Eds.), *Biological Psychiatry* (pp. 1079–1098). London: Wiley.

Nijenhuis, E. R. S., Van der Hart, O., & Steele, K. (2004). Trauma-related structural dissociation of the personality: Traumatic origins, phobic maintenance. Available at http://www.trauma-pages.com.

Nijenhuis, E. R. S., Vanderlinden, J., & Spinhoven, P. (1998). Animal defensive reactions as a model for trauma-induced dissociation. *Journal of Traumatic Stress, 11*, 243–260.

Nijenhuis, E. R. S., & Van Duijl, M. (2001, December). Dissociative symptoms and reported trauma among Ugandan patients with possessive trance disorder. *Proceedings of the 18th International Fall Conference of the International Society for the Study of Dissociation*, New Orleans, LA.

Nijenhuis, E. R. S., Van Dyck, R., Spinhoven, P., Van der Hart, O., Chatrou, M., Vanderlinden, J., & Moene, F. (1999). Somatoform dissociation discriminates among diagnostic categories over and above general psychopathology. *Australian and New Zealand Journal of Psychiatry, 33*, 511–520.

Nijenhuis, E. R. S., Van Engen, A., Kusters, I., & Van der Hart, O. (2001). Peritraumatic somatoform and psychological dissociation in relation to recall of childhood sexual abuse. *Journal of Trauma and Dissociation, 2*(3), 49–68.

Noë, A. (2004). *Action in perception.* Cambridge, MA: MIT Press.

Noll, J. G., Horowitz, L. A., Bonanno, G. A., Trickett, P. K., & Putnam, F. W. (2003). Revictimization and self-harm in females who experienced childhood sexual abuse: Results from a prospective study. *Journal of Interpersonal Violence, 18*, 1452–1471.

Noyes, R., Hoenk, P. R., Kupperman, B. A., & Slymen, D. J. (1977). Depersonalization in accident victims and psychiatric patients. *Journal of Nervous and Mental Disease, 164*, 401–407.

Noyes, R., & Kletti, R. (1976): Depersonalization in the face of life-threatening danger; An interpretation. *Omega, 7*, 103–114.

Noyes, R., & Kletti, R. (1977). Depersonalization in response to life-threatening danger. *Comprehensive Psychiatry, 18*, 375–384.

Ogata, S. N., Silk, K. R., Goodrich, S., Lohr, N. E., Westen, D., & Hill, E. M. (1990). Childhood physical and sexual abuse in adult patients with borderline personality disorder. *American Journal of Psychiatry, 147*, 1008–1013.

Ogawa, J. R., Sroufe, L. A., Weinfield, N. S., Carlson, E. A., & Egeland, B. (1997). Development and the fragmented self: Longitudinal study of dissociative symptomatology in a nonclinical sample. *Development and Psychopathology, 9*, 855–879.

Ogden, P., & Minton, K. (2000). Sensorimotor psychotherapy: One method for processing trauma. *Traumatology*, 6; see also http://www.trauma-pages.com.

Ogden, P., Minton, K., & Pain, C. (2006). *Trauma and the body: A sensorimotor approach to psychotherapy*. New York: Norton.

Ohan, J. L., Myers, K., & Collett, B. R. (2002). Ten-year review of rating scales. IV: Scales assessing trauma and its effects. *Journal of the American Academy of Adolescent Psychiatry, 41*, 1401–1422.

Olio, K., & Cornell, W. (1993). The therapeutic relationship as the foundation for treatment of adult survivors of sexual abuse. *Psychotherapy, 30*, 512–523.

Orne, M. T. (1959). The nature of hypnosis: Artifact and essence. *Journal of Abnormal and Social Psychology, 58*, 277–299.

Ozer, E. J., Best, S. R., Lipsey, T. L., & Weiss, D. S. (2003). Predictors of posttraumatic stress disorder and symptoms in adults: A meta-analysis. *Psychological Bulletin, 129*, 52–73.

Panksepp, J. (1998). *Affective neuroscience: The foundations of human and animal emotions*. New York: Oxford University Press.

Panksepp, J. (2003). At the interface of the affective, behavioral, and cognitive neurosciences: Decoding the emotional feelings of the brain. *Brain and Cognition, 52*, 4–14.

Parson, E. R. (1984). The reparation of self: Clinical and theoretical dimensions in the treatment of Vietnam combat veterans. *Journal of Contemporary Psychotherapy, 14*, 4–56.

Parson, E. R. (1998). Traumatherapy 2001, Part I: "The reparation of the self " revisited on the way into the 21st century. *Journal of Contemporary Psychotherapy, 28*, 239–279.

Pavlov, I. P. (1927). *Conditioned reflexes*. London: Oxford University Press.

Pearlman, L. A., & Saakvitne, K. W. (1995). *Trauma and the therapist: Counter-transference and vicarious traumatization in psychotherapy with incest survivors*. New York: Norton.

Pelcovitz, D., Van der Kolk, B. A., Roth, S., Mandel, F., Kaplan, S., & Resick, P. (1997). Development of a criteria set and a structured interview for the disorders of extreme stress (SIDES). *Journal of Traumatic Stress, 10*, 3–16.

Peri, T., Ben Shakhar, G., Orr, S. P., & Shalev, A. Y. (2000). Psychophysiologic assessment of aversive conditioning in posttraumatic stress disorder. *Biological Psychiatry, 47*, 512–519.

Perry, B. D. (1994). Neurobiological sequelae of childhood trauma: Posttraumatic stress disorders in children. In M. Murberg (Ed.), *Catecholamine function in post traumatic stress disorder:*

Emerging concepts (pp. 233–255). Washington, DC: American Psychiatric Press.

Perry, B. D. (1999). The memories of states: How the brain stores and retrieves traumatic experience. In J. M. Goodwin, & R. Attias (Eds.), *Splintered reflections: Images of the body in trauma* (pp. 9–38). New York: Basic Books.

Perry, B. D., & Pate, J. E. (1994). Neurodevelopment and the psychobiological roots of posttraumatic stress disorder. In L. F. Koziol, & C. E. Stout (Eds.), *The neuropsychology of mental illness: A practical guide* (pp. 129–147). Washington, DC: American Psychiatric Press.

Perry, B. D., & Pollard, R. (1998): Homeostasis, stress, trauma, and adaptation. A neurodevelopmental view of childhood trauma. *Child, & Adolescent Psychiatric Clinics of North America, 7*, 33–51.

Perry, J. C. (1985). Depression in borderline personality disorder: Lifetime prevalence at interview and longitudinal course of symptoms. *American Journal of Psychiatry, 142*, 15–21.

Peterson, J. A. (1996). Hypnotherapeutic techniques to facilitate psychotherapy with PTSD and dissociative clients. In L. K. Michelson, & W. J. Ray (Eds.), *Handbook of dissociation: Theoretical, empirical, and clinical perspectives* (pp.449–474). New York: Plenum.

Phillips, M. (2001). Potential contributions of hypnosis to ego-strengthening procedures in EMDR, Eye Movement Desensitization Reprocessing. *American Journal of Clinical Hypnosis, 43*, 247–262.

Polan, H. J., & Hofer, M. A. (1999). Psychobiological origins of infant attachment and separation responses. In J. Cassidy, & P. R. Shaver (Eds.), *Handbook of attachment: Theory, research, and clinical applications* (pp. 162–180). New York: Guilford.

Pope, C. A., & Kwapil, T. (2000). Dissociative experiences in hypothetically psychosis-prone college students. *Journal of Nervous and Mental Disease, 188*, 530–536.

Pope, K. S., & Brown, L. S. (1996). *Recovered memories of abuse: Assessment, therapy, forensics*. Washington, DC: American Psychological Association.

Porges, S. W. (2001). The polyvagal theory: Phylogenetic substrates of a social nervous system. *International Journal of Psychophysiology, 42*, 123–146.

Porges, S. W. (2003). The polyvagal theory: Phylogenetic contributions to social behavior. *Physiology and Behavior, 79*, 503–513.

Power, K., McGoldrick, T., Brown, K., Buchanan, R., Sharp, D., Swanson, V., & Karatzias, A. (2002). A controlled comparison of eye movement desensitization and reprocessing versus exposure plus cognitive restructuring versus waiting list in the treatment of post-traumatic stress disorder. *Clinical Psychology and Psychotherapy, 9*, 299–318.

Prince, M. (1905). *The dissociation of a personality*. London: Longmans, Green.

Prince, M. (1927). Suggestive repersonalization. *Archives of Neurology and Psychiatry, 21*, 159–189.

Prueter, C., Schultz-Venrath, U., & Rimpau, W. (2002). Dissociative symptoms and associated psychopathological symptoms in patients with epilepsy, pseudoseizures, and both seizure forms. *Epilepsia, 43*, 188–192.

Putnam, F. W. (1989). *Diagnosis and treatment of multiple personality disorder.* New York: Guilford.

Putnam, F. W. (1991). Recent research on multiple personality disorder. *Psychiatric Clinics of North America, 14*, 489–502.

Putnam, F. W. (1993). Diagnosis and clinical phenomenology of multiple personality disorder: A North American perspective. *Dissociation, 6*, 80–86.

Putnam, F. W. (1997). *Dissociation in children and adolescents: A developmental perspective.* New York: Guilford.

Putnam, F .W. (2005, November). *States of being*. Fourth Pierre Janet Memorial Lecture. Presented at the International Society for the Study of Dissociation's 22nd International Fall conference. Toronto, ON, Canada.

Putnam, F. W., Guroff, J. J., Silberman, E. K., Barban, L., & Post, R. M. (1986). The clinical phenomenology of multiple personality disorder: Review of 100 recent cases. *Journal of Clinical Psychiatry, 47*, 285–293.

Putnam. F. W., Helmers, K, & Trickett, P. K. (1993). Development, reliability, and validity of a child dissociation scale. *Child Abuse and Neglect, 17*, 731–741.

Raine, N. V. (1998). *After silence: Rape and my journey back.* New York: Crown.

Rau, V., DeCola, J. P., & Fanselow, M. S. (2005). Stress-induced enhancement of fear learning: An animal model of posttraumatic stress disorder. *Neuroscience, & Biobehavior Review, 29*, 1207–1223.

Ray, W., & Faith, M. (1995). Dissociative experiences in a college age population. *Personality and Individual Differences, 18*, 223–230.

Read, J., Perry, B. D., Moskowitz, A., & Connolly, J. (2001). The contribution of early traumatic events to schizophrenia in some patients: A traumagenic neu-rodevelopmental model. *Psychiatry, 64,* 319–345.

Read, J., & Ross, C. A. (2003). Psychological trauma and psychosis: Another reason why people diagnosed schizophrenic must be offered psychological therapies. *Journal of the American Academy of Psychoanalytic, & Dynamic Psychiatry, 31*, 247–268.

Read, J., Van Os, J., Morrison, A. P., & Ross, C. A. (2005). Childhood trauma, psychosis and schizophrenia: A literature review with theoretical and clinical implications. *Acta Psychiatrica Scandinavica, 112*, 330–350.

Reinders, A. A. T. S., Nijenhuis, E. R. S., Paans, A. M., Korf, J., Willemsen, A. T., & Den Boer, J. A. (2003). One brain, two selves. *Neuroimage, 20*, 2119–2125.

Reinders, A. A. T. S., Nijenhuis, E. R. S., Quak, J., Korf, J., Paans, A. M. J., Haaksma, J., Willemsen, A. T. M., & Den Boer, J. (2006). Psychobiological characteristics of dissociative identity disorder: A symptom provocation study. *Biological Psychiatry, 60,* 730–740.

Reinders, A.A.T.S., Van Eekeren, M., Vos, H., Haaksma, J., Willemsen, A., Den Boer, J., Nijenhuis, E. (2008). The dissociative brain: Feature or ruled by fantasy? Proceedings of the First International Conference of the European Society of Trauma and Dissociation. Amsterdam, April 17–19, p. 30.

Remarque, E. M. (1982). *All Quiet on the Western Front*, New York: Ballantine Books. (Original work published 1929)

Resch, F. (2004). Entwicklungspsychopathology und Strukturdynamik [Psychopathology of development and structural dynamics]. *Fortschritte der Neurologie und Psychiatrie, 72*, S23–S28.

Rescorla, R. A. (1998). Pavlovian conditioning: It's not what you think it is. *American Psychologist, 43*, 151–160.

Rescorla, R. A. (2003). Contemporary study of Pavlovian conditioning. *Spanish Journal of Psychology, 6*, 185–195.

Resick, P. A., & Schnicke, M. K. (1993). *Cognitive processing therapy for rape victims*. Newbury Park, CA: Sage.

Resnick, H. S. (1996). Psychometric review of trauma assessment for adults (TAA). In B. H. Stamm (Ed.), *Measurement of stress, trauma, and adaptation* (pp. 362–364). Lutherville, MD: Sidran Press.

Resnick, H. S., Falsetti, S. A., Kilpatrick, D. G., & Foy, D. W. (1994, November). *Associations between panic attacks during rape assaults and follow-up PTSD or panic attack outcomes*. Presentation at the 10th Annual Meeting of the International Society of Traumatic Stress Studies, Chicago.

Ribot, T. (1885). *Les maladies de la personnalité* [Diseases of the personality]. Paris: Félix Alcan.

Rivers, W. H. R. (1920). *Instinct and the unconscious: A contribution to a biological theory of the psycho-neuroses*. Cambridge, UK: Cambridge University Press.

Rizzolatti, G., & Craighero, L. (2004). The mirror-neuron system. *Annual Reviewof Neuroscience, 27*, 169–192.

Roelofs, K., Keijsers, G. P. J., Hoogduin, C. A. L., Näring, G. W. B., & Moene, F. C. (2002). Childhood abuse in patients with conversion disorder. *American Journal of Psychiatry, 159*, 1908–1913.

Roelofs, K., Spinhoven, P., Sandijck, P., Moene, F., & Hoogduin, K. A. L. (2005). The impact of early trauma and recent life-events on symptom severity in patients with conversion disorder. *Journal of Nervous and Mental Disease, 193*, 508–514.

Romans, S., Belaise, C., Martin, J., Morris, E., & Raffi, A. (2002). Childhood abuse and later medical disorders in women: An epidemiological study. *Psychotherapy and Psychosomatics, 71*, 141–150.

Rosenberg, S., Mueser, K., Friedman, M., Gorman, P., Drake, R., Vidaver, R., Torrey, W., & Jankowski, M. K. (2001). Developing effective treatments for post-traumatic stress disorder among people with severe mental illness. *Psychiatric Services, 52*, 1453–1461.

Rosenfeld, H. (1987). *Impasse and interpretation*. London: Routledge.

Ross, C. A. (1989). *Multiple personality disorder: Diagnosis, clinical features, and treatment.* Toronto, Canada: Wiley.

Ross, C. A. (1996). History, phenomenology, and epidemiology of dissociation. In L. K. Michelson, & W. J. Ray (Eds.), *Handbook of dissociation* (pp. 3–24). New York: Plenum.

Ross, C. A. (1997). *Dissociative identity disorder: Diagnosis, clinical features, and treatment of multiple personality*. New York: Wiley.

Ross, C. A. (2004). *Schizophrenia: Innovations in diagnosis and treatment*. Binghamton, NY: Haworth.

Ross, C. A., & Joshi, S. (1992). Schneiderian symptoms and childhood trauma in the general population. *Comprehensive Psychiatry, 33*, 269–273.

Ross, C. A., Miller, S. D., Bjornson, L., Reagor, P., Fraser, G., & Anderson, G. (1991). Abuse histories in 102 cases of multiple personality disorder. *Canadian Journal of Psychiatry, 36*, 97–101.

Ross, C. A., Miller, S. D., Reagor, P., Bjornson, L., Fraser, G. A., & Anderson, G. (1990). Schneiderian symptoms in multiple personality disorder and schizophrenia. *Comprehensive Psychiatry, 31*, 111–118.

Ross, C. A. (2009). A dissociative model of borderline personality disorder. In M. H. Jackson, & L. F. Westbrook (Eds.), *Borderline personality disorder: New research*. New York: Nova Science Publishers.

Ross, C. A., Norton, G. R., & Wozney, K. (1989). Multiple personality disorder: An analysis of 236 cases. *Canadian Journal of Psychiatry, 34*, 413–418.

Roth, S., Newman, E., Pelcovitz, D., Van der Kolk, B., & Mandel, F.S. (1997). Complex PTSD in victims exposed to sexual and physical abuse: Results from the DSM-IV Field trial for posttraumatic stress disorder. *Journal of Traumatic Stress 10*, 539–556.

Rothbaum, B. O., & Davis, M. (2003). Applying learning principles to the treatment of post-trauma reactions. *Annals of the New York Academy of Sciences, 1008*, 112–121.

Rothbaum, B., Meadows, E., Resick, P., & Foy, D. (2000). Cognitive–behavioral therapy. In E. Foa, T. Keane, & M. Friedman (Eds.), *Effective treatments for PTSD: Practice guidelines from the International Society for Traumatic Stress Studies* (pp. 60–83). New York: Guilford.

Rothbaum, B. O., & Schwartz, A. C. (2002). Exposure therapy for posttraumatic stress disorder. *American Journal of Psychotherapy, 56*, 59–75.

Rothschild, B. (2006). *Help for the helper: The psychophysiology of compassion fatigue and vicarious trauma.* New York: Norton.

Roussy, G., & Lhermitte, J. (1917). *Psychonévroses de guerre* [Psychoneuroses of war]. Paris: Masson, & Cie.

Rowe, C. E. (1996). The concept of resistance in self psychology. *American Journal of Psychotherapy, 50*, 66–74.

Rowe, C. E., & Mac Isaac, D. S. (1991). *Empathic attunement: The "technique" of psychoanalytic self psychology.* Northvale, NJ: Aronson.

Rows, R. G. (1916). Mental conditions following strain and nerve shock. *British Medical Journal,* ii, 441–443.

Runtz, M., & Schallow, J. R. (1997). Social support and coping strategies as mediators of adult adjustment following childhood maltreatment. *Child Abuse, & Neglect, 21*, 211–226.

Sachs, R. G., & Peterson, J. A. (1996). Memory processing and the healing experience. In L. K. Michelson, & W. J. Ray (Eds.), *Handbook of dissociation: Theoretical, empirical, and clinical perspectives* (pp. 475–498). New York: Plenum.

Salter, A. C. (1995). *Transforming trauma: A guide to understanding and treating adult survivors of child sexual abuse*. Thousand Oaks, CA: Sage.

Sandman, C. A., Barron, J. L., & Colman, H. (1990). An orally administered opiate blocker, naltrexone, attenuates self-injurious behavior. *American Journal of Mental Retardation, 95*, 93–102.

Şar, V., Akyuz, G., Kundakci, T., Kiziltan, E., & Dogan, O. (2004). Childhood trauma, dissociation, and psychiatric comorbidity in patients with conversion disorder. *American Journal of Psychiatry, 161*, 2271–2276.

Şar, V., Kundakci, T., Kiziltan, E., Bakim, B., & Bozkurt, O. (2000). Differentiating dissociative disorders from other diagnostic groups through somatoform dissociation. *Journal of Trauma and Dissociation, 1*(4), 67–80.

Şar, V., & Ross, C. (2006). Dissociative disorders as a confounding factor in psychiatric research. *Psychiatric Clinics of North America, 29*, 129–144.

Şar, V., Tutkun, H., Alyanak, B., Bakim, B., & Baral, I. (2000). Frequency of dissociative disorders among psychiatric outpatients in Turkey. *Comprehensive Psychiatry, 41*, 216–222.

Şar, V., & Öztürk, E. (2009). Psychotic presentations of dissociative identity disorder. In P. Dell, & J. O'Neil (Eds.), *Dissociation and the dissociative disorders: DSM-V and beyond* (pp.535–555). New York: Routledge.

Şar, V., Unal, S.N., & Öztürk, E. (2007). Frontal and occipital perfusion changes in dissociative identity disorder. *Psychiatry Research, 156*(3), 217–223.

Sautter, F. J., Brailey, K., Uddo, M. M., Hamilton, M. F., Beard, M. G., & Borges, A. H. (1999). PTSD and comorbid psychotic disorder: Comparison with veterans diagnosed with PTSD or psychotic disorder. *Journal of Traumatic Stress, 12,* 73–89.

Saxe, G. N., Van der Kolk, B. A., Berkowitz, R., Chinman, G., Hall, K., & Lieberg, G. (1993). Dissociative disorders in psychiatric inpatients. *American Journal of Psychiatry, 150,* 1037–1042.

Schachtel, E. G. (1947). On memory and childhood amnesia. *Psychiatry, 10*, 1–26.

Schmahl, C. G., Elzinga, B. M., Vermetten, E., Sanislow, C., McGlashan, T. H., & Bremner, J. D. (2003). Neural correlates of memories of abandonment in women with and without borderline personality disorder. *Biological Psychiatry, 54*, 142–151.

Schäfer, I., Aderhold, V., Freyberger, H. J., & Spitzer, C. (2008). Dissociative symptoms in schizophrenia. In A. Moskowitz, I. Schäfer, & M. J. Dorahy (Eds), *Psychosis, trauma and dissociation* (pp. 151–175). Oxford: Wiley-Blackwell.

Schäfer, I., Ross, C. A., & Read, J. (2008). Childhood trauma in psychotic and dissociative disorders. In A. Moskowitz, I. Schäfer, & M. J. Dorahy (Eds), *Psychosis, trauma and dissociation* (pp. 137–150). Oxford: Wiley-Blackwell.

Schnurr, P. P., & Jankowski, M. K. (1999). Physical health and post-traumatic stress disorder: Review and synthesis. *Seminal Clinical Neuropsychiatry, 4*, 295–304.

Schore, A. N. (1994). *Affect regulation and the origin of self: The neurobiology of emotional development*. Hillsdale, NJ: Lawrence Erlbaum.

Schore, A. N. (2002). Dysregulation of the right brain: A fundamental mechanism of traumatic attachment and the psychopathogenesis of posttraumatic stress disorder. *Australian, & New Zealand Journal of Psychiatry, 36*, 9–30.

Schore, A. N. (2003a). *Affect dysregulation and disorders of the self.* New York: Norton.

Schore, A. N. (2003b). *Affect regulation and the repair of the self.* New York: Norton.

Schuengel, C., Bakermans-Kranenburg, M. J., & Van IJzendoorn, M. H. (1999). Frightening maternal behavior linking unresolved loss and disorganized infant attachment. *Journal of Consulting and Clinical Psychology, 67*, 54–63.

Schwartz, H. L. (2000). *Dialogues with forgotten voices: Relational perspectives on child abuse trauma and treatment of dissociative disorders*. New York: Basic Books.

Schwartz, L. (1951). *Die dynamische Psychologie von Pierre Janet* [The dynamic psychology of Pierre Janet]. Basel, Switzerland: B. Schwabe.

Shalev, A. Y., Freedman, S., Peri, T., Brandes, D., Sahar, T., Orr, S. P., & Pitman, R. K. (1998). Prospective study of posttraumatic stress disorder and depression following trauma. *American Journal of Psychiatry, 155*, 630–637.

Shalev, A. Y., Ragel-Fuchs, Y., & Pitman, R. K. (1992). Conditioned fear and psychological trauma. *Biological Psychiatry, 31*, 863–865.

Shaphiro, F. (2001). *Eye movement desensitization and reprocessing: Basic principles, protocols and procedures* (2nd ed.). New York: Guilford Press.

Shephard, B. (2000). *A war of nerves: Soldiers and psychiatrists in the twentieth century.* Cambridge, MA: Harvard University Press.

Siegel, D. J. (1999). *The developing mind: Toward a neurobiology of interpersonal experience.* New York: Guilford.

Silberg, J. (1996). *The dissociative child.* Lutherville, MD: Sidran Press.

Simeon, D., Guralnik, O., Gross, S., Stein, D. J., Schmeidler, J., & Hollander, E. (1998). The detection and measurement of depersonalization disorder. *Journal of Nervous and Mental Disease, 186*, 536–542.

Simeon, D., Guralnik, O., Hazlett, E. A., Spiegel-Cohen, J., Hollander, E., & Buchsbaum, M. S. (2000). Feeling unreal: A PET study of depersonalization disorder. *American Journal of Psychiatry, 157*, 1782–1788.

Simeon, D., Guralnik, O., Schmeidler, J., Sirof, B., & Knutelska, M. (2001). The role of childhood interpersonal trauma in depersonalization disorder. *American Journal of Psychiatry, 158,* 1027–1033.

Simmel, E. (1919). Zweites Korreferat [Second co-lecture]. In S. Freud et al., *Zur Psychoanalyse der Kriegsneurosen* [Psychoanalysis and the war neuroses]. (pp. 42–60). Leipzig and Vienna: Internationaler Psychoanalytischer Verlag.

Simon, R. I. (2001). Commentary: Treatment boundaries–Flexible guidelines, not rigid standards.

Journal of the American Academy of Psychiatry and Law, 29, 287–289.

Singer, T., Seymour, B., O'Doherty, J., Kaube, H., Dolan, R. J., & Frith, C. D. (2004). Empathy for pain involves the affective but not sensory components of pain. *Science, 303*, 1157–1162.

Skinner, B. F. (1988). The operant side of behavior therapy. *Journal of Behavior Therapy and Experimental Psychiatry, 19*, 171–179.

Slade, A. (1999). Attachment theory and research: Implications for the theory and practice of individual psychotherapy with adults. In J. Cassidy, & P. R. Shaver (Eds.), *Handbook of attachment: Theory, research, and clinical applications* (pp. 575–594). New York: Guilford.

Sloman, L., & Gilbert, P. (Eds.) (2000). *Subordination and defeat: An evolutionary approach to mood disorders and their therapy*. Mahwah, NJ: Erlbaum.

Smith, L., & Gasser, M. (2005). The development of embodied cognition: Six lessons from babies. *Artificial Life, 11*, 13–29.

Solomon, M. F. & Siegel, D. J. (Eds). (2000), *Healing trauma: Attachment, mind, body, and brain*. New York: Norton.

Somer, E. (2002). Maladaptive daydreaming: A qualitative study. *Journal of Contemporary Psychotherapy, 32*, 197–212.

Somer, E., & Dell, P. F. (2005). Development of the Hebrew-Multidimensional Inventory of Dissociation (H-MID): A valid and reliable measure of pathological dissociation. *Journal of Trauma and Dissociation, 6*(1), 31–53.

Somer, E., & Nave, O. (2001). An ethnographic study of former dissociative disorder patients. *Imagination, Cognition, and Personality, 20*, 315–346.

Southwick, S. M., Bremner, D., Krystal, J. H., & Charney, D. S. (1994). Psychobiologic research in post-traumatic stress disorder. *Psychiatric Clinics of North America, 17*, 251–264.

Southwick, S., Yehuda, R., & Giller, E., Jr. (1993). Personality disorders in treatment-seeking combat veterans with posttraumatic stress disorder. *American Journal of Psychiatry, 150*, 1020–1504.

Spanos, N. (1994). Multiple identity enactments and multiple personality disorder: A sociocognitive perspective. *Behavior and Brain Sciences, 116,* 143–165.

Spiegel, D. (1984). Multiple personality as a post-traumatic stress disorder. *Psychiatric Clinics of North America, 7*, 101–110.

Spiegel, D. (1986). Dissociation, double binds, and post-traumatic stress in multiple personality disorder. In B.G. Braun (Ed.), *Treatment of multiple personality disorder* (pp. 61–77). Washington, DC: American Psychiatric Press.

Spiegel, D. (1993). Multiple posttraumatic personality disorder. In R. P. Kluft, & C. G. Fine (Eds.),

Clinical perspectives on multiple personality disorder (pp. 87–99). Washington, DC: American Psychiatric Press.

Spiegel, D., & Cardeña, E. (1991). Disintegrated experience: The dissociative disorders revisited. *Journal of Abnormal Psychology, 100*, 366–378.

Spiegel, D., Classen, C., Thurston, E., & Butler, L. (2004). Trauma-focused versus present-focused models of group therapy for women sexually abused in childhood. In L. Koenig, L. Doll, A. O'Leary, & W. Pequegnat (Eds.), *From child sexual abuse to adult sexual risk: Trauma, revictimization, and intervention* (pp. 251–268). Washington, DC: American Psychological Association.

Spiegel, D., Frischholz, E. J., & Spira, J. (1993). Functional disorders of memory. In American Psychiatric Press (Ed.), *American Psychiatric Press Review of Psychiatry* (Vol. 12, pp. 747–782). Washington, DC: Author.

Spinazzola, J., Blaustein, M., & Van der Kolk, B. A. (2005). Posttraumatic stress disorder treatment outcome research: The study of unrepresentative samples? *Journal of Traumatic Stress, 18*, 425–436.

Spitzer, C., Haug, H. J., & Freyberger, H. J. (1997). Dissociative symptoms in schizophrenic patients with positive and negative symptoms. *Psychopathology, 30*, 67–75.

Spitzer, C., Spelsberg, B., Grabe, H. J., Mundt, B., & Freyberger, H. J. (1999). Dissociative experiences and psychopathology in conversion disorders. *Journal of Psychosomatic Research, 46,* 291–294.

Stamenov, M. I., & Gallese, V. (2002). *Mirror neurons and the evolution of brain and language.* Amsterdam/Philadelphia: John Benjamins.

Stamm, B. H. (Ed.) (1996). *Measurement of stress, trauma, and adaptation*. Lutherville, MD: Sidran Press.

Stark, M. (1994). *Working with resistance*. Northvale, NJ: Jason Aronson.

Steele, K., & Colrain, J. (1990). Abreactive work with sexual abuse survivors: Concepts and techniques. In M. A. Hunter (Ed.), *The sexually abused male* (Vol. 2, pp. 1–55). Lexington MA: Lexington Press.

Steele, K., Dorahy, M., Van der Hart, O., & Nijenhuis, E. R. S. (2009). Dissociation and alterations in consciousness: Different but related concepts. In P. F. Dell, J. O'Neill, & E. Somer (Eds.), *Dissociation and the dissociative disorders: DSM-V and beyond* (pp. 155–169). New York: Routledge.

Steele, K., & Van der Hart, O. (1994, November). *Beyond shattered assumptions: Towards a new theory of personal reality*. Paper presented at the 11th Annual Conference of the International

Society for the Study of Dissociation. Chicago, IL.

Steele, K., & Van der Hart, O. (2004). The hypnotherapeutic relationship with traumatized patients: Pierre Janet's contributions to current treatment. *Janetian Studies,* 1(1). http://www.pierre-janet.com/JanetianStudiesBody.htm.

Steele, K., Van der Hart, O., & Nijenhuis, E. R. S. (2001). Dependency in the treatment of complex posttraumatic stress disorder and dissociative disorders. *Journal of Trauma and Dissociation, 2*(4), 79–116.

Steele, K., Van der Hart, O., & Nijenhuis, E. R. S. (2005). Phase-oriented treatment of structural dissociation in complex traumatization: Overcoming trauma-related phobias. *Journal of Trauma and Dissociation, 6*(3), 11–53.

Stein, M. B., Walker, J. R., Anderson, G., Hazen, A. L., Ross, C. A., Eldridge, G. et al. (1996). Childhood physical and sexual abuse in patients with anxiety disorders and in a community sample. *American Journal of Psychiatry, 153*, 275–277.

Steinberg, M. (1994a). *Structured clinical interview for DSM-IV dissociative disorders* (rev. ed.). Washington, DC: American Psychiatric Press.

Steinberg, M. (1994b). *Gestructureerd Klinisch Interview voor de vaststelling van DSM-IV Dissociatieve Stoornissen* (Nederlandse vertaling S. Boon, & N. Draijer). Lisse: Swets, & Zeitlinger.

Steinberg, M. (1995). *Handbook for the assessment of dissociation: A clinical guide*. Washington, DC: American Psychiatric Press.

Steinberg, M. (2000). Advances in the clinical assessment of dissociation: The SCID-D-R. *Bulletin of the Menninger Clinic, 64*, 146–163.

Steinberg, M., Cicchetti, D., Buchanan, J., Rakfeldt, J., & Rounsaville, B. (1994). Distinguishing between multiple personality disorder (dissociative identity disorder) and schizophrenia using the Structured Clinical Interview for DSM-IV dissociative disorders. *Journal of Nervous and Mental Disease, 182*, 495–502.

Stern, C. R. (1984). The etiology of multiple personalities. *Psychiatric Clinics of North America, 7*, 149–160.

Stern, D. (1985). *The interpersonal world of the infant*. New York: Basic Books.

Stern, D. N. (2004). *The present moment in psychotherapy and everyday life*. New York: Norton.

Stiglmayr, C. E., Shapiro, D. A., Stieglitz, R. D., Limberger, M. F., & Bohus, M. (2001). Experience of aversive tension and dissociation in female patients with borderline personality disorder: A controlled study. *Journal of Psychiatric Research, 35*, 111–118.

Strean, H. S. (1993). *Resolving counterresistance in psychotherapy*. New York: Brunner/Mazel.

Stuss, D. T., & Knight, R. T. (Eds.) (2002). *Principles of frontal lobe function*. Oxford: Oxford University Press.

Taine, H. (1878). *De l'intelligence* [Concerning intelligence]. (3rd ed.). Paris: Hachette.

Tauber, Y. (1996). The traumatized child and the adult: Compound personality in child survivors of the Holocaust. *Israel Journal of Psychiatry, & Related Sciences, 33*, 228–237.

Tauber, Y. (1998). *In the other chair: Holocaust survivors and the second generation as therapists and clients*. Jerusalem: Gefen.

Teicher, M. H., Andersen, S. L., Polcari, A., Anderson, C. M., & Navalta, C. P. (2002). Developmental neurobiology of childhood stress and trauma. *Psychiatric Clinics of North America, 25*(2), 397–426.

Terr, L. (1983). Time sense following psychic trauma: A clinical study of ten adults and twenty children. *American Journal of Orthopsychiatry, 53*, 244–261.

Terr, L. C. (1984). Time and trauma. *The Psychoanalytic Study of the Child, 39,* 633–665.

Tichener, J. L. (1986). Posttraumatic decline: A consequence of unresolved destructive drives. In C. R. Figley (Ed.), *Trauma and its wake:* Vol. 2. *Traumatic stress, theory, research, and intervention* (pp. 5–19). New York: Brunner/Mazel.

Timberlake, W. (1994). Behavior systems, associationism, and Pavlovian conditioning. *Psychonomic Bulletin, & Review, 1*, 405–420.

Timberlake, W., & Lucas, G. R. (1989). Behavior systems and learning: From misbehavior to general principles. In S. B. Klein, & R. R. Mowrer (Eds.), *Contemporary leaning theories: Instrumental conditioning theory and the impact of biological constraints on learning* (pp. 237–275). Hillsdale, NJ: Erlbaum.

Toates, F. M. (1986). *Motivational systems*. Cambridge, UK: Cambridge University Press.

Tomkins, S. S. (1963). *Affects, imagery, consciousness,* Vol. 2. *Negative affects*. New York: Springer.

Tournier, M. (1972). *The ogre*. New York: Pantheon.

Tucker, D. M., Luu, P., & Pribram, K. H. (1995). Social and emotional self-regulation. *Annals of the New York Academy of Sciences, 769*, 213–239.

Tulving, E. (2002). Episodic memory: From mind to brain. *Annual Review of Psychology, 53,* 1–25.

Tutkun, H., Yargic, I., & Şar, V. (1996). Dissociative identity disorder presenting as hysterical psychosis. *Dissociation, 9*, 244–252.

Twombly, J. H. (2000). Incorporating EMDR and EMDR adaptations into the treatment of clients with dissociative identity disorder. *Journal of Trauma, & Dissociation, 1*(2), 61–80.

Twombly, J. H. (2005). EMDR for clients with dissociative identity disorder, DDNOS, and ego states. In R. Shapiro (Ed.), *EMDR solutions: Pathways to healing* (pp. 86–120). New York/ London: Norton.

Uchino, B. N., Cacioppo, J. T., & Kiecolt-Glaser, J. K. (1996). The relationship between social support and physiological processes: A review with emphasis on underlying mechanisms and implications for health. *Psychological Bulletin, 119*, 488–531.

Van Gerven, M., Van der Hart, O., Nijenhuis, E. R. S., & Kuipers, T. (2002). Psychose, trauma en trauma-gerelateerde psychopathologie [Psychosis, trauma, and trauma-related psychopathology]. *Tijdschrift voor Psychiatrie, 44*, 533–540.

Van der Hart, O. (1983). *Rituals in psychotherapy: Transition and continuity.*New York: Irvington Publishers.

Van der Hart, O. (1985). Metaphoric and symbolic imagery in the hypnotic treatment of an urge to wander: A case report. *Australian Journal of Clinical and Experimental Hypnosis, 13*, 83–95.

Van der Hart, O. (1988a). An imaginary leave-taking ritual in mourning therapy. *International Journal of Clinical and Experimental Hypnosis, 36*, 63–69.

Van der Hart, O. (Ed.) (1988b). *Coping with loss: The therapeutic use of leave-taking rituals.* New York: Irvington Publishers.

Van der Hart, O. (Ed.) (1991), *Trauma, dissociatie en hypnose* [Trauma, dissociation, and hypnosis]. Lisse, The Netherlands: Swets, & Zeitlinger.

Van der Hart, O., Bolt, H., & Van der Kolk, B. A. (2005). Memory fragmentation in patients with dissociative identity disorder. *Journal of Trauma, & Dissociation, 6*(1), 55–70.

Van der Hart, O., & Boon, S. (1997). Treatment strategies for complex dissociative disorders: Two Dutch case examples. *Dissociation, 10*, 157–165.

Van der Hart, O., Boon, S., & Everdingen, G. B. (1990). Writing assignments and hypnosis in the treatment of traumatic memories. In M. L. Fass, & D. Brown (Eds.), *Creative mastery in hypnosis and hypnoanalysis: A Festschrift for Erika Fromm* (pp. 231–253. Hillsdale, NJ: L. Erlbaum Associates.

Van der Hart, O., Boon, S., Friedman, B., & Mierop, V. (1992). De reactivering van traumatische herinneringen [The reactivation of traumatic memories] *Directieve Therapie, 12*, 12–55.

Van der Hart, O., & Brom, D. (2000). When the victim forgets: Trauma-induced amnesia and its assessment in Holocaust survivors. In A. Y. Shalev, R. Yehuda, & A. C. McFarlane (Eds.), *International handbook of human response to trauma* (pp. 233–248). New York: Kluwer Academic/Plenum Publishers.

Van der Hart, O., & Brown, P. (1990). Concept of psychological trauma. *American Journal of*

Psychiatry, 147, 1691.

Van der Hart, O., & Brown, P. (1992). Abreaction re-evaluated. *Dissociation, 5*, 127–140.

Van der Hart, O., Brown, P., & Van der Kolk, B. A. (1989). Pierre Janet's treatment of post-traumatic stress. *Journal of Traumatic Stress, 2*, 379–396. Also in G. S. Everly, Jr., & J. M. Lating (Eds.), *Psychotraumatology: Key papers and core concepts in post-traumatic stress* (pp. 195–210. New York: Plenum Publishing Corporation.

Van der Hart, O., & Dorahy, M. (2009). Dissociation: History of a concept. In P. F. Dell, J. O'Neill, & E. Somer (Eds.), *Dissociation and the dissociative disorders: DSM-V and beyond* (pp. 4–26). New York: Routledge.

Van der Hart, O., & Friedman, B. (1989). A reader's guide to Pierre Janet on dissociation: A neglected intellectual heritage. *Dissociation, 2*, 3–16.

Van der Hart, O., & Friedman, B. (1992). Trauma, dissociation and triggers: Their role in treatment and emergency psychiatry. In J. B. van Luyn et al. (Eds.), *Emergency psychiatry today* (pp. 137–142). Amsterdam: Elsevier.

Van der Hart, O., & Nijenhuis, E. R. S. (1995). Amnesia for traumatic experiences. *Hypnos, 22*, 73–86.

Van der Hart, O., & Nijenhuis, E. R. S. (1999). Bearing witness to uncorroborated trauma: The clinician's development of reflective belief. *Professional Psychology: Research and Practice, 30*, 37–44.

Van der Hart, O., & Nijenhuis, E. R. S. (2001). Generalized dissociative amnesia: Episodic, semantic, and procedural memories lost and found. *Australian and New Zealand Journal of Psychiatry, 35*, 589–600.

Van der Hart, O., Nijenhuis, E. R. S., & Steele, K. (2005). Dissociation: An insufficiently recognized major feature of complex posttraumatic stress disorder. *Journal of Traumatic Stress, 18*, 413–424.

Van der Hart, O., Nijenhuis, E. R. S., Steele, K., & Brown, D. (2004). Trauma-related dissociation: Conceptual clarity lost and found. *Australian and New Zealand Journal of Psychiatry, 38*, 906–914.

Van der Hart, O., & Op den Velde, W. (1995). Traumatische herinneringen [Traumatic memories]. In O. Van der Hart (Ed.), *Trauma, dissociatie en hypnose* [Trauma, dissociation and hypnosis] (pp. 71–90). Amsterdam/Lisse: Swets, & Zeitlinger.

Van der Hart, O., & Spiegel, D. (1993). Hypnotic assessment and treatment of trauma-induced psychoses: The early psychotherapy of H. Breukink and modern views. *International Journal of Clinical and Experimental Hypnosis, 41*, 191–209.

Van der Hart, O., & Steele, K. (1997). Time distortions in dissociative identity disorder: Janetian concepts and treatment. *Dissociation, 10*, 91–103.

Van der Hart, O., & Steele, K. (1999). Relieving or reliving childhood trauma?: A commentary on Miltenburg and Singer (1997). *Theory, & Psychology, 9*, 533–540.

Van der Hart, O., & Steele, K. (2000). The integration of traumatic memories versus abreaction: Clarification of terminology. *ISSD News, 18*(2), 4–5.

Van der Hart, O., Steele, K., Boon, S., & Brown, P. (1993). The treatment of traumatic memories: Synthesis, realization and integration. *Dissociation, 6*, 162–180.

Van der Hart, O., Van der Kolk, B. A., & Boon, S. (1998). Treatment of dissociative disorders. In J. D. Bremner, & C. R. Marmar (Eds.), *Trauma, memory, and dissociation* (pp. 253–283). Washington, DC: American Psychiatric Press.

Van der Hart, O., & Van der Velden, K. (1995). Over het waarheidsgehalte van traumatische herinneringen [On the truth content of traumatic memories]. In O. van der Hart (Ed.), *Trauma, dissociatie en hypnose* [Trauma, dissociation, and hypnosis]. Lisse: Swets, & Zeitlinger.

Van der Hart, O., Van Dijke, A., Van Son, M., & Steele, K. (2000). Somatoform dissociation in traumatized World War I combat soldiers: A neglected clinical heritage. *Journal of Trauma and Dissociation, 1*(4), 33–66.

Van der Hart, O., Van Ochten, J., Van Son, M.J.M., Steele, K., & Lensvelt-Mulders, G. (2008). Relations among peritraumatic dissociation and posttraumatic Stress: A critical review. *Journal of Trauma, & Dissociation,9*, 481–505.

Van der Hart, O., Witztum, E., & Friedman, B. (1993). From hysterical psychosis to reactive dissociative psychosis. *Journal of Traumatic Stress, 6*, 43–64.

Van der Hart, O., & Witztum, E. (2008). Dissociative psychosis: Clinical and theoretical aspects. In A. Moskowitz, I. Schäfer, & M. J. Dorahy (Eds.), *Psychosis, trauma and dissociation* (pp. 257–269). Oxford: Wiley-Blackwell.

Van der Kolk, B. A. (1994). The body keeps the score: Memory and the evolving psychobiology of posttraumatic stress. *Harvard Review of Psychiatry, 1*, 253–265.

Van der Kolk, B. A. (1996). The complexity of adaptation to trauma: Self-regulation, stimulus discrimination, and characterological development. In B. A. Van der Kolk, A. C. McFarlane, & L. Weisaeth (Eds.), *Traumatic stress: The effects of overwhelming experience on mind, body, and society* (pp. 182–213). New York: Guilford.

Van der Kolk, B. A. (2003). The neurobiology of childhood trauma and abuse. *Child, & Adolescent Psychiatric Clinics of North America, 12*, 293–317.

Van der Kolk, B. A., & Fisler, R. (1995). Dissociation and the fragmentary nature of traumatic memories: Overview and exploratory study. *Journal of Traumatic Stress, 8*, 505–525.

Van der Kolk, B. A., Hopper, J. W., & Osterman, J. E. (2001). Exploring the nature of traumatic memory: Combining clinical knowledge with laboratory methods. *Journal of Aggression, Maltreatment, & Trauma, 4*(2), 9–31.

Van der Kolk, B. A., McFarlane, A. C., & Van der Hart, O. (1996). A general approach to treatment of posttraumatic stress. In B. A. van der Kolk, A. C. McFarlane, & L. Weisaeth (Eds.), *Traumatic stress: The effects of overwhelming experience on mind, body, and society* (pp. 417–440). New York: Guilford.

Van der Kolk, B. A., Pelcovitz, D., Roth, S., Mandel, F. S., McFarlane, A. C., & Herman, J. L. (1996). Dissociation, somatization, and affect dysregulation: The complexity of adaptation of trauma. *American Journal of Psychiatry, 153*(FestschriftSuppl), 83–93.

Van der Kolk, B. A., Roth, S., Pelcovitz, D., & Mandel, F. (1993). *Complex PTSD: Results of the PTSD field trials for DSM-IV*. Washington, DC: American Psychiatric Association.

Van der Kolk, B. A., Roth, S., Pelcovitz, D., Sunday, S., & Spinazzola, J. (2005). Disorders of extreme stress: The empirical foundation of a complex adaptation to trauma. *Journal of Traumatic Stress, 18*, 389–399.

Van der Kolk, B. A., & Van der Hart, O. (1989). Pierre Janet and the breakdown of adaptation in psychological trauma. *American Journal of Psychiatry, 146*, 1530–1540.

Van der Kolk, B. A., & Van der Hart, O. (1991). The intrusive past: The flexibility of memory and the engraving of trauma. *American Imago, 48*, 425–454.

Van der Kolk, B. A., Van der Hart, O., & Marmar, C. R. (1996). Dissociation and information processing in posttraumatic stress disorder. In B. A. Van der Kolk, A. C. McFarlane, & L. Weisaeth (Eds.), *Traumatic stress: The effects of over-whelming experience on mind, body and society* (pp. 302–327). New York: Guilford.

Van Derbur, M. (2004). *Miss America by day: Lessons learned from ultimate betrayals and unconditional love*. Denver, CO: Oak Hill Ridge Press.

Van Gerven, M., Van der Hart, O., Nijenhuis, E.R.S., & Kuipers, T. (2002). Psychose, trauma en traumagerelateerde psychopathologie. *Tijdschrift voor Psychiatrie, 44*(8), 533–540.

Van IJzendoorn, M., & Schuengel, C. (1996). The measurement of dissociation in normal and clinical populations: Meta-analytic validation of the Dissociative Experiences Scale (DES). *Clinical Psychology Review, 16*, 365–382.

Vanderlinden, J. (1993). *Dissociative experiences, trauma, and hypnosis: Research findings and applications in eating disorders*. Delft, the Netherlands: Eburon.

Vanderlinden, J., Van Dyck, R., Vandereycken, W., & Vertommen, H. (1993). Dissociation and traumatic experiences in the general population of the Nether-lands. *Hospital, & Community Psychiatry, 44*, 786–788.

Vasterling, J. J., Brailey, K., Constans, J. I., & Sutker, P. B. (1998). Attention and memory dysfunction in posttraumatic stress disorder. *Neuropsychology, 12*(1), 125–133.

Vasterling, J. J., Duke, L. M., Brailey, K., Constans, J. I., Allain, A. N., & Sutker, P. B. (2002). Attention, learning, and memory performances and intellectual resources in Vietnam veterans: PTSD and no disorder comparisons. *Neuropsychology, 16*, 5–14.

Vermetten, E., & Bremner, J. D. (2000). Dissociative amnesia: Re-remembering traumatic memories. In G. E. Berrios, & J. R. Hodges (Eds.), *Memory disorders in psychiatric practice* (pp. 400–431). Cambridge/New York: Cambridge University Press.

Vermetten, E., & Bremner, J. D. (2002). Circuits and systems in stress. II. Applications to neurobiology and treatment in posttraumatic stress disorder. *Depression and Anxiety, 16*, 14–38.

Vermetten, E., Schmahl, C., Lindner, S., Loewenstein, R. J., & Bremner, J. D. (2006). Hippocampal and amygdalar volume in dissociative identity disorder. *American Journal of Psychiatry, 163*, 1–8.

Vermetten, E., Schmahl, C., Lindner, S., Loewenstein, R. J., & Bremner, J. D. (2006). Hippocampal and amygdalar volumes in dissociative identity disorder. *American Journal of Psychiatry, 163*, 630–636.

Waelde, L. C., Koopman, C., Rierdan, J., & Spiegel, D. (2001). Symptoms of acute stress disorder and posttraumatic stress disorder following exposure to disastrous flooding. *Journal of Trauma and Dissociation, 2*(2), 37–52.

Wald, J., & Taylor, S. (2005). Interoceptive exposure therapy combined with trauma-related exposure therapy for post-traumatic stress disorder: A case report. *Cognitive Behavior Therapy, 34*, 34–40.

Waller, G., Hamilton, K., Elliott, P., Lewendon, J., Stopa, L., Waters, A. et al. (2000). Somatoform dissociation, psychological dissociation and specific forms of trauma. *Journal of Trauma and Dissociation, 1*(4), 81–98.

Waller, G., Ohanian, V., Meyer, C., Everill, J., & Rouse, H. (2001). The utility of dimensional and categorical approaches to understanding dissociation in the eating disorders. *British Journal of Clinical Psychology, 40*(4), 387–397.

Waller, N. G., Putnam, F. W., & Carlson, E. B. (1996). Types of dissociation and dissociative types: A taxonomic analysis of dissociative experiences. *Psychological Methods, 1*, 300–321.

Wang, S., Wilson, J. P., & Mason, J. W. (1996). Stages of decompensation in combat-related posttraumatic stress disorder: A new conceptual model. *Integrative Physiolology, & Behavioral Science, 31*, 237–253.

Wenninger, K., & Ehlers, A. (1998). Dysfunctional cognitions and adult psychological functioning in child sexual abuse survivors. *Journal of Traumatic Stress, 11*, 281–300.

Weze, C., Leathard, H. L., Grange, J., Tiplady, P., & Stevens, G. (2005). Evaluation of healing by gentle touch. *Public Health, 119*, 3–10.

Wildgoose, A., Waller, G., Clarke, S., & Reid, A. (2000). Psychiatric symptomatology in borderline and other personality disorders: Dissociation and fragmentation as mediators. *Journal of Nervous and Mental Disease, 188*, 757–763.

Wilson, J. P., & Lindy, J. D. (Eds.) (1994). *Countertransference in the treatment of PTSD*. New York: Guilford.

Wilson, J. P., & Keane, T. M. (Eds.) (2004). *Assessing psychological trauma and PTSD*. New York: Guilford.

Wilson, J. P., & Thomas, R. B. (2004). *Empathy in the treatment of trauma and PTSD*. New York: Brunner Routledge.

Wilson, M. (2001). The case for sensorimotor coding in working memory. *Psychonomic Bulletin and Review, 8*, 44–57.

Wilson, M. (2002). Six views of embodied cognition. *Psychonomic Bulletin and Review, 9*, 625–636.

Winnicott, D. W. (1965). *The maturational process and the facilitating environment*. New York: International Universities Press.

Winnik, H. Z. (1969). Second thoughts about "psychic trauma." *Israel Journal Psychiatry and Related Disciplines, 1*, 82–95.

Witztum, E., Margalit, H., & Van der Hart, O. (2002). Combat-induced dissociative amnesia: Review and case example of generalized dissociative amnesia. *Journal of Trauma and Dissociation, 3*(2), 35–55.

Witztum, E., & Van der Hart, O., & Friedman, B. (1988). The use of metaphors in psychotherapy. *Journal of Contemporary Psychotherapy, 18*, 270–290.

Worden, J. W. (2001). *Grief counseling and grief therapy* (3rd. ed.). New York: Springer Publishing Company.

World Health Organisation (1992). *ICD-10: The ICD-10 classification of mental and behavioural disorders. Clinical descriptions and diagnostic guidelines*. Geneva, Switzerland: Author.

Yargic, L. I., Şar, V., Tutkun, H., & Alyanak, B. (1998). Comparison of dissociative identity disorder with other diagnostic groups using a structured interview in Turkey. *Comprehensive*

Psychiatry, 39, 345–351.

Yehuda, R. (2002). Posttraumatic stress disorder. *New England Journal of Medicine, 346*, 108–114.

Yen, S., Shea, M. T., Battle, C. L., Johnson, D. M., Zlotnick, C., Dolan-Sewell, R. et al. (2002). Traumatic exposure and posttraumatic stress disorder in borderline, schizotypal, avoidant, and obsessive-compulsive personality disorders: Findings from the collaborative longitudinal personality disorders study. *Journal of Nervous and Mental Disease, 190*, 510–518.

Young, J.E., Klosko, J.S., & Weishaar, M.E. (2003). *Schema therapy: Apractitioner's guide.* New York: Guilford.

Zanarini, M. C., Ruser, T., Frankenburg, F. R., & Hennen, J. (2000). The dissociative experiences of borderline patients. *Comprehensive Psychiatry, 41*, 223–227.

Zanarini, M. C., Yong, L., Frankenburg, F. R., Hennen, J., Reich, D. B., Marino, M. F. et al. (2002). Severity of reported childhood sexual abuse and its relationship to severity of borderline psychopathology and psychosocial impairment among borderline inpatients. *Journal of Nervous and Mental Disease, 190*, 381–387.

Zanarini, M. C., Williams, A. A., Lewis, R. E., Reich, R. B., Vera, S. C., Marino, M. F. et al. (1997). Reported pathological childhood experiences associated with the development of borderline personality disorder. *American Journal of Psychiatry, 154*, 1101–1106.

Ziegler, D. J., & Leslie, Y. M. (2003). A test of the ABC model underlying rational emotive behavior therapy. *Psychological Reports, 92*, 235–240.

Zlotnick, C., Zakriski, A. L., Shea, M. T., Costello, E., Begin, A., Pearlstein, T. et al. (1996). The long-term sequelae of sexual abuse: Support for a complex post-traumatic stress disorder. *Journal of Traumatic Stress, 9*, 195–205.

索　　引

译者说明：

1. 条目后的页码是原著页码，即本书边码。部分条目出自原作者为中文版增补的内容（涉及第六章），故无法严格对应原著页码，恕不一一标明。

2. 带 * 的条目译文是中国内地习惯用法。

译 后 记

这是一部国际知名学者写给心理治疗师 / 心理咨询师和临床精神科医生的经典专业工具书，用于评估、治疗和研究复杂心理创伤。本书同样适用于临床心理学和精神医学研究人员及研究生，对大众读者也有借鉴意义。原著已被翻译成多种语言，但尚无中文版。第一作者夏安诺博士（Onno van der Hart, PhD）是一位临床经验丰富、学养深厚、非常慈悲的临床心理学家，成年人的心理治疗师，家庭治疗师和研究者。他在国际心理治疗领域首屈一指，特别是在复杂创伤的诊断、治疗和研究方面成就卓著。本书是他的重要代表作之一。

在中文世界，心理创伤的研究领域与临床实践还非常年轻。基于症状组合的分类诊断和零敲碎打式的治疗方法通常不足以协助长期心理受创者成熟地面对复杂多变的生活世界。心理治疗师迫切需要借助具有强大整合功能的理论视角，去清晰地了解：心理受创者的人格是如何组织的？他们为什么会做出不适切的替代行动？他们必须采取哪些整合行动，才能安顿缠绕不休的过去，让自己成功地活在当下？

在本书中，夏安诺博士带领跨国团队，基于他们 65 年的临床经验和十九世纪以来全球相关研究文献，结合十九世纪法国精神科医生、哲学家皮埃尔·让内的行动心理学，提出了人格结构解离理论，并发展出阶段导向治疗模式，助力心理治疗师去理解复杂创伤名目繁多、久治不愈的临床症状背后所表达的生命意义和成长诉求，去创造一系列灵活丰富的治疗方法，进而协助长期心理受创者改善适应生活的能力，享受丰沛人生。

2012 年 9 月，我受邀翻译本书时，刚刚结束在北川中学三年五个月的心理援助项目回到北京，身心俱疲，心中有伤，迫切需要拓展对心理创伤治疗的深入理解。我很想借助翻译这部经典，丰富疗愈创伤的专业知识，总结和提炼工作成果，同时疗愈自己。

不过，听说这部 360 页的经典之作极其有用却比较难懂，即使用英语工作的成熟的心理治疗师阅读起来也要颇费思量。对于译者来说，打磨出高质量的中译本，真是一个不小的挑战。我也担心自己承受不了翻译过程的身心消耗。然而，阅读原著和试译的经历化解了我的担心。于是，我和审校团队努力创造机缘，用心打磨，就有了读者眼前这本中文版。

幸有审校团队鼎力相助。马绮文博士、肖丽霞女士、尤卓慧女士都是非常成熟的心理治疗师，她们曾参加夏安诺博士主讲的工作坊，熟谙人格结构解离理论和长期心理创伤治疗方法。她们接受我的邀请，愿意作为审校者，通过向作者确认、我们三方研讨、逐字审校等多种方式，支持我在慢节奏中精雕细刻，力求让译文"信、达、雅"，以适合中文世界的读者阅读。后来加入审校的罗瑞芬女士是一位拥有翻译学学位的临床心理学家，让中文版增色不少。

尽管原著出版于 2006 年，但中文版的内容却是全球最新版本。在译者着手翻译前，作者用了 6 个多月时间，先对原著内文做了不小的修订：几乎每一页都有词句修改，每一章都有段落增删。他们提供给译者的标注修改之处的列单竟然长达 57 页（A4）。作者对学术精益求精的精神可见一斑！其修订的重点是，更改并增加了一些临床案例；更新了一些文献引证；更改了表 9.1 "行动倾向架构" 中所有行动倾向名称；将原著中所有根据《精神疾病诊断与统计手册》（第四版）（DSM-IV, 1994）的诊断描述，变更为第五版（DSM-5, 2013）的诊断描述。2015 年 10 月，作者还应译者之邀，撰写了中文版序，重写了第六章"人格结构解离与创伤有关的病症谱系"，以说明人格结构解离理论在《精神疾病诊断与统计手册》（第五版）（DSM-5, 2013）颁布背景下的临床实践。

另外，译者和审校团队下了很大功夫去打磨词汇。我们发现，把心理学英文词汇翻译成贴切的中文极富挑战。不少词汇借用了其他专业词汇含义，来形容人的心理状态，很难用中文准确表达。而内地学术圈对某些专业术语约定俗成的翻译，经过仔细推敲，似乎并不能准确表达原文的意思。因此，在整个翻译过程中，译者与审校团队及作者通过视频会议、电子邮件、见面研讨等方式，确认每一个核心词汇的准确含义，力图把原文的意思表达准确，让人明白，特别是让心理受创者及其身边人明白。在行文上，译者力求语句平易、简洁、贴心，具有美感，让举重若轻的词句发挥疗愈人心的功效。为此，中文版不惜大胆尝试舍弃在内地耳熟能详的一些习惯用语。下面略举几例。

PTSD 我们译作“创伤后压力症”，而不是习惯用的“创伤后应激障碍”。ASD 我们译作“急性压力症”，而不是“急性应激障碍”。因为 traumatic stress 可以是长期持续的，而“应激”只表达突然、急剧的反应（参阅《现代汉语词典》），不能涵盖持续的创伤压力。另外，用“症”来概括人在 PTSD、ASD 时出现的身心功能障碍症候群，让人一目了然——治疗需要专业处理，而不是简单化谈话。

Flashback 我们译作“创伤记忆入侵”，而不是习惯用的“闪回”。因为“闪回”是借用电影业的比喻，容易让人产生偏离本意的理解，而“创伤记忆入侵”更容易让人有直接的理解。

Intervention 我们译作“治疗”“治疗方法”“治疗方案”等。因为直译成“干预”“介入”都带有强行介入的含义，不适合描述心理治疗。被人“干预”，通常是令人反感、不满的，而好的心理治疗并不是这样的。因此，我们把 Intervention skills 译作“治疗技巧”，而不是“干预技巧”。

Somatic responses 我们译作“身体反应”，而不是习惯用的“躯体反应”。因为 Somatic 的含义是指“与生理有关的”，例如肌肉、骨骼、呼吸、心跳等。因此，Somatic responses 应该包括肢体反应、呼吸反应、心跳反应等。而“躯体”只是指躯干和四肢（参阅《现代汉语词典》），不能涵盖其他生理反应。

Positive symptoms 我们译作“正性症状”，而不是“阳性症状”，因为这是指在严重精神病中出现了不应出现的表现（多余），例如出现幻觉。我们把 negative symptoms 译作“负性症状”，而不是“阴性症状”，因为这是指在严重精神病中缺乏应该有的能力（亏缺），例如失去语言能力、失去感受能力等。这里的“正”“负”是数学含义，而不是好坏对错的意思。

Social 在本书中有不同译法。如果涉及个人的社会阶层（就业、经济、政治地位等），译作“社会的”；如果涉及个人与他人的互动（人际关系），译作“人际的”“社交的”。因此，我们把 social support 译作“人际支持”，而不是习惯用的“社会支持”。

Skills 指方法时，译作“技巧”；指通过学习、训练、经验而获得的能力时，译作“技能”。

另外，影响创伤疗愈的环境有着多种含义。例如 Context 是指人的动态生活历史脉络（来龙去脉），Background 是指人在特定时刻的生活背景，Situation 是指人主观感知到的处境 / 境遇 / 处遇，Environment 是指客观存在的物理环境。

类似例子不胜枚举，读者可以在阅读中文版时参阅附录“索引”。我们诚挚欢迎同行们批评指正，共同创建适用于中文世界心理创伤治疗的中文话语系统。

中文版从完成初稿到正式出版历时 5 年。在此期间，我们每个人都经历很多，特别是陪伴亲人面对生死波浪，本人与死神擦肩而过等，让我学到很多。其实，疗愈创伤就是学会面对人生无常，转化恐惧，重获身心合一、活在当下的能力。而成就这一历程离不开人际支持，离不开接触大地的力量，离不开天人合一的智慧。我心存感恩！

首先我衷心感谢夏安诺博士。他在这本代表作中展现专业贡献，拓展了我对长期心理创伤治疗的理解，引领我完成《综合防治儿童性侵犯指南》、《回家之路——灾后家庭心理支持自助问答手册》等专著的写作，启迪我与团队共同决定延迟北川故事的写作（给 团队留出足够时空去理解创伤、疗愈自己）、接受国际心理创伤治疗连续培训、修习正念生活并跟随刘天君教授修炼传统静功、尝试从传统文化资源中探索创伤疗愈的智慧……

夏安诺博士的专业精神给我留下深刻印象。无论是视频研讨，还是邮件交流，他总是耐心、精准地回应每一个提问，关心如何分享他们 65 年临床实践和研究成果能使中国同行少走弯路。按照内地当下流行的说法，夏安诺博士绝对是国际心理创伤领域的大咖 / 大牛 / 大神。他曾任国际（心理）创伤压力研究协会主席（International Society for Traumatic Stress Studies，ISTSS）、国际（人格）解离研究协会副主席（International Society for the Study of Dissociation, ISSD）、美国临床催眠协会院士（American Society of Clinical Hypnosis，ASCH）、法国巴黎皮埃尔 · 让内研究所副所长（Institute of Pierre Janet）。他曾 2 次获得美国临床催眠协会颁发的米尔顿 · 埃里克森（Milton Erickson）杰出科学写作奖，3 次获得国际（心理）创伤与（人格）解离研究协会（International Society for the Study of Trauma and Dissociation, ISSTD）颁发的皮埃尔 · 让内（Pierre Janet）最佳写作奖及终生杰出成就奖，曾出版多部关于心理创伤、人格解离及哀伤专著，在不同学术期刊发表超过100 篇学术论文（部分论文见于 www.trauma-pages.com 和 www.onnovdhart.nl）。

夏安诺博士一直致力于皮埃尔·让内心理创伤治疗模式的研究与推广。而皮埃尔·让内是与弗洛伊德同时代齐名的法国精神科医生和哲学家，最先提出“创伤记忆”这一概念，与弗洛伊德同为马丁·沙可的学生。近年来，国内同行引进很多国际心理创伤治疗连续培训项目，举办很多相关学术会议，出版不少心理创伤治疗经典译著，都会援引夏安诺博士提出的人格结构解离理论，作为理解复杂创伤的理论基础。可是，夏安诺教授从不以此自傲，而是以谦卑的态度向心理受创者的生命经验学习，真诚分享自己的临床实践和研究成果，诚恳邀请全球同行对人格结构解离理论进行验证、挑战、修改。他是我们学习的榜样！

衷心感谢 4 位审校者：马绮文博士、肖丽霞女士、罗瑞芬女士、尤卓慧女士。她们分工协作，在不被累垮、保持各自稳定的工作—生活节奏前提下，及时耐心地回应我遇到的翻译难点。她们欣然支持我走过五轮“译稿—审校”循环，反复打磨词汇，研判遣词造句，以保证译文“信、达、雅”。罗瑞芬女士还帮忙翻译中文版序初稿。如果没有她们持续的审校支持，单靠我个人努力，是不可能有眼前这本中文版的。

衷心感谢本书编辑郭朝凤女士多年来给予的大力支持，特别是对译稿做了画龙点睛的文字修改，一丝不苟地核对附录“索引”并做了有益的修订，以及对译者的慢节奏表现出极大的包容，在困难时给译者温暖、有力的鼓励，支持译者精益求精的努力。

衷心感谢李楠、黄峥、闫博在前期为中文版出版做出的所有努力和贡献。

最后，我要衷心感谢我的丈夫陈小平和女儿陈子坤。他们多年来给我关心、照顾和鼓励，印证了那条黄金定律：家庭支持是心理创伤疗愈的重要条件！

龙迪
2019 年 11 月 8 日北京

审校者后记

2010 年 7 月，夏安诺教授（Prof. Onno van der Hart）和罗杰斯·所罗门博士（Dr. Roger Solomon）在香港举办人格结构解离理论与治疗工作坊。其中的人格结构解离理论让我们对复杂心理创伤有了新的理解和整合，也对治疗的方向有了更清晰、更具体的认识和掌握。

工作坊结束后，我们想到，要是能够把夏安诺教授及其同仁的代表作《人格结构解离与长期心理创伤治疗》译成中文，让中文读者也可以一起研习，将会是治疗心理创伤领域的一大里程碑。

一个偶然的机会，我们和龙迪教授谈及我们的想法，她欣然答应承担本书的翻译工作，并协调本书的中译本得以在商务印书馆出版，让我们喜出望外。

两年多过去了，我们四个人勉力完成审校工作。在整个过程中，我们与龙迪教授一起讨论书中有关人格结构解离理论和心理治疗的词汇，努力寻求最合适的中文翻译用词，并多次通过互联网与作者商讨其中诸多用语的含义。过程虽艰辛却让我们获得不少裨益，也使我们对治疗复杂心理创伤和人格结构解离有了更深入的了解和学习。

我们在此衷心感谢夏安诺教授对本书中文翻译给予的专业支持，衷心感谢龙迪教授不辞劳苦的翻译工作，使本书的中文版得以顺利面世。

审校者简介

马绮文博士，香港心理学会注册临床心理学家，英国心理学会特许临床心理学家，美国婚姻及家庭治疗协会专业督导。专业范畴包括成人及儿童心理创伤治疗，婚姻及家庭治疗。

罗瑞芬，澳洲卧龙岗大学临床心理学硕士，香港城市大学翻译及传译深造文凭，香港心理学会注册临床心理学家，澳洲心理学会会员。著有《提升学习的动力》（合著）、《榆树计划：提升学习的动机——初中学生辅导课程》（合著）及《榆树计划：提升学习的动机——教师培训课程》（合著）。现全职教学工作。

尤卓慧，香港心理学会注册临床心理学家，体感疗愈师，全职辅导工作，辅导范畴包括心理创伤、虐儿和伴侣暴力等，也提供培训和临床督导。

萧丽霞，香港心理学会注册心理学家，香港专业辅导协会副院士及认可辅导督导，体感疗愈师。专业范畴包括成长创伤和复杂创伤的心理治疗，提供相关的专业培训和临床督导。

图书在版编目(CIP)数据

萦绕不安的自我:人格结构解离与长期心理创伤治疗/(荷)夏安诺,(荷)聂艾乐,(美)史嘉思著;龙迪译.—北京:商务印书馆,2020(2025.1重印)
ISBN 978-7-100-17774-0

Ⅰ.①萦… Ⅱ.①夏… ②聂… ③史… ④龙… Ⅲ.①精神疗法 Ⅳ.①R749.055

中国版本图书馆CIP数据核字(2019)第188636号

萦绕不安的自我
人格结构解离与长期心理创伤治疗
〔荷〕夏安诺
〔荷〕聂艾乐 著
〔美〕史嘉思
龙迪 译

商务印书馆出版
(北京王府井大街36号 邮政编码100710)
商务印书馆发行
北京通州皇家印刷厂印刷
ISBN 978-7-100-17774-0

2020年9月第1版 开本710×1000 1/16
2025年1月北京第5次印刷 印张32¼

定价:148.00元